卫生中等职业教育规划教材

（供护理、助产专业使用）

护理学基础

主　编　王静芬　黄秋杏

副主编　郑素玲　刘兰芳　肖继红　李燕飞

编　委（按姓氏拼音排序）

郭雪媚（广东省潮州卫生学校）
黄秋杏（广东省广州卫生学校）
李红云（广东省嘉应学院医学院）
李金莲（广东省台山市卫生职业技术学校）
李燕飞（广东省茂名卫生学校）
刘兰芳（广东省阳江市卫生学校）
钱耀荣（广东省广州卫生学校）
唐凤仙（广东省湛江卫生学校）
王静芬（广东省潮州卫生学校）
肖继红（广东省江门中医药学校）
郑素玲（广东省河源市卫生学校）

北京大学医学出版社

HULIXUE JICHU

图书在版编目（CIP）数据

护理学基础/王静芬，黄秋杏主编．—北京：北京大学医学出版社，2011.6（2021.12 重印）
ISBN 978-7-5659-0070-9

Ⅰ．①护… Ⅱ．①王… ②黄… Ⅲ．①护理学 Ⅳ．①R47

中国版本图书馆 CIP 数据核字（2011）第 074998 号

护理学基础

主　　编：王静芬　黄秋杏
出版发行：北京大学医学出版社
地　　址：（100191）北京市海淀区学院路 38 号 北京大学医学部院内
电　　话：发行部 010－82802230；图书邮购 010－82802495
网　　址：http：//www. pumpress. com. cn
E - mail：booksale@bjmu. edu. cn
印　　刷：北京市荣盛彩色印刷有限公司
经　　销：新华书店
责任编辑：陈　奋　　**责任校对**：金彤文　　**责任印制**：罗德刚
开　　本：787 mm×1092 mm　1/16　　**印张**：26.75　　**字数**：696 千字
版　　次：2011 年 6 月第 1 版　2021 年 12 月第 9 次印刷
书　　号：ISBN 978-7-5659-0070-9
定　　价：49.90 元

卫生中等职业教育规划教材

编写委员会

前　言

为落实教育部新一轮中等职业教育教学改革的有关文件精神，坚持以服务为宗旨，以就业为导向，以岗位需求为标准，以技能为核心，以素质教育为根本的职业技术教育办学思想，本教材依据《中等职业学校护理专业教学指导方案》和新教学大纲的要求，组织了多所医学院校的护理专业骨干教师精心编写而成。

护理学基础是护理专业的核心课程之一，是从事护理工作所必备的知识，也是护士资格考试必考的科目。在编写内容上遵循了"三基"（基本理论、基本知识、基本技能）、"五性"（思想性、科学性、先进性、实用性、创新性）的原则；内容选择做到"三贴近"，即贴近学生、贴近岗位、贴近社会，突出本专业的特色；以职业技能培养为根本，体现"够用、实用"的原则，适合中职学生的年龄特点、心理特点、思维模式特点；突出职业教育特色，强化实践能力和职业技能培养，力争做到与社会需求"零距离"，与岗位需要"零距离"，实现"做中学，做中教"，提高学生的全面素质和综合职业能力。在编写模式上体现新颖性、实用性，将各项技能操作内容统一编写成"流程图"，使教师易于教学，学生易于理解；同时，将本专业的新知识、新观点、新方法及专业相关知识以链接方式编入教材中，拓展了学生的知识面和视野。

本教材共有19章，第1～4章主要介绍护理学基本理论，第5～19章详细叙述护理基本技术操作内容。内容广泛，循序渐进，符合中职学生的知识发展水平和教学规律，适合中等职业学校护理、助产专业的学生选用。

本教材编写得到了卫生职业教育协会和各参编院校领导的大力支持和帮助，以及参编教师的共同努力和积极配合，在此一并致以深深的谢意！

由于编者水平有限，时间仓促，不足之处在所难免，敬请使用本教材的广大师生和读者给予指正。

王静芬

2011年2月

前言

目 录

第一章 绪 论 …… 1
第一节 护理学发展简史 …… 1
一、护理学的产生与发展 …… 1
二、中国护理学的发展 …… 5
第二节 护理学概论 …… 9
一、护理学的概念 …… 9
二、护理学的任务 …… 9
三、护理学的内容与范畴 …… 10
四、护理学基础学习的目的与方法 …… 10
第三节 护理学的基本概念 …… 11
一、关于人的概念 …… 11
二、关于健康的概念 …… 12
三、关于环境的概念 …… 14
四、关于护理的概念 …… 15
五、护理学四个基本概念的相互关系 …… 16
自测题 …… 16
第二章 护理学相关理论 …… 21
第一节 一般系统理论 …… 21
一、系统的概述 …… 21
二、系统的基本属性与分类 …… 22
三、系统理论在护理实践中的应用 …… 23
第二节 人类基本需要理论 …… 24
一、需要的概述 …… 24
二、人类基本需要层次理论 …… 25
三、人类基本需要层次论在护理实践中的应用 …… 26
第三节 压力与适应理论 …… 28
一、压力的概述 …… 28
二、适应的概述 …… 30
三、应对与适应 …… 30
四、压力与适应理论在护理实践中的应用 …… 31
自测题 …… 33
第三章 护理程序 …… 36
第一节 概述 …… 36
一、护理程序的概念 …… 36
二、护理程序的发展历史 …… 36
三、护理程序的意义 …… 37
第二节 护理程序的步骤 …… 37
一、护理评估 …… 38
二、护理诊断 …… 40
三、护理计划 …… 42
四、实施 …… 44
五、评价 …… 45
第三节 护理病案 …… 46
一、患者入院护理评估单 …… 46
二、护理计划单 …… 47
三、健康教育计划单 …… 48
四、护理记录单 …… 48
五、患者出院护理评估单 …… 49
自测题 …… 54
第四章 护理安全与职业防护 …… 57
第一节 护理安全 …… 57
一、护理安全概述 …… 57
二、护理安全的影响因素 …… 58
三、护理安全的防范原则 …… 59
第二节 护理职业防护 …… 60
一、护理职业防护概述 …… 60
二、职业损伤危险因素 …… 61
三、职业防护的一般原则 …… 62
四、常见护理职业损伤的防护 …… 63
自测题 …… 70
第五章 医院与患者的住院环境 …… 72
第一节 医院 …… 72
一、医院的概念与任务 …… 72
二、医院的种类 …… 72
三、医院的组织结构 …… 73

第二节　门诊部 …………………………… 73
一、门诊 …………………………………… 74
二、急诊 …………………………………… 74
第三节　病区与病区护理管理 ………… 76
一、病区的设置与布局 ………………… 76
二、病区的组织行政管理 ……………… 76
三、病区的业务技术管理 ……………… 78
四、病床单位设备 ……………………… 82
五、铺床法 ……………………………… 83
自测题 …………………………………… 89
第六章　入院与出院护理 ……………… 92
第一节　患者入院护理 ………………… 92
一、住院处的护理工作 ………………… 92
二、入病区后的初步护理 ……………… 93
第二节　患者出院护理 ………………… 94
一、出院前的护理 ……………………… 94
二、有关医疗文件的处理 ……………… 94
三、出院后的护理 ……………………… 95
第三节　运送患者方法 ………………… 95
一、轮椅运送法 ………………………… 95
二、平车运送法 ………………………… 97
三、担架运送法 ………………………… 99
第四节　家庭病床……………………… 101
一、家庭病床的概念…………………… 101
二、家庭病床收治的对象与范围 …………………………………………… 101
三、家庭病床的护理工作……………… 101
自测题…………………………………… 102
第七章　患者卧位与安全的护理……… 106
第一节　临床常见各种卧位…………… 106
一、卧位的概念………………………… 106
二、卧位的种类………………………… 107
第二节　协助患者更换卧位方法…… 112
一、协助患者翻身侧卧法……………… 112
二、协助患者移向床头法……………… 115
第三节　保护具的应用………………… 117
一、保护具的种类……………………… 117
二、保护具的使用与要求……………… 117
自测题…………………………………… 120
第八章　医院感染的预防与控制……… 123
第一节　医院感染……………………… 123
一、医院感染的概念与条件…………… 123
二、医院感染的分类…………………… 125
三、医院感染的主要因素……………… 125
四、医院感染的预防与控制措施 …………………………………………… 125
第二节　清洁、消毒、灭菌…………… 126
一、清洁、消毒、灭菌的概念……… 126
二、医院器材分类与消毒灭菌要求 …………………………………………… 127
三、消毒、灭菌的方法………………… 127
四、洗手与手的消毒…………………… 138
第三节　无菌技术……………………… 141
一、概念………………………………… 141
二、无菌技术的操作原则……………… 141
三、无菌技术的操作方法……………… 142
第四节　隔离技术……………………… 151
一、隔离区域的管理…………………… 151
二、隔离原则…………………………… 152
三、隔离种类…………………………… 153
四、常用隔离技术操作………………… 155
五、医疗废物的分类与处理…………… 162
第五节　供应室………………………… 163
一、供应室的设置与布局……………… 163
二、供应室的工作内容………………… 164
三、敷料的加工………………………… 165
四、常用物品的保养方法……………… 165
自测题…………………………………… 166
第九章　患者清洁的护理……………… 170
第一节　口腔护理……………………… 170
一、口腔卫生指导……………………… 171
二、特殊口腔护理……………………… 172
第二节　头发护理……………………… 175
一、头发护理与保养…………………… 175
二、床上梳发…………………………… 175
三、床上洗头…………………………… 176
第三节　皮肤护理……………………… 179
一、皮肤护理指导……………………… 179
二、淋浴与盆浴………………………… 179
三、床上擦浴…………………………… 180

四、背部按摩…………………………182
五、压疮的预防与护理………………184
第四节 卧有患者床整理与更换床单法
…………………………………188
一、卧有患者床整理法（有人床
整理法）…………………………188
二、卧有患者床更换床单法………188
第五节 晨晚间护理…………………190
一、晨间护理…………………………190
二、晚间护理…………………………191
自测题…………………………………192
第十章 患者饮食的护理……………195
第一节 医院饮食的种类……………195
一、基本饮食…………………………196
二、治疗饮食…………………………196
三、试验饮食…………………………198
第二节 一般饮食护理………………198
一、影响饮食与营养的因素………198
二、饮食护理措施……………………199
第三节 鼻饲法………………………200
一、目的………………………………200
二、适用范围…………………………200
三、禁忌证……………………………200
四、用物………………………………200
五、操作方法…………………………200
六、注意事项…………………………202
第四节 患者出入液量的记录 ……203
一、记录内容与要求…………………203
二、记录方法（各地有差异）……204
自测题…………………………………205
第十一章 生命体征的评估与护理……207
第一节 体温的评估与护理…………207
一、正常体温及生理变化……………207
二、异常体温的评估及护理………208
三、体温的测量方法…………………210
第二节 脉搏的评估与护理…………214
一、正常脉搏及生理变化……………214
二、异常脉搏的评估及护理………214
三、脉搏的测量方法…………………215
第三节 呼吸的评估与护理…………217
一、正常呼吸及生理变化……………217
二、异常呼吸的评估及护理………217
三、呼吸的测量方法…………………220
第四节 血压的评估与护理…………221
一、正常血压及生理变化……………221
二、异常血压的评估及护理………221
三、血压的测量方法…………………222
第五节 体温单的记录………………226
一、填写眉栏项目……………………226
二、40～42℃之间的填写……………226
三、体温、脉搏、呼吸的记录……226
四、填写底栏项目……………………227
自测题…………………………………228
第十二章 排泄护理…………………232
第一节 排尿护理……………………232
一、尿液的观察………………………232
二、排尿异常的护理…………………233
三、导尿术……………………………235
四、导尿管留置法……………………239
第二节 排便护理……………………242
一、粪便的观察………………………242
二、排便异常的护理…………………243
三、灌肠法……………………………245
第三节 排气护理……………………250
一、肠胀气患者的护理………………250
二、肛管排气法………………………251
自测题…………………………………253
第十三章 药物疗法…………………256
第一节 给药基本知识………………256
一、概述………………………………256
二、给药原则…………………………257
三、影响药物作用的因素……………259
四、给药途径…………………………260
第二节 口服给药法…………………260
一、正确用药指导……………………260
二、口服给药法………………………260
第三节 吸入给药法…………………262
一、氧气雾化吸入法…………………262
二、手压式雾化器雾化吸入法……263
三、超声波雾化吸入法………………264

第四节 注射给药法…………………… 266
一、注射原则………………………… 266
二、注射用物………………………… 267
三、药液抽吸法……………………… 267
四、常用注射法……………………… 269
第五节 药物过敏试验法……………… 280
一、药物过敏反应的特点…………… 280
二、常用的药物过敏试验法………… 280
第六节 其他途径给药法……………… 285
一、滴药法…………………………… 285
二、插入法…………………………… 285
三、皮肤给药………………………… 288
四、舌下给药法……………………… 289
自测题…………………………………… 289
第十四章 静脉输液与输血法………… 293
第一节 静脉输液……………………… 294
一、输液目的与适应证……………… 294
二、常用溶液与作用………………… 294
三、静脉输液方法…………………… 296
附录1 更换输液袋（瓶）法 ……… 301
附录2 静脉留置导管封管法 ……… 302
四、输液速度的调节与计算………… 302
五、输液常见故障与处理…………… 303
六、输液反应与护理………………… 304
七、输液微粒污染…………………… 306
第二节 静脉输血法…………………… 307
一、静脉输血目的与适应证………… 307
二、血液制品的种类………………… 308
三、输血方法………………………… 309
四、输血反应与护理………………… 311
自测题…………………………………… 313
第十五章 标本采集…………………… 317
第一节 标本采集的意义与原则…… 317
一、标本采集的意义………………… 317
二、标本采集的原则………………… 317
第二节 常用标本采集法……………… 318
一、血标本采集法…………………… 318
二、尿标本采集法…………………… 322
三、粪便标本采集法………………… 323
四、痰标本采集法…………………… 325
五、咽拭子标本采集法……………… 327
六、呕吐物标本采集法……………… 328
自测题…………………………………… 328
第十六章 冷热疗法…………………… 332
第一节 冷疗法………………………… 332
一、冷疗的作用……………………… 332
二、冷疗的影响因素………………… 333
三、冷疗的禁忌证…………………… 333
四、冷疗的方法……………………… 333
第二节 热疗法………………………… 339
一、热疗的作用……………………… 339
二、热疗的影响因素………………… 339
三、热疗的禁忌证…………………… 340
四、热疗的方法……………………… 340
自测题…………………………………… 345
第十七章 危重患者的护理与配合抢救技术…………………… 348
第一节 危重患者的评估与护理…… 348
一、危重患者的病情评估…………… 348
二、危重患者的护理………………… 351
第二节 危重患者的配合抢救技术…………………… 352
一、抢救工作的组织管理与抢救室的设备…………………… 352
二、常用抢救技术…………………… 354
自测题…………………………………… 370
第十八章 临终患者的护理…………… 374
第一节 临终关怀……………………… 374
一、临终关怀的概念………………… 374
二、临终关怀的内容………………… 375
三、临终关怀的基本原则…………… 375
第二节 临终患者的身心护理……… 376
一、临终患者的特点………………… 376
二、临终患者的心理护理…………… 377
三、临终患者的生理护理…………… 377
第三节 死亡后的护理………………… 378
一、死亡的概念与标准……………… 378
二、死亡的分期……………………… 379
三、尸体护理………………………… 379
自测题…………………………………… 382

第十九章 护理相关文件的书写与保管……………………… 384
第一节 护理相关文件的书写与保管的意义和要求……………… 384
一、记录的意义……………………… 384
二、书写要求……………………… 385
三、保管原则……………………… 385
四、病历排列顺序……………………… 385
第二节 护理相关文件的书写……… 386
一、体温单……………………… 386
二、医嘱单……………………… 386
三、特别护理记录单……………… 388
四、一般患者护理记录单………… 388
五、病室报告……………………… 389
自测题……………………………… 390
自测题参考答案……………………… 399
护理学基础教学大纲………………… 404
主要参考文献………………………… 415

第一章 绪 论

学习目标

1. 掌握健康、护理的概念、护理学 4 个基本概念的相互关系；护理学的任务、内容、范畴、护理学基础学习的目的与方法。
2. 熟悉中国护理学的发展，人和环境的概念。
3. 了解护理学的产生与发展。

第一节 护理学发展简史

随着医学科学的发展，护理学作为一门独立的学科也随着人类的进步、社会的发展和人们对疾病谱的不断认识而不断得到发展。回顾护理学的过去，了解护理学的现在和未来，有助于提高人们对护理学本质的认识和理解，明确护理工作的目标、护理工作者应尽的义务和职责。

一、护理学的产生与发展

从世界范围来说，护理学成为一门独立的学科，其历史是很短暂的，但发展却十分迅速。

（一）古代的护理

自从有了人类在地球上出现之后，可以说就有了最原始的医药活动萌芽，也就有了护理工作。原始人类在生活或劳动过程中偶然受伤，便设法进行涂抹、包扎，这就是医护的开始。伴随着生、老、病、死的问题，人类尝试采用各种方法保护自己生命、减轻病痛和繁衍后代，在这些医学活动中体现了医、药、护是一体的，并没有科学的医疗和护理。后来，当人们患了病，除了由家属照料外，往往求助于宗教，到寺庙中向僧侣们求治，那里的修女便承担起了护理工作。当时所谓的治疗或护理，只是出自僧侣和修女们的恩赐和自我牺牲精神，给予患者一些生活上的照顾和精神上的安慰。到了文艺复兴时期（公元 1400—1860 年），西方国家建立了许多图书馆、大学、医学院校，医学科学迅猛发展，出现了一批医学科学家，出版了第一部人体解剖学教材，随后在医学解剖、生理和药物化学等方面有了明显的发展。也就在此时，法国、英国和美国等国家出现了一些具有较明显基督教特点的护士组织为贫困患者服务。但是，当时妇女的地位低下，没有机会接受良好的教育，致使护理工作停滞不前，得不到发展。

（二）近代的护理

19 世纪，随着科学技术的发展，社会文化、医学技术的进步，人们对具有良好护理技术人员的需求与日俱增，因此，在西方国家开始建立较系统地培养护士的制度。玛丽·艾肯

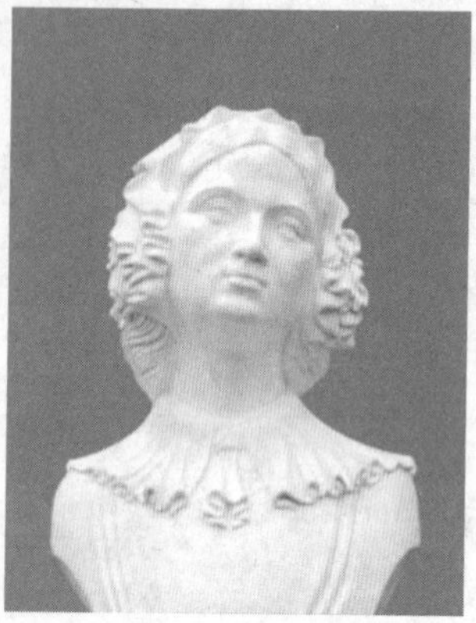

图 1-1　南丁格尔

贺创立爱尔兰慈善姊妹会，德国牧师西奥多·弗利德纳（1800—1864 年）在凯撒斯威斯城成立医院和女执事训练所，招收年满 18 岁的健康、品德优良的妇女，进行 3 年的专门培训，并著有《护士教育记录》一书，成为最早的护士教科书。西奥多·弗利德纳先后建立了 32 所女执事训练所，成为最早的有组织的护理培训所，弗罗伦斯·南丁格尔（图 1-1）曾在此接受短期的护士训练。此后，南丁格尔首创了科学的护理专业，使护理学逐步迈上了科学发展的轨道，成为护理学发展的一个重要转折点，也是护理专业化的开始。

1. 南丁格尔的生平

弗罗伦斯·南丁格尔（1820—1910 年），英国人，1820 年 5 月 12 日诞生于父母旅行之地——意大利的弗罗伦斯城，5 岁随父母返回英国定居。南丁格尔出生于一个名门富有之家，家境优越，从小接受良好的教育，博览了许多文学名著，毕业于剑桥大学，谙熟数学，精通英、法、德、意 4 门语言，除古典文学外，还精于自然科学、历史和哲学，擅长音乐与绘画。年青时代由于常协助父亲的朋友（一位医生）精心护理患者，便逐渐对护理工作发生了兴趣。

在慈善事业的实践活动中，她深感十分需要训练有素的护士，于是便到德国、法国、希腊等地考察这些国家的医院和慈善机构，充实阅历，坚定立志于护理事业的决心。她自学有关护理知识，积极参加讨论医学社团关于社会福利、儿童教育和医院设施的改善等问题。

1850 年，在她 30 岁时不顾家人的强烈反对和当时社会对护士工作的鄙视，她冲破重重阻力，毅然前往德国凯撒斯威斯城的女执事训练所接受 2 周的护士训练，完成了长达 32 页的《莱茵河畔的凯撒斯威斯城学校》一文；1851 年，她又重返该校参加了为期 3 个月的护理训练班，此后便开始了她的护理职业生涯。33 岁时又去巴黎学习护理组织工作，回国后任伦敦一家医院的护理主任。1853 年 8 月 12 日，在慈善委员会的资助下，南丁格尔在伦敦哈雷街一号成立了一个看护所，开始施展她的抱负。她采取了许多措施，令当时的人叹为观止，如采用患者召唤拉铃，在厨房设置绞盘以运送膳食给患者。在她的领导下，医院的护理工作大为改进，同时她在护理、行政管理方面的天资和智慧也得到了展现。

1854—1856 年，英、法等国与俄国爆发了克里米亚战争，当时报纸披露了在前线浴血奋战的英国士兵，负伤或患病后由于得不到合理的救护和照顾而大批大批死亡，病死率竟高达 50%。这个消息引起了社会人士的极大震惊，纷纷要求政府关心那些为国家浴血奋战的士兵，给予前线以人力、物力的支援。南丁格尔获悉后挺身而出，立即向陆军大臣提出请求，要求带领护士开赴战地医院，救护伤病员。获准后，南丁格尔率领 38 名护士奔赴前线，克服重重困难，顶住前线医院工作人员的抵制和非难，掌管医院护理工作。她们的到来，使污秽的环境、杂乱无章的工作很快得到了改善；她们设法调整膳食，加强伤病员的营养；为伤病员清洗伤口、换药、包扎；加强物品消毒；建立图书馆和文娱室，活跃伤病员的生活，还抽空替他们写家信，给予他们精神上的慰藉。她常常夜间手提油灯巡视病房，察看和安慰各处的伤员，其忘我的献身精神赢得了医护人员的信任和伤病员的爱戴，士兵们都称她为“提灯女郎”、“克里米亚天使”。仅仅半年左右的时间，伤病员的死亡率就下降到了 2.2%。南丁格尔的卓越功绩震动了整个英国，改变了英国朝野对护士的评价，护理工作从此受到社会的重视。

1856 年战争结束，南丁格尔回到英国，受到全国人民的热烈欢迎，由于南丁格尔的功绩卓著，英国政府授予南丁格尔 4000 多英镑的巨额奖金，并于 1907 年授予她最高国民荣誉勋章，这是英国妇女中第一位受此殊荣的人，在英国乃是一种创举。为纪念这位被誉为近代护理教育的创始人、护理学的奠基人南丁格尔的功绩，英国伦敦和意大利弗罗伦斯城都铸造了她的铜像。1910 年 8 月 13 日，南丁格尔在睡眠中溘然长逝，享年 90 岁，她为了献身护理事业，终身未婚。1912 年，国际红十字会决定将她的生日（5 月 12 日）作为国际护士节，世界各地举行纪念活动，旨在激励广大护士继承和发扬护理事业的光荣传统，以“爱心、耐心、细心、责任心”对待每一位患者，做好治病救人工作。同年在华盛顿举行的第 9 届国际红十字大会上批准设立南丁格尔奖章，作为各国护士的最高荣誉奖，正常情况下每 2 年颁发 1 次，每次最多颁发奖章 50 枚。至 2009 年已颁发了 42 次奖章，全世界有 1337 名优秀护士获此殊荣，其中有 54 位是我国的优秀护理工作者。

知识链接

南丁格尔奖章简介

南丁格尔奖章是国际护理界的最高荣誉奖。它是以护理事业的创始人和现代护理教育的奠基人弗洛伦斯·南丁格尔的名字命名的。

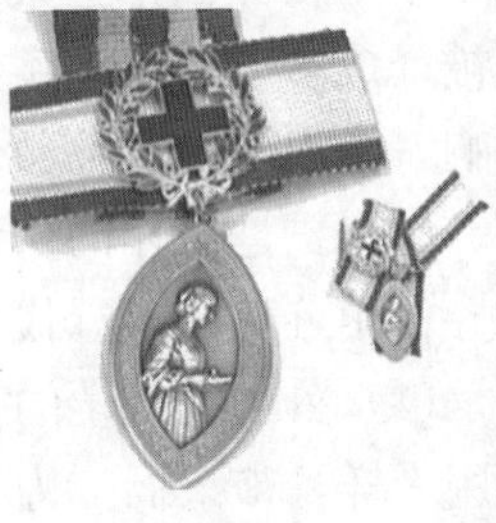

南丁格尔奖章

1912 年在华盛顿举行的第 9 届国际红十字大会上批准设立南丁格尔奖章，以奖励在护理学和护理工作中做出杰出贡献的护士，包括以身殉职的护士，表彰他们在战时或平时以特别的献身精神和勇气为伤、病、残人员或为健康受到威胁的人们的忘我服务和取得的优异成绩。

南丁格尔奖章是镀银的。正面有弗罗伦斯·南丁格尔肖像及“纪念弗罗伦斯·南丁格尔，1820—1910 年”的字样。反面周圈刻有“永志人道慈悲之真谛”，中间刻有奖章持有者的姓名和颁奖日期，由红白相间的绶带将奖章与中央饰有红十字的荣誉牌连接在一起。同奖章一起颁发的还有一张羊皮纸印制的证书。

南丁格尔奖基金由各国红十字会认捐，正常情况下每 2 年颁发 1 次，每次最多颁发奖章 50 枚。

知识链接

中国荣获南丁格尔奖章概况

中国红十字会从 1983 年起向红十字国际委员会推荐南丁格尔奖人选。截至 2009 年，共有 54 人获得了这个国际护理界的最高奖项。其中第 29 届（1983 年）1 人；第 30 届（1985 年）3 人；第 31 届（1987 年）3 人；第 32 届（1989 年）4 人；第 33 届（1991 年）1 人；第 34 届（1993 年）3 人；第 35 届（1995 年）2 人；第 36 届（1997 年）5 人；第 37 届（1999 年）3 人；第 38 届（2001 年）3 人；第 39 届（2003 年）10 人（其中有 1 名是男护士）；第 40 届（2005 年）5 人；第 41 届（2007 年）5 人；第 42 届（2009 年）6 人。

2. 南丁格尔对护理学的贡献

(1) 创办世界上第一所护士学校：经过克里米亚战争的护理实践，南丁格尔更坚信护理工作是科学的事业，护士必须接受严格的科学训练，而且应是品德优良、具有献身精神的高尚人员才能胜任护理工作。1860 年 6 月 24 日，南丁格尔将英国各界人士为表彰她的功勋而捐赠的巨款作为“南丁格尔基金”，在英国的圣托马斯医院创办了世界上第一所正式的护士学校，开创了近代护理学，并为其发展奠定了基础，成为现代护理教育的奠基人。她发展了以改善环境卫生、促进舒适和健康为基础的护理理念，重建了军队及民间的医院。首届毕业于南丁格尔护士学校的 15 名护士后来均成为护理骨干，不仅在英国，而且在世界各地创办了一所又一所的南丁格尔式护士学校，形成了具有专业知识、经过专门训练的护士队伍，传播、弘扬了南丁格尔精神，使护理事业进入了崭新的局面，国际上称这个时期为“南丁格尔时代”。

(2) 确立了科学的护理理论：南丁格尔一生撰写了大量报告和论著，包括《护理札记》、《医院札记》、《健康护理与疾病札记》等多部专著。最著名的是《护理札记》，阐述了护理工作应遵循的指导思想和原理，该书被称为护理工作的经典著作。这本书一出版就被医疗卫生界认为是“头等重要的著作”和“划时代的稀有著作”。《护理札记》成为护士必读的经典之作，不但在英国本土大为风行，在美国也深受欢迎。后来，《护理札记》作为护士学校教科书被译成多个国家文字并发行。书中精辟地指出护理工作的社会性、生物性和精神对自体的影响，指出了护士除救治患者外，还要注意环境的卫生和舒适，做好生活护理、饮食护理等。她对护理工作的认识、改进以及颇有见地的独到见解，在当时和现在仍有深远的影响与指导作用，奠定了近代护理专业的理论基础。

(3) 首创了科学的护理专业：南丁格尔对护理学的贡献，如同巴斯德对微生物学的奠基作用一样，被人们称为“护士之祖”。她指出：“护士的工作对象不是冷冰冰的石块、木头和纸片，而是具有热血和生命的人类，护理工作是精细艺术中最精细的，其中有一个原因就是护士必须具有一颗同情心和一双愿意工作的手。”因而她不仅提出了护理学的概念，以事实、数据和观察为根据，论证了护理工作的重要性，并把它提高到“专门职业”的地位，使护理从医护合一的状态中成功地分离出来，确立了护理领域的社会地位和科学地位，使护理学成为一门独立的学科。

(三) 现代护理学的发展

随着社会的进步，医学科学的发展，各国护理教育层次和水平的不断提高，护理学也逐渐拥有了独特的理论和模式，从护理学的临床实践与理论研究来看，主要经历了以疾病为中心、以患者为中心和以人的健康为中心的三个主要发展阶段。

1. 以疾病为中心的阶段　自从 19 世纪中叶南丁格尔创办了世界上第一所护士学校之后，护理开始专业化，逐渐摆脱宗教和神学的控制。此时，各种科学学说纷纷建立，生物医学模式的形成，揭示了健康与疾病的关系，认为疾病是因细菌或外伤引起的机体功能或结构的异常，一切医疗活动都围绕着疾病进行，从而形成了以疾病为中心的医学指导思想，也成为指导和支配护理实践的基本观点。

此阶段的护理特点包括：①护理已成为专门的职业，护理人员必须经过专业的培训才能上岗；②护理从属于医疗，护士是医生的助手；③护理工作的主要内容是执行医嘱和完成护理常规；④护理教育类同于医学教育，课程内容中护理所占的比例少，未能体现护理的特色。

2. 以患者为中心的阶段 随着社会科学和系统科学的发展，到了20世纪中期，人们对健康与生理、心理、环境的关系有了新的认识。1948年，世界卫生组织（WHO）提出了新的健康定义，扩大了对健康的研究与实践的领域。1955年，美国的护理学者莉迪亚·海尔首次提出了“责任制护理”，主张按“护理程序”的方法为护理对象实施整体护理，使护理有了科学的工作方法。1977年，美国医学家恩格尔提出了“生物-生理-社会”的新的医学模式，在这一观念的指导下，护理发生了根本性的变革，由“以疾病为中心”转向“以患者为中心”的护理模式。

此阶段的护理特点包括：①强调护理是一门独立的专业，护理专业的理论基础逐步建立；②医护双方是合作伙伴；③护理工作的主要内容不再是被动执行医嘱和完成护理常规，而是对患者实施身、心、社会等全方位的整体护理；④护理教育开始摆脱类同医学教育的课程内容设置，建立以患者为中心的护理教育和临床实践模式。

3. 以人的健康为中心的阶段 继“以患者为中心的阶段”之后，社会经济的快速发展，科学技术的不断提高，使传统的疾病谱发生了很大变化，以往的由细菌引起的威胁人们健康的疾病得到了有效的控制，而与人的行为、生活方式相关的疾病如心脑血管病、恶性肿瘤、糖尿病、意外伤害、精神疾病、艾滋病等却成为现行威胁人们健康的主要问题。1977年，WHO提出的战略目标为：“2000年人人享有卫生保健”；1980年，美国护士学会（ANA）提出护理的简明定义：“护理是诊断与处理人类对现存的或潜在的健康问题的反应”，这无疑对护理工作的发展产生着明显的推动作用，使护理工作向着“以人的健康为中心”的方向迈进。

此阶段的护理特点包括：①强调护理学是现代科学体系中一门独立的、综合的应用科学；②护士不仅是医生的合作伙伴，而且具有多种角色功能；③护理工作的内容从对患者的护理扩展到对人的生命全过程的护理；④护理工作场所从医院扩展到社区，护理对象从个体扩展到群体；⑤护理教育的体制不断完善，重视继续教育和高等教育，并有扎实的护理理论基础和良好的科研条件。

二、中国护理学的发展

（一）中国护理的发展概况

1. 古代护理 我国传统医学专著中并无“护理”两字，但中医治病的一个重要原则是“三分治，七分养”，其中的“养”实质上即是护理，它包括改善患者的休养环境和心态，加强营养调理，注重动、静结合的体质锻炼等，这些都是中医辨证施护的精华。历代名医如华佗，他擅长外科，医术高明，且医护兼任。明代中药学巨著《本草纲目》的作者李时珍，他虽然是著名的药学家，而他能医善护，为患者煎药、喂药，被传为佳话。我国最早的医学经典著作《黄帝内经》中记载着“不治已病，治未病”的保健思想，以及“闭户塞牖系之病者，数问其性，以从其意”，强调了解、关心患者疾苦，进行针对性疏导的整体观点；还有唐代杰出医药学家孙思邈创造的葱叶去尖插入尿道，引出尿液的导尿术；明、清时代为防治瘟病而采用的燃烧艾叶、喷洒雄黄酒消毒空气和环境，用蒸汽消毒法处理传染病患者的衣物等护理技术，至今仍不失其科学意义。

2. 近代护理 真正护理事业的兴起是在鸦片战争前后，随着各国军队、宗教和西方医学进入中国而开始的。那时各国的传教士在军队的保护下，纷纷来到中国，他们除了开设教堂，宣传宗教外，还建立了不少医院和学校。

1835 年，英国传教士巴克尔（P. Parker）在广州开设了第一所西医院，两年后，该医院以短训班的形式培训护理人员。

1884 年，第一位来中国访问的美国教会护士麦克奇尼（E. Mckechnie）在上海妇孺医院推行“南丁格尔护理制度”。

1888 年，美国护士约翰逊女士（E. Johnson）在福州一所医院里创办了我国第一所护士学校。1900 年，中国各大城市建立了许多教会医院并培训护士。

1909 年，中国护理界的群众性学术团体“中华护士会”在江西牯岭成立（1937 年改为“中华护士学会”，1964 年改名为中华护理学会）。学会的主要任务是制订和统一护士学校的课程，编译教材，办理全国护士学校的注册，组织毕业生会考和颁发护士执照。学会成立初期，理事长由在华工作的外籍护士担任，钟茂芳任副理事长。钟茂芳认为从事护理事业的人是学识的人，应称之为“士”，故将“nurse”创译为“护士”，被沿用至今。直至 1924 年即第 9 届中华护士会开始，才由我国护士伍哲英接任理事长。

1915 年，第一次实行护士会考，当时报考的只有 7 人。

1920 年，《护士季刊》创刊，这是我国第一份护理专业报刊。

1921 年，北京协和医学院开办高等护理教育，招收高中毕业生，学制 4～5 年，学生毕业时授予理学学士学位。之后燕京大学、金陵女子文学院、东吴大学、岭南大学和齐鲁大学相继开设护理预科。

1922 年，国际护士会（ICN）正式接纳中华护士会成为第 11 个会员国。

1925 年，中华护士会第一次派代表出席在芬兰召开的国际护士会会员国代表大会。

1931 年，在江西汀州开办了中央红色护士学校。

1932 年，在南京创立了第一所国立中央高级护士学校。

1934 年，教育部成立护理教育专门委员会，将护理教育改为高级护士职业教育，招收高中毕业生，学制 3～4 年，护士教育被纳入国家正式教育系统。然而，在半封建半殖民地的旧中国，经过 60 年（1888—1948 年）的漫长岁月，正式注册的护校只有 180 所，总计培养护士 3 万多人，远不能满足亿万人民对卫生保健事业的实际需要。

1941 年，成立了中华护士学会延安分会。1941 年和 1942 年护士节，毛泽东同志先后为护士亲笔题词“护士工作有很大的政治重要性”；“尊重护士，爱护护士”。

1949 年，全国共建立护士学校 183 所，有护士 3.28 万人。

1950 年，北京协和医学院与燕京大学、金陵女子文理学院、东吴大学、岭南大学、齐鲁大学等 5 所大学开办了 5 年制高等护理教育，培养了一批水平较高的护理师资和护理管理人员。

3. 现代护理　我国现代护理的进程，大致经历了三个阶段。

（1）新中国成立之后：1949 年 10 月至 1966 年 5 月，是中国成立后护理工作的规划、整顿、发展期。

1950 年 8 月召开的第一届全国卫生工作会议，提出了发展护理专业的规划，护士教育被定为中专，并纳入正规教育系统，由卫生教材编审委员会编写护理教材。同年 8 月，召开中国护士学会第十七届全国理事会，改选理事，沈云晖同志当选为理事长，特聘中央卫生部部长李德全和全国妇联主席邓颖超同志为名誉理事长，学会工作从此进入了新阶段。

1954 年 5 月，创办《护理杂志》。

1958 年，护士学会被吸收为中国科学技术协会成员。在党和政府的关怀重视下，旧社会遗留下来的护士生活、政治待遇、发展前途等问题，得到相应的解决，充分调动了全国护士的工作热情。护理技术得到迅速发展，推行“保护性医疗制度”，创造并推广无痛注射法，创立“三级护理”、“查对制度”，使护理工作逐步规范化。专科护理技术有重大突破，邱财康大面积烧伤被救治存活，王存柏断肢再植成功，都代表了我国解放初期的护理专业发展水平，并为护理学从一门技艺向独立学科发展创造了条件。

(2)“文革”期间：1966年至1976年10月的“文革”期间，护理事业遭受挫折，医院规章制度被废除，管理混乱；护校停办，人才培养断层；学会工作中止，专业发展受到严重干扰。但广大护士坚守岗位，积极参加医疗队，开展中西医结合疗法，为改善广大农村和社区群众的医疗保健工作做出了贡献。

(3)改革开放以来：1979年，国家卫生部先后颁发了《加强护理工作的意见》和《关于加强护理教育工作的意见》，从宏观上强化了对护理专业的管理，加速了现代护理学的发展进程。同年，国务院批准卫生部颁发的《卫生技术人员职称及晋升条例》，明确规定了护理人员的专业技术职称：“主任护师、副主任护师、主管护师、护师、护士。各省、自治区、直辖市卫生厅（局）据此制订了护士晋升考核的具体内容和办法。这一重大举措对提高护士的社会地位，改变护士的知识结构，构建具有我国特色的现代护理专业有极其重大的意义。

1981年，将1977年9月复刊的《护理杂志》改名为《中华护理杂志》，同年4月，该杂志与国外护理期刊交流。

1980年，南京医学院率先开办高级护理专修。

1982年，卫生部医政司成立城市护理处；各医院重建护理部；狠抓人才培养，充实护理队伍。

1983年，我国著名护理专家王秀瑛教授以她高尚的品德、渊博的学识，成为我国第一位南丁格尔奖章获得者。此后，又有中华护理学会名誉理事长林菊英等50多位护理工作者获此殊荣。同年天津医学院首先开设护理本科专业，恢复了我国护理高等教育。

1984年1月，教育部、卫生部联合召开了全国高等护理专业教育座谈会，提出积极开展多层次、多规格的护理教育体系。据1984年统计，全国有独立护校及设有护理专业的卫生学校共439所。

1985年，批准北京医科大学等11所医科大学设置护理本科专业，学制5年，毕业生授予学士学位。同时，大专护理、护理继续教育应运而生，一个中专、大专、本科齐全的护理教育体系已初具规模。

1990年，我国护士增至100万人左右；进一步建立、健全护理规章制度及护理质量标准；中等护理教育得到加强。

1992年，北京、上海等地又开始了护理学硕士研究生教育，并逐渐在全国建立了数个硕士学位授权点。

1993年3月26日，卫生部颁发了我国第一个关于护士执业和注册的部长令和《中华人民共和国护士管理办法》。

1995年6月，全国举行首届护士执业考试。凡在我国从事护理工作的人员，必须通过考试合格获执业证书方可申请注册，护理管理工作开始走向法制化轨道。

1997年5月，中华护理学会在无锡召开了继续护理学教育座谈会，制定了继续护理学教育的法规，使继续护理学教育也开始走向制度化、规范化、标准化。

2003年，第二军医大学护理系被批准为护理学博士学位授予点。2004年，首批招收护理博士研究生 2 名，结束了我国大陆护理学博士教育为零的历史。

2005 年，开办护理专科教育的院校达到 250 所，开办护理本科教育的院校达到 179 所，开办护理研究生教育的院校达到 45 所，中等护理教育规模开始缩减；护理教育的发展为我国护理事业输送了一大批专业技术人员。

2009 年年底，我国共有注册护士 218 万名，护士队伍中具有大专以上学历的比例达到 51%。

伴随着医学科学的进步，体外循环、器官移植、显微外科、大面积烧伤、重症监护、介入疗法、基因治疗等专科护理以及中西医结合护理、家庭护理、社区护理等迅猛发展，为护理学增添了新的活力，目前我国正在积极建立具有中国特色的专科护理制度。所有这些成就都凝聚着老一辈护理专家、无数优秀护士对护理事业的执著追求和无私奉献的精神，他们是我国现代护理得以发展的根本动力。

（二）中国护理的发展趋势

1. 护理实践社会化　随着人们物质生活水平的提高，社会老龄化步伐的加快以及疾病谱的改变，老年护理和慢性病护理的需求大大增加，人们对健康的需求也趋于多元化，对健康保健服务快捷化的要求日益强烈，社区必将成为护理工作服务最广阔、最重要的领域。因而，要求有更多的护士走出医院，走向社区、家庭、机关、学校、厂矿等场所，充分发挥护理人员在预防疾病、促进和恢复健康中的作用，开展广泛的预防保健、康复与健康教育工作，提供维护和恢复健康的护理技术，对老年人和慢性病进行家庭护理，以提高全社会人口的健康水平。

2. 护理工作市场化　护理工作市场化是指随着市场经济的发展和市场竞争的日益激烈，护理工作将被推向市场。主要表现为护理人员的流动和分布将由市场供需关系来调节，护理服务的内容和范畴也将随市场需求的变化而变化。目前许多护理体制的变革，如护理人员聘用制、结构工资制的推行，护士独立开业增多，家庭护理和社区护理的推广等都体现了护理工作市场化的特点。教育行政部门和职业院校将根据人才市场需求变化调整专业方向，探索和建立“订单”式的教育与培训机制，力争做到办学专业与社会需求“零距离”、学习与岗位需要“零距离”，提高学生全面素质和综合职业能力。

3. 护理工作法制化　随着国家法制化建设的逐步完善，医疗护理服务法律和法规的健全，人们具有更多的监督医疗护理实践的意识和能力，护理工作将更多地受到法律的保障和监督。国家制定和颁布了《护士管理条例》、《医疗事故处理条例》等一系列相关法律法规，明确各级卫生行政部门、医疗机构在护理工作管理方面的责任，保护护士的合法权益，完善护士执业制度，保证护士队伍的素质，规范护士执业行为，以保障人民群众的健康和生命安全。

4. 护理工作国际化　护理工作国际化主要是指专业目标国际化、专业标准国际化、职能范围国际化、教育国际化、管理国际化、人才流动国际化。护理领域的国际化交流，跨国护理援助和护理合作的日益增多，世界性护理人力资源的匮乏，使中国护士有机会迈出国门，多元文化护理、外语尤其是英语以及计算机的普遍应用将成为这一时期护理工作的主要特点。面对这种国际化的发展趋势，护理人才应该是有国际意识、国际交往能力、国际竞争能力和相应知识与技能的高素质人才。

5. 护理教育层次多样化　在护理专业向着国际化迈进和市场竞争日益激烈的情况下，护理人员必须不断学习新的知识和技能以提高自己的护理能力和护理水平，护理教育层次的提高正是适应了这种变化。今后护理人员的基本学历将从中专为主逐步转向大专为主。护理学学士、硕士、博士人数逐步增多，同时在培养目标上，除培养具有良好护理理论知识和技能外，还注重心理素质和人文素质的培养，使其具有更强的社会适应能力。

第二节　护理学概论

一、护理学的概念

护理学是以自然科学和社会科学理论为基础，研究维护、增进、恢复人类健康的护理理论、知识、技能及其发展规律的一门综合性应用科学。护理学的研究内容、范畴与任务涉及影响人类健康的生物、心理、社会等各个方面，是运用科学的方法对护理对象进行整体的认识，以揭示其护理的本质及其发展规律的科学。它是一门独立的科学，与医学、药学、营养学等共同组成了整个医学领域。

二、护理学的任务

随着医学模式的改变，护理学科的发展，护理学的任务和目标发生了深刻的变化。1965年6月修订的《护士伦理国际法》中规定：护士的权利与义务是保护生命，减轻痛苦，促进健康。1978年，世界卫生组织指出："护士作为护理工作者，唯一的任务就是帮助患者恢复健康，帮助健康的人促进健康。"护理学的目标是以护理对象为中心，按护理程序的方法，实施整体护理，使其尽可能恢复到健康的最佳状态。因此，护理学的基本任务是帮助服务对象促进健康、预防疾病、恢复健康、减轻痛苦，这也是护士的基本职责。

1. 促进健康　促进健康是帮助护理对象维持最佳健康水平或健康状态。护士通过护理活动，使其获得在维持或增进健康时所需要的知识及资源，并不断提供教育与支持。如通过健康教育活动：合理的膳食、适当的运动、安全的用药、良好的睡眠、吸烟对人体的危害、意外伤害的预防等，使人们对自己的健康负责，自觉建立健康的行为和生活方式，以增进健康。

2. 预防疾病　预防疾病是帮助护理对象减少或消除健康的危险因素，以预防和对抗疾病的过程。预防疾病的护理实践活动包括：开展妇幼保健的健康教育，增强免疫力，预防各种传染病，提供疾病自我监测的技术、评估机构、临床和社区的保健设施等。

3. 恢复健康　恢复健康是帮助护理对象在患病或出现健康问题后，给予解决健康问题和改善其健康状况。如鼓励、协助患慢性病的老年患者或残疾者做一些力所能及的活动，以维持肌肉的强度和活动度，增强自理能力，并从活动中得到锻炼和自信，从而促进健康的恢复。

4. 减轻痛苦　减轻痛苦是护士运用必要的知识和技能帮助个体或群体减轻因疾病给身心带来的痛苦，以提高生活质量。减轻痛苦的护理实践活动包括：帮助患者尽可能舒适地带病生活，提供必要的支持；帮助护理对象应对疾病带来的种种压力；对临终患者提供安慰和关怀照料，减轻其身心的痛苦，使其在生命的最后阶段能获得舒适，从而平静、安详、有尊严地走完人生的最后历程。

三、护理学的内容与范畴

现代医学模式和新的健康观念对护理理念产生的深刻影响，使护理工作的内涵也更加丰富，要求护士掌握的知识就更加广泛。

1. 基础知识和技能　主要是研究相关理论包括人文科学知识在护理学中的应用，探讨护理理论的发展和护理程序在护理学中的应用；应用基础医学知识、基础护理措施的原理指导护理实践活动，如护理安全与职业防护、医院感染的预防与控制、患者饮食和排泄的护理、生命体征的评估与护理、临终患者的护理等。

2. 临床专科护理　专科护理以护理学及相关学科理论为基础，结合临床各专科患者的特点及诊疗要求，为患者实施身心的护理。如各专科常规护理、实施专科护理技术、急救护理、康复护理等。

3. 社区护理　社区护理的对象是一定范围内的居民和社会群体。它以公共卫生学、护理学理论知识和技能为基础，结合社区特点，深入家庭、学校、厂矿、机关等开展疾病预防、妇幼保健、家庭护理、健康教育、健康咨询、预防接种及防疫灭菌等工作。

4. 护理管理　护理管理是运用管理学的理论和方法，对护理工作的诸要素——人、财、物、信息等进行科学的计划、组织、指导、协调和控制等，以保障护理工作安全、正确、及时、有效地开展，以提高护理工作效率和质量。

5. 护理教育　护理教育是以护理学和教育学理论为基础，培养具有一定科学文化素养、德智体美全面发展、具有良好职业素质、人际交往与沟通能力的护理人才，以适应医疗卫生服务和医学科学技术发展的需要。护理教育一般分为基础护理教育、毕业后护理教育和继续护理教育三大类。基础护理教育包括中专教育、大专教育、本科教育；毕业后护理教育包括岗位培训教育、研究生教育（硕士、博士学位教育）；继续护理教育是对已完成基础护理教育或毕业后护理教育并从事实际工作的护理人员，提供以学习新理论、新知识、新技术、新方法为目标的终身性的在职教育。

6. 护理科研　护理科研是应用观察、实验、调查和理论分析等科学的方法探索未知，回答和解决护理领域的问题，直接或间接地指导护理实践的过程，以促进护理理论、知识、技能和管理模式的更新和发展。

四、护理学基础学习的目的与方法

护理学基础是护理专业重要的基础课课程之一，是作为一名合格护士所必须要掌握的基本理论、基本知识、基本技能（简称“三基”），因此，学习现代护理学理念、了解护理理论、掌握护理的基本技术具有十分重要的意义。

（一）学习的目的　本课程的学习目的在于让学生在理解现代护理理念的基础上，培养其良好的职业道德和职业情感，培养主动学习的习惯，掌握护理学基础中的“三基”，并通过临床实践提高学生灵活运用护理学基本理论与技术的能力。

（二）学习的方法

1. 理论内容　“三基”内容是一名合格护士必须熟练掌握的内容，而部分理论内容相对比较抽象，要求应充分理解教材的内容，不断思考和理解其内涵，尝试用护理程序的方法去解决临床实际问题，掌握基本概念和基本理论的框架，重点掌握综合运用基本原理、原则、规范和技能的能力，应化复杂为简单，化难为易。

2. 实践内容　护理学基础是一门技术性较强的课程，要培养护士具有过硬的基本功，一定要多练、多实践。每一项内容在教学中都应以基本原则为标准，以操作流程为途径，采用“练习—纠正不规范动作—再练习”的方式，反复进行，达到熟练掌握和运用自如的程度；同时，在教学中不应是单纯进行操作的练习，而是应将相关的概念、观点和理论与解决护理对象的实际问题、满足其护理需要相结合，培养学生对护理对象的整体观念和爱伤观念。

第三节　护理学的基本概念

现代护理学的理论框架由人、环境、健康、护理4个基本概念组成。这4个基本概念与护理工作的内容、实践范畴、研究领域、护士的角色功能及专业行为有着密切的关系。

一、关于人的概念

人是护理的服务对象，对人的认识是护理理论、护理实践的核心和基础，护士应正确认识人的整体特征，熟悉人与周围环境的广泛联系，把握人体需求的特点，并提供专业的服务，这是现代护理理论体系所要求的。

（一）人是一个统一的整体

人既是指个体的人，又是指群体的人，不只是“生物的人”，而是由身体、心理或精神、社会等多方面组成的整体的人，其中任何一个组成部分不适或失调都会影响到其他部分乃至整体。

1. 人的整体性　人既具有生物属性，又具有社会属性。人的生物属性体现在人是一个生物有机体，与其他动物一样，受生物规律制约。人的社会属性体现在他在社会中担当一定角色，有意识、有思维活动，从事创造性劳动，过着社会生活。组成整体的各要素相互作用、相互影响；整体中各要素功能的正常发挥，都有助于其整体功能的发挥，从而全面提高整体的功效。因而在护理中，应明确人是生理、心理、社会、精神、文化统一的整体，生理、心理、社会等任何一方的功能变化均可在一定程度上引起其他方面的功能变化。要最大限度地满足人体身心的需要，使机体各方面功能能得到正常运转，促进整体功能的最大限度发挥，从而使人获得最佳的健康状态。

2. 人是一个开放的系统　人体内部各系统之间不断进行着物质、能量、信息的交换，同时，人作为一个整体，又不断与周围环境进行着物质、能量、信息的交换，人要维持自身的存在和健康，必须不断地调节自身内环境以适应外界环境的变化，这些互动发展为生活的行为模式，使人能与周围环境和谐一致。强调人是一个开放的系统，提示护理中不仅要关心机体各系统或各器官功能的协调平衡、局部的病变，而且还要注意环境对机体的影响，才能使人的整体功能更好地发挥和运转。

3. 人是护理的服务对象　随着护理学科的发展，其服务范畴与服务内容都在不断地深化和扩展，护理的服务对象也从单纯的患者扩大到了健康的人。由于人是家庭的组成部分，而家庭又是社会的组成部分，因此从这种意义上来看，护理中的人应包括个人、家庭、社区和社会群体4个层面。护理服务对象的转变，也意味着护士角色的变化，护士开始从医院走向家庭和社区，以关心每个人和人群的健康状况，达到提高整个人类社会的健康水平。

（二）人有基本需要

人作为社会生物体，在自己的生命过程中有着各种各样的需要。无论种族文化和年龄有何差别，基本需要具有共同的特性，都包括生理、心理和社会的需要。这些需要的满足是人类得以生存、繁衍和发展的必要条件。人的基本需要是指个体为了维持身心平衡并求得生存、成长与发展，在生理和心理上最低限度的需要。例如食物、睡眠、情爱、交往等，这些需求反映在个体的头脑中，就形成了他的需要。当个体的需要得到满足时，就处于一种平衡状态，有助于个体保持健康。反之，个体则可能陷入紧张、焦虑、愤怒等负性情绪中，导致机体失去平衡而产生疾病。著名心理学家马斯洛（A. H. Maslow）将人类的基本需要归纳为5个层次，即生理需要、安全需要、爱与归属的需要、尊重的需要、自我实现的需要（图1－2），人的需要按重要性和层次性排成一定的次序，从较低层次到较高层次，当人的某一层次的需要得到最低限度满足后，才会追求高一层次的需要，如此逐级上升，由低到高，像金字塔一样，人可通过各种方式表达自己的需要。学习人类基本需要层次理论，使护士在预测并满足患者基本需要时，不仅要满足患者的生理需要，还要满足其心理和社会的需要，维持和促进服务对象的健康。

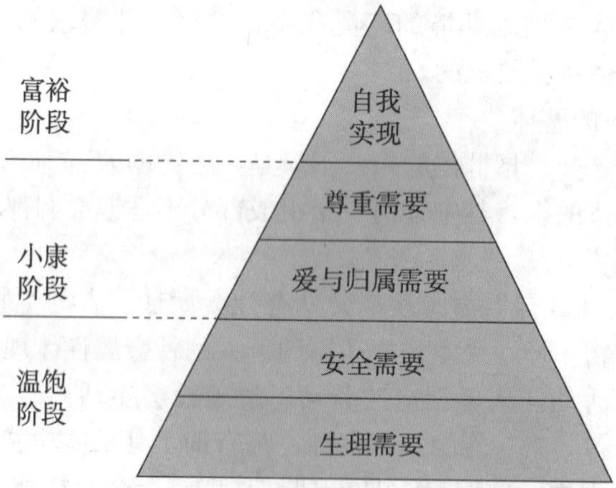

图1－2　马斯洛基本需要层次理论

二、关于健康的概念

健康与疾病是人类生命活动本质、状态和质量的反映，是护理理论研究领域的核心问题，它是一个综合的、复杂的、多维的、不断发展的概念。不同的历史条件、不同的文化背景与不同的价值观等对健康的理解都不相同，但护理活动的终极目标是提高全人类的健康水平。

（一）健康的定义

1948年，世界卫生组织（WHO）在其宪章中明确将健康定义为："健康不仅是没有疾病和身体缺陷，而且还要有完整的生理、心理状态和良好的社会适应能力。"此定义将健康与人类充实而富有创造性的生活联系起来，强调了人的心理状态和社会适应能力，强调了人和环境的协调与和谐，即当人保持内外环境的和谐稳定以及人的多层次需要得到满足时，则处于健康的完好状态。

随着健康观的新发展，WHO于1990年又提出了"道德健康"的新概念，认为"健康不仅是没有疾病，而且还包括身体健康、心理健康、社会适应良好和道德健康"。健康新概念的定义，不仅包括人的生物和精神两个方面的健康状态，而且将健康概念扩展到人和社会相互影响的质量，包括人的身心、家庭和社会生活的健康状态，强调从社会公共道德出发，维护人类的健康，要求每个社会成员不仅要对自己的健康负责，而且要对社会群体的健康承担社会责任。

知识链接

世界卫生组织提出的“健康”应具备的标准，包括：

1. 有足够充沛的精力，能从容不迫地应付日常生活和工作的压力，而不感到过分紧张；
2. 处世乐观，态度积极，乐于承担责任，不挑剔事物的巨细；
3. 善于休息，睡眠良好；
4. 应变力强，能适应环境的变化；
5. 能抵抗一般性感冒和传染病；
6. 体重得当，身材匀称，站立时，头、肩、臂位置协调；
7. 眼睛明亮，反应敏锐，眼睑不发炎；
8. 牙齿清洁，无空洞，无痛感，齿龈颜色正常，无出血现象；
9. 头发有光泽，无头屑；
10. 肌肉、皮肤富有弹性，走路轻松。

（二）健康的模式

1. 健康-疾病连续线模式　该模式认为，健康是指人们在不断适应内外环境变化的过程中，维持生理、心理、情绪、社会等诸方面动态平衡的状态；疾病则是人的某方面功能偏离正常状态的一种现象。健康-疾病连续线即指健康与疾病为一种连续的过程，处于一条连线上，其活动范围可以从濒临死亡至最佳健康状态（图 1-3）。

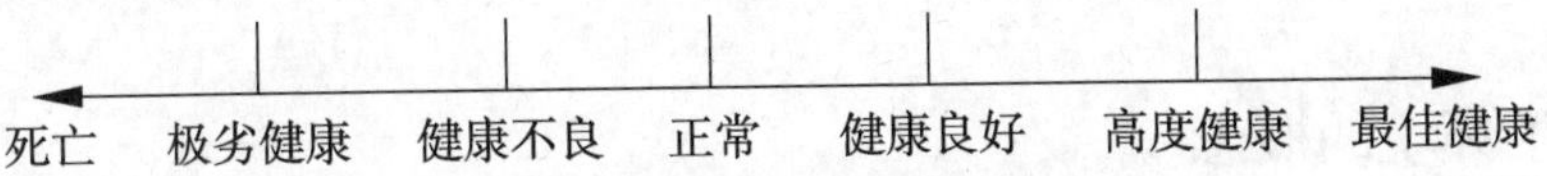

图 1-3　健康—疾病的连续线模式

任何人在任何时候的健康状态都会在这连续线两端之间的某一点上占据一个位置，且时刻都在动态变化之中，连续线上的任何一点都是个体身、心、社会诸方面功能的综合表现，而非单纯的生理上有无疾病。当人成功地保持内外环境的和谐稳定时，便处于健康完好状态；当人的健康完整性受到破坏，应对失败时，则健康受损而导致疾病，甚至死亡。

护士应用该模式可帮助服务对象明确其在健康—疾病连续线上所处的位置，并协助其充分发挥各方面功能，促进其向健康的完好状态发展。

2. 最佳健康模式　最佳健康的模式认为健康仅仅是“一种没有病的相对稳定状态。在这种状态下，人和环境协调一致，表现出相对的恒定现象”。而人应设法达到最佳健康水平，即在其所处的环境中，使人的各方面功能得以最佳发挥，以发展其最大的潜能。

最佳健康模式更多地强调促进健康与预防疾病的保健活动，而非单纯的治疗活动。因此，护士应用最佳健康模式，帮助服务对象进行着眼于发挥机体最大功能和发展潜能的活动，从而帮助其实现最佳健康状态。

（三）健康的影响因素

人生活在自然和社会环境中，有着复杂的生理、心理活动，其健康受到生物、心理、环境、生活方式、医疗保健服务体系等诸多因素的影响。

1. 生物因素　是影响健康的主要因素，包括遗传、年龄、种族、性别等。临床研究发现除了明确的遗传疾病外，许多疾病，如高血压、糖尿病、肿瘤等的发生，亦包含有一定的遗传因素。遗传病种多（达 3000 种以上），发病率高（占一般病的 20%）。其他生物因素的影响包括幼儿跌倒和受伤的危险性增加，30 以下的人易患过敏症，40 岁以上的成年人易患高血压、冠心病和胆石症，50～60 岁的人易患癌症；亚洲人骨质疏松症的发生率比欧洲人高；骨质疏松症和系统性红斑狼疮女性比男性更常见，而胃溃疡、血栓闭塞性脉管炎则多见于男性。

2. 心理因素　主要是通过情绪、情感作用对健康产生影响。古人云："怒伤肝、喜伤心、思伤脾、忧伤肺、恐伤肾。"积极的情绪可以增进健康、延缓衰老，消极的情绪可使人致病，如焦虑、怨恨、忧郁、恐惧等情绪因素可引起人体各系统功能失调，导致失眠、心动过速、血压升高、食欲下降、月经失调等，并在许多疾病的发生、发展和转归中产生作用。

3. 环境因素　良好的自然环境是人类生存和发展的物质基础，如充足的阳光、清新的空气、不被污染的水、适宜的气候、没有噪声的影响和辐射的干扰等。如果自然环境发生某些改变，生态平衡遭到破坏，就会对人类健康造成直接或间接的影响。

4. 生活方式　良好的生活方式对健康产生积极的影响，如适当的运动、节制的饮食、戒烟限酒、远离毒品、生活规律等，否则便会给身体带来消极的影响。

5. 医疗保健　医疗保健制度的完善和健全，为人类提供及时、有效的卫生保健和医疗护理服务，都会对人的健康产生积极的影响。

6. 社会因素　人生活在社会群体之中，不同的社会制度、经济状况、风俗习惯、文化背景及劳动条件等社会环境因素，均可导致人们产生不同的社会心理反应，从而影响身心健康。

三、关于环境的概念

人类赖以生存的周围一切事物统称为环境。环境可分为内环境和外环境，它们之间相互作用、相互依存，不能截然分开，维持内环境的平衡是延续生命的必备条件，外环境则对生物体的生活质量有着重大的影响。

（一）环境的范畴

1. 内环境　内环境是指人体细胞所处的环境，包括生理、心理等方面。内环境中的生理方面如人体内的呼吸系统、循环系统、消化系统、泌尿系统、神经系统、内分泌系统等，各系统之间通过神经、体液的调节维持生理稳定状态，并与外环境进行着物质、能量、信息的交换，以适应外环境的改变。心理方面则是指一个人的心理状态，心理状态是指个体在某一时期心理活动综合性水平的总体概括，由于个体的先天遗传和后天成长环境的不同，从而形成不同的个性心理。心理对人的健康也有很大的影响，一个人虽没有生理疾病，但当精神不愉快、抑郁、沮丧时，这种不良的心理状态就可能会导致其食欲不振、活动减少、酗酒等，这将使机体免疫功能发生改变，容易导致某些身心疾病的发生。

2. 外环境　外环境是指人的机体所处的环境，即围绕于人类周围的自然环境和社会环境。自然环境包括物理环境和生物环境。物理环境包括阳光、氧、二氧化碳、水、土壤、气候等；生物环境包括各种有生命的物体，如植物、动物、微生物等。社会环境是指人类在生产、生活和社会活动中相互形成的生产关系、阶级关系、社会关系的总和。例如，各种经济、法律和政治制度、社会交往、宗教信仰、风俗习惯、文化生活等，均属社会环境范畴。社会环境影响个体和群体的心理行为，与人类的精神需要密切相关。

（二）环境与健康的关系

良好的环境促进人的健康，不良的环境则给人的健康造成危害。人类所患疾病中，不少与环境的致病因素有关。

1. 自然环境对健康的影响

如果自然环境发生某些改变，生态平衡遭到破坏，就会对人类健康造成直接或间接的影响。当自然环境中某种成分缺少或过多，而人体的适应性还来不及调整以适应这种情况时，人体健康就会受到不同程度的影响，如地方性甲状腺肿、地方性砷中毒、氟骨症、克山病等均与当地某种元素的缺乏或过多有关。自然界发生的变迁，如地震、台风、干旱、洪水等引起的生态系统破坏，对人体健康带来危害。风寒、暑湿、燥热等气候变化常与某些疾病的发生与流行有关。随着科学技术的进步，人类控制自然，减少甚至消除自然灾害的能力不断增强。与此同时，人类活动也给环境带来污染，如开发、利用自然能源和资源的范围不断扩大，人工合成的化学物质（农药、化肥、塑料、橡胶等）与日俱增，大量工业三废（废气、废水、废渣）和生活废弃物的排放，使空气、水、土壤等自然环境生态平衡遭到严重破坏并威胁到人类健康。此外，噪声、辐射等都严重影响着人类的健康。

2. 社会环境对健康的影响

社会制度、经济状况、文化背景、劳动条件和群体气氛的不同都对健康产生着不同的影响。新中国成立后，政府建立并实施了一系列为人民群众服务的卫生保健制度，积极开展防病治病活动，消灭了天花，控制了麻疹，肺结核、重症营养不良等疾病也大大减少，人民的健康水平显著提高，平均寿命也从新中国成立初期的 35 岁延长到 70 岁。良好的群体气氛如民主、团结、友爱等可使人热爱生活，积极向上。互相猜疑、嫉妒、专制的气氛使人感到压抑、厌倦、苦闷。无论在家庭、学校或工作单位，人与人之间相互关心、相互爱护和支持都有助于人的身心处于良好状态而促进健康。

护士应掌握有关环境与健康的知识，为人类创造适于生活、休养的良好环境，主动向患者及家属进行健康教育，消除各种危害环境的个人行为，如吸烟、随地吐痰、乱扔垃圾等，促进人们养成良好的卫生习惯，努力为服务对象创造有利于健康或康复的环境。

四、关于护理的概念

护理的概念是随着护理科学的不断进步而发展的，护理人员只有对护理的概念有所认识，才能不断塑造自己的专业特征，培养自己的专业素质，并在护理工作中扮演好自己的角色。

（一）护理的定义

护理的英文为“nursing”，源于拉丁文“nutricius”，原意为抚育、扶助、保护、照顾幼小等。随着护理事业的形成和发展，护理定义的内涵和外延都发生了深刻的变化，南丁格尔认为“护理既是艺术，又是科学”。她在 1859 年《护理札记》中写道：“护理应从最小限度地消耗患者的生命力出发，使周围的环境保持舒适、安静、美观、整洁、空气新鲜、阳光充足、温度适宜，此外还要合理地调配饮食。”

1980年，美国护士协会（ANA）将护理定义为：“护理是诊断和处理人类对现存的和潜在的健康问题反应的过程。”此定义表明护理以处于各种健康水平的人为研究对象，护理人员必须收集护理对象的资料并评估其健康状况，采取适当的护理措施解决已存在的或潜在的健康问题，并评价其成效。护理是有目的、有组织、具有不断创造性的活动，护理程序是护理工作的基本方法。

（二）护理与健康的关系

护理和健康的密切关系是不言而喻的，在健康服务领域中有着明显的优势。随着社会的发展，医疗体制的改革，人口结构和疾病谱的变化，健康观念的转变，人们的生活将越来越离不开护理，使护理具有更广阔的发展空间和前景，护理工作者需不断地努力，促使护理专业适应社会发展变化，满足人类的健康需求，使健康者保持、增进健康，患病者恢复健康，伤残者最大限度地恢复功能，临终者得以安宁去世。

五、护理学四个基本概念的相互关系

人、环境、健康、护理4个基本概念是相互关联、相互作用的，四者缺一不可。4个基本概念的核心是人，即护理实践是以人的健康为中心的活动，护理对象存在于环境之中并与环境相互影响，健康即为机体处于内外环境平衡、多层次需要得到满足的状态，护理的任务是创造良好的环境并帮助护理对象适应环境，从而达到最佳健康状态。

小　结

护理学基础是护理专业的主干课程之一，也是护士资格考试必考的科目。通过本章内容的学习，使学生了解护理学的产生和发展，懂得护理专业的由来，并能以“护士之祖”南丁格尔为榜样，立志当一名未来的“白衣天使”。

重点掌握健康、护理的概念，护理学4个基本概念的相互关系，护理学的任务、内容、范畴，护理学基础学习的目的和方法，为后续课程的学习打下良好的基础。

自测题

一、A_1/A_2 型题

下列每道考题有A、B、C、D、E五个备选答案，请从中选择一个最佳答案。

1. 国际护士节定于
   A. 4月12日
   B. 5月1日
   C. 5月4日
   D. 5月12日
   E. 9月10日

2. 世界上第一所正式的护士学校成立于
   A. 英国

B. 美国
C. 法国
D. 德国
E. 意大利

3. 中世纪的护理工作主要局限于
A. 生活照顾
B. 疾病治疗
C. 心理护理
D. 健康咨询
E. 保健指导

4. 中世纪的护理形式主要是
A. 自我护理
B. 医院护理
C. 社区护理
D. 家庭护理
E. 宗教护理

5. 现代护理诞生于
A. 16世纪
B. 17世纪
C. 18世纪
D. 19世纪
E. 20世纪

6. 现代医学模式为
A. 生物-社会医学模式
B. 生物-心理医学模式
C. 生物-医学模式
D. 生物-生理-社会医学模式
E. 生物-心理-社会医学模式

7. 现代护理发展经历了
A. 以疾病为中心、以患者为中心、以人的健康为中心的阶段
B. 以患者为中心、以疾病为中心、以人的健康为中心的阶段
C. 以患者为中心、以人的健康为中心、以疾病为中心的阶段
D. 以人的健康为中心、以疾病为中心、以患者为中心的阶段
E. 以人的健康为中心、以患者为中心、以疾病为中心的阶段

8. 以疾病为中心的发展阶段，护理工作的特征是
A. 按护理程序对患者实施整体护理
B. 主要护理形式为自我护理
C. 工作范围扩展到所有人的所有生命阶段
D. 工作场所由医院扩展到其他部门
E. 工作内容主要是协助医生诊断和治疗疾病

9. 确立了人是一个整体的概念是在
A. 以疾病为中心的护理阶段
B. 以患者为中心的护理阶段
C. 以人的健康为中心的护理阶段
D. 文艺复兴时期
E. 宗教改革时期

10. 以人的健康为中心的发展阶段，护理工作的特征是
A. 工作方法是执行医嘱和护理常规
B. 按护理程序对患者实施整体护理
C. 工作范围扩展到所有人的所有生命阶段
D. 工作场所局限于医院
E. 工作内容主要是协助医生诊断和治疗疾病

11. 护理工作的场所由医院扩展到其他部门是在
A. 以疾病为中心的护理阶段
B. 以患者为中心的护理阶段
C. 人的健康为中心的护理阶段
D. 文艺复兴时期

E. 宗教改革时期

12. 我国恢复护理本科教育是在
A. 1883年
B. 1983年
C. 1992年
D. 1993年
E. 1995年

13. 护理教育分为基本护理教育、毕业后护理教育以及
A. 继续护理教育
B. 专科护理教育
C. 成人护理教育
D. 终身护理教育
E. 学历护理教育

14. 护理学是一门
A. 生命科学
B. 自然科学
C. 社会科学
D. 人文科学
E. 应用科学

15. 社区护理应用的理论是
A. 管理学
B. 心理学
C. 公共卫生学
D. 伦理学
E. 美学

16. 护理学的理论范畴不包括
A. 社会学
B. 心理学
C. 伦理学
D. 美学
E. 生物信息学

17. 护理学研究和服务的对象是
A. 人
B. 患者
C. 健康人
D. 护士
E. 护理

18. 不属于护理理论四个基本概念的是
A. 人
B. 健康
C. 保健
D. 环境
E. 护理

19. 护理的对象是
A. 所有的人
B. 健康的人
C. 患病的人
D. 有残疾的人
E. 有心理障碍的人

20. 现代护理学认为
A. 人与环境相互独立
B. 环境是静态的
C. 环境是连续变化的
D. 人必须不断改变外环境以适应内环境的变化
E. 人的健康主要受内环境影响

21. 现代护理学认为
A. 人具有生物属性和自然属性
B. 人的需要分三个层次
C. 人是指患者
D. 人是指健康人
E. 人是一个整体

22. 世界卫生组织对健康的定义不包括
A. 躯体没有疾病
B. 有完整的生理状态
C. 有完整的心理状态
D. 有一定的劳动力
E. 有社会适应能力

23. 对健康的认识，错误的是
A. 健康是动态的连续变化过程
B. 健康和疾病具有明显的界限
C. 在一定条件下，健康和疾病可相互转化
D. 健康是因人而异的
E. 健康是相对的

24. 有关环境的概念描述正确的是
A. 环境完全控制人的生存
B. 人能主动创造并改变环境
C. 环境是动态的、变化的
D. 人的内环境和外环境是截然分开的
E. 环境包括内环境、外环境、自然环境及社会环境

25. 内环境是指
A. 生理、心理的变化
B. 自然环境的变化
C. 社会环境的变化
D. 居住环境的变化
E. 政治环境的变化

26. 属于自然环境的是
A. 风俗习惯
B. 社会交往
C. 居住条件
D. 政治
E. 法律

27. 属于社会环境的是
A. 空气
B. 阳光
C. 树木
D. 居住条件
E. 社会交往

28. 下列不属于社会因素对健康影响的是
A. 劳动条件
B. 大气污染
C. 经济状况
D. 文化背景
E. 人际关系

29. 美国护士协会将护理定义为
A. 使健康者保持和增进健康
B. 诊断和处理人类对现存的和潜在的健康问题的反应
C. 促进个体和群体向极佳健康状态发展，并贯穿于生命的整个过程之中
D. 护士运用护理程序的方法来实现四项基本职责
E. 以人的健康为中心的活动

30. 护理学的核心概念是
A. 人
B. 健康
C. 环境
D. 护理
E. 护理程序

二、B 型题

（31～32 题共用备选答案）
A. 护理从属于医疗
B. 护士是医生的助手
C. 护理方法是执行医嘱和护理常规
D. 护士应具有诊断和处理人类健康问题反应的能力
E. 提出“生物-心理-社会”这一新的医学模式

31. 以患者为中心的护理特点是
32. 以人的健康为中心的护理特点是

（33～34 题共用备选答案）

A. 临床护理

B. 护理管理

C. 护理教育

D. 社区护理

E. 护理研究

33. 护理对象仅限于患者的护理实践范畴指的是

34. 护理对象既包括个人，又包括家庭的护理实践范畴指的是

（王静芬）

第二章　护理学相关理论

学习目标

1. 掌握系统理论、需要层次理论、压力与适应理论在护理实践中的应用。
2. 熟悉系统、需要、压力、适应的概述和应对与适应。
3. 了解系统的基本属性与分类。

护理学是一门独立的综合性应用科学，具有自己的知识体系。在其发展过程中，运用了相关学科的理论知识体系来指导护理实践，丰富和完善了护理理论的知识体系，促进了护理专业的发展。护理学相关理论包括系统理论、需要层次理论、压力与适应理论等。自 20 世纪 50 年代起，护理学独立的理论体系开始形成和不断发展；这些理论体系用科学的方法解释护理学现象，阐明护理学本质，明确护理工作范围、性质和护理理念，指明护理专业发展的方向。

第一节　一般系统理论

系统理论在古代早已萌芽。20 世纪 50 年代，美籍奥地利理论生物学家贝塔朗菲（L. V. Bertalanffy）提出了把有机体当作一个整体或系统来考虑的观点。1937 年，贝塔朗菲首次提出“一般系统论”的概念。20 世纪 60 年代后，系统论得到了广泛的发展，其理论与方法渗透到有关自然科学、社会科学领域以及生产、技术领域，产生了重大而深远的影响。

一、系统的概述

系统是指由若干相互联系、相互作用的要素所组成的具有一定结构和功能的整体。系统广泛地存在于自然界、人类社会和人类思维中。系统的各要素之间都是相互联系、相互制约的；每一个要素都有自己独特的结构和功能，但这些要素集合起来构成一个整体系统后，它又具有各孤立要素所不具备的整体功能。如呼吸系统是由多个子系统（鼻、咽、喉、气管、支气管、肺等）组成的，各子系统都有自己的结构和功能，但这些子系统集合起来成为一个整体系统后，它具有各子系统所没有的整体功能。

每一个系统，它们的组成要素、结构功能千差万别，但可按复杂程度依次排列分为两大部分：一部分是较简单、低层次的为子系统，另一部分是较复杂、高层次的为超系统，如人作为一个系统，人是家庭的子系统，家庭是人的超系统，而社区又是家庭的超系统等；子系统和超系统是相对而言的。

二、系统的基本属性与分类

（一）系统的基本属性

1. 整体性　整体性指系统的整体功能大于系统的各要素功能之和。系统功能不是各要素功能的简单相加，当系统将各要素以一定的方式组织构成一个整体后，就产生了孤立要素所不具备的特定功能。

2. 目的性　目的性指系统的存在都具有其特定的目的。系统结构是根据系统的目的和功能需要，建立系统及各子系统之间的联系。

3. 相关性　相关性指系统各要素之间是相互联系、相互制约的，其中任何要素的性质或行为发生变化，都会影响其他要素或整体的性质和行为的变化。

4. 动态性　动态性指系统会随时间的变化而变化。系统要运动和发展，必须通过内部各要素的相互作用，进行物质、能量、信息的转换；同时系统总是存在于一定的环境中，不断与环境进行着物质、能量和信息的交换，以适应环境的变化，维持自身的平衡与发展。

5. 层次性　任何系统都是有层次的。较简单、低层次的系统为子系统，较复杂、高层次的系统称超系统。对于一个系统来说，它既是由某些要素（子系统）组成的，同时，它自身又是组成更大系统（超系统）的一个要素（子系统）。

（二）系统的分类

1. 按系统的组成要素性质分类　系统可分为自然系统和人造系统。自然系统是指由自然物体所组成的、客观存在的系统，如人体系统、生态系统等。人造系统是指为达到某种目的而人为建立起来的系统，如计算机软件系统等。而现实生活中，大多数系统是自然系统与人造系统的组合，也称复合系统，如卫生系统、教育系统、工商系统等。

2. 按系统与环境的关系分类　系统可分为封闭系统和开放系统。封闭系统是不与环境进行物质、能量和信息交流的系统。封闭系统是相对的、暂时的，绝对的封闭系统是不存在的。开放系统是指与环境不断地进行物质、能量和信息交流的系统。开放系统与环境的联系是通过输入、转换、输出与反馈来完成的（图 2－1）。

（1）输入：物质、能量和信息由环境进入系统的过程。

（2）转换：系统对输入的物质、能量和信息进行辨别、处理和改变。

（3）输出：将经系统改变的物质、能量和信息输回到环境的过程。

（4）反馈：系统将输出的产物与系统目标作比较后，进行调整、控制和处理，反馈再输入，使系统最终达到目标。

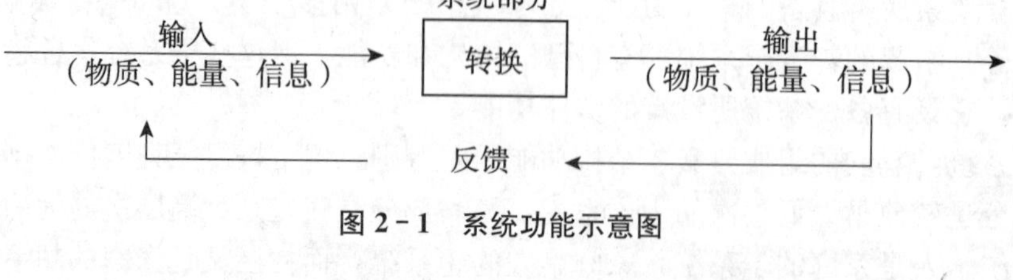

图 2－1　系统功能示意图

3. 按系统运动的状态分类　系统可分为动态系统与静态系统。动态系统是指系统状态随时间的变化而变化；静态系统是指系统状态不随时间变化，具有相对的稳定性。静态系统是动态系统的一种暂时的、相对的状态，绝对静止不变的系统是不存在的。

4. 按系统的内容分类　系统可分为物质系统和概念系统。物质系统是指以物质实体构成的系统，如动物、植物、仪器等。概念系统是指由非物质实体构成的系统，如护理学理论系统、计算机系统等。物质系统与概念系统是相互联系、相互结合、密不可分的。物质系统是概念系统的基础，概念系统又为物质系统提供指导性的服务。

三、系统理论在护理实践中的应用

（一）用系统理论的观点看待人

1. 人是一个自然系统　人是一个由无数子系统组成的自然系统，每个系统的变化都会影响其他子系统和整个系统的功能。在护理工作中，要注意护理对象的某一系统、器官的病变，又要注意其心理、社会方面的变化，把护理对象看作是一个整体，以更全面地促进整体功能的康复。

2. 人是一个开放的、动态的系统　人与外界环境及人体内部，每时每刻都在进行着物质、能量、信息的交换。人作为一个开放的系统，受到自然环境和社会环境的影响，而且，人总是处于健康与疾病这一线性连续体上的任何一点上，机体的健康总是处于动态变化之中，因此，要维持人的健康，不仅要调整机体内部各系统、各器官的平衡，还要注意家庭、社区和社会等超系统的影响，以使系统的整体功能更好地运作。

3. 人是具有主观能动性的系统　人对自身的功能状态具有主观意识、主观判断能力和监控能力，对自己的活动具有自主选择能力和调节能力。

（二）用系统理论的观点看待护理

1. 护理系统是一个复杂的系统　护理系统包括临床护理、护理管理、护理教育、护理研究等相互联系、相互作用的子系统，各子系统内部又有若干层次的子系统。它们之间关系错综复杂，功能互相影响、相互制约，要发挥护理系统的最大效益，必须不断优化护理结构，调整各部分的关系，使之协调平衡，不断发展。

2. 护理系统是一个开放系统　护理系统与外界环境有着密切的信息、资源、技术等交流和交换，通过不断地输入、输出等功能活动，维持自身的稳定和发展，达到为人类健康服务的目标。

3. 护理系统是一个动态的系统　社会的进步、科学的发展，人们对护理的需求越来越高，必然对护理的组织形式、工作方法、思维方式有新的要求。护理系统不仅要适应变化，不断调整内部各要素之间相互协调，还要注意与其他系统的协调和平衡，以促进护理专业不断向前发展。

4. 护理系统是一个具有决策和反馈功能的系统　在护理系统中，护士和患者是构成系统的最基本要素，起到支配、调控作用。通过护士全面收集资料，正确分析资料、科学地决策和及时评价反馈，以促进患者的康复。

（三）系统理论促进整体护理理念的形成

护理的服务对象是人，人是一个由生理、心理、社会、文化等多要素组成的统一体，是一个整体，也是一个系统。人要不断地与周围环境进行着物质、能量和信息的交换。当机体的某一器官或组织发生病变时，其生理、心理社会等方面相互依存、相互作用，不但要为护理对象提供疾病护理，还应提供心理、社会等要素的全方位的护理。因此，系统理论促进整体护理理念的形成。

（四）系统理论构成护理程序的理论框架

护理程序是临床护理中一个全面的、科学的、系统的工作方法和过程，是一个开放的动态的系统；护士通过评估护理对象的基本健康状况，确定护理诊断，制订护理计划，实施护理措施和评价护理效果，然后决定下一步护理决策和措施，为护理对象提供整体的护理，使其达到最佳健康状态。

第二节　人类基本需要理论

人是一个生物体，为了自身的生存和发展，必然会产生一定的需要。当个体需要得到满足时，身心就处于一种愉悦、安宁的平衡状态，有助于个体维持健康；反之，个体则会出现紧张、愤怒、焦虑等失衡状态，从而导致身心疾病的发生。人的基本需要是有共性的，其中包括生理、心理、社会的需要。护士需要了解人类基本需要的特征及作用，及时满足护理对象的需要，以维护和促进人类健康。

一、需要的概述

（一）需要的概念

需要是人脑对生理与社会要求的反映。需要是一个人最基本的动力所在，人的一切活动都是为了满足需要，例如在生理上对食物、水分、氧气、排泄、休息及安全等的需要；在心理上有对情爱、交往、自尊及理想等的需要；人的需要是不断发展而永无止境的，人如果没有需要了，生命也就停止了。需要是不断产生的，人的心理活动及行为才能不断得以平衡和发展。

（二）需要的特征

1. 需要的对象性　人的任何需要都有对象性。需要的对象可以是物质的，也可以是精神或社会的，但无论是哪种需要，都必须有一定的外部条件才能满足。如居住需要房子、吃饱需要食物、友情需要朋友等。

2. 需要的发展性　人的需要是随不同的年龄、不同的时期而发展变化的。个体在不同时期有不同的优势需要，如婴幼儿主要是生理的需要，即需要吃、喝、睡等；少年时代发展到对知识、友情、安全的需要等；到青年时代发展到对恋爱、婚姻、家庭的需要等；到成年时发展到对事业、尊重的需要等。

3. 需要的无限性　需要不会因暂时的满足而终止。当低一级需要得到相对满足后，就会向更高级的需要发展，个体在不断满足需要的过程中成长与发展。

4. 需要的独特性　人与人之间的需要既有共同性，又有独特性。因个体的差异性，由于人的生理因素、遗传因素、环境因素、年龄、文化背景、生活经历、社会地位、经济条件等不同，在物质和精神方面的需要也有所不同。

5. 需要的制约性　需要的产生和满足受到生理、心理、个人、环境、社会、文化、经济等因素的制约。因此，个体要根据主观和客观条件，合理地调整和满足自己的需要。

（三）影响需要满足的因素

需要的满足程度受到个体内在因素及其外部环境的影响与限制。个体的内在因素包括生理和心理等方面，外部环境包括物理环境和社会文化环境。

1. 内在因素

（1）生理因素：包括疲劳、疼痛、损伤、疾病、生理缺陷和活动受限等可导致某些需要不能满足。如胃肠道疾病常出现食欲下降、消化不良等，会影响营养需要的满足；脑出血患者常出现头痛、呼吸困难、偏瘫、失语等，影响了休息、活动和沟通等，从而影响人际关系及其他社会需要的满足。

(2) 情绪因素：人的焦虑、恐惧、愤怒、抑郁等负性情绪状态会导致食欲下降、失眠、沟通能力下降等，从而影响个体其他需要的满足。

(3) 认知因素：个人的认知水平会影响个体识别自我需要的能力，还会影响个体对信息的接受、理解和应用，进而影响个体对自身需要满足程度的途径及方式。

2. 外在因素

(1) 环境因素：环境陌生、温湿度不宜、光线不当、通风不良、噪声干扰等均可影响各种需要的满足。

(2) 社会环境：经济条件、社会事件、物质的供应状态、社交能力差、人际关系紧张等因素会影响各种需要的满足。

(3) 文化因素：社会道德观、价值观、文化素养、风俗习惯和宗教信仰等会影响个体对需要的认识和满足方式。

二、人类基本需要层次理论

19 世纪 50 年代，许多心理学家、哲学家和护理学家从不同角度探讨了人的基本需要，形成了不同的理论。美国著名的心理学家马斯洛于 1943 年提出人类基本需要层次理论；后来，美国护理学家凯利希于 1977 年对人类基本需要层次理论进行了修改和补充，也运用于护理实践中。

(一) 马斯洛的人类基本需要理论

马斯洛 (Abrahan Human. Maslow) 是美国人本主义心理学家。马斯洛认为，人类的需要可分为基本需要和特殊需要两类，基本需要指人类共有的需要，特殊需要是指个体在不同条件下形成的不同需要。当人的基本需要得到满足时，机体就处于一种相对协调、平衡的健康状态，当人的基本需要得不到满足时，机体内部就会处于焦虑状态，这种焦虑会激发其产生动机，导致某种行为的形成；如果某种需要持续处于不能被满足的状态，则将直接影响机体的功能，甚至导致疾病。马斯洛认为，人的基本需要有不同层次，按其重要性和发生的先后顺序，由低到高分为 5 个层次，即生理需要、安全需要、爱与归属的需要、尊重的需要、自我实现的需要 (见第一章图 1-2)。

1. 生理的需要　是人类最基本的需要，如食物、空气、水分、温度、休息、睡眠、排泄、避免疼痛等，是人类最基本、最低层次的需要，是其他需要产生的基础。

2. 安全的需要　指人需要安全感，避免危险、不受伤害，生活稳定、有保障。安全需要普遍存在于各个年龄阶段，尤其是婴儿期和危重患者更为明显。

3. 爱与归属的需要　指人需要爱、情感、亲密感和归属等，是个人对家庭、亲人、朋友、同事的需要，希望得到他人的爱和给予他人爱的需要或者得到组织、社团认同的需要，如果这种需要得不到满足，就会产生孤独、空虚、被遗弃等情绪或痛苦。

4. 自尊的需要　指个人对自己的尊严和价值的追求，包括自尊、被尊重和尊重他人。自尊的需要得到满足，可使人产生价值感、成就感，有自信、有力量，否则就会产生自卑、软弱、无助等感觉。

5. 自我实现的需要　指个人需要充分发挥自己的才能与潜力，实现自己的愿望、理想和抱负，并能从中得到满足。

马斯洛认为，人的基本需要虽然有层次高低之分，但各层次需要之间相互关联：首先必须满足较低层次的需要，再考虑较高层次的需要；各种需要得到满足的时间不一定相同；一般是较低层次的需要得到满足后，才会出现更高层次的需要；各层次需要可出现重叠或层次顺序发生改变；越高层的需要满足的方式和程度差异越大；基本需要满足的程度与健康密切相关。

（二）凯利希的人类基本需要理论

在马斯洛提出人的基本需要层次理论后，1977 年，美国护理学家理查德·凯利希（Richaed Kalish）将这一理论进行了修改和补充，认为知识的获取是人类好奇心和探索所致。因此，在生理和安全需要之间增加了一个层次，即刺激的需要，包括性、活动、探索、好奇心和操纵（图 2-2）。性和活动的需要获得虽然属于生理需要，但必须在食物、空气、水分、排泄、休息等生理需要获得满足后，才会寻求此需要。同时，人们为了满足好奇心，在探索和操纵事物时往往会忽略自身的安全，因此，有时刺激的需要会优先于安全的需要，但每一时期总有一种需要占支配地位。

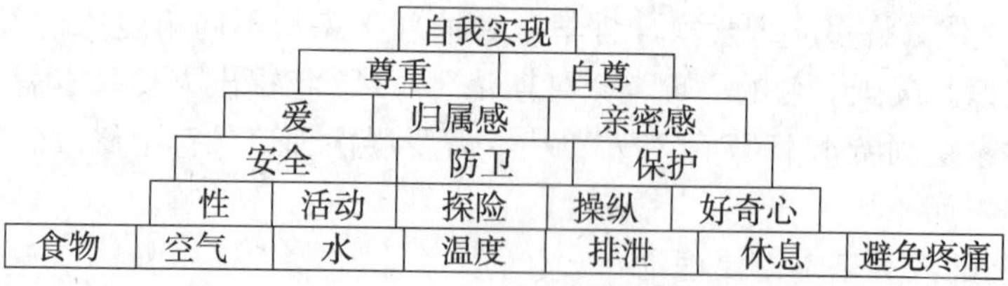

图 2-2 凯利希人类基本需要层次论示意图

三、人类基本需要层次论在护理实践中的应用

护理的对象是人，护理的功能是满足患者的需要，因此，需要理论已广泛应用于护理工作中，对护理工作有着重要的指导意义。需要理论指导护士充分认识患者的各种需要，了解目前尚未满足的需要，预测可能出现的需要，从而提供有效的护理措施来满足患者的需要，以恢复患者的健康。

（一）需要理论对护理实践的意义

1. 帮助护士识别患者未被满足的需要　人在健康状态下，能够依靠自己满足各类需要，但在患病时，不能很好地识别自己的特殊需要，有些基本需要不能自行满足。因此，护士要按照人类基本需要的不同层次，全面评估患者尚未满足的需要层次，确定护理问题，制订和实施护理措施，满足患者的需要。

2. 确定护理计划的优先顺序　需要层次理论是按照对人的生存和发展的重要程序排列的，护士可以据此识别问题的轻、重、缓、急，以便在制订护理计划时准确排列护理诊断的先后顺序。一般情况下，越是排在前面的需要越重要，越需及早给予满足。

3. 指导护士满足护理对象需要的方式

（1）直接满足患者的需要：对于完全无法自行满足基本需要的患者，护士应采取有效的护理措施，满足其需要。

（2）协助患者满足需要：对于部分自行满足基本需要的患者，护士应鼓励患者完成力所能及的自理活动，帮助患者发挥最大的潜能，促进早日康复。

（3）进行健康教育：对于基本满足需要，但缺乏健康常识的患者，护士可通过卫生宣教、科普讲座、健康咨询等多种形式，为护理对象提供卫生保健知识，消除影响需要满足的因素，避免健康问题的发生和发展。

（二）应用需要理论满足患者的基本需要

当患者患病时既不能正确地识别自己疾病状态的特殊需要，也有许多需要不能自行满足，必须依靠护士来协助。因此，护士应具有全面评估患者需要的能力，明确尚未满足的需要，并根据其优先次序制定和实施相应的护理措施，以帮助患者满足需要，恢复机体的平衡稳定。

1. 生理的需要　疾病常常导致患者各种生理需要无法得到满足。

（1）氧气：氧气是最先被满足的生理需要，尤其是对危重患者，必须给予立即满足，否则会危及生命。常见于心肺疾病、脑血管疾病、中毒等引起的缺氧，护士应立即采取措施，保持呼吸道通畅，以满足患者的需要。

（2）水：常见的问题有脱水、水肿、电解质紊乱、酸碱平衡失调等。护士应详细评估患者的症状及原因，及时采取措施，补充水和电解质，以满足患者的需要。

（3）营养：常见的问题有消瘦、肥胖、某种营养素缺乏、特殊饮食的需要。因此，护士应评估患者的营养状况，积极采取措施，给予合理的饮食，以满足患者的需要。

（4）温度：包括人的体温和环境的温度。体温或环境温度过高或过低，会给患者造成身体上的不适反应，如寒战、发热、头痛等。因此，护士应评估患者体温的变化，并提供温度适宜的环境，及时降温和调节温度，以满足患者的需要。

（5）排泄：常见的问题有便秘、腹泻、大小便失禁、尿潴留、多尿、少尿或无尿等。引起排泄异常的原因非常复杂，护士应准确评估患者对排泄方面的需要，及时发现问题，积极采取措施，以满足患者的需要。

（6）休息与睡眠：常见的问题有疲劳、各种睡眠障碍等。造成患者需要不能满足的原因很多，有某些疾病、疼痛、心理因素等，护士应运用专业知识，消除影响因素，满足患者休息与睡眠的需要。

（7）避免疼痛：各种急、慢性疼痛都会给患者带来较大的身心反应。护士应及时、正确地评估患者的疼痛情况，针对原因采取积极的预防和处理措施，避免疼痛，满足患者的需要。

2. 刺激的需要　患者在患病的急性期，对刺激的需要往往不明显，待病情稳定或好转后逐渐明显起来。如卧床患者需要翻身、适当的肢体活动，以防止皮肤受损和肌肉萎缩。因此，护士应注意满足患者刺激的需要，美化病区环境，鼓励患者和周围的人建立良好的人际关系，安排适当的娱乐活动等。

3. 安全的需要　人在患病时安全感会降低，感觉健康没保障，同时，由于对医院环境不熟悉，对医疗技术水平不了解对各种检查和治疗感到疑惑、焦虑和恐惧，担心治疗效果，担心日后工作生活问题、担心经济问题等。因此，护士应采取各种措施帮助患者提高安全感，通过良好的服务态度，耐心的健康教育、娴熟的操作技能等获得患者的信任，增强患者的安全感，从而增加患者战胜疾病的信心。

4. 爱与归属的需要　人在患病时安全感下降，无助感增强，因此，爱与归属的需要也就更加强烈。患者希望得到医护人员、家人、朋友、周围其他人的关心、爱护、理解和支持。所以，应建立良好的护患关系，帮助病友之间建立友谊，允许家属探视并鼓励其参与患者的护理，患者只有获得爱与归属后，才能积极配合，真正接受护理。

5. 自尊与被尊重的需要　人在爱与归属的需要得到满足后，才会感到被重视和尊重，这两种需要是相互关联的。患病后，患者会因某些方面的能力下降而影响自身价值的判断，会感到由于疾病而失去自身价值或成为别人的负担，担心被轻视等而影响其自尊需要的满足。因此，护士在和患者交往中，要礼貌称呼患者，认真倾听患者意见，尊重患者的个人习惯及宗教信仰，为患者保密等。在进行护理操作时，应注意减少患者肢体的暴露，保护患者的隐私，维护患者的自尊。

6. 自我实现的需要　自我实现的需要是个体最高层次的需要，其产生和满足程度有个体差异。护理的功能是确保低层次需要满足的基础上，为自我实现需要的满足创造条件。在满足基本需要的基础上，护士应鼓励患者表达自己的个性、理想和追求，帮助患者认识自己的能力和条件，鼓励患者积极配合治疗及护理，为达到自我实现而努力。

第三节　压力与适应理论

案例分析

病史：黄某，男性，55 岁，因输尿管结石急诊入院。

体格检查：患者入院时腰部、腹部剧烈疼痛，辗转不安，焦虑、烦躁。

思考：1. 此时威胁患者的压力源有哪些?

2. 如何帮助患者应对此时的压力?

压力是一种跨越时空、人格与文化的全人类的体验，这种体验贯穿于人的一生。有些压力具有积极的意义，甚至不可或缺；有些压力则会使人产生生理、心理等方面的反应，导致机体内环境失衡或内、外环境之间的关系被破坏，从而引起疾病的发生。如溃疡病和高血压等身心疾病与压力因素有着密切关系。因此，为促进患者的健康，护士应学习并运用压力与适应理论知识，明确患者的压力，观察和预测患者的心理及生理反应，并采取各种措施避免和减轻压力对患者的影响，提高患者的身心适应能力，协助患者维持身心平衡。

一、压力的概述

（一）压力的概念

“压力（stress）”一词来源于拉丁文“stringere”，意思是“紧紧捆扎或用力提取”。在现代汉语中被翻译为“压力”、“应激”、“紧张”。

压力是个复杂的概念，在不同的时期和不同的学科中有不同的含义。“压力理论之父”汉斯·塞里（Hans Selye）于 1950 年提出压力学说，认为压力是个体对任何需求作出非特异性反应的一个过程。但目前普遍认为，压力是指个体对作用于自身的内外环境刺激作出认知评价后，引起的一系列非特异性的生理及心理紧张性反应状态的过程。

（二）压力源的概念

压力源又称应激源或紧张源，是指任何能使机体产生压力反应的内外环境的刺激，即能引起机体生理及心理状态发生异常的因素。常见的压力源可分为4类：

1. 躯体性　指各种理化因素、生物因素及生理病理性因素的刺激。如温度、声音等刺激、水源污染、细菌、病毒、妊娠、分娩、更年期的改变、外伤、手术等。

2. 心理性　如考试、竞赛、求职竞聘，生离死别、理想与现实产生的心理冲突等。

3. 社会性　如战争、自然灾害、下岗、失恋、离婚及社会治安差、人际关系紧张等。

4. 文化性　如在陌生的环境，由于生活习惯、语言、信仰、社会价值观等方面的不适应而引起的心理冲突。

压力源没有绝对的好坏之分，并非所有压力源都会造成机体的影响。长期处于压力状态下可降低个体的抵抗力、判断力和决策力，会引起身心疾病；但对压力的挑战不总是有害的，要取决于个体的特性、压力的数量、强度及个体的承受能力等，如为了适应社会需要而努力学习，这种压力将促进个人的成长。

（三）压力反应

机体对压力源所产生的一系列身心反应称为压力反应。一般分为两类：

1. 生理反应　常见的生理反应有心率加快、血压升高、呼吸加快、血糖升高、胃肠蠕动减慢、肌张力增加、敏感性增强、免疫力降低等。

2. 心理反应　包括认知反应、情绪反应和行为反应。

（1）认知反应：认知的压力反应分积极和消极两种。积极的心理反应可以使人的注意力集中，对事物的敏感性增加，可提高判断能力及解决问题的能力。消极的认知反应指情绪过度激动或抑郁，使认知能力降低，对事物的评价和应对无效。表现为感知混乱、判断失误、思维迟钝等。

（2）情绪反应：主要情绪反应包括焦虑、忧郁、怀疑、依赖、自卑、孤独、恐惧、愤怒等。

（3）行为反应：压力过大时，会使个体对行为的控制力降低或丧失，表现为回避、失眠、抽烟、酗酒、食欲缺乏、烦躁等。

（四）压力的应对

当人面对压力源时，个体总会有意识地选择或潜意识地采用各种应对措施，主动应对压力，以维护自身的身心平衡。个体对压力作出的反应，取决于个体对压力的认知及应对压力的能力；压力对个体的影响，取决于个体对压力源的感受性和易损性。因此，为了提高自己对压力的应对能力，可以通过学习，掌握应对技巧，主动应对压力的挑战，培养自身的应对能力。个体为了对抗压力源，维护自己的身心健康，常采用以下的应对方法：

1. 减少压力的刺激　人在生活、学习和工作中，常会遇到压力的刺激，选择恰当而正确的处理方法，可以缓解和释放压力。如采取建立良好的人际关系，以乐观积极的态度对待问题，科学合理地安排时间，制订有效的行动计划，学会艺术性地处理问题，避免压力源的刺激。

2. 正确评价压力源　应对压力首先要提高认知能力，采用正确的认知方式，识别压力的来源，看到事物的利弊方面的影响，加强认知的理性思维，提高个人应对压力的能力。

3. 减轻压力反应　多数压力是无法避免的，只有提高身心的压力承受力，才能减轻压力反应，从而保持身心健康。方法有：①进行有规律的有氧运动：如跑步、散步、做体操、太极拳、瑜伽等，以增强机体的抵抗力，对抗压力源的刺激。②增加平衡的营养膳食的摄入：增加营养，改善营养状况，控制和减少吸烟、饮酒等，以维持机体各系统的平衡。③选择有效的缓解压力的方法和技巧：如听音乐、看报刊、看电视、阅读或进行深呼吸训练、肌肉放松训练、言语想象暗示放松训练等。④有效调节心理平衡：正确面对自己和他人，正确面对成功与挫折，寻求必要的帮助和可能的支持力量，寻求适当的发泄方式，宣泄压力所产生的情感反应，缓解压力反应对身心的影响。

4. 及时寻求专业帮助　当压力过大时，通过上述方法不能减轻压力造成的影响，就容易导致身心疾病。此时必须及时寻求专业人员的帮助，如求助于医护人员、心理医生或专业咨询师。由他们提供针对性的治疗与护理，以提高个体的应对能力，促进个体身心健康。若个体不能得到及时的专业帮助，则会导致病情加重或成为慢性疾病、身心疾病等。如胃溃疡、高血压、忧郁症、精神分裂症等。

二、适应的概述

（一）适应的概念

适应是生物体促进自己更能适合生存的一个过程，是应对行为的最终目标，是所有生物的特征。人在遇到压力源时，都要做出一系列的应对行为进行适应。如果适应成功，就可以维持或恢复身心平衡；如果适应不当，就会导致疾病或加重病情。而疾病作为一种压力源，又促使个体采取一系列应对行为进行适应。适应是一个动态的过程，是人类最卓越的特性，是人体维持内外环境平衡和应对压力的基础。

（二）适应的特点

1. 稳定性　在个体受到压力源的刺激时，机体会通过调整体内的各项功能和力量以适应压力源对机体所造成的不平衡，最大限度地维持机体的内、外环境的稳定状态。

2. 主动性　适应是一个主动的动态过程，是人的生命最卓越的特性；在个体面对压力源时，会主动地应对或逃避压力。

3. 整体性　适应是一种复杂的反应过程，人类的适应包括生理、心理、社会文化和技术等多个层次，具有全面、连续的整体性。

4. 差异性　适应能力具有个体差异。适应能力与个体的遗传因素、性格、文化、经历及环境等有关。适应能力强的人，面对压力时能运用多种防卫机制对压力源做出及时的应对，反之，就无法应对。

5. 有限性　适应是有一定限度的。压力源的作用如果超过一个人的身体、心理及社会的稳定范围，就会出现适应不良，机体需要进行调整，重新适应。

6. 时间性　适应效果需要有一定的时间空间，一般时间充分可以适应得较好，否则难以适应。

三、应对与适应

1. 生理适应　生理适应指通过体内生理功能的调整，以适应外环境的改变对人体的需要增加时所作出的反应。如跑步锻炼时，开始时感觉心跳加快、呼吸急促、肌肉酸痛，如果坚持下去，经过一段时间后，人体的心肺、肌肉等功能逐渐增强，身体就适应了运动的需要。又如人体的感觉适应，如果长时间持续嗅一种气味，感觉强度会逐渐降低，人们很快就习惯了这种气味的刺激而适应。

2. 心理适应　心理适应是指个体有心理压力时，通过调整自己的态度去认识和消除压力，恢复心理平衡的过程。一般可通过学习新的行为（如松弛术）或采用心理防御机制来减轻压力的影响而进行适应。

3. 社会文化适应　社会文化适应是通过指调整个体的行为举止，以符合社会规范、道德观念、文化素养、习俗、信仰等。如护理不同国籍、不同民族的患者时，要注意尊重其本国文化和民族习俗；在不同的场所应遵守该场所的规则及要求等，“入乡随俗”很好地反映了社会文化适应的状态。

4. 技术适应　技术适应是指通过利用现代先进的技术，改造自然环境，控制环境中的压力源。人类在不断进行技术革新和创造，但现代先进科学技术在帮助人类的同时，也给人类带来新的压力源。因此，技术适应是指人类对现代化的先进科学技术所造成的新压力源的适应。

四、压力与适应理论在护理实践中的应用

（一）患者常见的压力及护理

疾病作为一种压力，在人的生命过程中是难以避免的，患者面对疾病的压力源，适应不良会加重病情。因此，护士应帮助患者减轻因疾病和住院造成的压力，提高其适应能力，以恢复和维持身心平衡。

1. 住院患者常见的压力源

（1）环境陌生：住院患者对病室环境陌生，对医护人员不熟悉，对医院的饮食、气味、床铺等不习惯，对医院的作息时间和某些规章制度不适应等。

（2）疾病威胁：患者知道自己病情严重，可能患了疑难病症、不治之症或需要进行的手术有可能致残，影响机体功能、自身形象，也可能是突然生病住院等。

（3）缺少信息：患者对自己所患疾病的诊断、治疗和护理措施等不了解，对手术和药物的治疗效果不清楚，产生疑虑，对医务人员所说的医学术语听不明白，或患者所提的问题不能得到满意的回答等。

（4）丧失自尊：患者因患病而失去自理的能力，不能按照自己的意愿行事，必须依靠他人照顾，由他人协助进食、如厕、洗澡、穿脱衣服或必须卧床休息等。

（5）不被重视：医务人员没有及时和患者进行沟通和交流，没有及时协助患者获得基本需要，没有及时关心患者，忽视了患者与家属、病友等的沟通等。

2. 帮助患者预防及应对压力的方法

（1）协助患者适应病区环境：护士应为患者创造一个整洁、安静、舒适、安全、轻松、愉快的病区环境；护士应主动热情地接待患者，详细、耐心地介绍医院及病区的环境、床单位用物、设备的使用、规章制度、作息时间及主管医生、责任护士等，减轻和消除患者由于环境陌生所带来的心理压力。

（2）协助患者适应患者角色：护士应及时了解患者的病情，尊重、关心和爱护患者，尽量满足其心理、生理及社会方面的需要，及时给予恰当的心理疏导，降低心理压力，适应患者角色。

（3）提供有关疾病的信息：护士应为患者及时提供有关疾病的信息，将有关疾病的诊断、治疗、护理、预后等方面的信息告知患者，减少患者的焦虑及恐惧情绪，增加安全感，充分发挥患者的主观能动性，更好地配合治疗和护理。

（4）锻炼患者的自理能力：患者因为疾病使自理能力下降或丧失，一些日常生活如饮食、如厕、洗澡、穿衣等活动受限制，患者容易失去自我，产生自卑心理。护士应告知患者

自理的重要意义，使之尽可能参与治疗及护理，锻炼自理能力，以恢复患者的自尊心、自信心。

(5) 多渠道、多途径帮助患者应对压力：为患者提供有关疾病的信息及指导，帮助患者解决实际问题；提供心理支持，如心理疏导、自我心理保健训练、放松训练，鼓励宣泄内心的感受等；调动患者各种社会支持系统，加强患者与家属、亲友等的沟通，使患者感受到安全，以保持患者的自尊心及价值观；提供物质支持及帮助等，减少各种压力源给患者带来的压力反应，提高患者的应对能力。

(二) 护士常见的压力与适应

护理工作的性质决定了护士必须经常面对复杂的压力源，护士的工作压力源较多较复杂，会使护士产生工作疲惫感、情绪不稳定、易怒、对患者热情度下降、护理质量下降等，同时影响护士的身心健康。因此，护士应明确在工作中可能会出现的压力源，并积极采取措施去应对，以保持身心健康，提高护理质量。

1. 护士常见的压力源

(1) 工作环境复杂：医院是一个环境复杂的场所，存在各种有害的因素如细菌、病毒、核放射线等。

(2) 工作任务繁重：护士工作任务繁重、琐碎，具有复杂性和紧迫性，如大量的临床护理工作、急症抢救、新技术的开展及复杂的病情等。

(3) 工作负荷过重：护士人数普遍不足，频繁倒班，脑力及体力的工作压力过重，对护士的生理、心理、家庭生活和社交活动都有不同程度的影响。

(4) 人际关系复杂：护士要经常面对不同的患者及家属，进行有效的沟通，以维护良好的护患关系，同时，还要正确处理好医护以及其他工作人员的关系，从而增加了护士的心理压力。

(5) 工作性质的风险：医院环境中存在着许多职业损伤因素，护士面临感染的危险和其他职业性损伤。如细菌和病毒的侵袭、辐射的损害、化学药物的刺激和锐器刺伤等，同时担心出现差错事故、医疗纠纷等也给护士带来很大的心理压力。

(6) 自我价值下降：护士工作分工、职责不十分明确，工作价值认同感偏低、工作热情和责任感受挫、工作疲乏感增强等，会影响护理工作的质量。

2. 护士适应工作压力的方法　护士应学会应用压力与适应的理论，提高自我调节和自我防护的能力，缓解或消除压力反应，增加对工作的适应性，以维护身心健康，提高护理服务质量。

(1) 树立正确的职业价值观，加强职业素质的培养。

(2) 积极参加业务学习和继续教育，不断提高专业知识与技能水平。

(3) 培养广泛的个人兴趣和爱好，积极参加各类有益身心健康的活动。

(4) 养成健康的生活方式，保证适量的运动、均衡的营养和充足的睡眠。

(5) 面对压力时应用适宜的自我调节方式，如散步、体育锻炼、旅游、爬山、听音乐、阅读等。

(6) 建立支持系统，在面对压力时可向亲属、朋友和同事进行倾诉或寻求帮助等。

小　结

护理理论作为护理实践的基础和指导，包括系统理论、需要层次理论、压力与适应理论等。这些理论体系用科学的方法解释护理学现象，阐明护理学本质，明确护理工作范围、性质和护理理念，指明护理专业的发展方向。在学习过程中，要熟悉系统、需要、压力、适应的概念，掌握系统理论、需要层次理论、压力与适应理论在护理实践中的应用，能熟练运用相关学科的理论知识体系来指导护理实践，丰富和完善护理理论的知识体系，促进护理专业的发展。

自 测 题

一、A_1 /A_2 型题

下列每道考题有 A、B、C、D、E 五个备选答案，请从中选择一个最佳答案。

1. 为危重患者进行口腔护理是满足其
   A. 生理的需要
   B. 心理的需要
   C. 安全的需要
   D. 自尊的需要
   E. 社交的需要

2. 系统理论的最基本属性是
   A. 关联性
   B. 整体性
   C. 层次性
   D. 动态性
   E. 目的性

3. 构成护理程序框架的理论基础是
   A. 系统理论
   B. 需要层次理论
   C. 压力与适应理论
   D. 解决问题论
   E. 信息交流论

4. 提出系统理论的学者是
   A. 贝塔朗菲
   B. 罗伊
   C. 奥瑞姆
   D. 南丁格尔
   E. 凯利希

5. 马斯洛的“人类基本需要理论”的第二个层次是
   A. 爱的需要
   B. 自我实现的需要
   C. 安全的需要
   D. 自尊的需要
   E. 社交的需要

6. 当个体经受某种压力时，调整自己的态度去认识压力源，属于
   A. 生理适应
   B. 心理适应
   C. 文化适应
   D. 社会适应
   E. 技术适应

7. 适应的特点不包括
   A. 稳定性
   B. 被动性
   C. 差异性

D. 整体性

E. 有限性

8. 林某，25 岁，因患“严重精神分裂症”而入院治疗，护士应给予的护理方式是

A. 生活指导

B. 健康教育

C. 支持鼓励

D. 完全补偿

E. 部分补偿

9. 需要层次理论对护理实践的意义中，哪项不妥

A. 帮助护士识别患者未被满足的需要

B. 帮助护士诊断患者的生理性疾病

C. 帮助护士确定护理计划的优先顺序

D. 指导护士满足患者需要的方式

E. 帮助护士有目的对患者进行宣教

10. 需要的特征不包括

A. 对象性

B. 发展性

C. 无限性

D. 独特性

E. 统一性

11. 适应层次不包括

A. 生理适应

B. 心理适应

C. 社会文化适应

D. 技术适应

E. 运动适应

12. 患者杨某，61 岁，因慢性肾炎住院，入院后护士将同病室的患者介绍与他认识，这是属于满足其

A. 生理需要

B. 安全需要

C. 尊重需要

D. 爱与归属需要

E. 自我实现需要

13. 护士小李刚参加工作，她尽快熟悉病区规章制度，协调与其他医务人员的关系，她的行为属于

A. 生理适应

B. 社会适应

C. 文化适应

D. 技术适应

E. 感觉适应

二、A_3/A_4 型题

（14～16 题共用题干）

患儿章某，男，5 岁，因“支气管肺炎并发哮喘”入院。体查：神志清醒、口唇轻度发绀，T39°C，P112 次/分，R26 次/分，听诊双肺闻及湿性啰音和哮鸣音。

14. 下列哪种因素影响了患者基本需要的满足

A. 病理因素

B. 心理因素

C. 社会因素

D. 环境因素

E. 文化因素

15. 当病情稳定后，章某闷闷不乐，并不停地说：“我要妈妈”，此时患者的哪种需要尚未满足

A. 生理需要

B. 安全需要

C. 自尊需要

D. 自我实现需要

E. 爱与归属的需要

16. 经过护士耐心的安慰并给患儿讲故事、做游戏等，章某心情好转，这属于
    A. 生理适应
    B. 心理适应
    C. 社会文化适应
    D. 技术适应
    E. 感觉适应

三、**B 型题**

（17～18 题共用备选答案）
A. 系统理论
B. 需要层次理论
C. 压力与适应理论
D. 自理模式
E. 适应模式

17. 美籍奥地利理论生物学家贝塔朗菲提出的理论是
18. 美国著名心理学家马斯洛提出的理论是

（李燕飞）

第三章 护理程序

学习目标

1. 掌握护理程序的概念和护理程序的5个步骤，即评估、诊断、计划、实施与评价。
2. 熟悉护理程序的意义、护理病案的书写方法。
3. 了解护理程序的发展历史。

案例分析

病史：李某，男，70岁，因肺炎链球菌性肺炎住院。

体格检查：T39℃，P92次/分，R24次/分。神志清楚，面色潮红，口角疱疹，痰液黏稠，不易咳出，情绪烦躁，生活不能自理，医嘱给予抗生素静脉滴注。

思考：你如何针对患者存在的健康问题提供科学的护理？

第一节 概 述

护理程序是一种科学地确认问题、解决问题的工作方法和思维方法，是现代护理的核心。护理程序的理论基础来源于与护理有关的各学科理论，如系统论、人的基本需要论、解决问题论和信息交流论等。系统论构成护理程序的框架；人的基本需要论为估计患者的健康状况，预见患者的需要提供理论依据；信息交流论赋予护士与患者沟通能力和技巧，从而确保护理程序的最佳运行。

一、护理程序的概念

程序是指一系列朝向某个特定目标的步骤或行动。护理程序是指导护理人员以满足护理对象身心需要、促进和恢复健康为目标，科学地确认护理对象的健康问题，有计划地为护理对象提供系统、全面、整体护理的一种工作方法。护理程序是一个综合的、动态的且具有决策和反馈功能的过程。

二、护理程序的发展历史

1955年，美国护理学者莉迪亚·海尔（Lydia Hall）首次提出“护理程序”这一概念，认为护理是一个程序过程，强调以患者为中心实施护理。1961年，奥兰多（Orlando IJ）撰写了《护士与患者的关系》一书，第一次使用了“护理程序”一词，并提出了3个步骤：患者的行为；护士的反映；护理行动有效计划。1967年尤拉（Yura H）和渥斯（Walsh）完成了第一部权威性的《护理程序》教科书，确定护理程序有4个步骤：评估、计划、实施和评价。此后，很多人加以修改补充，直至1973年盖比和拉文在明确护理实践标准时，正式明确护理程序为5个步骤：评估、诊断、计划、实施和评价。1977年，美国护士会正式发表声明，把护理程序列为护理实践的标准，使护理程序走向合法化。

20世纪80年代初期，美籍华裔李式鸾博士将护理程序引入中国；1994年经美籍华裔袁剑云博士介绍，我国部分医院试点建设以护理程序为核心的系统化整体护理“模拟病房”；1996年，整体护理网正式组建；1997年6月，卫生部下发文件要求各医院推行整体护理。2001年，袁剑云博士又在我国介绍了以护理程序为基本框架的临床路径，促进了护理程序在我国护理工作中的运用。目前，我国广大护理工作者正积极探索具有中国特色的整体护理实践模式。

三、护理程序的意义

护理程序是科学地确认问题、系统地解决问题的过程，是护士为护理对象提供护理照顾的一种科学方法，具有重要的实际意义。

（一）对护理对象的意义

1. 使护理对象享受到高水平的服务　护理程序从收集资料、确立问题、制订护理计划到实施，均依护理对象的行为而定，且由专门护士负责，人人参与其护理过程，从而使护理对象得到适合自身的个体化护理和持续性照顾。

2. 使护理对象获得良好的情绪　护理对象是护理程序的核心，护士对护理对象进行主动的、全面的整体护理，以满足其身心需要。

（二）对护理专业的意义

1. 促进了护理专业的发展　护理程序是护理专业化的重要标志，体现了护理工作的科学性、专业性和独立性；护理程序的应用促进了我国与国际护理接轨，引领我国护理专业向国际化迈进；护理程序对护理教育的改革有指导性作用，在课程的组织、教学内容的安排，教学方法的应用等方面促使了教学模式发生根本性的转变；护理程序推进了护理科研的发展，护士把护理对象看作是一个整体的人作为研究重点，明确科研方向。

2. 提高护理管理水平　护理程序对护理管理提出了新的要求，使临床护理质量评价方面有了新突破。

（三）对护理人员的意义

1. 明确了护士角色　护理程序明确了护理工作范围、护士的角色特征，规范了护士专业行为。护理程序的运用，使护士的创造性思维得到显现，护理工作摆脱了被动执行医嘱和常规护理的局面，护士的角色从医生的助手转变为医生的合作伙伴。

2. 提高了护理人员独立工作的能力　护士运用护理程序为护理对象提供个体性、整体性和持续性护理服务，有利于提高护士的专业能力，也有利于培养护士独立解决问题的能力、学习能力、决策能力及人际交往能力、评判性思维能力等，使护理工作变被动为主动。

第二节　护理程序的步骤

护理程序由评估、诊断、计划、实施和评价5个步骤组成，护理程序基本步骤见图3-1。

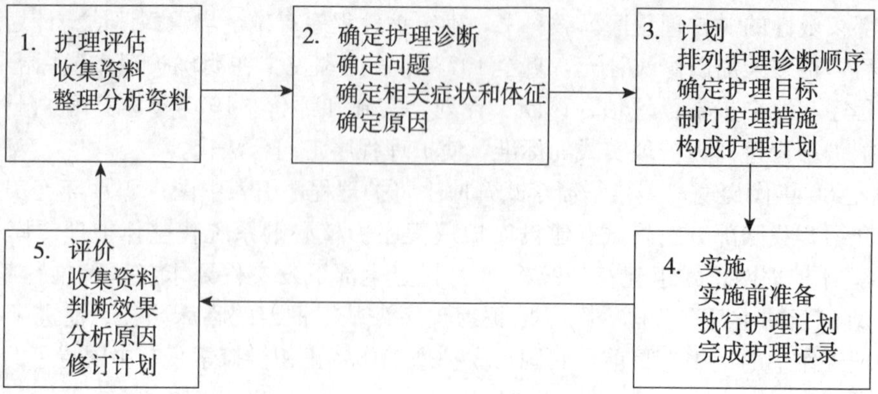

图 3－1 护理程序基本步骤示意图

一、护理评估

护理评估是指系统地、连续地收集资料，并对资料进行分析及判断的过程，是护理程序的第一步。评估的目的是找出护理对象的健康问题或护理需要，评估是一个动态的、循环的过程，是确立护理诊断、提供护理措施的基础，也是评价护理效果的依据。如果评估不准确，将导致护理工作方法的错误。

（一）收集资料

1. 收集资料目的

（1）为做出正确的护理诊断提供依据。

（2）为制订护理计划提供依据。

（3）为评价护理效果提供依据。

（4）为护理科研积累资料。

2. 资料的来源途径

（1）护理对象是资料的主要来源。

（2）家属或朋友等。

（3）其他医护人员。

（4）病历及各种检查报告。

（5）参考资料，如医疗护理文献、教科书等。

3. 资料的种类

（1）主观资料：是指患者对自己健康问题的体验和认识。如“我感到头痛”，“我感到胃部不适”，“不想吃饭”。

（2）客观资料：是指护士通过观察、体检或借助医疗仪器和实验室检查所获得的资料。如“患者面色苍白”、“体温 39℃”。

4. 资料的内容　主要包括一般资料、现在的健康状况、既往健康状况、心理及社会状况等。

（1）一般资料：姓名、性别、年龄、职业、民族、婚姻、文化程度、家庭住址等。

（2）现在健康状况：包括主诉、现病史、入院方式、主要病情、日常生活规律及自理能力，护理体检、实验室检查结果等。

（3）既往健康状况：包括既往病史、婚姻史、过敏史、传染病史、家族史、用药史，女性患者还应了解月经史、生育史。

（4）心理状况：包括情绪状态、自我感知、自我概念形态、性格特征、角色关系、应激水平与应对能力，价值观与信念等。如患者是否有恐惧、焦虑、抑郁等情绪；对疾病和住院反应以及对生活事件的适应能力等。

（5）社会文化状况：包括主要社会关系及其亲密程度、社会支持系统、工作学习情况、经济与医疗条件等。

5. 收集资料的方法　护士收集资料的方法主要是：交谈、观察、护理体检和查阅资料等。

（1）交谈（询问病史）：是一种特别的人际沟通方式，通过有目的地交谈，护士能够获得有关患者的资料和信息，与患者建立良好的护患关系，但交谈时应注意：

1）安排合适的环境：谈话环境要安静、舒适、不受干扰，并有适宜的照明。让护理对象在轻松、较少压力的情况下，陈述自己的内心感受，力保收集资料的正确性。

2）说明交谈的目的及大约需要的时间，使患者有心理准备。

3）引导患者抓住交谈主题：交谈并闲聊，要有计划、有准备地进行。如护士事先准备了提纲，引导患者按顺序讲，一般从主诉、一般资料开始，再引向过去健康状况、心理社会情况等。在患者叙述过程中，不要随意打断或提出新问题；对患者的陈述和提出的问题，要给予解释和适当的反应，如点头、微笑等。交谈完毕，应对所交谈内容做一小结，并征求患者的意见，向患者致谢。

（2）观察：是护士用视、听、嗅、触等感官或借助辅助器具如血压计、听诊器等，有目的地收集患者生理方面资料的方法。

1）视：是护士通过视觉观察病情、了解患者一般情况的观察方法，如观察患者的精神状况、呼吸的节律和速率、皮肤黏膜、营养状况、四肢活动等。

2）听：护士通过耳朵辨别患者的各种状况，如听患者说话的语调、呼吸的声音、咳嗽声音等。借助听诊器还可听到患者的心音、肠鸣音及呼吸音等。

3）嗅：护士通过嗅觉辨别来自患者身体的异常气味，以判断疾病的性质和变化。

4）触：护士通过手的感觉来判断患者器官或组织的物理特征的一种检查方法。如脉搏的跳动、皮肤温度、湿度、肿块的位置及性质等。

（3）护理体检：指护士用视诊、触诊、叩诊、听诊等体格检查的技术对患者的生命体征及各个系统进行的检查。为了避免遗漏及节省时间，护士采用的系统性体格检查可分为两种，最常用的是由头至脚，采用左右对比的检查顺序，可以避免重复检查相同的部位，减少翻动患者的次数。另一种方法是以器官的重要性来决定先后顺序，即对与患者问题最相关的器官优先进行检查。

（4）查阅资料：包括查阅病历（门诊和住院）、护理病历、实验室及其他检查结果、医疗与护理有关书籍等。

（二）资料的整理与记录

1. 资料的整理　将收集的资料进行分类整理，并检查有无遗漏。

2. 资料的记录

（1）记录资料必须及时。

（2）患者的主观资料必须保持其原始性，如尽量用患者的原话，并加上引号。

（3）客观资料的记录应用医学术语，描述的词语应确切，要能正确反映患者的问题，避免护士的主观判断和结论。

二、护理诊断

护理诊断是护理程序的第二步，是在评估的基础上对所收集的健康资料进行分析，从而确定护理对象的健康问题以及引起健康问题的相关因素，是科学地确认问题和解决问题的具体体现。

（一）护理诊断的概念

目前使用的护理诊断定义是北美护理诊断协会（NANDA）在1990年提出并通过的定义："护理诊断是关于个人、家庭、社区对现存的或潜在的健康问题及生命过程反应的一种临床判断，是护士为达到预期目标选择护理措施的基础，而预期目标应能通过护理职能达到。"我国1995年9月由卫生部护理中心主办在黄山召开全国第一次护理诊断研讨会，建议在我国医院中使用被NANDA认可的护理诊断名称。

（二）护理诊断的分类

2000年，NANDA第14次会议提出并讨论通过的新的分类系统——分类法Ⅱ，共包括以下13个类型：

1. 促进健康　健康意识、健康管理。
2. 营养　摄入、消化、吸收、代谢、水、电解质。
3. 排泄　泌尿系统、胃肠系统、皮肤黏膜系统、呼吸系统。
4. 活动/休息　睡眠/休息、活动/锻炼、能量平衡、心血管-呼吸反应。
5. 感知/认知　注意、定向力、感觉/感知、认知、沟通。
6. 自我感知　自我概念、自尊、体像。
7. 角色关系　照顾角色、家庭关系、角色表现。
8. 性　性别认同、性功能、生育。
9. 应对/应激耐受性　创伤后反应、应对反应、神经行为应激。
10. 生活准则　价值、信念、价值/信仰/行动的一致性。
11. 安全/防御　感染、身体创伤、暴力、环境危害、防御过程、体温调节。
12. 舒适　身体舒适、环境舒适、社会舒适。
13. 成长/发展　成长、发展。

（三）护理诊断的组成

护理诊断由名称、定义、诊断依据以及相关因素4个部分组成。

1. 名称　是对护理对象健康问题的概括性描述。分为以下类型：

（1）现存的：指护理对象目前已经存在的健康问题，如"皮肤完整性受损：与局部组织长期受压有关"。

（2）潜在的：指有危险因素存在，若不采取护理措施，就极有可能发生的问题。用"有……的危险"进行描述。如"有皮肤完整性受损的危险：与偏瘫有关"。

（3）健康的：是个人、家庭或社区从特定的健康水平向更高的健康水平发展的护理诊断，如"母乳喂养有效"。

2. 定义　是对护理诊断名称的一种清晰、正确的描述，并以此与其他护理诊断相鉴别。如体温过高的定义为个体体温高于正常范围的状态。

3. 诊断依据　是做出该护理诊断时的临床判断标准，即诊断该问题时必须存在的相应的症状、体征和有关的病史。诊断依据分为主要依据和次要依据，主要依据指证实一个特定诊断所必须存在的症状和体征，次要依据指可能出现的症状和体征。

4. 相关因素　是指影响健康状况、引起健康问题的直接因素、促成因素或危险因素。常见因素包括生理、治疗、情境和年龄等方面。

【护理诊断组成举例】

名称：疼痛

定义：个体感到或说出有严重不舒适的感觉。

诊断依据：

1. 主要依据　患者自述有疼痛感。

2. 次要依据

(1) 表情痛苦、呻吟。

(2) 强迫体位、按揉疼痛部位。

(3) 急性疼痛的反应：血压升高，脉搏、呼吸加快，出汗，注意力不集中等。

3. 相关因素

(1) 病理生理因素：烧伤、外伤、骨折等引起组织损伤，肌肉痉挛、胃肠痉挛、下肢血管痉挛或阻塞等。

(2) 治疗因素：手术、静脉穿刺、组织活检、骨穿等引起组织损伤等。

(3) 情境因素：不活动、体位不当等。

(四) 护理诊断的陈述方式

护理诊断的陈述包括 3 个要素：问题（P），即护理诊断的名称；相关因素（E），多用“与……有关”来陈述；症状和体征（S）。又称为 PSE 公式。

临床常用的护理诊断陈述方式主要有以下几种：

1. PSE 公式陈述法　多用于陈述现存的护理诊断，有时可省略为 SE。

例如：营养失调：高于机体需要量　肥胖：与摄入量过多有关

P　　S　　E

便秘：与生活方式改变有关

S　　E

2. PE 公式陈述法　多用于“有危险的”或潜在的护理诊断。

例如：有感染的危险：与白血病化疗后机体白细胞下降有关

P　　E

3. P（问题）陈述法　用于健康的护理诊断或综合征护理诊断。

例如：执行治疗方案有效

P

强暴综合征

P

(五) 书写护理诊断的注意事项

1. 护理诊断名称应使用 NANDA 认可的护理诊断名称　统一的护理诊断名称有利于护理人员间进行交流和探讨，有利于国际间接轨和护理教学的规范，不允许自己随意编造护理诊断（见本章附录：护理诊断一览表）。

2. 一个护理诊断针对一个健康问题。

3. 避免与护理目标、护理措施、医疗诊断相混淆。

4. 相关因素的陈述要准确，统一使用“与……有关”来描述，为护理活动指明方向，有利于制订护理措施。

5. 确定的问题必须是用护理措施能解决的问题。

6. 护理诊断不应有易引起法律纠纷的语句　例如将一个长期卧床的患者的护理诊断写成“皮肤完整性受损：与护士不及时给患者翻身有关”、“有受伤的危险：与护士没及时加床档有关”，可能会引起法律纠纷，对护理人员造成伤害。

7. 贯彻整体护理的理念　应包含患者生理、心理和社会各方面。

8. 避免价值判断　护理诊断是帮助患者而不是批评患者，所以不要出现“知识缺乏：与智商低有关”、“卫生不良：与懒惰有关”之类的文字。

（六）护理诊断与医护合作性问题的区别

医生和护士共同合作才能解决的问题属于合作性问题。多指由于脏器的病理生理改变所致的潜在并发症。陈述方法为：“潜在并发症：……”。如手术后患者可能有出血的问题，主要与术中血管结扎及缝合不良有关，护理措施无法预防其发生，需要采取措施，加强监护，因此可提出“潜在并发症：出血”。严格地说，合作性问题不属于护理诊断的范畴。对于合作性问题，护士的重点在于监测并发症的发生和病情的变化，一旦发生异常变化，及时与医生共同合作解决问题。

（七）护理诊断与医疗诊断的区别

了解护理诊断和医疗诊断的区别（表 3－1），可进一步明确医疗和护理的工作范畴和职责。

表 3－1　护理诊断与医疗诊断的区别

项目	护理诊断	医疗诊断
临床判断的对象	对个体、家庭或社区现存的或潜在的健康问题/生命过程反应的一种临床判断	对个体病理生理变化的一种临床判断
描述的内容	描述的是个体对健康问题的反应	描述的是一种疾病
决策者	护士	医疗人员
职责范围	是在护理职责范围内进行	在医疗职责范围内进行
是否变化	随病情的变化而改变	一旦确诊则不会改变
诊断数目	往往有多个	一般情况下只有一个
陈述方式	PSE、PE、SE 公式	特定的疾病名称或专有名词
举例	胸痛：与心肌缺血缺氧有关	冠心病

三、护理计划

计划是针对护理诊断制订的具体护理措施，是护理行动的指南。制订护理计划的目的是为了使患者得到个性化的护理，保持护理工作的连续性，促进医护人员的交流，并利于评价。一般分 4 个步骤进行。

（一）设定优先次序

根据所收集的资料确定的多个护理诊断，按轻、重、缓、急设定先后次序，使护理工作能够高效、有序地进行。

1. 排序原则

（1）优先解决直接危及生命，需立即解决的问题。如昏迷患者存在“清理呼吸道无效”的问题，应首先解决。

（2）按马斯洛人类基本需要层次论，优先解决低层次需要，再解决高层次需要。

（3）在不违反治疗、护理原则的基础上，可优先解决患者主观上认为重要的问题。

（4）优先解决现存的问题，但不要忽视潜在的问题。

2. 排列顺序

（1）首优问题：直接威胁护理对象的生命，需要立即采取行动的问题。常见的首优问题包括：气道、呼吸、心脏或循环的问题，以及生命体征（如体温、脉搏、血压等）异常的问题。

（2）中优问题：不直接威胁护理对象的生命，但能造成躯体或精神上的损害的问题。常见中优问题包括：意识改变、急性疼痛、急性排尿障碍、实验室检查异常（如高钾血症）、感染的危险、受伤的危险，以及需要及时处理的医疗问题（如糖尿病患者未注射胰岛素）等。

（3）次优问题：人们在应对发展和生活中的变化所产生的问题，在护理过程中，可稍后解决。常见次优问题包括：知识缺乏、家庭应对障碍、社交孤立、角色冲突、精神困扰、父母不称职等。

（二）设定预期目标（预期结果）

预期目标是指患者在接受护理后，期望其能够达到的健康状态，即最理想的护理效果。

1. 目标的陈述方式　由 4 个部分组成：主语、谓语、行为标准、条件状语。

（1）主语指护理对象或护理对象的一部分，如患者的体温、体重。主语可省略，但句子的逻辑主语一定是护理对象。

（2）谓语指护理对象能够完成的行为，此行为必须是能够观察到的。

（3）行为标准指护理对象或完成此行为的程度。如希望产妇能够“独立给新生儿洗澡”。

（4）条件状语指护理对象完成此行为必须具备的条件。包括地点、方式和范围等，但不一定在每个目标中出现。

（5）时间状语指护理对象完成该行为动作所需要的时间限定。

举例说明：

患者	4 天后	借助拐杖	行走	100 米
主语	时间状语	条件状语	谓语	行为标准

出院前	产妇	学会	给新生儿洗澡
时间状语	主语	谓语	行为标准

2. 目标的分类

（1）远期目标：指需较长时间（数周或数月）才能实现的目标。例如“营养失调：高于机体需要量”的患者，长期目标为“半年内体重减轻 12 公斤”。

（2）近期目标：指需较短时间（1 周以内）就能实现的目标，一般少于 7 天。例如“患者在 24 小时内排出大便”。

3. 陈述目标的注意事项

（1）目标陈述应是护理活动的结果，主语一定是护理对象，而不是护士。

（2）目标陈述应简单明了，切实可行，属于护理工作范围。

（3）目标与护理诊断相对应，一个目标针对一个护理诊断，一个护理诊断可有多个目标。

（4）目标应有具体日期，可观察和测量，为确定何时评价提供依据。

（5）目标应与医疗工作相协调。如医嘱要求患者卧床两周的情况下，就不宜要求患者在卧床期间下床行走。

（6）应让护理对象参与目标的制定。这样可以使其认识到必须对自己的健康负责，通过护患共同努力保证目标的实现。

（三）设定护理计划（制订护理措施）

护理措施是护士为帮助患者达到预期目标所采取的具体方法、行为、手段，是确立护理诊断与目标后的具体实施方案。

1. 护理措施的内容　包括护理级别、饮食护理、病情观察、基础护理、检查及手术前后护理、心理护理、功能锻炼、健康教育、医嘱执行、对症护理等。护嘱应当清楚、明确，专为适合某个患者的护理需要而提出，不应千篇一律如同常规。重点放在促进健康，维持功能正常，预防功能丧失，满足人的基本需要，预防、减低或限制不良反应。

2. 护理措施的三个类型

（1）依赖性的护理措施：即护士遵医嘱执行的具体措施。

（2）独立性的护理措施：即护士在职责范围内，根据所收集的资料，经过独立思考、判断所决定的措施。

（3）协作性的护理措施：即护士与其他医务人员之间合作完成的护理活动。

3. 制订护理措施的注意事项

（1）措施应充分利用现有的设备、经济实力和人力资源。

（2）措施应针对护理目标。

（3）措施应符合实际，体现个体化的护理。

（4）护理措施内容应具体、明确、全面。

（5）护理措施应保证患者的安全，患者乐于参与。

（6）护理措施应有科学的理论依据。

（7）护理措施应与医疗工作相协调。

（四）计划成文

护理计划是将护理诊断、护理目标、护理措施等信息按一定规格组合而成的护理文件，护理计划一般都制成表格形式。各医院的规格不完全相同，大致包括日期、护理诊断、护理目标、护理措施、效果评价等几项内容。

四、实施

实施是为达到护理目标而将计划中的各项措施付诸行动的过程，是护理程序的第四阶段。实施阶段，不仅需要护士具有丰富的专业知识，还需要护士具有熟练的操作技能，良好的人际沟通能力，关心体贴患者，才能保证护理计划协调进行，使患者得到高质量的护理。

（一）实施的步骤

1. 实施前准备

（1）做什么：回顾已制订好的计划，保证计划内容是合适的、科学的、安全的并符合患者目前的情况。然后，组织所要实施的护理措施。这样在接触患者时可以根据计划有序地执行数个护理措施。

（2）谁去做：确定哪些护理措施是护士自己做，哪些是由辅助护士执行，哪些是由其他医务人员共同完成，需要多少人。一旦护士为患者制订好了护理计划，计划可由以下几种人员完成：

1）护士本人：由制订护理计划的护理人员将计划付诸行动。

2）其他医务人员：包括其他护理人员、医生、营养师。

3）护理对象：有些护理措施需要患者及其家属参与或直接完成。

2. 实施　在护理实施过程中，护理活动应与医疗密切配合，与医疗工作保持协调一致；要取得患者及家属的合作与支持，并在实施中进行健康教育，以满足其学习需要。熟练运用各项护理技术，密切观察实施后患者的生理、心理状态，了解患者的反应及效果，有无新的问题出现，并及时收集相关资料，以便能迅速、正确地处理新出现的健康问题。

3. 实施后的记录　护士将各项护理活动的内容、时间、结果及患者的反应及时进行完整、准确的文字记录，称为护理记录或护理病程记录。护理记录可以反映护理活动的全过程，利于了解患者的身心状况，反映护理效果，为护理评价做好准备。常用PIO的格式记录，见表3-5。

（二）实施护理计划常用的方法

1. 操作　即护士运用各种相应的护理技巧来执行护理计划。例如输液、口腔护理。

2. 管理　将护理计划的先后次序进行安排、排序，并委托其他护士、其他人员执行护理措施，使护理活动能够最大限度地发挥护士的作用，使患者最大限度地受益。

3. 咨询　由护士本人或其他医务人员回答患者及其家属关于疾病和康复的问题。

4. 教育　对护理对象进行疾病的预防、治疗、护理等方面的知识教育。

5. 指导　指导护理对象进行自我护理或辅助护士进行护理。

6. 沟通　运用沟通技巧，评估患者的情况，并及时反映护理措施的执行情况。

7. 记录　详细记录护理计划的执行情况。

8. 报告　及时向医生报告患者出现的身心反应、病情的进展情况。

五、评价

评价是将患者的健康状况与预期目标进行有计划的、系统的比较并作出判断的过程。通过评价，可以了解患者是否达到了预期的护理目标。评价虽然是护理活动的最后一步，但评价实际上应贯穿于护理活动的全过程之中。评价与护理程序的其他步骤的关系见图3-2。

（一）评价方式

1. 护士进行自我评价。

2. 护士长、护理教师、护理专家的检查评定。

3. 护理查房。

（二）评价内容

1. 护理过程的评价　是评价护士在进行护理活动中的行为是否符合护理程序的要求。

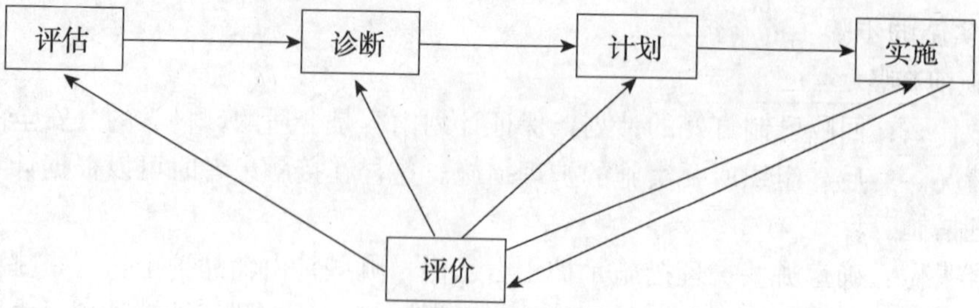

图 3-2　评价与护理程序其他步骤的关系

2. 护理效果的评价　是评价中最重要的方面。最主要的是确定患者健康状况是否达到预期目标。

3. 评价目标实现程度　护理目标实现的程度一般分为：①目标完全实现；②目标部分实现；③目标未实现。

4. 评价步骤

（1）收集资料：收集患者各方面的资料进行分析。

（2）判断护理效果：将患者的反应与预期目标比较，来衡量目标实现情况。

（3）分析原因：分析目标未完全实现的原因，例如：所收集的资料是否准确、全面？护理诊断是否正确？目标的时间或行为标准是否合理？护理措施是否适合患者？执行是否有效？患者是否配合？病情是否改变或有新问题发生？原定计划是否失去了有效性？

（4）修订计划

1）对已经完全实现的目标及已经解决的问题，可以停止原来的护理措施；

2）对仍旧存在的护理问题，修正不适当的护理诊断、预期目标或护理措施；

3）对患者新出现的问题，重新完成收集资料、做出护理诊断、制订预期目标及护理措施，进行新的护理活动，使患者达到最佳的健康状态。

第三节　护理病案

护理程序在应用过程中，患者的有关资料、护理诊断、预期目标、护理措施、效果评价，均应以书面形式进行记录，就构成了护理病案。内容包括：

一、患者入院护理评估单

入院评估单（表 3-2）为护理病历首页，主要内容为患者的基本资料、营养代谢、排泄、睡眠、认知感知、角色关系及健康管理等方面状态。

表 3-2 患者入院护理评估单

姓名：____ 性别：____ 年龄：____ 病区：____ 床号：____ 住院号：____

基本资料	职业：____ 民族：____ 籍贯：____ 联系电话：________ 婚姻状况：□未婚□已婚□离异□孤寡 教育程度：□文盲□小学□中学□大专以上 宗教信仰：□无 □有______ 资料来源：□患者□家属□朋友□其他：____ 入院诊断：________ 入院方式：□步行 □扶行 □轮椅 □车床 过敏史：□无 □有，过敏原：____ 症状______□不明确
营养代谢	食欲：□正常 □增加 下降 体重：____kg 身高：____cm 口腔黏膜：□完整 □溃疡 □红肿 咀嚼困难：□无□有 吞咽困难：□无□有 胃肠道症状：□无□腹胀□腹痛□恶心□呕吐：颜色____性质____次数____量____ 皮肤：□完整 □苍白 □黄疸 □潮红 □发绀 □水肿 □脱水 □皮疹 □出血点 □其他：____ □压疮：部位____范围____cm □伤口：部位____范围____cm 咳嗽：□无 □有 痰：□无 □有，□易咳出 □不易咳出 □稀 □稠，颜色____
排泄	排尿：□正常 □尿失禁 □尿潴留 □尿频 □血尿 □膀胱造瘘 □置尿管 □其他____ 排便：□次数____次/日（1次/____日）□失禁 □造瘘 □粪性状____
活动	自理能力：□自我照顾 □需协助 □完全依赖 活动后气促：□无 □有 疲劳：□无 □有 四肢活动：□自如 □无力 □偏瘫 □截瘫 □全瘫（说明瘫痪部位____）
睡眠	睡眠：每天睡眠时间共____小时，□无 □难入睡 □易醒 □早醒 □多梦 □其他____ 辅助睡眠：□无 □药物____ □其他催眠方法____
认知感知	意识状态：呼之□能应 □不应 对符□切题 □不切题 定向□正确□不正确 瞳孔：左____mm 对光反射：□存在□消失，右____mm 对光反射：□存在□消失 日常生活是否受视力影响：□否 □是，左/右/双侧□视力下降□模糊□重影□其他____ 日常生活中别人说话是否可以听到□是否，左/右/双侧□听力下降□耳鸣□重听□其他____ 疼痛：□无□有，部位：____□持续□间歇
角色关系	语言沟通：最常用语言____，普通话：□听懂□部分听懂□完全不懂□失语 患者：对住院感到□接受 □不适 对家人的关怀□满意 □不满意 患者对家庭的物质经济支持：□满足□不满足 家庭对患者的诉说：□倾听□不倾听
健康管理	对疾病认识：□不理解□部分理解□完全理解 遵循医嘱或健康指导：□是□否____ 吸烟：□无□有____年____支/日，嗜酒：□无□有____年____两/日 药物依赖/吸毒：□无 □有（名称________ ____年____剂量/日）

护士： 记录时间： 年 月 日 时 分 护士长： 审阅时间： 年 月 日 时 分

二、护理计划单

护理计划单（表 3-3）是根据患者入院护理评估，按先后主次顺序将患者的护理诊断列于护理计划单上，并设定各自的预期目标，制订相应的护理措施。若出现新的护理诊断，应及时做出相应护理计划并做好记录。

表 3-3 护理计划单

姓名__________ 科别__________ 床号__________ 住院号__________

开始时间	护理诊断	护理目标	护理措施	效果评价	停止日期	签名
2010-9-2 16：00	疼痛（胸痛）：与心肌缺血、缺氧致心肌坏死有关	24h 内患者诉胸痛程度减轻	1. 绝对卧床休息，协助患者床上进食，洗漱、大小便，将呼叫器置于患者体侧 2. 持续吸氧，2～4L/min 3. 持续心电图监测，注意心率、心律、血压变化 4. 遵医嘱给予肌注哌替啶 50mg 5. 遵医嘱持续静滴硝酸甘油 15gtt/min，注意防止血压过低 6. 每小时巡视患者一次，观察疼痛部位、程度、持续时间和用药效果。 7. 给予患者缓泻剂：麻仁润肠丸 bid，嘱患者排便时不要用力	患者诉胸痛明显减轻	9-3 9：00	王敏

三、健康教育计划单

健康教育是指通过教学的途径帮助护理对象学到保持或恢复健康的知识，自觉地培养关心健康的态度，形成健康的行为，从而使人们达到最佳的健康状态。护士有责任给住院期间的患者进行有关健康方面的教育，在评估病情、制订护理计划的同时制订一个相应的健康教育计划，把患者的健康教育渗透到护理的全过程中。如入院指导、健康知识指导、用药指导等，健康教育计划应包括教育的内容、教育的方式等（表 3-4）。

表 3-4 健康教育计划单

姓名________ 床号________ 科别________ 病室________ 住院号________

日期	内容	方式	对象	签名	效果评价					签名
					优	良	一般	差	评价日期	

四、护理记录单

书写时可采用 PIO 格式进行记录（表 3-5）。

P（problem）：患者的健康问题。

I（intervention）：针对患者的健康问题所采取的护理措施。

O（outcome）：经过护理后的效果。

表 3-5 护理记录单（PIO 格式）

姓名________ 床号________ 科别________ 病室________ 住院号________________

日期	时间	护理记录（PIO）	签名
5月10日	8：00	P：体温过高（39℃）：与肺部感染有关	
		I：1. 乙醇擦浴 st.	
		2. 头枕冰袋	
	10：00	O：体温降至 38℃	李英

五、患者出院护理评估单

患者出院护理评估单（表 3-6）包括两大内容：

1. 护理小结：护理小结是患者住院期间，护士进行护理活动的概括性记录，包括护理目标是否达到、护理问题是否解决、护理措施是否落实、护理效果是否满意等。

2. 健康教育

（1）针对所患疾病制订的标准宣教计划。

（2）与患者一起讨论的有益的或有害的卫生习惯。

（3）指导患者主动参与并寻找现存的或潜在的健康问题。

（4）出院指导：针对患者现状，提出在生活习惯、饮食、服药、功能锻炼、定期复查等方面的注意事项。

表 3-6 出院护理评估单

姓名________ 床号________ 科别________ 病室________ 住院号________________

护理小结

（住院期间护理程序实施情况与存在问题）

健康教育

（饮食与营养、药物治疗、病情自我监测、复查、休息和功能锻炼等）

护 理 评 价：优　　良　　中　　差

护士长评价：优　　良　　中　　差

护士长签名__________ 护士签名__________

年　月　日

附表　155项护理诊断一览表（按NANDA分类法Ⅱ排列）

范畴	类别	诊断性概念	所属诊断
健康促进	健康意识	治疗计划的处理	执行治疗方案有效
	健康管理		执行治疗方案无效
			家庭执行治疗方案无效
			社区执行治疗方案无效
		寻求健康的行为	寻求健康行为
		健康维护	保持健康无效
		持家能力	持家能力障碍
营养	摄入	婴幼儿喂养型态	无效性婴幼儿喂养型态
		吞咽	吞咽障碍
		营养	营养失调：低于机体需要量
			营养失调：高于机体需要量
			有营养失调的危险：高于机体需要量
	消化、吸收	体液量	体液不足
	代谢、水电		有体液不足的危险
	解质		体液过多
			有体液失衡的危险
排泄	泌尿系统	排尿	排尿障碍
		尿潴留	尿潴留
		尿失禁	完全性尿失禁
			功能性尿失禁
			压迫性尿失禁
			急迫性尿失禁
			反射性尿失禁
			有急迫性尿失禁的危险
	胃肠系统	大便失禁	排便失禁
		腹泻	腹泻
		便秘	便秘
			有便秘的危险
			感知性便秘
	皮肤、黏膜系统		
	呼吸系统	气体交换	气体交换受损
活动/休息	睡眠/休息	睡眠型态	睡眠型态紊乱
			睡眠剥夺
	活动/锻炼	废用综合征	有废用综合征的危险
		移动	躯体活动障碍
			床上活动障碍
		轮椅转移能力	借助轮椅活动障碍
			转移能力障碍
		行走	行走障碍
		娱乐活动	缺乏娱乐活动
		漫游	漫游状态

续表

范畴	类别	诊断性概念	所属诊断
		自理缺陷	穿着/修饰自理缺陷
			沐浴/卫生自理缺陷
			进食自理缺陷
			如厕自理缺陷
		手术后恢复	术后康复迟缓
	能量平衡	能量场	能量场紊乱
		疲乏	疲乏
	心血管-呼吸反应	心排出量	心排出量减少
		自主性通气	自主呼吸受损
		呼吸型态	低效性呼吸型态
		活动耐力	活动无耐力
			有活动无耐力的危险
		呼吸机的脱离	功能障碍性撤离呼吸机反应
		组织灌注	组织灌注低效/无效（特定类型：肾、脑、心肺、胃肠、皮肤）
感知/认知	注意	单侧身体的忽略	单侧性忽视
	定向力	环境解释能力	认识环境障碍综合征
	感觉/感知	感知觉	感觉紊乱（特定的：视觉、味觉、嗅觉、听觉、动觉）
	认知	知识	知识缺乏（特定的）
		意识混乱	急性意识障碍
			慢性意识障碍
		记忆力	记忆受损
		思维过程	思维过程紊乱
	沟通	语言沟通	语言沟通障碍
自我感知	自我概念	个人认同	自我认同紊乱
			无能为力感
			有无能为力感的危险
			无望感
		孤独	有孤独的危险
	自尊	自尊	长期自尊低下
			情景性自尊低下
			有情景性自尊低下的危险
	体像	身体形象	体像紊乱
角色关系	照顾角色	照顾者角色紧张	照顾者角色紧张
		父母亲角色	有照顾者角色紧张的危险
			父母不称职
		家庭运作	有父母不称职的危险
			家庭运作中断
	家庭关系	依附关系	家庭运作功能不全：酗酒
		母乳喂养	有亲子依恋受损的危险

续表

范畴	类别	诊断性概念	所属诊断
	角色表现		母乳喂养有效
			母乳喂养无效
		角色履行	母乳喂养中断
			无效性角色行为
		社会交往	父母角色冲突
			社交障碍
性	性别认同		
	性功能	性功能	性功能障碍
		性生活型态	无效性性生活型态
	生育		
应对/应激耐受性	创伤后反应	迁居压力	迁居应激综合征
			有迁居应激综合征的危险
		强暴性创伤	强暴创伤综合征
			强暴创伤综合征：隐匿性反应
			强暴创伤综合征：复合性反应
		创伤后综合征	创伤后反应
			有创伤后反应的危险
	应对反应	恐惧	恐惧
		焦虑	焦虑
			对死亡的焦虑
		悲伤	长期悲伤
		否认	无效性否认
			预感性悲哀
			功能障碍性悲哀
		调节	调节障碍
		应对	应对无效
			无能性家庭应对
			妥协性家庭应对
			防卫性应对
			社区应对无效
			有增强家庭应对的趋势
			有增强社区应对的趋势
	神经行为应激	反射失调	自主性反射失调
			有自主性反射失调的危险
		婴幼儿行为	婴儿行为紊乱
			有婴儿行为紊乱的危险
			有增强调节婴儿行为的趋势
		适应力	颅内适应能力低下
生活准则	价值、信念	精神健康	有增进精神健康的趋势
	价值/信仰/行动一致性	精神困扰	精神困扰
			有精神困扰的危险

续表

范畴	类别	诊断性概念	所属诊断
		决策冲突	抉择冲突（特定的）
		不合作	不依从行为（特定的）
安全/防御	感染	感染	有感染的危险
	身体创伤	口腔黏膜	口腔黏膜受损
		受伤	有受伤的危险
			有围术期体位性损伤的危险
			有摔倒的危险
		外伤	有外伤的危险
		皮肤完整性	皮肤完整性受损
			有皮肤完整性受损的危险
		组织完整性	组织完整性受损
		牙齿生长	牙齿受损
		误吸	有误吸的危险
		窒息	有窒息的危险
		呼吸道清理	清理呼吸道无效
		血管神经功能	有外周神经血管功能障碍的危险
		保护能力	防护无效
	暴力	自我伤害	有自伤的危险
			自伤
		暴力行为	有对他人施行暴力的危险
			有对自己施行暴力的危险
	环境危害		有自杀的危险
	防御过程	中毒	有中毒的危险
	体温调节	乳胶过敏反应	乳胶过敏反应
			有乳胶过敏反应的危险
		体温	有体温失调的危险
			体温调节无效
			体温过低
			体温过高
舒适	身体舒适	疼痛	急性疼痛
			慢性疼痛
		恶心	恶心
	环境舒适		
	社会舒适	社交性隔离	社交孤立
成长/发展	成长	成长	有成长比例失调的危险
		生命活力缺乏	成人心身衰竭
	发展	发展	成长发展迟缓
			有发展迟滞的危险

小　结

护理程序是以促进或恢复护理对象的健康为目标所进行的一系列活动，是护士为护理对象提供护理照顾的一种科学的工作方法。学习重点是掌握护理程序的概念及5个步骤，即评估、诊断、计划、实施、评价。护理程序是指导护理人员以满足护理对象身心需要、促进和恢复健康为目标，科学地确认护理对象的健康问题，有计划地为护理对象提供系统、全面、整体护理的一种工作方法。护理诊断是关于个人、家庭、社区对现存的或潜在的健康问题及生命过程反应的一种临床判断。其陈述方式有PSE、PE、SE公式，它与医疗诊断不同，应明确两者的区别，以确定护理工作的范畴。同时要求初步学会护理病案的书写方法。

自测题

一、A_1/A_2型题

下列每道考题有A、B、C、D、E五个备选答案，请从中选择一个最佳答案。

1. 组成护理程序的理论框架的是
   A. 分析论
   B. 方法论
   C. 系统论
   D. 解决问题论
   E. 需要论

2. 属于主观资料的是
   A. 体温38.0℃
   B. 黄疸
   C. 发绀
   D. 头晕
   E. 颈强直

3. 属于客观资料的是
   A. 切口疼痛
   B. 肢端肥大
   C. 恶心、呕吐
   D. 心悸、头晕
   E. 浑身乏力

4. 健康资料的直接来源是
   A. 患者
   B. 亲属
   C. 朋友
   D. 同事
   E. 保姆

5. 叙述正确的护理诊断是
   A. 咳嗽
   B. 排泄形态改变：便秘
   C. 营养失调：低于机体需要量
   D. 发热：与肺炎有关
   E. 肺水肿与短时间内输入大量液体有关

6. 护理计划的制订主要应针对
   A. 医疗诊断
   B. 护理诊断
   C. 检查结果
   D. 现病史
   E. 患者的躯体状况

7. 患者女性，70 岁。现胃大部切除术后第 3 天，体温 39.2℃。在护理患者的过程中，属于独立性护理措施的是
A. 遵医嘱发退热药
B. 开放静脉通道，点滴抗生素
C. 检查血常规，看白细胞数量
D. 用温水帮患者擦浴
E. 通知营养科调整患者饮食

8. 制订护理措施时，不正确的是
A. 护理措施应符合实际
B. 护理措施应体现个体差异
C. 护理措施应依据护士的经验制订
D. 护理措施应考虑患者的安全
E. 护理措施应与其他医务人员的措施相协调

9. 患者女性，58 岁。向护士反映病室人员嘈杂，影响休息。最适当的护理措施是
A. 提供安眠药
B. 做好心理护理
C. 把治疗和护理全部集中在早晨进行
D. 病室的桌椅钉上橡皮垫
E. 向其他患者及家属宣教保持病室安静的重要性，共同创造良好的休养环境

10. 贯穿于护理活动全过程的是
A. 护理评估与护理诊断
B. 护理诊断与护理计划
C. 护理计划与护理评价
D. 护理评价与护理诊断
E. 护理评估与护理评价

11. 患者男性，70 岁。现术后 8 小时，仍未排尿，主诉下腹胀痛。查体见下腹膀胱区隆起，耻骨联合上叩诊呈实音。目前主要的护理问题是
A. 下腹疼痛
B. 潜在呼吸道感染
C. 体液过多
D. 尿潴留
E. 有皮肤完整性受损的危险

二、A_3/A_4 型题

（12～13 题共用题干）

某患儿，女，2 岁，以急性泌尿系感染收入院，有发热、腹痛、尿痛、排尿时哭闹。

12. 护士进行护理评估时应注意下列哪方面
A. 卫生习惯
B. 饮食习惯
C. 居住环境
D. 活动习惯
E. 家庭环境

13. 为减少排尿的不适，护士应当告诉家长采取何种措施
A. 注意休息
B. 多喂水
C. 排便后清洁外阴
D. 减少排尿
E. 服止痛剂

三、B 型题

（14～16 题共用备选答案）

A. 心率、血压、脉搏、呼吸
B. 患病史、婚育史、药物过敏史
C. 姓名、性别、年龄、民族、职业
D. 性格特征、情绪状态、康复

信心

E. 家庭关系、经济状况、工作环境

14. 属于患者一般资料的是
15. 属于护理体验的是
16. 属于社会状况的是

（郑素玲）

第四章　护理安全与职业防护

学习目标

1. 掌握护理安全防范原则、职业损伤危险因素、职业防护的一般原则及常见护理职业损伤的防护。
2. 熟悉护理安全、护理职业防护概述。
3. 熟悉护理安全的影响因素。

案例

某医院妇产科助产士刘小兰，为一位急产孕妇接生时施行人工破水，使孕妇顺利产下一男婴。随后刘小兰在常规洗手脱下手套时发现自己的右手中指有一刺破的伤口，但无法确认伤口何时产生。该孕妇经检测证明是HIV感染者。

思考：1. 该护士现在需要马上进行哪些紧急的处理措施？如何对她进行跟踪观察？

2. 该护士在接生过程中，存在哪些危险的操作？

3. 对血源性传播疾病，我们应该采取哪些防护措施？

4. 从护理职业安全防护的角度，我们可以从这个案例中吸取哪些教训？

安全是人的基本需要，也是护理工作的基本需要。随着社会的进步和医疗事业的发展，对护理服务提出更高的要求。医院的发展和技术的更新应该为患者及护士营造出一个更安全、更能体现人文关怀的环境和氛围。因此，在护理职业场所中创设“安全文化”，提高医疗护理行为的可靠性，对保证患者安全，预防护理职业性损伤显得尤为重要。

第一节　护理安全

安全的管理是护理管理的重点，是护理质量的保证，提高护理安全是一个不可忽视的课题，也是衡量医院护理管理水平的标准。

一、护理安全概述

（一）概念

1. 护理安全　指在实施护理过程中，患者不发生法律、法规允许范围以外的心理、机体结构或功能上的损害、障碍、缺陷或死亡。

从广义的角度和现代护理管理的发展看，护理安全还应包括护士的执业安全，即在职业过程中不允许可承受范围之外的不良因素的影响和损害。

2. 护理事故　是指在护理工作中，由于护理人员的过失，直接造成患者死亡、残疾、组织器官损伤，导致功能障碍或造成患者明显人身损害的其他后果。

3. 护理差错　是指在护理工作中，由于责任心不强、工作粗疏、不严格执行规章制度、违反技术操作规程等原因，给患者造成精神、肉体的痛苦或影响医疗护理工作的正常进行，但未造成严重后果和构成事故。

（二）护理安全的意义

1. 有利于提高护理质量　在日常护理工作中存在着一些不安全的因素，这些因素直接或间接地影响着护理质量。临床护理工作中的不安全因素不仅使患者的病情加重，推迟患者恢复健康的进程，甚至还有可能给患者造成器官功能的障碍而导致残疾或死亡。由此可见，护理安全与护理质量密切相关，护理质量体现护理安全的水平，护理安全措施的落实，有利于提高护理质量。

2. 创造和谐的医疗环境　护理安全措施实施的是否有效，直接反映医院护理管理水平，影响护士在社会公众的形象。护理不安全因素引发的后果常常会造成医疗护理纠纷，引发护患之间的矛盾和争执，甚至导致法律诉讼。因此，监督护理安全措施执行，控制护理差错事故的发生，保障护理安全制度的落实，不仅可以有效减少差错、事故的发生概率，为患者提供安全可靠的护理服务，赢得患者的认同和信赖，同时还可创造和谐的医疗环境，树立护士在社会公众的良好形象。

3. 保护护理人员的自身安全　护理安全措施的有效实施，不仅可以为患者提供高质量的护理服务，保护患者的合法权益不受到侵害，同时也保护着护士的自身安全。护士不断强化安全意识，对职业行为中的有害因素进行科学性的有效防护，可以减少职业暴露机会，并可避免职业伤害，保护自身的安全。

二、护理安全的影响因素

（一）护理人员自身的因素

1. 由于护理人员素质或数量方面的原因，不能满足患者的基本需求而给患者造成的安全隐患。护理人员是护理措施的实施者，因此护理人员素质水平的高低、人员配备情况是关系到护理安全与否的首要因素。近年来，医疗事业的发展对护理专业人员素质和数量的需求提出了更高的要求，如果不能及时根据护理专业发展的情况进行调整，通过有效途径和方法提高人员素质和人力资源的数量，这方面因素对护理安全的影响将越来越显著。

2. 由于护理人员技术水平低或不熟练、操作失误或操作错误、忽视细节性观察、违反常规、业务知识缺欠、临床经验不足、缺乏应激性处理的经验等对患者安全构成的威胁。尤其是随着新技术、新项目的大量引进与发展，护理工作中技术复杂程度高、技术要求高的服务内容越来越多，这不仅对护理人员带来较大的工作压力，而且可能导致护理工作中技术方面的风险加大，从而影响护理安全。

（二）管理因素

护理质量管理体系是护理安全的核心。护理管理制度不完善，业务培训不到位，管理监督不得力，造成管理失控是影响护理安全的重要因素。如对护理人员缺乏职业道德教育、法制教育，对患者潜在的护理安全隐患缺乏预见性，护理文书书写缺乏规范性，护理人员配备不足、医护比例失调等均会构成安全隐患，影响护理安全。

（三）环境因素

医院中不安全的环境因素包括：

1. 医院的基础设施、病区物品配置存在不安全的因素　如药品及用品质量是否合格、有无失效、变质；护理物品数量是否充足、质量有无瑕疵；设备性能是否完善、配套，能否达到规范标准等。此外，地面过滑可导致患者跌倒、摔伤、骨折；床旁无床档可造成患者坠床；热水瓶放置不当可导致烫伤，应用冰袋时间过长所致的冻伤等。

2. 环境污染所致的隐性不安全因素　如消毒隔离不严密所致的院内交叉感染；昆虫叮咬导致过敏性伤害以及引发传染性疾病等。

3. 医用危险品使用不当也是潜在的不安全因素，如氧气、乙醇、汽油等可导致烧伤；各种电器如烤灯、高频电刀等可导致灼伤；高压氧舱治疗不当所致气压伤；放射性治疗导致放射性皮炎、皮肤溃疡坏死，甚至导致死亡等。

4. 病区治安管理不严，如失窃等犯罪活动的发生，给患者造成经济上损失和精神上的不安全感等。

（四）患者因素

护理是一项护患双方共同参与的活动，护理活动的正确实施有赖于患者的密切配合及支持。患者的心理素质、对疾病的认知程度及承受力，将影响患者的情绪，进而影响患者的遵医行为，形成护理安全隐患。如擅自改变输液滴速、不按医嘱服药、不遵医嘱控制饮食、不定期复查、不配合护理操作等。

三、护理安全的防范原则

（一）建立和完善统一的护理安全质量管理体系

针对医院护理安全质量方面存在的问题，结合医院的实际情况，制定相应的预防与控制措施，规范护理工作流程的各个环节。建立护理部-护士长-科室质控员为主体，全体护理人员参加的护理安全管理组织体系，各司其职，确保护理安全。

（二）完善和制定各项管理制度

建立健全安全管理制度，落实各项安全管理措施。护理人员自觉遵守职业安全规范要求，依据护理岗位的需求和护理服务的质量，最大限度地减少由于护理人力资源短缺、组织管理滞后、失误等造成的不安全隐患。

（三）加强护理职业安全教育

重视护理安全教育，提高全体护理人员的安全意识，是保证护理安全的基础。通过经常性的安全教育，树立“安全第一”的观念，提高护理人员的风险意识，增强护理安全工作的自觉性，使护理人员具备良好的职业道德，严格执行规章制度是护理安全的重要保证。

（四）强化法制观念、提高法律意识

护理不安全因素引发的后果常依据法律手段予以解决。因此，护理人员要加强法律知识的学习，增强法律意识、强化法制观念，自觉遵守法律、法规，以防范由于法制观念不强所造成的护理差错和事故，并学会运用法律武器维护自身的合法权益。

（五）加强专业理论和技术培训，提高整体素质

提高护理人员整体素质是保证护理安全的根本。临床上发生技术性护理事故的根本原因多是由于护理人员的理论知识不够扎实，不够全面，临床经验不足，技术操作有误而引起。因此，提高护理人员的业务素质，提高护理行为的可靠性，是护理安全的重要环节。通过对

护理人员定期、系统的专业培训，不断提高护理人员的专业技术水平，才能从根本上防止技术性护理差错、事故的发生，促进护理安全各项工作的落实。

增强团队协作精神是促进护理工作的动力。由于护理工作较繁忙、琐碎，重复性强而又缺乏新意；但又要求有高度的准确性及责任心，致使护士心理上处于持续紧张状态，因此，鼓励和培养护理人员之间的团队精神，倡导在繁忙工作中相互提醒、相互监督，弥补工作中的缺陷和漏洞，防止护理差错的发生显得尤为重要。

（六）合理配置人力资源

合理配置人力资源是护理安全的基本保障。护理管理者应根据各护理单元的具体情况，合理配置人力资源，倡导弹性排班，以维护护理人员的身心健康。

第二节　护理职业防护

护士是一门特殊的职业，其职责是促进健康、预防疾病、协助康复和减轻痛苦。护理人员独特的工作环境和服务对象，决定了护士职业的特殊性，她们在把健康带给人们的同时，每天也暴露于各种各样的危险因素之中，严重影响她们的身心健康。调查显示，护理人员每年针刺伤发生率为 80%，美国医护人员中每年至少发生 100 万次意外针刺伤，导致 20 余种血源性疾病的传播，每年因血源性传播疾病造成医护人员死亡的人数达数百人。护士的职业安全防护已经成为我国政府和广大护理人员共同关心的热点话题。

一、护理职业防护概述

（一）概念

1. 职业病　企业、事业单位和个体经济组织的各种用工形式的劳动者，在工作或其他职业活动中，因接触粉尘、放射线、有毒有害物质等职业病危害因素而引起的疾病称为职业病。

从医学角度来说，广义的职业病泛指职业病危害因素所引起的特定疾病。

2. 职业性损害　是指由于职业有害因素引起的各种损伤，以及与工作有关的各种疾病。职业性损伤可以是轻微影响健康，也可以严重损害，甚至导致严重的伤残或死亡。

3. 职业暴露　因职业原因暴露在某种危险因素中，有感染某种疾病的潜在危险。实验室工作人员、医护人员、预防保健人员以及有关的监管工作人员，被认为是职业暴露的高危人群，其中护理人员位于职业暴露高危人群之首。

4. 职业防护　是指针对职业损伤因素可能对机体造成的各种伤害，采取各种适宜的措施避免其发生，或将损伤降到最低。

护理职业防护　是指护理工作中采取各种有效措施，保护护士免受职业损伤因素的侵袭，或将其所受伤害降到最低。

5. 职业暴露的普遍防护　指无论患者是否患有经血液传染的疾病，对所有患者的血液、体液及被血液、体液污染的物品均视为具有传染性的病源物质，医务人员接触这些物质时，必须采取适当的防护措施。

（二）护理职业防护的意义

1. 提高护士职业生命质量　护理职业防护措施的有效实施，不仅可以避免由职业卫生和职业安全对护士造成的机体损害，而且还可以控制由环境和行为引发的不安全因素。通过职业防护可以维护护士的身体健康，减轻工作过程中的心理压力，增强社会适应能力，提高护士职业生命质量。

2. 科学规避护理职业风险　护士通过对职业防护知识的学习和技能的强化，可以提高护士职业防护的安全意识，使之严格遵守护理操作规程，自觉履行职业规范要求，有效控制职业危险因素，科学规避护理职业风险，减少护理差错、事故的发生，增加护理工作的安全感和成就感。

3. 营造轻松和谐工作氛围　良好安全的职业环境，不仅可以对劳动者产生愉悦的身心效应，而且可以增加护士职业满意度，促进健康的人际交流，使之获得对职业选择的积极认同。同时轻松愉快的工作氛围，可以缓解护士工作的压力，改善护理人员的精神卫生状况，焕发职业工作的激情，提高护士的职业适应能力。

二、职业损伤危险因素

护理人员在职业工作环境中经常会暴露在各种职业危害之中，直接威胁着护士的安全和健康，这些危害因素主要包括生物性因素、化学性因素、物理性因素、运动功能性因素和心理-社会性因素。

（一）生物性因素

生物性职业危害因素是指在护理工作中，病原微生物对护理人员机体造成的伤害。护理人员与患者、患者的分泌物、排泄物、衣物和用具等密切接触，执行注射等有创操作时发生针刺伤的几率较高，因而容易受到各种生物性有害因素的侵袭。在护理工作中，生物性因素所致疾病常见的有乙型肝炎、丙型肝炎、艾滋病、结核病、SARS 等。在护理工作环境中，主要的生物性有害因素为细菌和病毒。

1. 细菌　护理工作中常见的致病菌有葡萄球菌、链球菌、肺炎链球菌、大肠埃希菌等，广泛存在于各种分泌物、排泄物、患者用过的器具和衣物，通过呼吸道、血液、皮肤等途径感染护理人员。

2. 病毒　护理工作环境中，常见的病毒有：肝炎病毒、艾滋病病毒、冠状病毒等，传播途径以呼吸道和血液传播较为多见。护理人员因职业损伤感染的疾病中，最常见、最危险的乙型肝炎、丙型肝炎和艾滋病均由病毒引起。

（二）化学性因素

1. 护理人员在日常工作中，可以通过各种途径接触到各种化学消毒剂而使自身受到不同程度的污染，如甲醛、过氧乙酸、含氯消毒剂等。这些化学消毒剂可刺激皮肤、眼、呼吸道，引起结膜炎、气管炎、哮喘等病症。

2. 长期接触化疗药物，而化疗药物大多数具有细胞毒性，如抗肿瘤药物、免疫抑制剂等，护理人员长期接触这些药物，引起药物在体内的蓄积，可导致细胞的遗传物质发生永久性、遗传性变化，对护理工作人员的身体有着远期影响。

3. 其他　如麻醉气体、臭氧 、乳胶手套等均对护士的身体造成不同程度的伤害。

（三）物理性因素

护理人员在日常工作中，容易受到多种物理性危害。常见的物理性危险有：

1. 机械性损伤　常见的机械性损伤有跌倒、扭伤、撞伤等。临床护理人员在工作中，体力劳动较多，并且劳动强度较大，特别是诸如骨科、急诊、创伤科等，需要搬运患者，容易扭伤腰背，造成自身伤害。

2. 温度性损伤　常见的温度性损伤有热水瓶、热水袋所致的烫伤；易燃易爆物品，如氧气、乙醇等所致的各种烧伤；各种电器，如烤灯、高频电刀所致的灼伤等。

3. 放射性损伤　在为患者进行放射性诊断和治疗的过程中，如果护理人员自我保护不当，可致放射性皮炎、皮肤溃疡坏死，甚至会引起皮肤癌。特别需要提出的是，护理人员在日常工作中，常需要定期消毒病室，不可避免要接触紫外线，可能会造成皮肤红斑、紫外线性眼炎等不良反应。

4. 针刺伤　是护理人员最容易受到的职业损伤因素之一，而感染的针刺伤是导致血源性传播疾病的最主要因素。目前已证实有 20 多种病原体可经过针刺伤直接传播，其中最常见、危害性最大的是乙型肝炎病毒、丙型肝炎病毒和艾滋病病毒。同时，针刺伤也可以对受伤者的心理有较大影响，多数都会有重度或中度悲观情绪，有人甚至因此停止工作。

5. 噪声　主要来源于机器、物品及仪器的移动等。医院内一般病室均能保持安静，避免噪声。但有些辅助科室，由于工作需要，机器启动及工作时声音较大，护理人员长期处于这样的工作环境中，势必会受到损伤，引发听力、神经系统等的损害。

（四）运动功能性因素

医护人员工作中的肌肉骨骼损伤，尤其是脊背的损伤是威胁护理人员健康的突出问题，不合理的搬运物体是造成脊背损伤的主要原因。不正确的弯腰、超时静立均可对肌肉造成损伤。

（五）心理社会性因素

护士职业的心理社会危害主要是指工作压力。主要压力源是专业及工作本身，如社会地位有限、晋升少、报酬低以及工作疲劳感，均影响着护士的身心健康、工作热情和工作效率。类似的因素还有工作在危重患者集中的监护室，常年在肿瘤专科或精神专科工作，护士人力缺乏所带来的工作负荷过重，护理工作的特殊作息如频繁的夜班、节假日加班等。许多对护士的问卷调查还表明，护士的最大压力是护患关系压力。患者投诉机制使用不当，加剧了工作负荷，赋予患者投诉权利的同时，忽略了解释他们应该遵守的规定和应尽的义务，忽视了护士在工作中的专业权利和人格权利，更增加了护士的工作难度和心理压力。

另外，护理工作中来自患者和家属的暴力，也严重影响了护理人员的士气，直接威胁护理人员的人身安全健康，对自身安全健康的忧虑已经成为护士离开护理岗位的第一大原因。

三、职业防护的一般原则

（一）增强职业防护意识，加强管理

不断加强职业防护教育十分必要。应在护理院校开设护理职业防护课程，以培养护理专业学生的安全防护意识和方法；加强临床护士的防护培训，改变护理人员的不安全行为。对医务工作者进行教育已被多数国家认为是减少职业暴露的主要措施，美国疾病控制中心（CDC）已将这项工作作为强制执行的项目推荐给全美所有医院。定期进行在职教育，严格执行全面性防护措施，可预防职业危险事件的发生。

（二）使用必备的防护用具，实施标准预防

针对医院感染，美国疾病控制与预防中心制定了一系列标准防护对策。有研究表明，标准预防措施可预防 30％以上的针刺伤，经皮肤、黏膜接触感染的比例也明显降低。

标准预防是将普遍预防和体内物质隔离的许多特点进行综合，认定人的血液、体液、分泌物、排泄物等均具有传染性，须进行隔离。不论是否有明显的血迹污染或是否接触非完整

的皮肤、黏膜，接触上述物质时，必须采取防护措施，既要防止血源性疾病的传播，也要防止非血源性疾病的传播。强调双向防护，是成功的、有效的、经济的医院感染控制的主要策略，也是医务人员职业防护的最有力的措施。具体措施如下：

1. 洗手 洗手的目的是为了消除手上的病原微生物，切断通过手传播感染性疾病的途径，是预防感染扩散的最简单而又最重要的一项措施。医护人员应明确洗手指征，掌握正确的洗手方法，定期进行手卫生的监测。

2. 戴手套 戴手套能减少皮肤接触血液的机会。当预料到接触血液、体液时要戴上手套。如在静脉穿刺、伤口换药，处理污染上血液的器械、各种引流管、引流袋时，供应室、手术室器械清洁及打包时要戴手套，特别是护士的手有伤口时就更应及时戴上手套，甚至戴双层手套。

3. 戴口罩、防护镜、面罩，穿隔离衣，采取隔离措施等。

4. 环境控制 保证医院有适当的日常清洁标准和卫生处理程序，在彻底清洁的基础上，适当消毒床单位，设备和环境的表面（床栏、轮椅、洗手池、门把手等）等经常清洁，并保证该程序的落实。

5. 正确处理被污染的被服 触摸、传递被血液、体液、分泌物、排泄物污染的被服时，应避免清点抖动等动作，以防微生物污染其他患者和环境，应及时装入袋中，按要求进行清洗、消毒处理。

6. 消毒可重复使用的设备 使用过的可重复使用的设备被血液、体液、分泌物、排泄物污染后，应确保在下一个患者使用之前清洁干净和适当消毒灭菌，一次性使用的部件应废弃。

7. 职业健康安全 规范普及相关知识教育，建立健全相关制度，加强防护用具的供应和防护设施的完善，做好职业伤害的防范与补救工作。

（三）规范医疗废物的处理

按照《医疗废物管理条例》的规定进行分类收集和存放及处理，正确使用锐器盒，设置危险品的警示标识。

（四）完善规章制度和管理措施

制定医务人员职业防护制度和具体措施以及发生职业暴露后上报制度和补救措施等，加强管理，实施有效的防护措施，确保医务人员的职业安全。

（五）加强医疗机构的行政干预

一是要建立锐器及接触血液、体液及受伤后的管理办法，内容涉及职业暴露的处理程序、报告系统及伤后待遇等。一旦发生锐器伤，应及时报告医院感染控制科，医院感染控制科及时给予指导和提供帮助。二是制定使用锐器时的安全操作规则，提供新产品安全使用的相关培训，同时行政机构应加强监督，以提高护士行为的依从性。三是开展对医务人员，特别是护士锐器伤后感染 HBV、HIV 等经血液传播疾病的流行病学调查，采取必要的防护措施，进行疫苗接种必要性的教育，提高护士接种乙肝疫苗、乙肝高效免疫球蛋白的依从性，提高预防接种率。四是医疗机构必须保证足够的护理人员编制，减少由于人力资源不足而导致的职业损害。

四、常见护理职业损伤的防护

（一）锐器伤的职业防护

1. 概念 锐器伤是一种由医疗利器，如注射器针头、缝针、各种穿刺针、手术刀、剪刀、碎玻璃、安瓿等造成的意外皮肤深部受伤。

针刺伤在护理人员中最常见。大量研究表明，护士是发生锐器伤及感染血源性疾病的高危职业群体，主要感染乙型肝炎、丙型肝炎、艾滋病等。

当针刺伤发生时，只需 0.004ml 带有 HBV 的血液就足以使受伤者感染 HBV，另外，针刺伤还可以传播其他疾病，如疟疾、败血症等，还可以造成伤口感染。

2. 发生锐器伤的常见环节

（1）使用前损伤：如准备药物过程中被安瓿划伤，抽吸完药液后回套针帽等。

（2）使用中损伤：如抽血、注射后从患者身上拔出针头，穿刺后拔出导管芯，断开与针尖连接的静脉管道，手术中传递穿刺针、缝合针、注射器、刀片等。常发生在患者或其他人员突然移动时，或传递时方法不正确、患者不配合等。

（3）使用后，丢弃前损伤：如使用后重新回套针帽；抽血、注射后从注射器上移去赤裸针头；运输使用过的静脉输液器和带针头的注射器，放置在托盘中的针头等。

（4）丢弃过程中的损伤：如针头从装满利器的收集箱中突出而导致的损伤。

（5）医疗废物处理过程中的损伤：如医疗废物分类不彻底，将所有废物堆放在一起，过后进行二次处理；或将锐器扔在垃圾袋，导致处理垃圾的工作人员被扎伤。

3. 锐器伤的防护措施

（1）增强自我防护意识：护士进行有可能接触患者血液、体液的治疗和护理操作时，必须戴手套；操作完毕，脱去手套后应立即洗手，必要时进行手的消毒；如手部皮肤发生破损必须戴双层手套；在进行侵袭性诊疗、护理操作过程中，要保证充足的光线；器械传递时娴熟、规范，并特别注意防止被针头、缝合针、刀片等锐器刺伤或划伤。

（2）锐器使用中的防护：抽吸药液时严格使用无菌针头，抽吸后如需回套针帽，必须用单手回套法；静脉加药可去除针头经三通给予；使用安瓿制剂时，先用砂轮划痕掰安瓿，可垫棉花或纱布以防损伤皮肤。

（3）严格管理医疗废物：操作后及时清理现场；使用后的锐器应直接放入防刺、防渗漏的利器盒内，或利用针头处理设备进行安全处理，以防止刺伤；护理工作中应使用符合国际标准的锐器回收器，严格执行医疗废物分类标准；锐器不可与其他医疗垃圾混放，应放置在特定的场所；封好的锐物容器在搬离病房前应有明显标志，便于监督执行。

（4）纠正损伤的危险行为：①禁止用双手分离污染的针头和注射器；②禁止用手直接接触使用后的针头、刀片等锐器；③禁止用手折弯或弄直针头；④禁止双手回套针帽；⑤禁止直接传递锐器（手术中锐器用弯盘或托盘传递）；⑥禁止徒手携带裸露针头等锐器；⑦禁止用消毒液浸泡针头；⑧禁止直接接触医疗废物。

（5）加强护士健康管理：建立护士健康档案，定期为护士进行体检，并接种相应的疫苗。建立损伤后登记上报制度；建立医疗锐器处理流程；建立受伤员工监控体系，追踪伤者的健康状况。

（6）相互配合，团队合作：为不合作或昏迷躁动的患者进行治疗时，易发生锐器伤，可请求其他人协助配合，尽量减少锐器误伤自己或患者。

（7）合理安排工作时间：根据工作性质，灵活机动地安排休息时间，使护士的身心得以缓冲，减轻压力，焕发精神、提高工作效率，减少锐器伤的发生，保障护理工作质量。

（8）使用安全性能好的医用锐器。

4. 锐器伤后的紧急处理

临床护理工作中一旦发生锐器伤，应迅速采取下列紧急处理措施：

（1）伤口的紧急处理：立即用健侧手从近心端向远心端轻轻挤压，排出伤口部位的血液（避免在伤口局部来回挤压，以免产生虹吸现象，将污染血液回吸入血管，增加感染机会）；再用肥皂水和流水冲洗伤口10min，伤口用消毒液（如0.5%碘附、2%碘酊、75%乙醇、0.2%～0.5%过氧乙酸）消毒，并用防水敷料包扎伤口。

（2）上报：发生暴露30min内向本科室护士长报告，护士长在2小时内上报医院感染管理科、护理部，并做好锐器伤登记表的填写和资料保管工作。上报内容包括损伤时间、地点、被何物损伤、伤口面积和深度、现场处理措施、医疗处理措施、处理记录、用药记录等。对事故涉及的职业暴露者做好保密工作。

（3）评估：请有关专家评估锐器伤并指导处理，根据患者血液中含病毒的多少和伤口的深度、暴露时间、范围进行评估，做相应的处理。

5. 锐器伤后护理人员血液监测程序

（1）患者为可疑或确定HbsAg（+）：①受伤者HbsAg（—）或Anti-HBs（—）未注射疫苗或不确定时，应24小时内注射HBIG（乙肝免疫球蛋白），并注射疫苗；刺伤后6个月、1年监测GOT、GPT、HbsAg、Anti-HBc、Anti-HBs；②受伤者HbsAg（+）或Anti-HBc（+）或Anti-HBs（+）不需注射疫苗或HBIG。

（2）患者为可疑或确定Anti-HCV（+）：受伤者为Anti-HCV（—），3个月后取血查Anti-HCV和肝功能。

（3）患者为可疑或确定Anti-HIV（+）：受伤者为Anti-HIV（—），经过专家评估后可立即预防用药，并进行医学观察1年，于刺伤后6周、3个月、6个月、1年时间检查HIV抗体。跟踪期内（尤其是最初6～12周）不献血、不捐赠器官、不母乳喂养，性生活使用避孕套。

（4）患者为可疑或确定梅毒（+）：受伤者梅毒血清学试验（—），经专家评估后立即使用青霉素，3周后复查。

（二）化疗药物损害的职业防护

1. 概念　广义的化学治疗是指病原微生物、寄生虫所引起的感染性疾病以及肿瘤化学治疗的方法，简称化疗。理想的化疗药物应对病原体、寄生虫和肿瘤有高度选择性，而对机体的毒性很小。从狭义上讲，现在化疗多指对于恶性肿瘤的化学药物治疗。

2. 化疗药物对护理人员潜在职业性伤害

化疗药物进入人体的途径包括：

（1）直接接触：用药过程中药物直接接触皮肤或眼睛，通过皮肤、黏膜摄入。

（2）呼吸道吸入：药物微粒散发到空气中，通过呼吸道吸入。

（3）消化道摄入：接触药物后未彻底洗手、直接进食受污染的食物、食具，经消化道摄入。

化疗药物能抑制恶性肿瘤的生长和发展；在肿瘤细胞和正常细胞之间无明显的选择性，直接影响心肝、肾以及神经系统功能，对于骨髓细胞、胃肠黏膜上皮细胞、生殖细胞等增殖活跃、代谢旺盛的细胞损伤尤其严重；多数抗癌的化学药物都是免疫抑制剂，具有潜在的致畸、致癌作用。

护理人员在接触、处理化疗药物过程中，如果操作不慎或长期接触均可造成对人体的潜在危害。这些潜在危害包括白细胞、血小板减少；口腔溃疡、脱发；皮肤刺激、皮疹；月经异常、流产、对胎儿的影响等。因此必须了解可能成为导致化疗药物损害的危险因素，并加以防范。

3. 目前我国化疗防护工作中存在的问题

（1）化疗防护的管理体制不健全：90%以上医院采取分散式管理，这种现象扩大了化疗药物的接触人群和污染的空间，增加了实施防护措施的难度，增加了肿瘤化疗病房的职业暴露的危险性。

（2）护理人员自我防护意识差：护理专业学生的理论学习、临床见习、实习阶段均未接受过相关培训，对化疗药物的危害性认识不足，在临床护理工作中缺乏必要的防护意识，操作中不能正确使用防护用具保护自己。

（3）化疗防护设备匮乏：大多数护理人员在配制化疗药物时无任何防护设备，医院没有装备防护功能的操作柜等。

4. 护理人员职业接触化疗药物的主要环节

（1）药物准备和使用过程中：如从药瓶中拔出针头时，使用针头、针筒等转移药物时，打开安瓿时，排去注射器或输液管中的气体时，输液器具的渗漏和破裂，更换输液瓶（管）或针筒药物过多（要求不超过3/4）等均可导致药物溅出或溢出。

（2）注射操作过程中：如针头脱落，药液溢出；运输或使用过程中容器破裂后药物溢出；护士在注射过程中意外损伤自己等。

（3）废弃物丢弃过程中：如丢弃被化疗药物污染的材料时的接触；处理化疗患者体液或排泄物时的接触；处置吸收或沾染了接受化疗药物治疗患者的体液的被服及其他织物时的接触；清除溅出或溢出药物时的接触等。

5. 防护措施

对化疗药物损害的防护应遵循两个原则，一是医院工作人员尽量减少不必要的与化疗药物的接触，二是尽量减少化疗药物对病房环境的污染。

（1）配制化疗药物的环境要求：条件允许应设专门化疗配药间，配有空气净化装置，在专用层流柜内配药，以保持洁净的配置环境，操作台面应覆以一次性防渗透性防护垫或吸水纸，以吸附溅出的药液，以免蒸发造成空气污染。

（2）配制化疗药物的准备要求：①配制前用流动水洗手，佩戴一次性防护口罩、帽子、面罩、工作服外套、一次性防渗透隔离衣。操作过程中从呼吸道吸入化疗药物的危险性较大，因此必须戴有效的一次性防护口罩。②有些化疗药物对皮肤有刺激作用，接触后可直接被吸收，因此操作时必须选择合适的手套。

（3）配制化疗药物的操作要求：①锯安瓿前应轻弹其颈部，使附着的药粉降落至瓶底；掰开安瓿时应垫纱布，避免药粉、药液、玻璃碎片四处飞溅，并防止划破手套。②掰开粉剂安瓿溶解药物时，溶媒应沿瓶壁缓慢注入瓶底，待药粉浸透后再搅动，防止粉末溢出。③瓶装药液稀释后立即抽出瓶内气体，以防瓶内压力过高，药液从针眼处溢出。④药物配置完毕，应放置在封闭的塑料袋内，用标签注明；⑤配置过程使用的注射器、手套、防护器材等按要求集中处理；⑥操作完毕，脱手套后彻底洗手，操作台用75%乙醇擦拭。

（4）执行化疗药物操作要求：①从药瓶中吸取药液后，先用无菌纱布或棉球裹住瓶塞，再撤针头，防止拔出针头的瞬间药液外溢。②抽取药液时以不超过注射器容量的3/4为宜，防止针栓从针筒中意外滑落。③操作完毕，脱去手套后用流动水和洗手液彻底洗手并沐浴，以减轻药物的毒性作用。

(5) 污染物品的处理要求：①凡与化疗药物接触过的针头、注射器、输液管、棉球、棉签，必须收集到专用的密闭垃圾桶内，标明警示标志统一处理，不能与普通医疗废物等共同处理；②处理污物时，护士要戴帽子、口罩及手套，处理完毕后彻底洗手。

(6) 化疗护士的素质要求：①执行化疗的护士应经过专业培训，增强职业危害的防护意识，主动实施各项防护措施；②化疗护士应注意锻炼身体，定期体检，每隔6个月检查肝功能、血常规及免疫功能。怀孕护士应避免接触化疗药物，以免出现流产、胎儿畸形等。

虽然护士为患者进行化疗的过程中存在一定的职业危害，但只要从思想上重视，认真落实各种防护措施，化疗药物对护士的危害是完全可以防范的。

6. 不慎接触药物的处理方法

立即脱去手套，用大量清水冲洗双手。如果药液溅入眼睛，立即用大量清水或生理盐水持续冲洗5min；药液溅到衣服时，及时更换衣服。

（三）负重伤的职业防护

由于护理工作的性质，护士在工作中常常会搬动患者或较重物品，使身体负重过大，而引起不同程度的身体损伤，其中较为常见的损伤是腰椎间盘突出症。目前护理工作者已成为该病的易发人群。由于腰椎间盘突出症具有难治性、易复发性以及发病时导致较为严重的临床症状等特点，一旦受到损伤，将严重影响临床护士的日常工作和生活，甚至影响职业生命质量。此外，护士经常超时静立、走动，还易引起静脉曲张等。因此，预防负重伤的发生，降低职业危害，是每一位护士不可忽视的问题。

1. 概念　负重伤是指由于工作性质的原因常需要搬动或移动重物，而使身体负重过度或不合理用力等，导致肌肉、骨骼、关节的损伤。

2. 原因

(1) 较大的工作强度：临床护士工作压力较大，不但需要处理诸多强度较大的工作，且要适应较快的工作节奏，尤其手术室、重症监护室的护士，精神始终处于高度紧张状态，随时准备处理应激事件。长期处于此环境工作，使护士在重负下身体承受力下降，用力不均衡或不当，腰部很易受损，加速了椎间盘的损伤几率，导致椎间盘突出症的发生。

(2) 外界温差的刺激：护士工作环境的变化，使护士须适应外界的温差。较大的温差刺激会阻碍腰部血液循环，影响椎间盘及腰部肌肉的新陈代谢率，减少其营养供给，加速椎间盘退变的速度，引发腰肌劳损，增加了腰椎间盘突出症发生的危险性。

(3) 长期的积累损伤：损伤是护士发生椎间盘突出症的常见原因，积累损伤是其重要诱因。临床护士执行相关护理操作，如加药、观察引流管时，弯腰、扭转动作较多，对腰部损伤较大。长期的损伤积累，导致腰部负荷加重，使其易患腰部疾病。此外，年轻护士急性腰部损伤容易引发腰椎间盘突出症。

3. 防护措施

(1) 加强锻炼、提高身体素质：加强锻炼、强身健体是预防负重伤的重要措施。通过锻炼，可提高机体免疫力，使全身各个脏器系统功能增强，局部腰肌可摄取更多营养物质。同时通过锻炼还可增加身体的柔韧性、增加骨关节活动度、降低骨关节损伤的几率。如健美操、广播操、太极拳、慢跑、游泳、瑜伽等。

(2) 保持正确的劳动姿势：护士在日常的工作、生活中，应注意保持正确的劳动姿势，良好的身体姿势不仅可以预防腰肌劳损的发生，还可延缓椎间盘退变的进程，预防椎间盘突出症的发生。在站立或坐位时应尽可能保持腰椎伸直，使脊柱支撑力增大，避免因过度屈曲引起腰部韧带劳损，减少身体重力对腰椎的损伤。在半弯腰或弯腰时，应两足分开使重力在髋关节和两足之间，减轻腰部负荷。

(3) 避免长时间维持一种体位：护理工作者应定期变换体位，缓解肌肉、关节、骨骼疲劳，减轻脊柱负荷。应避免保持同一固定的劳动姿势而引发腰肌劳损，增大发生椎间盘突出的几率。同时应避免过于剧烈活动，防止拉伤腰部肌肉，损伤椎间盘。

(4) 科学使用劳动保护用具：护士在工作中可以佩戴腰围等保护用具，以加强腰部的稳定性，保护腰肌和椎间盘不受损伤。但腰围只应在劳动时使用，否则可导致腰肌萎缩，产生腰背痛。对于已患腰椎间盘突出症的护士在佩戴腰围时应注意遵循以下原则：在急性期疼痛加重时，坚持佩戴，于卧床休息时解下。

(5) 促进下肢血液循环：由于工作性质的缘故，护理工作者常常会超时静立，导致下肢静脉血液回流受阻，静脉持久扩张，发生下肢静脉曲张，甚至引发严重后果。为了预防下肢静脉曲张的发生，护士在站立工作过程中，应避免长时间保持同一姿势，适当、轻微的活动有助于促进下肢血液循环，减轻下肢静脉瓣膜承受的压力。站立时，可让双腿轮流支撑身体的重量，并可适当做踮脚动作，促进小腿肌肉收缩，减少静脉血液淤积。工作间歇可以适当做下肢运动操，尽量抬高下肢，以促进血液回流。

(6) 养成良好的生活饮食习惯：从事护理工作的人员，提倡卧硬板床休息，并注意床垫厚度适宜。在从事家务劳动时，也应注意避免长时间弯腰活动，减少弯腰的次数。尽量减少持重物的时间及重量，减少腰部负荷，预防负重伤的发生。此外，护士每天承担着繁重的护理工作，应注意摄入营养的科学搭配。

(四) 工作疲溃感的职业防护

工作压力是指职业要求与个体的不平衡知觉所引起的从业人员的身心压力状态。

护理人员职业压力的原因包括有不良的工作环境、紧急的工作性质、沉重的工作负荷、复杂的人际关系、高风险的工作等。护理人员工作压力的结果可造成护士的工作疲溃感。

所谓工作疲溃感，是指由于持续的工作压力引起个体的“严重紧张”反应，从而出现一组症候群，是情绪的疲倦感、工作的冷漠感和工作无成就感的综合表现。主要表现有：缺乏工作动机、回避与他人交流、对事物持否定态度、情感冷漠。据调查，西方护士高度疲溃感约为 33%，中国护士高度疲溃感高达 59.1%。

1. 护理人员工作疲溃感的原因　工作疲溃感与工作压力有关，护士工作中常见的压力源有：

(1) 护理专业本身所存在的问题：护理专业的社会地位低，继续深造、晋升的机会少，经常倒班，体力劳动与脑力劳动并存等。

(2) 工作量及时间分配问题：工作量太大，非护理性的工作太多，书面表格太多。

(3) 环境及资源方面的问题：病区拥挤、工作环境差，工作中所需的仪器设备不足。

(4) 患者护理方面的问题：担心出现差错，护士的贡献不被患者及家属承认，护理的患者病情重，患者及家属不礼貌，患者的要求太高等。

(5) 人际关系方面的问题：护理管理者的理解与支持不够，护理管理者的批评太多，缺乏其他医务人员的理解及尊重，同事之间的冲突及摩擦等。

(6) 护理人员自身方面的原因：自我期望值过高，缺乏必要的心理应对能力等。

2. 工作疲溃感的结果

（1）对个人影响：损害护士的身心健康。

（2）对团体影响：影响护士的从业形象及护理人员之间的工作协调。

（3）对护理质量的影响：护理人员工作疲倦感，使护士对患者漠不关心，直接导致护理质量下降。

（4）导致差错事故的发生：护理人员工作疲溃感，护士注意力不集中，使得护理工作易发生差错事故。

（5）对人际关系的影响：护理人员的工作疲溃感，使护士情绪易激动，与患者、家属、医生及其他医务人员的冲突增多。

3. 防护措施

（1）积极参加教育与培训：护士应积极参加继续教育和学术会议以及其他形式的学习，增加对学科发展前沿和国内外专业情况的了解，以带来工作变革的方向和动力，拓展专业领域的视野，提高职业竞争力，避免职业风险，增强应对工作压力的能力。

（2）提高护理工作价值感：随着时代的发展，赋予了护士多元化的角色，护士成为“维护和促进人类健康“的重要生力军，社会对护理工作的评价也需相应得到改善。护士社会地位的提高，创造了一个尊重护士的社会环境，这些有助于提高护士自我工作价值感，增强应对工作疲溃的动力。

（3）合理安排劳动时间：合理安排劳动时间和班次可以降低夜班劳动带来的负面效应。避免连续上夜班，每上一次夜班应保证足够的休息时间，这样可以最大限度降低夜班带来的身心疲劳，减轻护士的职业紧张，提高工作效率。

（4）创造健康的职业环境：一个良好的职业环境可以在一定程度上缓解工作和思想的压力。护士应培养自己团队合作的精神，友好沟通，宽容理解，发挥各自的特长和优势，满足其实现自身价值的需要的同时，营造积极向上、和谐温馨、愉快健康的职业环境。

（5）培养积极乐观的精神：积极乐观的精神、愉快的情绪，是战胜疲劳的基础和关键。面对困难和挫折调整心态，以开朗豁达的态度对待，可以缓解压力引起的身心反应，并可将压力转换成积极的动力，成为个人发展的机遇。

（6）合理疏导压力带来的影响：合理运用应对压力的技巧，积极疏导负面的躯体和心理反应，可以降低紧张感。同时培养轻松的业余爱好，养成锻炼身体的习惯等，都有助于摆脱焦虑、烦恼，焕发出充沛的精力。

（7）提高自身综合素质：社会的进步、人们健康需求的增加、新的仪器设备的使用，是促使护理学科和护理人员发展的动力。护理人员应与时俱进，正视挑战，提升自身综合素质，适应时代的需要，与时俱进，克服职业疲溃感。

小　结

护理安全防范措施的有效落实，不但有利于提高护理质量，为患者提供安全、可靠的护理服务，同时可预防护理职业性损伤，保护护士自身的安全。通过本章的学习，应熟悉护理安全、护理职业防护的有关概念；掌握护理安全的影响因素及防护原则、护理职业损伤的危险因素、常见护理职业损伤的防护措施，提高护理安全防范意识，并在护理实践中有效落实各项防范措施。

自测题

一、A_1/A_2 型题

下列每道考题有 A、B、C、D、E 五个备选答案，请从中选择一个最佳答案。

1. 位于职业暴露高危人群之首的是
   A. 实验室工作人员
   B. 医生
   C. 护理人员
   D. 预防保健人员
   E. 监管人员

2. 护理人员最易受到的职业性损伤是
   A. 机械性因素
   B. 温度性损伤
   C. 放射性损伤
   D. 针刺伤
   E. 化学性因素

3. 下列哪项不是来自 AIDS 患者或 HIV 感染者的职业暴露的感染源
   A. 血液
   B. 精液
   C. 唾液
   D. 深层体液
   E. 关节滑液

4. 下列哪项不是经血液传播的疾病
   A. 甲型肝炎
   B. 乙型肝炎
   C. 丙型肝炎
   D. 艾滋病
   E. 疟疾

5. 下列对锐器的处理方法正确的是
   A. 用手直接接触使用后的针头、刀片等利器
   B. 徒手传递锐器
   C. 操作后及时清理场地
   D. 使用后的针头重新套上针头套
   E. 使用后的针头用消毒液浸泡消毒

6. 锐器伤口处理流程中不正确的是
   A. 立即从远心端向近心端挤出伤口部位的血液
   B. 用肥皂水清洗伤口并在流水下冲洗 10min
   C. 用碘酒、酒精消毒伤口
   D. 用防水敷料包扎伤口
   E. 向主管部门汇报、登记，请有关专家评估

7. 注射器针筒内的药物应
   A. ≤1/4
   B. ≤1/3
   C. ≤1/2
   D. ≤3/4
   E. ≤1

8. 护理人员工作疲溃感的表现不包括
   A. 缺乏工作动机
   B. 主动向他人倾诉
   C. 对事物持否定态度
   D. 情感冷漠
   E. 工作无成就感

9. 化疗药物对护理人员的潜在危害不包括
   A. 白细胞、血小板减少
   B. 口腔溃疡、脱发
   C. 皮肤刺激、皮疹
   D. 月经异常
   E. 肿瘤细胞死亡

10. 关于标准预防，下列哪项不妥
A. 是医务人员职业防护的最有力措施
B. 强调双向防护
C. 不包括防止非血源性疾病的传播
D. 戴手套能减少皮肤接触血液次数
E. 认定患者的血液、体液、分泌物、排泄物均具有传染性，须进行隔离

（黄秋杏）

第五章　医院与患者的住院环境

学习目标

1. 掌握医院的概念与任务、门诊和急诊的护理工作、病区业务技术管理、病床单位设备及铺床法。
2. 熟悉医院的组织结构、病区的设置和布局、病区的组织行政管理。
3. 了解医院的种类。

环境与人的健康是息息相关的，良好的医院环境对患者的治疗和康复起着积极的促进作用。因此，护士应为患者提供安全、舒适、安静、整洁的休养环境，以满足其生理、心理及治疗的需要，促进康复。

第一节　医　院

一、医院的概念与任务

1. 医院的概念　医院是对群众或特定人群进行防病治病的场所，具备一定数量的病床设施、相应的医务人员和必要的设备，是对人群或患者实施预防保健、诊疗护理的卫生事业机构。

2. 医院的任务　卫生部颁布的《全国医院工作条例》指出，医院的任务是："以医疗为中心，在提高医疗质量的基础上，保证教学和科研任务的完成，并不断提高教学质量和科研水平；同时做好扩大预防、指导基层和计划生育的技术工作。"

二、医院的种类

我国从 1989 年开始，实行医院分级管理制度。医院分级管理是按照医院的功能和相应规模、技术建设、管理及服务质量综合水平，将其划分为一定等级和等次的标准化管理。按照卫生部《医院分级管理标准》，将医院分为三级（一、二、三级），十等（每级分甲、乙、丙三等，三级医院增设特等）。根据不同的划分方法，可将医院划分为不同的类型。

1. 按医疗技术水平划分

三级医院：指全国、省、市直属的市级大医院和医学院校的附属医院。

二级医院：指市级、县级医院和具有一定规模的厂矿、企事业单位的职工医院。

一级医院：指乡、镇的卫生院和城市的社区医院

2. 按收治范围划分

综合医院：医院规模较大，设置有内科、外科、妇科、儿科、眼科、耳鼻喉科、皮肤

科、中医科、传染科等专科和药剂、检验、影像、病理室等医技部门，具有一定数量的人员和必要的设备。

专科医院：指专门诊治和预防专科疾病的医院，如妇产科医院、儿童医院、口腔医院、眼科医院、肿瘤医院等。

3. 按服务对象划分　指专门服务某些特定对象，如军队医院、厂矿或企业的职工医院等。

4. 按所有制划分　指全民所有制医院、集体所有制医院、个体医院和合资医院等。

5. 按医疗机构分类管理要求划分　指非营利性和营利性医疗机构，我国目前以非营利性为主。

三、医院的组织结构

根据我国医院的组织结构（表 5-1）模式，医院一般由三大系统构成：诊疗部门、诊疗辅助部门和行政部门。

表 5-1　医院的组织结构

<table>
<tr><td colspan="23">院长</td></tr>
<tr><td colspan="12">诊疗部门</td><td colspan="11">行政部门</td></tr>
<tr><td colspan="12">门诊部</td><td rowspan="2" colspan="2">院长办公室</td><td rowspan="2">人事科</td><td rowspan="2">科教科</td><td rowspan="2" colspan="2">医务科</td><td rowspan="2">护理部</td><td rowspan="2" colspan="2">医疗设备科</td><td rowspan="2">财务科</td><td rowspan="2">总务科</td></tr>
<tr><td>保健科</td><td>挂号处</td><td>收款处</td><td>卫生处置室</td><td>注射室</td><td>换药室</td><td>留观室</td><td>急诊科</td><td>医疗科</td><td>门诊</td><td>医技科</td><td>门诊</td></tr>
<tr><td colspan="12">住院部</td><td colspan="11">诊疗辅助部门</td></tr>
<tr><td>内科</td><td>外科</td><td colspan="2">妇产科</td><td>儿科</td><td>中医科</td><td colspan="2">眼科</td><td>耳鼻喉科</td><td>皮肤科</td><td>传染科</td><td>针灸科</td><td>入院处</td><td>供应室</td><td>营养科</td><td>病理科</td><td>手术室</td><td>麻醉科</td><td>影像科</td><td>理疗科</td><td>康复科</td><td>检验科</td><td>药剂科</td></tr>
</table>

第二节　门诊部

病例分析

病史：江某，男性，45 岁，干部，晚饭后在散步时遭遇车祸，来院急诊。

体格检查：患者昏迷，右下肢骨折，多处外伤、出血。

思考：1. 在医生到达前，护士应该做哪些应急处理？

2. 医生到达后，护士应如何配合抢救？

门诊部是医院面向社会的窗口，是医院医疗工作的第一线，是直接对群众进行诊断、治疗、预防保健的重要场所。门诊部包括门诊与急诊。

一、门诊

门诊是医院为公众提供诊断、治疗和预防保健的场所。门诊人员多、流动性大、病种复杂等，医护人员应提供优质的服务，使患者能得到正确、及时的诊断和治疗。

（一）门诊的设置和布局

门诊设有和医院各科室相对应的诊室，并设有候诊室、治疗室、换药室、注射室、输液区、挂号处、收款处、药房等。诊室内配备诊察床，床前设有遮隔设备，如床帘或屏风等；室内设有洗手池和诊查桌椅，备有各种体检用具、化验检查申请单、处方等。治疗室内备有必要的急救物品和设备，如氧气、吸引装置、急救药品等。

门诊的候诊、就诊环境以方便患者为目的，以注重公共卫生为原则，以体现优质服务为宗旨，做到布局合理，备有醒目的标志和指示路牌，设有导医处，配备多媒体查询触摸屏和电子显示屏等，就诊程序简便、快捷，就诊环境安全、安静、整洁、美化，使患者感到亲切、宽松，对医院产生信任感。

（二）门诊护理工作

1. 预检分诊　预检分诊由临床经验丰富的护士承担。护士应热情、主动接待患者，简明扼要询问病史，观察病情，作出初步判断，给予合理分诊，并指导患者挂号。

2. 安排候诊与就诊　患者挂号后，分别到各科候诊室等候就诊。护士应做好下列护理工作：

（1）开诊前准备好各种器械和用物，提供良好的诊疗和候诊环境。

（2）分理初诊、复诊病案，收集整理各种检查、化验报告单。

（3）根据患者的病情测量体温、脉搏、呼吸、血压，必要时测量体重，并记录于门诊病案上。

（4）按挂号先后顺序就诊。对病情重或年老体弱的患者，可适当调整就诊顺序，提前就诊。

（5）必要时协助医生进行诊查工作。

（6）观察候诊患者病情变化，遇高热、剧痛、呼吸困难、出血、休克等患者，应立即安排就诊或送急诊处理。

3. 健康教育　利用患者候诊时间进行健康教育，可采用口头、图片、黑板报、电视录像或赠送宣传小册子等不同方式，并耐心解答患者提出的问题。

4. 治疗　按医嘱执行治疗工作，如注射、换药、导尿、灌肠、降温等，严格执行操作规程，确保治疗安全、有效。

5. 消毒隔离　门诊人群流量大，患者集中，病种复杂，易发生交叉感染，因此要认真做好消毒隔离工作。门诊的空间、地面、墙壁、桌椅、诊察床、平车、轮椅及其他污物，应定期、及时进行清洁、消毒处理。遇传染病或疑似传染病患者，应分诊到隔离门诊就诊，并做好疫情报告。

6. 健康体检与预防接种　经过培训的护士可直接参与各类保健门诊的咨询或诊疗工作，做好健康体检、疾病普查、预防接种等工作。

二、急诊

急诊是医院诊治急、危、重症患者的场所，是抢救患者生命的第一线。急诊科护士应具有良好的素质，具有扎实的急救知识、熟练的急救技术和丰富的临床经验，对危及生命的患者及意外灾害事件，能提供快速、高效的服务。急诊的管理工作，应达到标准化、程序化和制度化。

（一）急诊的设置与布局

急诊一般设有护士站、预检室、诊室、治疗室、抢救室、监护室、留观室、清创室、药房、化验室、X线检查室、心电图室、挂号处及收款处等，形成一个相对独立的单元，以保证急救工作的顺利完成。

急诊的环境以方便患者就诊为目的，以最大限度地缩短候诊时间，争取抢救时机，提高抢救效率为原则。急诊的环境应做到宽敞、明亮、安静和整洁，设有专用路线和宽敞的通道通往医院各临床科室，备有醒目的标志和指示路牌，夜间有明显的灯光，设有专用电话、急救车、平车、轮椅等通讯运送工具，以保证患者能及时得到救治。

（二）急诊护理工作

1. 预检分诊　预检护士应掌握急诊就诊的标准，做到一问、二看、三检查、四分诊，负责接待来就诊的患者，并护送患者到相应的诊室或抢救室；如遇有急、危重患者，立即通知值班医生及抢救室护士进行抢救；遇到意外灾害事件，立即通知护士长和相关部门并救治伤员；遇法律纠纷、刑事伤害、交通事故等事件，立即通知医院保卫部门或直接与公安部门取得联系，并留家属或陪送者以便协助调查处理。

2. 抢救工作

（1）物品准备：一切抢救物品要求做到“五定”：即定数量品种、定点安置、定人保管、定期消毒灭菌和定期检查维修；抢救物品完好率要求达100%。护士必须熟悉各种抢救物品的性能和使用方法，能排除一般性故障，使所有抢救物品都处于良好备用状态。

（2）配合抢救：①护士必须严格执行抢救程序和遵守操作规程，争分夺秒实施抢救：在医生到达之前，护士应根据患者病情做出初步诊断，并实施紧急处理：如测血压、吸氧、吸痰、止血、配血、建立静脉输液通道或进行人工呼吸、胸外心脏按压等。医生到达后，立即汇报处理情况，并积极配合医生进行抢救，正确执行医嘱、密切观察病情变化等。②做好抢救记录和查对工作：护士要及时、准确、清晰地记录患者和医生到达时间、各项抢救措施执行及停止时间（如用药、吸氧、心肺复苏等），要详细记录执行医嘱的内容及患者的病情动态。③正确执行口头医嘱：在抢救过程中，凡口头医嘱必须向医生复诵一遍，双方确认无误后再执行，抢救完毕后，请医生及时补写医嘱和处方，各种抢救药品的空安瓿、空输液袋、空输血袋等需经两人核对后集中放置，24h后方可弃去。

3. 观察室的护理工作　急诊观察室设有一定数量的床位，主要收治暂时未确诊的患者，或已明确诊断但因各种原因暂时不能住院的患者，或只需短时观察即可返家的患者。观察时间一般为3～7天。观察室护士应做好以下工作：

（1）入室登记、建立病案，填写各项记录，书写病情报告。

（2）主动观察病情，及时执行医嘱，做好各项基础护理工作，加强心理护理。

（3）做好患者及其家属的管理工作。

第三节 病区与病区护理管理

病例分析

病史：陈某，男，65岁，退休干部。高血压病史10余年，因脑出血入院治疗1周。体格检查：患者呈昏迷状态，左侧瞳孔散大，对光反应消失，角膜反射消失。患者呼吸道有痰鸣音，已行气管切开。

思考：1. 应给该患者采取何种护理级别？

2. 护理工作内容有哪些？

病区是住院患者接受诊断、治疗和护理的场所，是医护人员开展医疗、预防、教学、科研活动的重要基地。

一、病区的设置与布局

病区设有病室、危重病室、抢救室、治疗室、护士办公室、医生办公室、配餐室、盥洗室、浴室、库房、洗涤间、厕所、医护值班室和示教室等（表5-2）。有条件的医院可设会客室、娱乐室、健身室等。

病区的布局应科学合理，以方便治疗和护理工作为原则。如护士办公室（或护士站）应设在病区的中心位置，与抢救室、危重病室及治疗室邻近，以便观察病情、抢救患者和准备物品。每个病区最好设30～40张病床，每间病室设2～4张病床，配备床旁桌、椅，病床之间的距离至少为1m，并在床与床之间设有遮隔设备，以保护患者的隐私。有条件的医院可设置中心供氧及中心吸引装置、呼叫系统、电视、壁柜、卫生间等，或设置单人病室，布置舒适、温馨，充分体现家庭式病房及人性化的服务理念。

表5-2 病区的设置和布局

配膳室	盥洗室	病室	病室	病室	病室	病室	病室	病室	病室	病室	病室	病室	病室
病区走廊													
库房	值班室	娱乐室	示教室	治疗室	危重病室	监护室	抢救室	护士办公室	医生办公室	危重病室	洗涤间	浴室	厕所

二、病区的组织行政管理

病区的组织行政管理是对护理的组织形式、人员、物资、设备的合理分配与使用的管理，落实和贯彻国家卫生工作方针等，包括病区护理人员管理及患者管理。护士长应运用科学的管理方法，合理安排病区的各项工作，发挥每一个护理人员的能力，采取合适的护理工作方式，加强对患者和家属的宣教和管理，以提高病区的护理质量。

（一）护理人员的管理

病区工作人员由一定数量的医、护、工等人员组成。护士长是病区的主要管理者，护士长在护理部和科护士长的领导下，在科主任的业务指导下，负责本病区的护理管理工作，取得医、护、工三者的配合，协调好医生、医技、后勤部门的关系。在贯彻医院各项规章制度中，护士长对护士负有指导和监督的责任，护士应遵守纪律，服从护士长的工作安排和领导。管理者要提高观察、分析、解决问题的能力，提高管理质量，做到工作条理化，管理目标化。

1. 护理人员管理要求

（1）确立管理目标：做到年有计划、总结；季有安排；月、周、日有重点，工作有计划、有目标，效率高。

（2）健全规章制度：认真制定并执行各项规章制度、各科疾病护理常规、各项护理技术操作规程等。

（3）明确岗位职责：制定并执行各级各班护理人员岗位职责，保证护理工作的运行和实施组织管理工作。

（4）严格考核制度：建立护理人员的考核制度，对每位护士有德、能、勤、绩的动态考核记录，作为晋升、聘用、调动以及培养、奖惩的参考资料。

2. 护理工作的方式

（1）个案护理：由一名护士专门护理一个患者，实施专人负责的个体化护理。适用于危重患者或临床教学的需要。这种护理方式，护士职责明确，但需要人力较多。

（2）功能制护理：以完成各项医疗和常规的基础护理为主要内容进行工作分配，如护士工作分工有“办公室护士”、“治疗护士”、“巡回护士”等。这种护理方式，护士分工明确，便于组织管理，节省人力，但主要是按操作常规完成其所接受的工作任务，较少考虑患者的心理、社会因素，较难掌握患者的全面情况。

（3）小组护理：以小组的形式对患者进行整体护理。小组成员由高、中、初级护理人员组成，小组长负责制订护理计划和措施，安排小组成员完成工作任务，一般由7～8名护士负责10～15位患者。这种护理方式能发挥各级护士的作用，能了解患者的一般情况，但护士个人的责任感相对减弱。

（4）责任制护理：由指定的责任护士和相应的辅助护士按护理程序对患者进行全面、系统的整体护理。其结构是以患者为中心，从患者入院到出院，责任护士对其所负责的几名患者实行8小时在班，24小时负责。这种护理方式护士责任感强，能全面了解患者情况，但要求24小时负责难以做到，且文字书写较多，人员配备需要较多。

（5）系统化整体护理：系统化整体护理是在责任制护理基础上对护理工作方式进一步丰富和完善。是以现代护理观为指导，以护理程序为核心，将临床护理与护理管理的各个环节系统化的方式。此护理方式提出了新型的护理管理观，强调一切管理手段与护理行为均应以增进患者健康为目的，增强了护士的责任感。同时，标准化护理表格的使用，减少了护士用于文字工作的时间，护士有更多的机会与患者交流，提供适合患者身心、社会、文化等需要的最佳护理。但此护理方式需较多的护理人员，且各种规范表格及标准计划的制订有一定难度，对护士的知识结构有较高的要求。

不同的护理工作方式各有利弊，新的工作方法是在原有基础上的改进和提高。这几种护理工作方式在护理学的发展中起着重要的作用，并在临床护理实践中交错使用。

3. 工作分配原则

(1) 工作安排以患者需要为中心，密切衔接，不出现脱节现象，以适应护理工作 24 小时连续的特点。

(2) 掌握工作规律的特点，分清主次、急缓，注意新老人员和能力强弱人员的搭配。

(3) 保持各班的工作量基本均衡，以工作量安排人力，确保患者随时能得到安全、有效的治疗和护理。

(4) 护理工作既要有周密的计划，又要处于高度运行状态，应常备适当的机动人员，以备急需。

(5) 各班人员相对稳定，避免轮换过频，以保证工作需要为前提，节假日采取轮休方法。

(二) 患者的管理

患者的管理是病区的组织行政管理的主要内容之一，加强对患者和家属的沟通交流、宣传教育以及管理，共同配合，有利于病区各项工作的顺利开展和提高护理管理质量。

1. 患者入院和出院护理管理（详见第六章）。

2. 探视和陪护制度的管理　加强对病区的探视和陪护人员的管理，可以稳定和调整患者的情绪，增加与患者家属的沟通交流，保证病区的良好秩序。

(1) 护士长根据病情需要签发陪护证，陪护人员要遵守病区的有关规章制度。

(2) 在规定的探视时间内，每次不超过 2 人，一般不宜带儿童来探视。

(3) ICU 病房、监护室、婴儿室、无菌护理室和隔离病区等谢绝探视。

(4) 在探视期间，护士要对探视者进行宣教，以维护患者的身心健康。

三、病区的业务技术管理

病区的业务技术管理主要包括病区环境的管理、护理教育的管理等。

(一) 病区环境的管理

1. 社会环境　病区是医院的一个组成部分，具有特殊的社会环境。护士应为患者创造一个良好的社会环境，消除其不良心理反应，帮助患者尽快转变角色以适应医院环境。

(1) 建立良好的人际关系：护士应帮助患者建立和维护良好的医患关系、护患关系和病友关系。护士应态度和蔼，一视同仁，言行规范；操作娴熟，尊重患者，加强患者与家属及病友等的沟通。

(2) 制定合理的医院规则：医院应制定合理的医院规则，包括入院须知、探视制度、陪护制度等，护士应耐心解释，取得患者和家属的理解和配合，并帮助患者适应医院的规则要求。

2. 物理环境　病区的物理环境是影响患者身心舒适的重要因素，护士应为患者创造一个整洁、安静、舒适和安全的物理环境，以促进患者的康复。

(1) 整洁：主要指病区的护理单元、患者和工作人员的整洁。①病区设备齐全，规格统一，摆放整齐，方便取用；②物品放置定位，用后归位；③采用湿式清扫法清理病区环境和所有物品；④及时清理治疗护理后废弃物和患者排泄物；⑤保持患者身体清洁，被服、衣裤等及时更换；⑥工作人员仪表端庄，服装整洁、大方得体。

(2) 安静：病区环境应保持安静，避免噪声。噪声可影响患者的情绪，导致其出现焦虑不安，甚至可出现头晕、失眠或心率增快、血压升高等变化。根据 WHO 规定的噪声标准，白天病区的噪声强度应控制在 35～40dB，以保证患者得到充分的休息及睡眠，有利于患者的康复；如果强度在 50～60dB 时，会对患者产生较大的干扰，可出现厌烦、注意力不易集中；如果长时间强度在 90dB 以上时，会导致耳鸣、血压升高、血管收缩、焦虑、易怒、头痛、失眠；当强度超过 120dB 时，可造成听力受损，甚至永久性失聪。保持病室安静的具体措施有：①病区的桌椅脚应钉上橡胶垫，治疗车、平车、轮椅等的轮轴和门窗交合链应定期滴注润滑油。②手机、电话、呼叫系统等有声响的设备应使用消音设置，或将音量调至最低。③医护人员应做到“四轻”：走路轻、说话轻、操作轻、关门轻。④加强对患者及家属的宣教，共同保持病室安静。

（3）舒适：病室的温度、湿度、通风、采光、色调和绿化等方面可对患者造成身心影响，应根据患者需要及时给予调节，以促进患者的康复。①温度：病室的温度一般以 18～22℃为宜；新生儿及老年病室、产房、手术室以 22～24℃为宜。室温过高，会使神经系统受到抑制，干扰消化与呼吸功能，不利于机体散热，患者会感到烦躁、食欲下降等；室温过低，会使患者肌肉紧张、畏寒，容易受凉。病室应备有室温计，随时观察、调节室温。如夏天可开窗通风，或采用风扇、空调冷气设备调节；冬天可适当关窗避免对流风，用取暖器、火炉取暖，或使用空调暖气设备保持室温。此外，可根据气温变化，适当增减患者的衣服和盖被，在为患者实施治疗、护理操作时应避免暴露。②湿度：病室的相对湿度一般为50%～60%。湿度过高，空气潮湿，机体水分蒸发减慢，患者感到闷热不适；湿度过低，空气干燥，机体水分蒸发加快，患者感到呼吸道干燥，口干、咽痛，对气管切开或呼吸道感染的患者尤为不利。病室应备有湿度计，随时观察和调节湿度。如湿度过高时，可采用开窗通风、开风扇、空调等除湿；湿度过低时，可采用地面洒水、暖气上放置湿毛巾、使用加湿器等措施提高湿度。③通风：通风可以调节室内温度和湿度，增加空气中的含氧量，降低二氧化碳浓度和微生物的密度，消除不良气味，使患者感到舒适，心情愉快。根据病室的面积、温差和风速等进行开窗通风、换气，一般每次通风时间为 30min 左右，通风时应注意患者保暖。同时，应告知患者及家属不能在病室内吸烟。④采光：病室采光有自然光源和人工光源。适量的日光照射，可促进机体合成维生素 D，改善皮肤和组织的营养状况，使人舒适、愉快。同时，适当的人工光源，有利于夜间照明及检查、治疗和护理的需要。病室应经常开窗，让阳光直接射入，但不宜直射眼睛；午睡时应用窗帘遮挡光线；晚睡时应关掉大灯或采用地灯、壁罩灯；进行检查、治疗和护理时，光线应充足；病区的治疗室、抢救室、监护室、楼梯的灯光要明亮。⑤色调：色调会影响人的情绪和健康。如绿色可使人产生安静、舒适的感觉；浅蓝色可使人心胸开阔；米黄色给人柔和温暖。目前，许多医院采用的色调呈多元化。病室墙壁一般采用上方为白色，下方为浅绿色、浅蓝色或米黄色；医务人员的工作服根据不同护理对象的需求而选择，如儿科护士服装采用粉红色，给人温暖、亲切的感觉，减轻儿童的恐惧感；手术室选用绿色或浅蓝色，给人希望、宁静的感觉；同时，病床、桌、椅、窗帘、被套、床单、病服等也趋向家居化。⑥绿化：绿色植物及鲜花可使人心情愉快，增添生机。可在病室内外及走廊上摆设鲜花和绿色盆景植物，在病室周围建设花坛、草坪，种植树木等，建造园林式的医院环境。

（4）安全：应为患者提供安全、无危险、无伤害的环境，以减轻身心压力，促进康复。①避免物理性损伤：如浴室、厕所应设有防滑砖、扶手，防止患者跌伤；意识障碍者应加床档或使用约束带，防止患者坠床或抓伤、撞伤；小儿或意识障碍者冷热疗时应注意温度控制及保护皮肤，防止冻伤、烫伤等。病室、浴室、厕所应设有呼叫装置、防火设施等。②避免化学性损伤：护士应严格掌握药疗原则，熟悉常用药的药理知识，避免化学性损伤，如药物剂量、质量、浓度、时间不当或错用等。③避免生物性损伤：病区应有严格的管理系统和措施，预防医院内感染。如严格执行无菌技术操作原则和消毒隔离制度，定期对病室及各种设备进行清洁、消毒、灭菌，有防蚊、灭蚊和防蝇、灭蝇的设备等。④避免医源性损伤：由于医护人员的言行不慎或违反操作规程等造成患者的心理和生理上的损伤。医护人员应加强医德医风的建设，加强工作责任心，防止差错事故发生，避免医源性损伤。⑤预防医院内感染：病区应有严格的管理系统和措施，预防医院内感染。如严格执行无菌技术操作原则和消毒隔离制度，定期监测消毒、灭菌效果。

（二）护理质量管理

护理质量管理是病区业务技术管理的重要内容，是病区护理管理的核心，是衡量护理人员管理和技术水平的主要标志。护理质量管理应达到规范化、标准化、科学化。

1. 护理质量的监控　病区要有明确的管理目标及质量指标。医院感控科、护理部、护士长要定期进行质量监测，做到有目的、有计划、有评价和有记录等的质控管理。质量评价指标可根据全国医院分级管理、护理质量指标来测量，一般以量化指标的"达标率"来评价。

（1）患者对护理工作和服务态度满意率

（2）护理人员"三基"合格率

（3）特别护理、一级护理合格率

（4）护理表格书写合格率

（5）基础护理合格率

（6）急救物品完好率

（7）消毒隔离、消毒灭菌合格率

（8）年差错、事故发生次数

（9）陪护人员率

2. 严格执行规章制度　规章制度是人们长期工作实践的经验总结，是评价和检查各项工作的标准，是提高护理质量、杜绝医疗事故的重要措施。病区护理质量管理应严格贯彻执行各项制度。

（1）消毒隔离制度：消毒隔离制度可有效地防止医院内感染，减少医源性疾病的发生。护士必须树立无菌观念，严格遵守无菌操作和消毒隔离原则。

（2）查对制度：查对制度是防止医疗纠纷、差错、事故的重要措施，护士应严格、认真做好"三查七对"工作，从思想上、管理上和实践中加强监督和检查，坚持查对制度，防止医疗纠纷、差错、事故的出现，提高护理质量。

（3）交接班制度：护理工作的时间性和连续性强，护理人员必须坚守岗位，履行职责，认真地贯彻执行交接班制度，建立交接班记录本，可根据患者的病情进行口头、书面和床边交班等。同时，对毒、麻药品，急救物品及其他医疗器械物品要查点交班，保证各项医疗、护理工作准确及时连续地进行。

（4）医疗事故管理制度：医疗事故是指医疗结构及其医务人员在医疗活动中，违反医疗卫生管理法律、行政法规、部门规章和诊疗护理规范、常规，过失造成患者人身损害的事故。医疗机构及其医务人员在医疗活动中，必须严格遵守。医疗事故的管理制度有：①发生医疗事故应立即向带教老师或护士长汇报，当事人不能隐瞒事实真相，以便及时采取有效的措施，避免或者减轻对患者身心的损害。②立即封存造成医疗事故的现场（包括药品、器械、标本等）。③及时登记医疗事故发生者、发现者、原因、经过和后果等。④护士长要及时组织讨论，分析原因，吸取教训，并提出防范措施和处理意见。

知识链接

医疗事故等级分类

一级医疗事故：造成患者死亡、重度残疾的；

二级医疗事故：造成患者中度残疾、器官组织损伤导致严重功能障碍的；

三级医疗事故：造成患者中度残疾、器官组织损伤导致一级功能障碍的；

四级医疗事故：造成患者明显人身损害的其他后果的。

(5) 物资保管制度：病区的常用的药品、医疗器械、日常用品、医疗文件和各种抢救物品、贵重、毒、麻药品，均指定专人负责，要求保管的物品定量配置，定点安置，定期消毒灭菌，定期检查维修，定时清点，保证有充足的物品处于完好状态。

3. 分级护理的管理　分级护理是根据患者的病情轻重缓急，按护理程序的工作方法制定不同的护理措施，其级别规定为特别护理及一、二、三级护理。分级护理的适用对象和护理内容见表 5-3。

表 5-3　分级护理

护理级别	适用对象	护理内容
特别护理	病情危重，需随时观察，以便进行抢救的患者，如严重创伤、各种复杂疑难的大手术后，器官移植、大面积烧伤和“五衰”等	①设立专人 24 小时护理，严密观察病情及生命体征 ②制订护理计划，严格执行各项诊疗及护理措施，及时准确填写特别护理记录单 ③备齐急救药品和器械，以便随时急用 ④认真细致做好各项基础护理工作，严防并发症，确保患者安全
一级护理	病情危重需绝对卧床休息的患者，如各种大手术后、休克、瘫痪、昏迷、出血、高热、肝肾衰竭和早产儿等	①每 15～30 分钟巡视患者一次，观察病情及生命体征 ②制订护理计划，严格执行各项诊疗及护理措施，及时准确填写特别护理记录单 ③按需准备抢救药品和器械 ④认真细致做好各项基础护理，严防并发症，满足患者身心的需要
二级护理	病情较重，生活不能自理的患者，如大手术后病情稳定者、年老体弱、幼儿、慢性病不宜多活动等	①每 1~2 小时巡视患者一次，观察病情 ②按护理常规进行护理 ③生活上给予必要的协助，了解患者病情动态及心态，满足其身心的需要
三级护理	病情较轻，生活基本能自理的患者，如一般慢性病、疾病恢复期及手术前准备阶段等	①每日两次巡视患者，观察病情 ②按护理常规进行护理 ③给予卫生保健指导，督促患者遵守院规，了解患者的病情动态及心态，满足其身心的需要

（三）护理教育管理

护理教育管理是提高护理质量，培养护理人才的一个重要途径。当前护理工作正面临着新的挑战，在病区护理管理中应重视对在职护士、进修护士、实习学生分层次地进行有计划的培训和考核，建立各级护理人员继续教育制度，结合医院护理人员的知识结构，以多渠道、多层次、多形式的方式，对护生和在职护士进行有计划的教育，内容包括：

1. 职业素质教育　护士的职业素质是护理工作的必要条件。做好护士职业素质的教育和培养，是规范护理体制、提高护理质量的基础。包括思想品质素质、科学文化素质、专业素质、心理素质和身体素质5个方面。

(1) 思想品质素质：护士应该热爱祖国、热爱人民、热爱护理专业；具有正确的人生观、价值观、高尚的职业情操和护理道德、救死扶伤和人道主义精神、诚实的品格和较高的慎独修养。

(2) 科学文化素质：护士应该具备必要的自然科学、社会科学、人文科学、计算机和外语等知识。

(3) 专业素质：护士掌握丰富的理论知识和熟练的操作技能，是衡量护士专业素质的标准，是做好临床护理工作的基础。护士应该具备扎实的专业理论知识、规范的实践操作技能；具有敏锐的洞察能力、分析解决问题的能力、评判性思维能力和灵活的应变能力等。

(4) 心理素质：护士应该保持心境平静、心情开朗；培养良好的自控能力和适应能力。

(5) 身体素质：护士应该加强身体锻炼，精力充沛，保证合理的营养和充足的睡眠，增强机体的抵抗力；同时，护士必须有健美的身体，仪表大方，举止端庄，衣着整洁，符合护士职业素质。

2. 职业技术教育　护理人员应不断进行职业技术教育，才能提高业务技术水平，满足患者的需要。如组织病区护士进行“三基”训练（基本理论、基本知识、基本技能），积极参加各种技术操作的竞赛活动及抢救演习等；学习临床专科护理知识和专科技能，适应各专科拓展的新业务、新技术的需要；开展护理查房及各种形式的护理病案讨论，护士参加各种形式的继续教育，不断充实、拓宽、更新护理知识与技能。

四、病床单位设备

病床单位是医院提供给患者使用的家具和设备，是患者住院期间生活、活动和治疗、护理的最基本设备。每个病床单位应配备固定的设备，包括床、床垫、床褥、棉胎或毛毯、枕芯、大单、被套、橡胶单和中单（需要时）、床旁桌、床旁椅、跨床桌，床头墙壁上有照明灯、呼叫装置、供氧装置和负压吸引管道等设施（图5-1）。

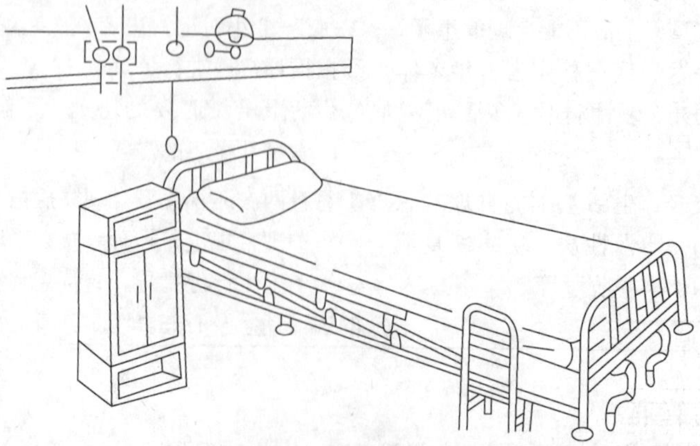

图5-1　病床单位设备

病例分析

病史：杜某，男，27 岁，因为发热、呕吐、转移性右下腹疼痛来院就诊，初步诊断为“急性阑尾炎”。

体格检查：患者右下腹部有压痛、反跳痛、腹肌紧张等体征。

医嘱：立即做 B 超检查；血液生化检查；手术行阑尾切除术。

思考：1. 患者离开病室去做 B 超检查时，护士应铺什么床？有何目的？

2. 患者实施手术回病室前，护士应为其准备何种床？如何操作？

3. 经过及时的治疗和精心护理，患者已痊愈出院。该病床单位经消毒处理后，护士应铺什么床？在操作中，应该注意哪些事项？

五、铺床法

病床是患者在住院期间休息、生活、治疗和护理的主要的用具。病床要符合安全、舒适、实用、耐用的原则。病床单位要保持清洁、整齐，床上用品要定期更换。常用的铺床法有：备用床、暂空床和麻醉床。

（一）备用床（被套式）（图 5－2）

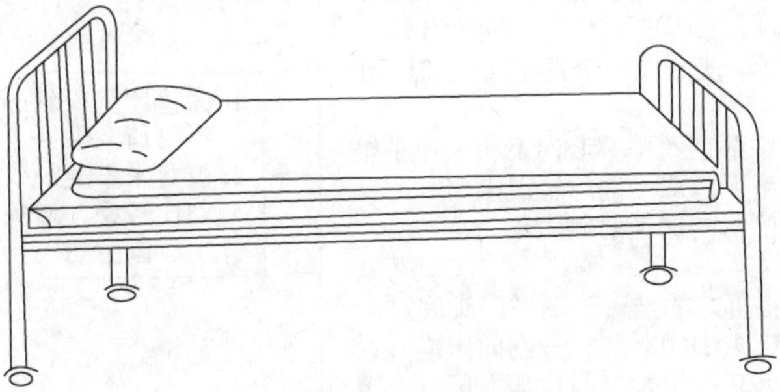

图 5－2　备用床

【目的】

1. 保持病室整洁、美观。

2. 准备迎接新入院的患者。

【用物】床、床垫、床旁桌、床旁椅、棉胎、枕芯、大单、被套、枕套、床刷及湿布套（微湿，以不滴水为宜）、弯盘，必要时备床褥和蚊帐。

【操作方法】备用床操作流程与要点说明见表 5－4。

表 5－4　铺备用床法

操作流程		要点说明
核对	床号	
↓ 评估	1. 病室内没有患者在进餐或治疗 2. 床单位设备完好无损	→ 检查床功能，有脚轮的床先固定；可升降的床调整合适高度

续表

操作流程		要点说明
准备	1. 操作者：衣帽整洁，洗手、戴口罩 2. 用物：如上 3. 环境：整洁、通风、光线充足	1. 被套和大单折叠可用横折法或纵折法 2. 用物放置顺序：自下而上分别为枕芯、枕套、棉胎、被套、大单
实施	1. 移开桌椅：移开床旁桌，距床约20cm，移床旁椅至床尾正中，距床约15cm 2. 翻扫床垫：纵翻或横翻床垫，自床头至床尾清扫床垫 3.铺大单 (1) 将折好的大单放于床正中处，使大单纵、横中线与床纵、横中线对齐，分别向床尾、床头、近侧、对侧展开 (2) 先铺近侧床头角，右手抬起床头床垫，左手伸过床头中线，将大单铺入床垫下 (3) 在距床头约30cm处，右手提起大单边缘，使其垂直于床边，呈一等边三角形，以床沿为界分为两半。上半三角形覆盖在床上，将下半三角形平整地塞入床垫下 ◆ 斜角法：将上半三角形翻下并铺入床垫下，使之成一个斜角 ◆直角法：将上半三角形底边直角部分拉出，拉出部分的边缘与地面垂直，将拉出部分铺入床垫下，使之成一个直角同法铺近侧床尾角 (4) 拉紧大单中部，双手掌心向上将大单平整地塞入床垫下，双手前后轻退出 (5) 转至床对侧，同法铺对侧大单 4. 套被套 ◆“S”式：将折好的被套头端平床头放置，纵中线与床纵中线对齐，分别向床尾、近侧、对侧展开；将被套开口端上层打开至1/3处，将折好的“S”式棉胎放于开口处，拉棉胎上缘至被套封口处，再将棉胎向近侧、对侧展开，对齐被套两上角和边缘，至床尾逐层拉平盖被，系带；盖被上缘平床头，两侧边缘内折平床沿，铺成被筒，尾端向内折叠平床尾或塞于床垫下 ◆卷筒式 被套正面向内折叠铺于床上，将棉胎平铺于被套上，上缘与被套封口边平齐，将棉胎与被套一并自床头卷向床尾后，自开口处翻转，向床头展开、拉平，系带，两侧内折成被筒，尾端向内折叠平床尾或塞于床垫下 5. 套枕套：将枕芯套入枕套内，四角充实，系带，平放于床头，开口处背门放置 6. 桌椅归位：移回床旁桌、床旁椅	1. 保持床垫松软、不凹陷，清扫彻底，不可留空隙 2. 被套平整美观，被头无虚边 3. 动作轻稳，避免抖动、拍打，防灰尘、微生物飞扬传播
整理	1. 保持床单位整洁美观 2. 按医疗废物处置用物，洗手	

【注意事项】

1. 患者进食或进行治疗时要暂停铺床。

2. 床铺应符合实用、耐用、舒适、安全的原则。大单、被套、枕套均应做到平、紧、实、美。

3. 动作轻稳，省时、节力　铺床时护士身体应靠近床，上身直立，两膝稍弯曲，两脚前后或左右分开，扩大支撑面；应用臂部力量，手臂动作平稳协调，有节律地连续进行；先铺床头，后铺床尾，先铺近侧，后铺远侧，避免多余无效动作，减少走动次数。

（二）暂空床（图 5-3）

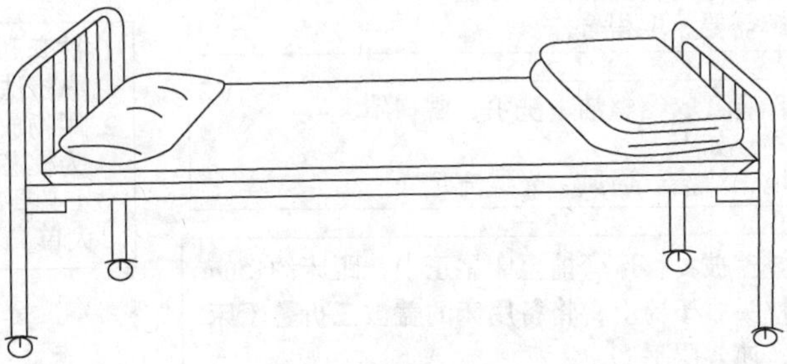

图 5-3　暂空床

【目的】

1. 保持病室整洁、美观。

2. 供新入院患者使用。

3. 供暂离床活动的患者使用。

【用物】同备用床，必要时备橡胶中单和中单。

【操作方法】暂空床操作流程与要点说明见表 5-5。

【注意事项】

1. 同备用床注意事项。

2. 橡胶中单及中单按患者需要放置。

3. 床铺应便于患者离床活动。

（三）麻醉床（图 5-4）

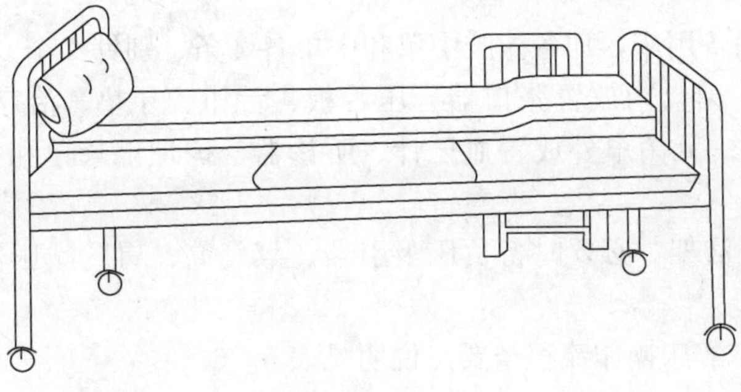

图 5-4　麻醉床

表 5-5 铺暂空床法

操作流程		要点说明
核对	患者的床号、姓名	
评估	1. 病室内没有患者在进餐或治疗 2. 患者的诊断、病情、意识状况、伤口情况等 3. 患者的活动范围、外出检查或治疗情况 4. 床单位设备完好无损	
告知	1. 铺暂空床的目的和配合方法 2. 了解需要，取得合作	
准备	1. 操作者：衣帽整洁，洗手、戴口罩 2. 用物：如上 3. 环境：清洁、通风、光线充足	1. 被套和大单折叠可用横折法或纵折法 2. 用物放置顺序：自下而上分别为枕芯、枕套、棉胎、被套、（必要时备橡胶中单、中单）、大单
实施	1. 折叠盖被：移床旁椅至床尾正中，距床约15cm，将枕头放于椅上；将备用床的盖被三折叠于床尾，使各层平齐 2. 酌情铺单：根据患者的病情铺橡胶中单和中单，中线与床中线对齐，上缘距床头45~50cm（相当于肘至中指端的距离），将两单近侧下垂部分一齐平整地铺入床垫下，转至对侧，逐层铺好橡胶中单和中单 3. 用物归位：将枕头放回床头、移回床旁椅	
整理	1. 保持床单位整洁美观 2. 按医疗废物处置用物，洗手	

【目的】

1. 便于接受和护理麻醉手术后的患者。

2. 使患者安全、舒适，预防并发症。

3. 保护被褥不被血液、呕吐物、排泄物等污染，便于更换。

【用物】

1. 铺床用物　同备用床，加备橡胶中单和中单各 2 条、别针 2 个。

2. 麻醉护理盘　菌盘内放置张口器、压舌板、舌钳、牙垫、治疗碗、镊子、输氧管、吸痰导管和纱布数块。无菌巾外放置血压计、听诊器、护理记录单和笔、弯盘、棉签、胶布、手电筒。

3. 其他用物　输液架，必要时备负压吸引器、氧气筒、胃肠减压器，冬天按需备热水袋及布套、毛毯。

【操作方法】　麻醉床操作流程与要点说明见表 5-6。

表 5-6 铺麻醉床法

	操作流程	要点说明
核对	患者的床号、姓名	
评估	1. 病室内没有患者在进餐或进行治疗 2. 患者的诊断、病情、手术原因和名称，麻醉方式、手术部位、术后治疗或抢救 3. 床单位设备完好无损	
告知	1. 铺麻醉床的目的和配合方法 2. 了解需要，取得合作	
准备	1. 操作者：衣帽整洁，洗手、戴口罩 2. 用物：如上 3. 环境：清洁、通风、光线充足	1. 用物放置顺序：自下而上分别为枕芯、枕套、棉胎、被套、中单、橡胶中单、大单 2. 更换整洁被服，使患者舒适，减少感染
实施	1. 撤除原单：折除原有枕套、被套、大单等，放于污物袋送洗，洗手 2. 移开桌椅：同备用床 3. 铺大单、橡胶中单、中单 (1) 铺一侧大单（同备用床） (2) 铺橡胶单、中单（同暂空床） (3) 根据病情和手术部位的需要，可将另一橡胶中单和中单铺在床头或床尾；铺床头时，上缘平床头，下缘盖于中部橡胶中单和中单的上面；铺床尾时，下缘平床尾铺好 (4) 转至对侧，同法依次铺大单、中部、床头或床尾的橡胶中单和中单 4. 套被套 (1) 套盖被（同备用床） (2) 折成被筒后，将盖被纵向呈扇形三折于一侧床边，开口处向门 5. 套枕套：套上枕套（同备用床），将枕头横立放于床头，开口背门，用别针固定 6. 移桌椅：移回床旁桌，床旁椅放于盖被折叠侧	1. 橡胶中单和中单按患者需要放置：头面部、颈部、胸部、上肢等手术铺在床头，下肢手术铺在床尾。铺上橡胶中单和中单可保护床铺，防止呕吐物、伤口渗液、排泄物等污染被服 2. 盖被纵向折于一侧床边，方便患者回床 3. 枕头横立放于床头，方便全麻术后患者去枕平卧，防止术后头痛或躁动时头部撞伤
整理	1. 保持床单位整洁美观 2. 按医疗废物处置用物，洗手	

【注意事项】

1. 应更换清洁被单，保证术后患者舒适并预防感染。

2. 橡胶中单及中单按患者的需要放置。

3. 护理术后患者所需用物齐全，以便于实施抢救和护理。其余同备用床。

附录　床单位的设备规格与要求

物品名称	规格	要求
床	·长 300cm、宽 90 cm、高 60 cm	·不锈钢床：床头、床尾可支起或摇起，以调整体位。床脚装有小轮，便于移动，可固定 ·木板床：骨科患者多用。或在不锈钢床上放置木板 ·电动控制多功能床：患者可通过按钮自行控制床的升降或改变体位
床垫	·长宽与床规格相同，厚 9～10cm	·用棕丝或海绵制作垫芯，用牢固的布料制作垫面
床褥	·长宽与床规格相同	·用棉花制作褥里，棉布制作褥面
棉胎	·长 210cm、宽 160 cm	·多用棉花胎，也可用人造棉或羽绒被
枕芯	·长 60cm、宽 40 cm	·内装荞麦皮、木棉或高弹腈纶丝棉，以棉布制作枕面
大单	·长 250cm、宽 180 cm	·用棉布制作
被套	·长 230cm、宽 170 cm	·用棉布制作，尾端开口处缝有布系带或尼龙褡扣
枕套	·长 75cm、宽 45 cm	·用棉布制作
橡胶中单	·长 85cm，宽 65cm，两端各加白布 40 cm	·中间用橡胶制作，两端用棉布制作
中单	·长 170cm、宽 85 cm	·用棉布制作
床旁桌	·长 45cm、宽 45 cm、高 85 cm	·放于患者床头一侧，用于放置日常用品
床旁椅		·有靠背，供患者或探视者使用
跨床桌	·长 80cm、宽 45 cm	·可以移动，高度可调节，供患者在床上进食、写字、阅读等

小　结

医院是对群众或特定人群进行防病、治病的场所，是对人群或患者实施预防保健、诊疗护理的卫生事业机构；门诊是医院面向社会的窗口，使门诊患者能及时、准确就诊，是门诊工作的重要环节；急诊科是诊治急危重患者的重要场所；病区是住院患者接受诊疗、护理及休养的场所，病区护理管理对患者的康复是很重要，对患者应做好住院期间的分级护理，对探视和陪护人员应加强指导和管理，正确为患者准备床单位，为患者创造一个整洁、安静、舒适、安全的良好休养环境，满足患者的身心需要，促进患者康复。

自测题

一、A_1/A_2 型题

下列每道考题有 A、B、C、D、E 五个备选答案，请从中选择一个最佳答案。

1. 医院的中心任务是
   A. 以护理为中心
   B. 以医疗为中心
   C. 以预防保健为中心
   D. 以卫生宣教为中心
   E. 以科研任务为中心

2. 候诊室护士的工作内容，不包括
   A. 测量生命体征并记录
   B. 收集整理各种检验报告
   C. 随时观察候诊者病情变化
   D. 候诊者多时协助医生诊断
   E. 按先后顺序安排就诊

3. 对前来门诊的患者，护士首先应该进行
   A. 健康教育
   B. 预检分诊
   C. 心理安慰
   D. 查阅病案
   E. 配合医生进行检查

4. 管理急救物品应做到“五定”，其内容不包括
   A. 定数量品种
   B. 定时使用
   C. 定期检查维修
   D. 定期消毒、灭菌
   E. 定点安置、定人保管

5. 患者休养适宜的环境是
   A. 破伤风患者，室内应保持光线充足
   B. 中暑的患者，室温应保持在 4℃左右
   C. 普通病室，室温以 18～22℃为宜
   D. 产妇休养室，室内应关窗防受凉
   E. 气管切开患者，室内相对湿度为 30％

6. 保持病区环境安静，下列措施哪项不妥
   A. 医务人员应穿软底鞋
   B. 医务人员讲话应附耳细语
   C. 轮椅要定时注润滑油
   D. 推平车进门，先开门后推车
   E. 病室门、桌椅脚应钉橡胶垫

7. 病室适宜的相对湿度为
   A. 10％～20％
   B. 25％～30％
   C. 30％～40％
   D. 50％～60％
   E. 70％～80％

8. 保持病区环境整洁，下列选项不妥的是
   A. 病室陈设齐全，整洁，舒适
   B. 被服、衣裤定时更换
   C. 患者皮肤、口腔、头发保持清洁
   D. 治疗后用物及时撤去
   E. 排泄物、污染物每天定时清除

9. 为减少儿童的恐惧感，儿科护士服适宜采用的颜色是
   A. 粉色
   B. 紫色
   C. 白色
   D. 蓝色

E. 灰色

10. 铺床操作中不符合节力原理的选项是
A. 将用物备齐，按铺床顺序放置
B. 避免多余无效动作，减少走动次数
C. 身体远离床边
D. 两腿前后或左右分开稍屈膝
E. 铺床时上身保持直立

11. 符合探视制度的做法是
A. 探视证一般由护士签发
B. 可以随时来病区探视患者
C. 探视人中一般不超过 3 人
D. 不宜带儿童来病区探视
E. 允许穿好隔离衣探视隔离患者

12. 病情危重需卧床休息的患者应给予
A. 监护
B. 一级护理
C. 二级护理
D. 三级护理
E. 特别护理

13. 分级护理的划分是根据患者的
A. 病情
B. 性别
C. 年龄
D. 病种
E. 自理能力

14. 钟某，因颅骨骨折行急诊手术，护士为其准备麻醉床，下列错误的是
A. 橡胶单和中单铺于床中部和尾部
B. 盖被扇形三折于门对侧床边
C. 枕头开口背门并横立于床头
D. 备好麻醉护理盘、输液架等
E. 将床旁椅放于盖被同侧

二、A_3/A_4 型题

（15～17 题共用题干）

程先生，56 岁，1 周前因肺炎入院。该患者有高血压病史 10 余年。程先生所住病房靠近马路，现马路正在扩建，昼夜机器轰鸣。程先生感眩晕、恶心、失眠等症状加重，血压波动较大

15. 该患者出现以上症状可能是因为
A. 长期噪声的影响
B. 室内采光不佳
C. 室内通风不佳
D. 室内湿度过高
E. 室内温度过高

16. 护士应该帮助该患者
A. 调节室内温度
B. 经常开窗通风
C. 适时调节室内明暗度
D. 室内摆满鲜花
E. 帮助患者更换病室

17. 程先生住院期间，对病室的要求应除外
A. 白天较理想的噪声强度是 35～40dB
B. 病房门、窗、桌、椅脚应加橡胶垫
C. 保持病室安静
D. 入院后安排在危重病房
E. 工作人员做到“四轻”

（18～19 题共用题干）

患者杜某，突发脑卒中送急诊科，因暂无床位被收入急诊观察室。

18. 患者在急诊观察室的留住时间为
A. 1～2 天
B. 3～7 天
C. 4～6 天
D. 2～5 天
E. 5～8 天

19. 患者留观期间，护士的工作内容不包括
A. 建立病案记录病情
B. 认真执行医嘱
C. 做好晨晚间护理
D. 指导功能锻炼
E. 做好家属的管理工作

三、**B 型题**

（20～22 题共用备选答案）
A. 供暂时离床活动或做检查的患者使用
B. 保持病室整洁，准备接收新患者
C. 接收麻醉后未清醒的患者
D. 方便患者的治疗和护理
E. 便于观察患者的病情变化
20. 铺备用床的目的是
21. 铺暂空床的目的是
22. 铺麻醉床的目的是

（23～24 题共用备选答案）
A. 备用床
B. 暂空床
C. 手术床
D. 麻醉床
E. 备用床加橡胶中单、中单
23. 胃大部分切除术后需要准备
24. 肺炎患者住院时需要准备

（25～27 题共用备选答案）
A. 做疫情报告
B. 立即送抢救室抢救
C. 送急诊室就诊
D. 安排到隔离门诊就诊
E. 按挂号顺序就诊
25. 李某，女，26 岁，一侧下腹部剧烈疼痛，并伴有恶心，呕吐，门诊护士应
26. 张某，76 岁，因心前区疼痛前来就诊，门诊护士在巡视候诊患者时发现该患者皮肤苍白、四肢湿冷、发绀，前去询问无应答，对该患者应
27. 刘某，6 岁，因发热、皮疹前来就诊，皮疹呈向心性分布，该护士应

（李燕飞）

第六章　入院与出院护理

学习目标

1. 掌握入病区后的初步护理、出院前的护理、有关医疗文件的处理、出院后的护理、轮椅运送法、平车运送法。
2. 熟悉住院处的护理工作和家庭病床。
3. 了解担架运送法。

案例分析

病史：陈某，男，35岁，中专文化，司机。因交通事故导致多处损伤、右上肢肱骨下段1/3开放性骨折，经急诊科医生初步给予简单包扎、固定与止血、给氧、静脉输液等处理。以“右上肢肱骨骨折、出血性休克”急诊入院进一步处理与治疗。

体格检查：T 36℃，P 110次/分，R 24次/分，BP80/50mmHg。患者烦躁不安，面色苍白，四肢厥冷。专科检查：腹部平软，无压痛和外伤，四肢多处见有损伤，右上肢下段1/3可见长10cm、宽1.5cm、深1cm伤口，边缘不整齐，局部出血、肿胀、疼痛，活动受限，出现“猿手”。X线检查：可见右上肢肱骨下段1/3处完全离断。

思考：1. 急诊科护士如何护送患者入院？途中应特别注意什么？

2. 患者到达病区后病区护士首要的护理工作是什么？

第一节　患者入院护理

入院护理是指患者在门诊或急诊就诊，经医生初步诊断确定需住院检查或治疗时，由医生签发住院证后，护士按入院的程序和整体护理的要求，在评估了解患者的基础上为患者提供一系列针对性的护理工作。

一、住院处的护理工作

住院处的护理工作是指患者经门诊或急诊诊查后，持医生签发的住院证而到住院处办理入院手续直至病区全程由住院处护士所提供的护理工作。

1. 健康评估　住院处护士接到患者住院证或住院通知后，对患者身心两方面进行评估，确定采取相应的入院护理措施。

2. 办理入院手续　患者或家属持医生签发的住院证到住院处办理入院手续，填写登记表格、缴纳住院保证金等相关住院手续。办理住院手续后，住院处立即通知相关的病区值班护士准备接收新患者。对急、危重患者可先抢救，后补办入院手续。

3. 卫生处置　医院设卫生处置室，由护士管理，必要时根据入院患者的情况按原则对其进行卫生处置，如淋浴、更衣等。危重患者或即将分娩者可酌情免浴。对于传染病患者或疑似传染病的患者，应送隔离室处置。

4. 护送患者入病区　住院处护士根据患者的病情选择步行、轮椅、平车或担架护送患者入病区。途中视病情安置合适卧位，注意保暖，不可中断必要的输液或给氧，确保患者的安全。护送患者至病区应与值班护士就患者病情、治疗、护理及物品进行交班。

二、入病区后的初步护理

（一）一般患者的初步护理

1. 准备床单位　病区护士接住院处通知后，根据患者的病情需要，立即准备床单位及洗漱所需用物，将备用床改为暂空床，并按需加铺橡胶单和中单。危重患者应安置在危重病室，传染病患者应安置在隔离病室，以便抢救或隔离。

2. 迎接新患者　新患者入院后进入一个陌生环境，希望被认识、被理解和被尊重，护理人员应以热情的态度、亲切的语言迎接患者至指定的床单位，妥善安置，以行动和语言使患者及其亲属感受到受欢迎和被关心，消除患者的焦虑、紧张等不安情绪，利于建立良好的护患关系，适应治疗与护理的需要。

3. 通知主管医师或当值医生诊视患者，必要时协助体检或救治。

4. 测量生命体征　测量患者的体温、脉搏、呼吸、血压、体重、身高等。必要时进行常规护理体检，如检查患者的营养、意识、面容、瞳孔、口腔、皮肤、肺、心脏、腹部、四肢、神经反射等情况，注意解释，消除顾虑。

5. 填写住院病历和有关的护理表格

（1）填写住院病案：用蓝色钢笔逐页填写住院病案眉栏及有关表格，住院病案排列顺序：体温单、医嘱单、入院记录、病史及体格检查、病程记录（手术、分娩记录单等）、各种检验检查报告单、护理病案、住院病案首页、门诊病案。

（2）竖写入院时间：用红色钢笔在体温 40～42℃之间的相应时间栏内竖写入院时间。

（3）记录生命体征：记录入院首次所测的体温、脉搏、呼吸、血压值和体重、身高等。

（4）填写入院相关的登记本或卡：如入院登记本、诊断小卡（挂于患者住院一览表上）和床尾卡（插入病床床尾牌夹内）。

（5）介绍指导：向患者作自我介绍，说明将为患者提供的服务及工作职责；其次为患者介绍病床单位的设备和使用、病区单元环境及设置、用膳制度、病房及医院的常规制度、邻床病友等，征询患者有无疑问，针对疾病作必要的健康指导。

（6）通知营养室准备患者膳食。

（7）按医嘱执行各项应急治疗和护理措施。

（8）入院护理评估：评估患者的身心状况，了解患者的身心需要，拟订初步的护理计划。填写患者入院护理评估单。

（二）急诊患者的初步护理

急诊患者经由急诊室直接送入或初步诊治转入病区后，值班护士按急诊室抢救工作步骤进行护理。

1. 通知医生　值班护士接到电话后立即通知有关医生做好相关抢救准备。

2. 准备床单位　按需备床单位，危重患者应安置在危重病室或抢救室方便救治，床上加铺中单、胶单。

3. 准备急救器材及药品　根据患者病情准备所需的抢救器械和急救药物，如氧气、吸痰器、洗胃机、吸引器、急救车、各种无菌包，做好抢救准备。

4. 安置患者　将患者安置在已准备好的病室病床上。

5. 立即测量生命体征　测量患者的体温、脉搏、呼吸、血压并记录于病历上。

6. 配合救护　迅速评估病情及其动态变化，主动配合救治，及时实施相关的护理，做好记录。

7. 询问病史　对不能准确叙述病情的患者，如语言、听力障碍、神志不清、婴幼儿等患者要留陪护人员，以便询问病史。

第二节　患者出院护理

出院护理是患者经住院治疗与护理后，因应病情痊愈出院、转院或自动出院时，护理人员所进行的一系列护理工作。

一、出院前的护理

（一）通知患者和家属　医生根据患者的健康情况，决定出院日期，护士按出院医嘱，提前通知患者及家属，做好出院准备。

（二）出院指导　无论患者是痊愈出院或是因病情需要转院，或是自动出院，护士应根据患者的病情和心理状态对患者和家属提供有针对性的健康指导，如饮食、服药、休息、功能锻炼和定期复查等注意事项，以及一些必要的自我护理知识和技能等，必要时提供相关的书面资料；同时，给予必要的心理护理与鼓励、安慰。确认患者或家属是否理解相关的指导内容，并要求其签上名字。

（三）征求患者的意见　征求患者和家属对医院工作的意见，以便改进工作，提高医疗护理服务质量。

（四）办理出院相关手续

1. 护士执行出院医嘱

(1) 停止一切医嘱，并在各种治疗单和护理单上填写“出院”，并注明时间和签名。

(2) 患者出院后仍需服用药物，护士凭医嘱出院处方，从药房领取药物，交给患者，并给予用药常识指导。

(3) 填写出院通知单，协助患者或家属到出院处结账与办理出院手续。

2. 填写患者出院登记本。

（五）填写出院护理评估单。

（六）协助患者出院　护士收到出院证，协助患者整理个人用物，开具物品带出证，并根据病情的不同，选择不同的出院方式护送患者出病区或医院。

二、有关医疗文件的处理

1. 在病历体温单上 40～42℃相应时间栏内用红钢笔竖写出院时间。

2. 按要求整理病案归档

按要求排列出院病案（排列顺序：住院病案首页、出院记录或死亡记录、入院记录、病史及体格检查、病程记录与会诊记录、各种检验及检查报告、护理病案、医嘱单、体温单）以备交病案室归档保存。

3. 注销各种卡片，如患者一览表的诊断小卡与床头、床尾卡。

三、出院后的护理

1. 整理床单位用物，按隔离消毒的原则处理床单位用物。

（1）撤去病床上的污被服，放入污衣袋，送洗衣房处理。

（2）床褥、枕芯、棉胎放于日光下曝晒 6h，或用紫外线照射消毒后备用。

（3）床垫、病床、床旁桌椅用消毒溶液擦拭。

（4）脸盆、痰杯用消毒溶液浸泡。

（5）传染性患者床单位、用物及病室，按传染病终末消毒原则处理。

2. 病室开门窗通风，铺备用床，准备迎接新患者。

第三节　运送患者方法

一、轮椅运送法

1. 目的　运送不能行走能坐起的患者入院、出院、检查治疗或离床户外活动。

2. 用物准备　轮椅（图 6－1）、按季节备外衣、别针、必要时备毛毯、软枕。

3. 操作方法　轮椅运送法操作流程与要点说明见表 6－1。

表 6－1　轮椅运送法

操作流程		要点说明
核对	患者的床号、姓名	
评估	1. 患者的病情、意识状态、正在进行的治疗 2. 患者的躯体活动能力、手术、伤口的部位、引流管情况 3. 患者：心理状态、沟通、合作能力、需求	
告知	1. 轮椅运送的目的和配合方法 2. 轮椅运送注意事项	
准备	1. 操作者：衣帽整洁，洗手、戴口罩 2. 患者：安置舒适位置 3. 用物：如上 4. 环境：整洁，光线充足，移开障碍物，环境宽敞，地面平坦	检查轮椅：车轮、椅座、椅背、脚踏板、制动闸等各部件的性能，保证安全

续表

操作流程		要点说明
实施	1. 放置轮椅：使轮椅背与床尾平齐，椅面朝向床头，扳制动闸将轮椅止动，翻起脚踏板 2. 天气寒冷时将毛毯平铺在轮椅上，毛毯上端高过患者颈部15cm左右 3. 扶患者坐起，协助患者穿衣、裤、袜 4. 撤掉盖被，扶患者坐起，两脚垂床缘，维持坐姿 5. 协助患者穿好鞋子 6. 上轮椅 (1) 嘱患者将双手置于护士肩上，护士双手环抱患者腰部，协助患者下床（图6–2） (2) 护士协助患者转身，嘱患者用手扶住轮椅把手，坐于轮椅中 (3) 翻下脚踏板，协助患者将脚置于脚踏板上 (4) 将毛毯上端围在患者颈部，用别针固定；将毛毯两侧围裹患者双臂，用别针固定；再用毛毯余下部分围裹患者上身、下肢和双脚（图6–3） (5) 整理床单位，铺暂空床 (6) 观察患者，确定无不适后，放松制动闸，推患者至目的地 7. 下轮椅 (1) 将轮椅推至床尾，使椅背与床位平齐，患者面向床头 (2) 扳制动闸将轮椅止动，翻起脚踏板 (3) 解除患者身上固定毛毯用别针 (4) 协助患者站起、转身、坐于床缘 (5) 协助患者脱去鞋子及保暖内衣，躺卧舒适，盖好盖被	1. 嘱患者手扶轮椅把手，尽量靠后坐，系好安全带 2. 过门槛时，跷起前轮避免过大震动 3. 下坡时，嘱患者抓紧扶手，确保安全
整理	1. 协助患者取舒适卧位，整理床单位 2. 按医疗废物处置用物，洗手 3. 再次查对，记录	

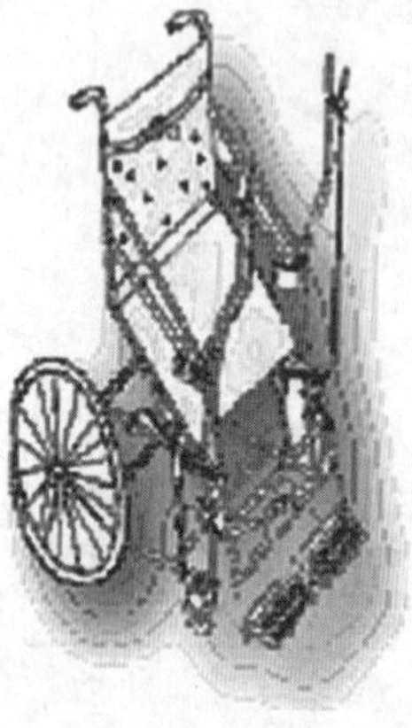

图 6－1　轮椅的结构

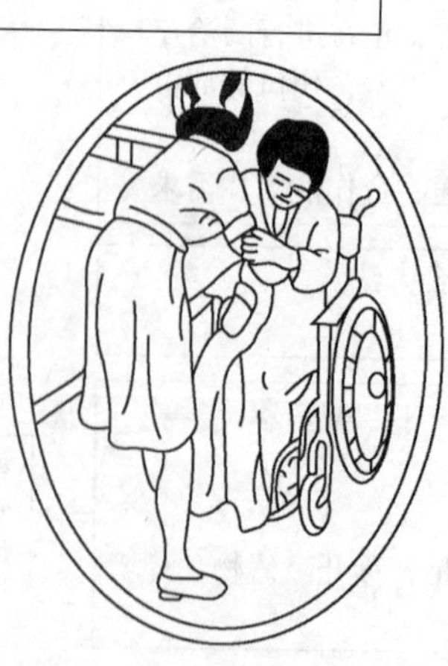

图 6－2　协助患者坐轮椅法

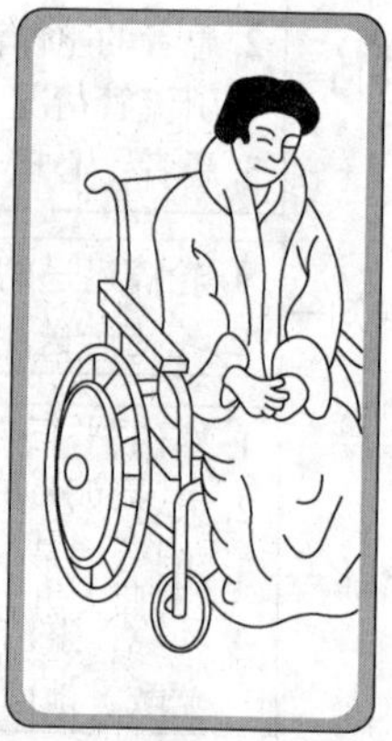

图 6－3　轮椅上包裹保暖法

4. 注意事项

（1）保证患者安全，舒适。

（2）根据室外温度适当地增加衣服，盖被（或毛毯），以免患者受凉。

（3）注意观察病情，询问、观察患者有无眩晕和不适。

二、平车运送法

1．目的　运送不能起床的患者入院、做各种特殊检查、治疗、手术或转运等。

2．用物　平车上置布单和橡胶单包好的垫子和枕头、毛毯或棉被，需要时备中单，骨折患者平车上应垫上木板，颈椎、腰椎骨折或病情较重的患者应备有椎板或帆布中单。

3．操作方法　平车运送操作流程与要点说明见表 6－2。

表 6－2　平车运送法

操作流程		要点说明
核对	患者的床号、姓名	
评估	1. 患者病情、意识状态、正在进行的治疗 2. 患者躯体活动能力、手术、伤口的部位、引流管情况 3. 患者：心理状态、沟通、合作能力、需求	
告知	1. 平车运送的目的和配合方法 2. 平车运送注意事项	
准备	1. 操作者：衣帽整洁，洗手、戴口罩 2. 患者：安置舒适卧位 3. 用物：如上 4. 环境：整洁，光线充足，移开障碍物，环境宽敞，地面平坦	1. 平车各部件性能良好 2. 如为骨折者，应用木板垫于平车上，并将骨折部位固定稳妥 3. 颈椎、腰椎骨折患者或病情较重患者，应备有帆布中单或布中单
实施	1. 安置好患者身上的导管等 2. 搬运患者 ◆ 挪动法 (1) 推平车至患者床旁，移开床旁桌、床旁椅，松开盖被 (2) 将平车推至床旁与床平行，大轮靠近床头，固定车闸 (3) 协助患者将上身、臀部、下肢依次向平车移动（图6–4） (4) 患者在平车上躺好，用被单或盖被包裹患者，先将足端向上反折，再近侧，后对侧，头部盖被折成45°角（图6–5） ◆ 一人搬运法 (1) 推平车至患者床旁，平车头端（大轮端）靠近床尾，使平车与床尾成钝角，固定车闸 (2) 松开盖被，协助患者穿好衣服 (3) 搬运者一臂自患者近侧腋下伸入至对侧肩部，另一臂伸入患者大腿下；患者双臂绕过搬运者肩部，双手交叉于搬运者颈后；搬运者抱起患者（图6–6），稳步移动将患者放于平车中央，盖好盖被 ◆ 二人搬运法 (1) 同一人搬运法(1)、(2) (2) 搬运者甲、乙二人站在患者同侧床旁，协助患者将上肢交叉于胸腹部	1. 挪动法适用于病情允许，能在床上配合的患者 2. 一人搬运法适用于体重较轻及病情允许者 3. 二人搬运法适用于不能活动或体重较重者 4. 三人搬运法适用不能活动、体重超重或病情较重者 5. 四人搬运法适用于颈椎、腰椎骨折或病情较重者 6. 抬起患者时，应尽量使患者靠近搬运者身体，以节省体力 7. 协助患者离开平车回床时，应协助患者先移动下肢，再移动上肢 8. 颅脑损伤、颌面部外伤及昏迷患者，应将头偏向一侧,防止舌根后坠堵塞呼吸道或呕吐物、分泌物吸入气管而引起窒息

续表

操作流程	要点说明
实施 (3) 搬运者甲一手伸至患者头、颈、肩下方，另一手伸至患者腰部；搬运者乙一手伸至患者臀部，另一手伸至患者腘窝，两人同时抬起患者至近侧床缘，再同时抬起患者稳步向平车处移动（图6–7），将患者放于平车中央，盖好盖被 ◆ 三人搬运法 (1) 同一人搬运法(1)、(2) (2) 搬运者甲、乙、丙三人站在患者同侧床旁，协助患者将上肢交叉置于胸腹部，搬运者甲双手托住患者头、颈、肩及背部；搬运乙双手托住患者腰、臀部；搬运者丙双手托住患者膝部及小腿，三人同时抬起患者至近侧床缘，再同时抬起患者稳步向平车处移动（图6–8），将患者放于平车中央，盖好被盖 ◆ 四人搬运法 (1) 同挪动法(1)、(2) (2) 搬运者甲、乙分别站于床头和床尾；搬运者丙、丁分别站于病床和平车的一侧 (3) 将帆布兜或中单放于患者腰、臀部下方 (4) 搬运者甲抬起患者的头、颈、肩；搬运者乙抬起患者的双足；搬运者丙、丁分别抓住帆布兜或中单四角，四人同时抬起患者向平车处移动（图6–9），将患者放于平车中央，盖好盖被 3. 松开平车制动闸，推患者至目的地 4. 整理床单位，铺暂空床 5. 协助回床：与相应搬运法相同	
整理 1. 协助患者取舒适卧位，整理床单位 2. 按医疗废物处置用物，洗手 3. 再次查对，记录	

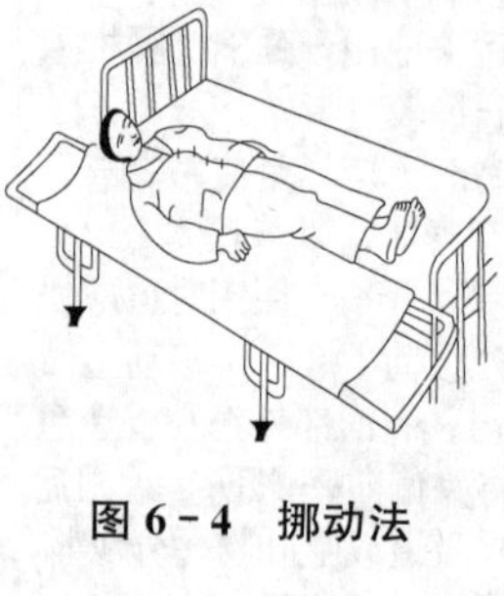

图 6–4　挪动法

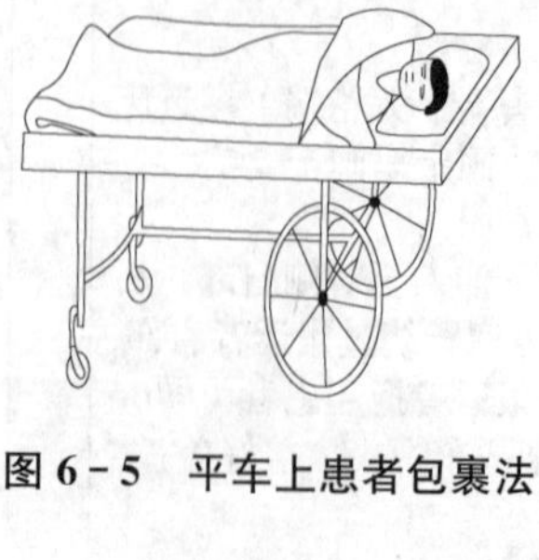

图 6–5　平车上患者包裹法

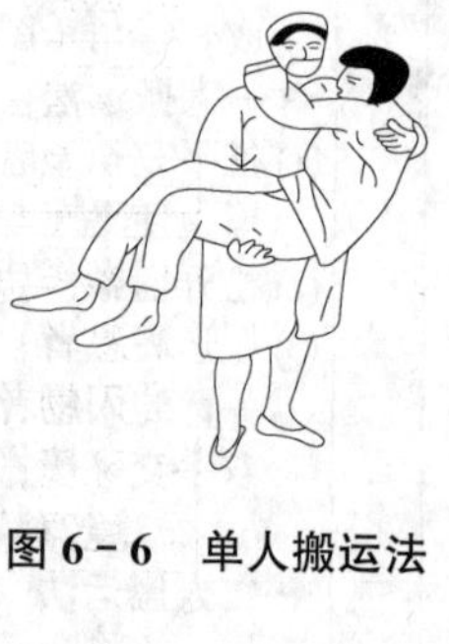

图 6–6　单人搬运法

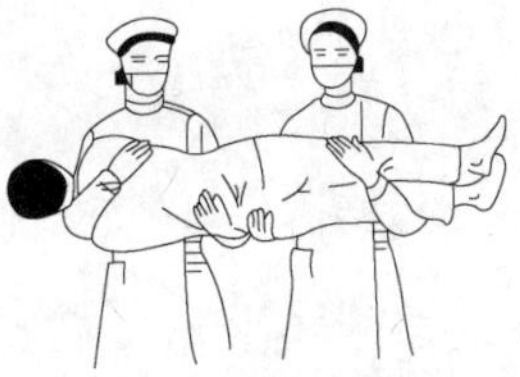

图 6-7　双人搬运法

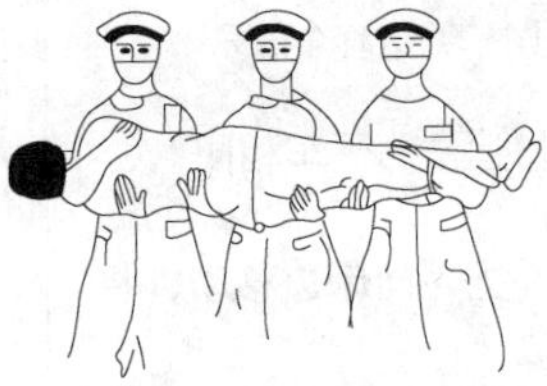

图 6-8　三人搬运法

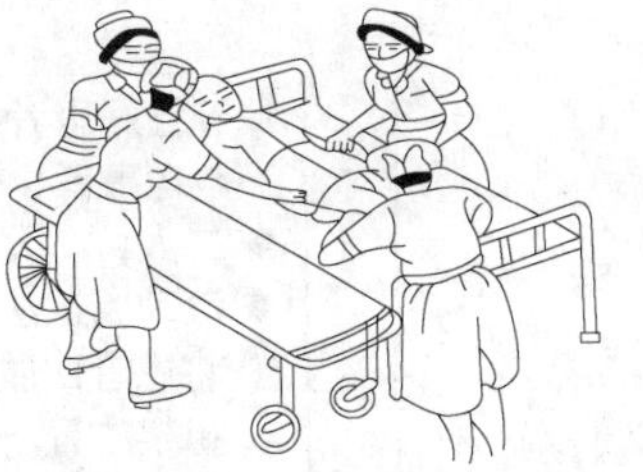

图 6-9　四人搬运法

4. 注意事项

(1) 动作轻稳，协调一致。搬运患者动作轻稳、多人搬运时动作应协调一致、准确。

(2) 确保患者安全、舒适。速度不可过快，上、下坡时，患者头部应位于高处；进、出门时避免碰撞，减轻患者的不适及保证患者安全。

(3) 密切观察病情。搬运过程中，护士应站在患者头侧，注意观察患者的病情变化，如面色、呼吸等。

(4) 注意保暖。天气寒冷应注意保暖，避免受凉。

(5) 保证持续性治疗不受影响，如吸氧、输液或引流，须保持通畅。

三、担架运送法

1. 目的　同平车运送法。

2. 用物　担架1副，其他物品同平车运送法。

3. 操作方法　担架运送操作流程与要点说明见表 6-3。

表 6-3　担架运送法

操作流程		要点说明
核对	患者的床号、姓名	
评估	1. 患者病情、意识状态、正在进行的治疗 2. 患者躯体活动能力、手术、伤口的部位、引流管情况 3. 患者：心理状态、沟通、合作能力、需求	
告知	1. 平车运送的目的和配合方法 2. 平车运送注意事项	
准备	1. 操作者：衣帽整洁，洗手、戴口罩 2. 患者：安置舒适卧位 3. 用物：如上 4. 环境：整洁，光线充足，移开障碍物，环境宽敞，地面平坦	

续表

步骤	操作流程	要点说明
实施	1. 安置好患者身上的导管等 2. 搬运患者 ◆ 二人、三人、四人搬运法同平车相同 ◆ 滚动搬运法 (1) 将患者四肢伸直，并拢，向床边移动，将担架放置于患者旁边 (2) 搬运者位于患者同一侧，甲扶持患者的头、颈及胸、背部，乙扶持患者腰、臀部，丙扶持患者膝部、小腿。三人同时像卷地毯或滚圆木样使患者成一整体向担架滚动（图6–10） (3) 使患者位于担架中央，采取仰卧位，盖好盖被 ◆ 平托法 (1) 搬运者站在患者和担架同一侧，将担架移至患者身旁 (2) 由一人或二人托起患者的头、颈部，另外二人分别托起患者的胸、腰、臀及上、下肢。搬运者将患者水平托起，头部处于中立位，并沿身体纵轴向上略加牵引颈部或由患者自己用双手托起头部，缓慢转移至担架上（图6–11） 3. 患者采取仰卧位，卧于担架的中央，并在颈下垫相应高的小枕或衣物，保持头颈中立位。头、颈两侧应用衣物或沙袋加以固定	1. 二人、三人、四人适用范围同平车搬运法 2. 滚动搬运法适用于病情允许，能在床上配合的患者 3. 平托法适用于颈椎损伤的患者 4. 搬运颈椎损伤的患者，应防止头颈左右旋转活动
整理	1. 整理好用物及担架备用 2. 洗手、记录过程及患者的情况	

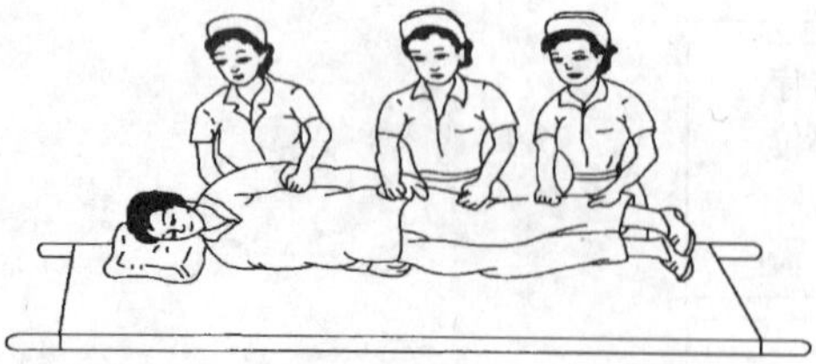

图 6－10　担架滚动搬运法

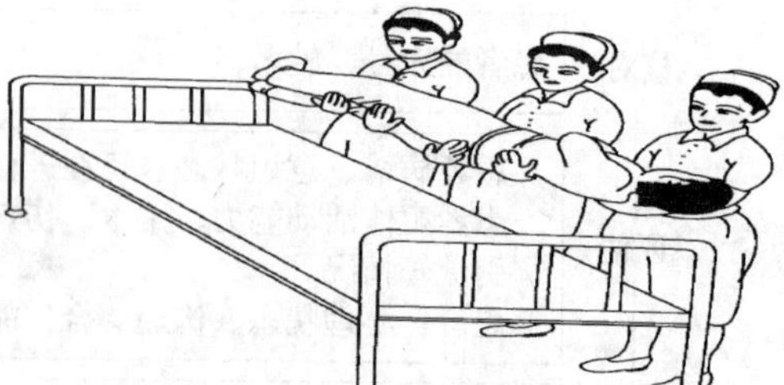

图 6－11　担架平托搬运法

【注意事项】

由于担架位置低，运送患者时，应由两人将担架抬起（高个子在头端，矮个子在脚端），与病床平齐，便于搬运患者；运送时步伐一致，确保平稳、安全。

第四节 家庭病床

21世纪的医学，已经从传统的纯治疗模式转变为群体保健、预防和患者主动参与的模式。医院的医疗、护理工作不仅仅是围绕住院患者在院内进行，而是从医院走向社会各个领域，面向大众开展多层次的保健、预防与康复。家庭病床的建立，是医院社会功能的扩展，是医院医疗面向家庭，开展预防、医疗、康复三位一体最好模式的体现。

一、家庭病床的概念

家庭病床是医疗单位对适合在家庭条件下进行检查、治疗和护理的某些患者，在其家中就地建立的病床，使患者在自已熟悉的环境里，在家人的陪伴照顾下接受医治或康复治疗。

二、家庭病床收治的对象与范围

1. 患者病情适合在家中疗养，给予支持治疗和减轻痛苦。
2. 经住院治疗、急诊留观或手术恢复期，病情稳定仍需继续治疗的患者。
3. 年老、体弱、行动不便，到医院就诊有困难的患者。

三、家庭病床的护理工作

开展家庭病床护理的护士必须具有一定的医学、护理学理论知识和较强的实践技能和必要的人文学科知识素养及较强的评判思维能力与动手处理问题的能力。能以患者的健康为中心，按护理程序的工作方法收集资料，制订护理计划，落实各项护理措施并跟踪评价反馈，切实为患者解决问题，满足患者康复治疗与最大限度促进健康。所以家庭病床护理应选派责任心强、工作能力强、技术全面的具有护师以上职称的护士负责，万一发生意外能紧急处理。家庭病床的主要护理工作包括：

1. 做好心理护理　采用合适的语言与非语言交流技巧给予患者安慰、鼓励和勇气，帮助患者克服由于疾病的痛苦所造成的心理障碍。
2. 提供治疗及护理需要　如注射、换药、按摩、导尿、灌肠等。
3. 指导与协助患者正确实施康复护理　如肢体功能、呼吸功能及膀胱功能的锻炼等。
4. 及时解决患者现存的护理问题与预防潜在的护理问题发生，做好评价记录。
5. 健康教育　介绍相关疾病的防治知识、用药知识、卫生习惯、科学的饮食起居知识、必要的家庭中一般物品的消毒隔离方法及患者自身健康促进的责任与意识的教育。

小　结

患者在门诊或急诊科经医生就诊后，确定需住院治疗时，护士应按照整体护理的要求，对患者进行评估，按需要采取护理措施，办理入院手续。通过精心的治疗与护理之后，病情好转或痊愈，护士应掌握患者出院的一般程序，协助办理出院手续。通过本章学习，应重点掌握入病区后的初步护理，出院前、后的护理和有关文件的处理及运送患者的方法；加强对搬运患者的方法，尤其是四人搬运法等难点的理解。

自测题

一、A_1/A_2 型题

下列每道考题有 A、B、C、D、E 五个备选答案，请从中选择一个最佳答案。

1. 住院处护士为患者办理入院手续的主要依据是
   A. 转院证明
   B. 门诊病历
   C. 住院证
   D. 单位介绍
   E. 公费医疗证

2. 下列哪项不属于住院处护士的护理工作
   A. 办理入院手续
   B. 通知医生
   C. 卫生处置
   D. 安排床位与介绍住院须知
   E. 护送患者入病室

3. 入院指导的内容不包括
   A. 核对患者，介绍自己
   B. 介绍患者床单位的设备和使用
   C. 病区环境及设置
   D. 正确送检常规标本
   E. 病房及医院的常规制度

4. 在体温单上填写出入院时间记录的正确方法是
   A. 39～40℃之间，相应的时间栏内，用红钢笔竖写
   B. 40～41℃之间，相应的时间栏内，用蓝钢笔竖写
   C. 40～42℃之间，相应的时间栏内，用红钢笔纵写
   D. 40～42℃之间，相应的时间栏内，用蓝钢笔纵写
   E. 38～42℃之间，相应的时间栏内，用红钢笔纵写

5. 病区当值护士接住院处新患者入院通知后应立即根据病情准备合适的
   A. 营养饮食
   B. 分级护理
   C. 病床单位
   D. 治疗药物
   E. 护理措施

6. 出院患者的床单位处理不正确的是
   A. 污被服撤下送洗衣房清洗
   B. 床垫，棉胎日光下曝晒 6 小时
   C. 非一次性的面盆、痰杯用消毒液浸泡
   D. 床旁桌、椅用消毒液擦拭
   E. 铺暂空床，准备迎接新的患者

7. 出院患者的病历排列首页是
   A. 体温单
   B. 入院记录
   C. 住院病案首页
   D. 病程记录
   E. 出院记录

8. 用轮椅接送患者时，轮椅位置应该是
   A. 放在床尾，面向床头
   B. 放在床头，面向床尾
   C. 放在床旁，椅背靠床沿
   D. 放在床旁，面向床尾
   E. 面向床头，椅背与床尾平齐

9. 协助患者由病床向平车挪动的顺

序是
A. 上身、臀部、下肢
B. 上身、下肢、臀部
C. 下肢、臀部、上身
D. 臀部、上身、下肢
E. 臀部、下肢、上身

10. 单人搬运患者、平车放置的适宜位置是
A. 平车与床平行
B. 平行头端与床尾呈钝角
C. 平车头端与床头呈钝角
D. 平车尾端与床尾呈钝角
E. 平车头端与床尾呈锐角

11. 二人搬运法正确的做法是
A. 两人弯腰抱住患者移动
B. 两人双腿并拢，用力抬起患者逐渐移动
C. 两人手臂伸直，托住患者移动
D. 两人一人托起头部，一人托起脚部移动
E. 两人一人托住患者的头颈、肩及腰，另一人托臀部、腘窝，在同侧托抱起患者移动

12. 三人搬运患者的最佳配合是
A. 甲托患者头肩部、乙托背臀部、丙托膝腿部
B. 甲托患者头颈部、乙托腰臀部、丙托小腿和足部
C. 甲托患者颈背、乙托背臀部、丙托膝腿部
D. 甲托患者头背部、乙托腰臀部，丙托小腿和足部
E. 甲托患者头肩部、乙托臀部、丙托膝腿部

13. 家庭病床建立是下列哪项三位一体的好形式
A. 治疗、护理、预防
B. 预防、健康、护理
C. 预防、健康、康复
D. 健康、预防、治疗
E. 预防、医疗、康复

14. 护士进行家庭护理工作不包括
A. 提供治疗护理
B. 给予康复护理
C. 给予健康教育
D. 诊断疾病
E. 提供心理护理

15. 周女士，35 岁，因急腹症入院，患者精神紧张，焦虑，值班护士在实施入院护理时，哪项不妥
A. 热情接待，为患者提供舒适的环境
B. 服务周到，使患者放心
C. 认真倾听，科学指导
D. 患者的任何需要，及时满足，让患者放心
E. 耐心安慰，减轻患者的焦虑

16. 黄女士，30 岁，因外伤大出血急诊入院，表现为烦躁不安，面色苍白，血压 80/50mmHg，脉搏 115 次/分，入院护理的首要步骤是
A. 准备急救药品，等待医生到来
B. 通知医生、测量生命体征、配合救治
C. 介绍病区环境、有关制度
D. 了解患者的身心需要，做护理体检
E. 填写有关表格

17. 护士用平车护送一氧化碳中毒急诊入院患者入病区的途中，最重要的是
A. 上坡头在前

B. 下坡头在后
C. 使患者躺卧在平车中间
D. 不可用车撞门
E. 维持输液，吸氧

18. 林先生，50 岁，因胃溃疡入院待手术，病区护士实施入院护理，不妥的一项是
A. 使患者尽快适应病区环境
B. 将备用床改为麻醉床
C. 正确测量 T、P、R、BR 并记录
D. 填写有关表格
E. 了解患者的身心需要，进行护理体检

19. 李女士，30 岁，急性阑尾炎手术后出院，护士做的护理工作中不妥的一项是
A. 停止病区内的治疗
B. 通知患者办理出院手续
C. 填写患者出院护理评估单
D. 征求患者意见，给予健康指导
E. 患者离开后，立刻铺备用床

20. 李某，女，50 岁，行胆囊切除术后，用平车送回病房，该患者正在输液，并带有腹腔引流管、导尿管，下列做法不妥的是
A. 严密观察病情及输液、引流情况
B. 保持输液管、引流管、导尿管通畅
C. 挂高输液瓶，固定好穿刺部位
D. 妥善固定引流管、导尿管防止运送时脱出
E. 停止输液，拔出引流管、导尿管

二、A_3/A_4 型题

（21～22 题共用题干）

陈先生，60 岁，诊断为“十二指肠球部溃疡出血”入院，经过治疗，病情缓解，病房护士接到此患者出院的通知。

21. 护士为此患者进行出院护理，正确的一项是
A. 按出院医嘱通知患者，办理手续
B. 整理病历，将医嘱单放在最后一页
C. 注销各种卡片，但不包括饮食
D. 年老及文化低的患者做好卫生宣教
E. 应该用轮椅护送至医院门口

22. 患者出院时，护士送别时语言应忌用
A. 注意休息
B. 按时复诊
C. 按时服药
D. 再见，欢迎再来
E. 请多吃易消化的食物

（23～24 题共用题干）

陶先生，45 岁，因颈椎骨折可能住院，现需送 CT 室检查。

23. 护士应采用何种方法搬运患者
A. 单人搬运
B. 二人搬运
C. 三人搬运
D. 四人搬运
E. 挪动法

24. 护士搬运患者的正确方法是
A. 护士双臂将患者抱起，移至平车
B. 甲托颈肩背，乙托背臀部，搬运至平车上

C. 甲托头肩部胛部，乙托背臀部，丙托膝腿部，搬运至平车上
D. 甲托肩颈部，乙托两腿，丙丁分别站病床和平车两侧握中单四角，合力搬运至平车上
E. 护士帮助患者将上身、下肢、臀部移向平车

（25～26 题共用题干）

患者吴某，因外伤引起脾破裂急诊入院。患者烦躁不安，面色苍白，四肢厥冷，血压 80/50mmHg，脉搏 120 次/分钟。

25. 急诊科护士应立即
A. 行卫生处置
B. 通知医师，并做好术前准备
C. 通知病区值班护士
D. 介绍医院的规章制度
E. 置休克卧位，测生命体征及身高、体重

26. 当患者术后回外科病房前，病区护士应
A. 将备用床改为暂空床
B. 枕头平放于床头，开口背门
C. 移椅子于床尾
D. 将备用床改为麻醉床
E. 待患者回病房后再备麻醉盘

三、B 型题

（27～29 题共用备选答案）
A. 轮椅运送
B. 平车单人搬运法
C. 平车挪动法
D. 平车三人搬运法
E. 平车四人搬运法

27. 运送疾病恢复期的患者到花园里散心，可采用
28. 运送颈椎骨折的患者外出检查时，可采用
29. 运送能在床上配合的患者时，可采用

（李金莲）

第七章　患者卧位与安全的护理

学习目标

1. 掌握卧位的概念、种类，协助患者翻身侧卧和移向床头法。
2. 熟悉保护具的种类、使用与要求。

案例分析

病史：患者黄某，女，42岁，本科文化，教师。右下腹部疼痛，阵发性加剧，伴恶心、呕吐、发热2天，今天下午腹痛加重来院诊治，以“急性阑尾炎”收入院治疗。

体格检查：T38.9℃，P105次/分，R22次/分，BP105/70mmHg。神清，乏力；腹肌紧张，右下腹有明显的压痛、反跳痛，其他未见异常。

思考：1. 患者采用硬膜外麻醉行阑尾切除术，刚从手术室回来，未清醒，病区护士应给患者安置何种体位？如何安置？

2. 术后第2天，患者血压稳定，神清，应指导与协助患者采取何种体位？为什么？

第一节　临床常见各种卧位

一、卧位的概念

临床上根据患者的病情、治疗和护理的需要，调整不同的卧位。正确的卧位可使患者感觉舒适，对治疗疾病、减轻症状、进行各种检查、预防并发症和增强安全性均有积极的作用。

（一）定义

卧位是指患者在休息或适应治疗、护理需要时所采取的卧床姿势。护士在临床工作中常常要根据患者的病情、治疗与护理需要而协助和指导患者采取各种不同的卧位，以便于检查、治疗和护理。如休克患者需取中凹卧位、呼吸困难时需取半坐卧位。

（二）卧位的性质

按卧位的自主性通常可将卧位分为主动卧位、被动卧位和被迫卧位三种。

1. 主动卧位　患者身体活动自如，体位可根据自己的意愿随意改变，称主动卧位。见于轻症患者。

2. 被动卧位　患者自身无变换卧位的能力，躺卧于被他人安置的卧位，称被动卧位。对极度衰弱或意识丧失、瘫痪等无变换卧位能力的患者，护士应依据病情帮助患者采取合适的卧位。

3. 被迫卧位　患者的意识存在，也有变换卧位的能力，由于疾病的影响为减轻症状或治疗需要而被迫采取的卧位，称被迫卧位。如支气管哮喘发作时，由于呼吸极度困难而采取的端坐位。护士应注意做好解说与协助工作。

二、卧位的种类

(一) 仰卧位

患者仰卧，头下放一枕，两臂放于身体两侧，两腿伸直，自然放置。临床上因应病情或治疗、检查所需而有所变化，分为 3 种。

1. 去枕仰卧位法（图 7－1）

【适用范围】

(1) 昏迷或全身麻醉未清醒的患者，可防止呕吐物误入气管而引起窒息或肺部并发症。

(2) 椎管内麻醉或脊髓腔穿刺后的患者，预防颅内压减低而引起的头痛（穿刺后，脑脊液可自穿刺处漏出至脊膜腔外，造成颅内压过低，牵拉颅内静脉窦和脑膜等组织而引起）。

【安置方法】卧位安置操作流程与要点说明见表 7－1。

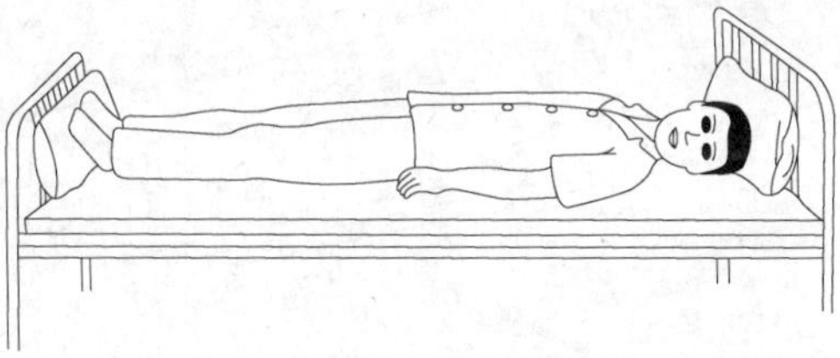

图 7－1　去枕仰卧位

2. 屈膝仰卧位法（图 7－2）

【适用范围】

(1) 用于胸、腹部检查，使腹肌放松，便于检查。

(2) 用于导尿术或会阴冲洗，暴露操作部位。

【安置方法】卧位安置操作流程与要点说明见表 7－1。

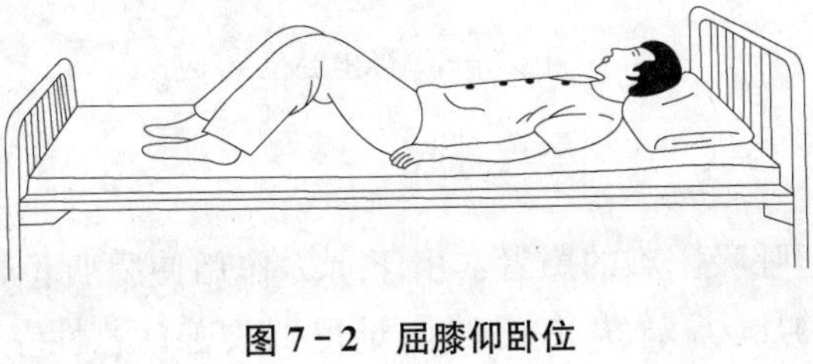

图 7－2　屈膝仰卧位

3. 中凹卧位（图 7－3）

【适用范围】用于休克患者。

【安置方法】卧位安置操作流程与要点说明见表 7－1。

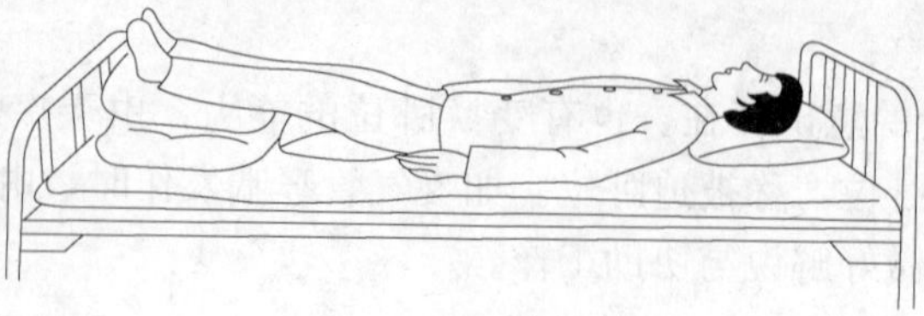

图 7-3　中凹卧位

（二）侧卧位(图 7-4)

【适用范围】

(1) 灌肠、肛门检查、臀部肌内注射（上腿伸直，下腿弯曲）。

(2) 配合胃镜检查。

(3) 预防压疮：侧卧位与平卧位交替，可避免局部组织长期受压，同时便于擦洗和按摩受压部位，以预防压疮发生。

【安置方法】卧位安置操作流程与要点说明见表 7-1。

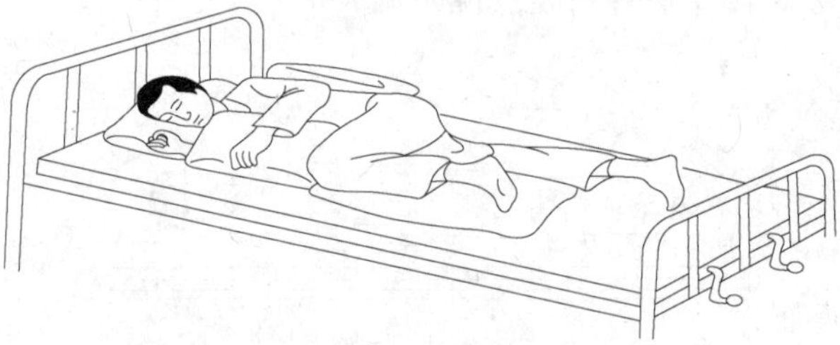

图 7-4　侧卧位

（三）半坐卧位(图 7-5)

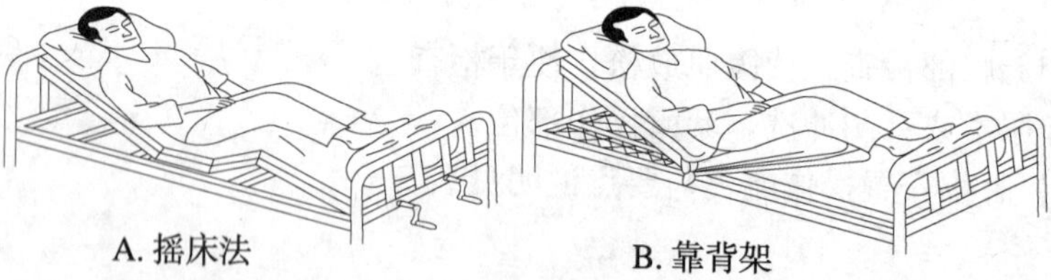

A. 摇床法　　B. 靠背架

图 7-5　半坐卧位

【适用范围】

(1) 心肺疾病所引起呼吸困难的患者：由于重力作用使膈肌位置下降，胸腔容量扩大，同时腹内脏器对心、肺的压力减轻，使呼吸困难得到改善；急性左心衰竭患者采取半坐卧位，可使部分血液滞留在下肢和盆腔脏器内，使回心血流量减少，从而减轻肺淤血和心脏负担。

(2) 腹腔、盆腔手术后有炎症的患者：可使腹腔渗出物流入盆腔，促使感染局限化。因盆腔腹膜抗感染性较强，而吸收较差，可以减少炎症的扩散和毒素的吸收，从而减轻中毒反应，也便于引流及防止感染向上蔓延而引起膈下脓肿。

（3）腹部手术后的患者：可减轻腹部切口缝合处的张力，缓解疼痛，有利切口愈合。

（4）某些面部及颈部手术后的患者：采取半坐卧位可减少术后伤口的渗血或出血，预防并发症的发生。

（5）恢复期体质虚弱的患者：有利于由长时间卧床向站立过渡。

【安置方法】卧位安置操作流程与要点说明见表7－1。

（四）端坐位（图7－6）

【适用范围】急性肺水肿、心包积液及支气管哮喘发作时的患者。由于极度呼吸困难，患者被迫端坐以缓解或减轻症状。

【安置方法】卧位安置操作流程与要点说明见表7－1。

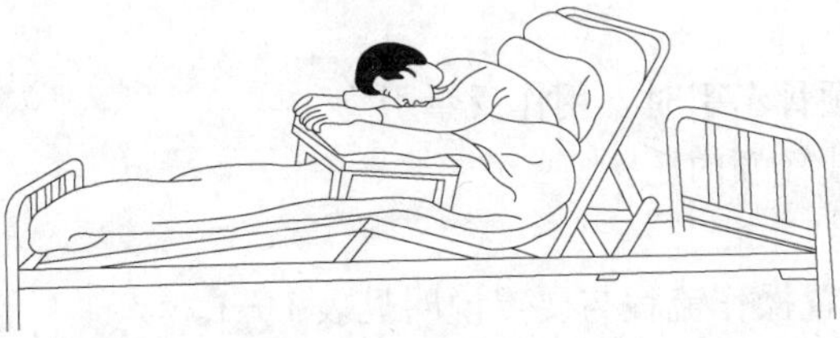

图7－6　端坐位

（五）俯卧位（图7－7）

【适用范围】

（1）腰、背部检查或胰胆管造影检查的患者。

（2）脊椎手术后及腰、背、臀部有伤口，不能平卧或侧卧的患者。

（3）胃肠胀气所致的腹痛患者。俯卧位时腹腔容积相对增大，可用于缓解胃肠胀气所致的腹痛。

【安置方法】卧位安置操作流程与要点说明见表7－1。

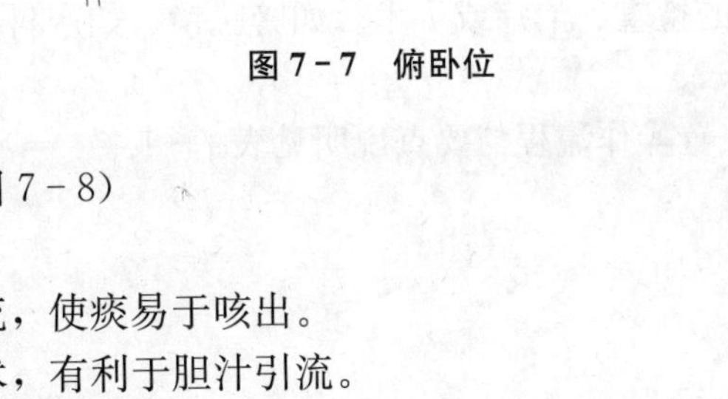

图7－7　俯卧位

（六）头低足高位（图7－8）

【适用范围】

（1）肺部分泌物引流，使痰易于咳出。

（2）十二指肠引流术，有利于胆汁引流。

（3）妊娠时胎膜早破，防止脐带脱垂。

（4）跟骨牵引或胫骨结节牵引时，可利用人体重力作为反牵引力。

【安置方法】卧位安置操作流程与要点说明见表 7-1。

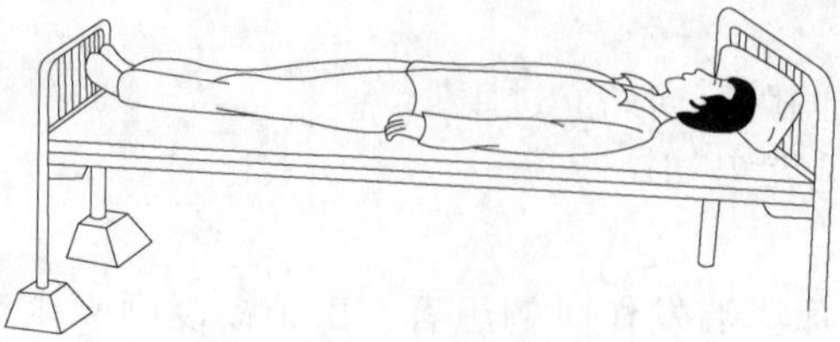

图 7-8　头低足高位

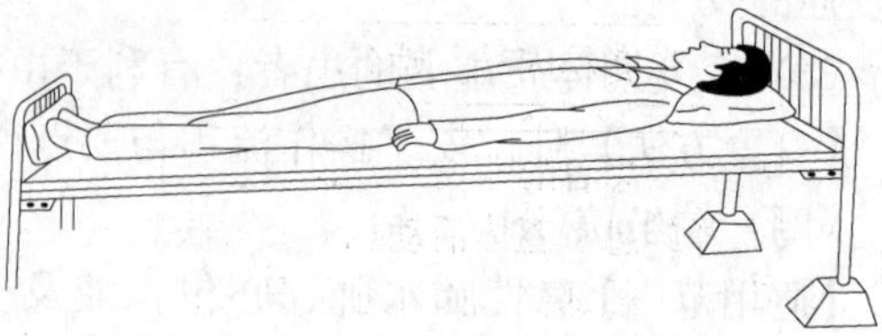

图 7-9　头高足低位

（七）头高足低位(图 7-9)

【适用范围】

(1) 颈椎骨折进行颅骨牵引时，用作反牵引力。

(2) 预防脑水肿，减轻颅内压。

(3) 开颅手术后患者。

【安置方法】卧位安置操作流程与要点说明见表 7-1。

（八）膝胸位（图 7-10)

【适用范围】

(1) 用于肛门、直肠、乙状结肠的检查及治疗。

(2) 用于矫正子宫后倾及胎位不正，如臀先露。

(3) 促进产后子宫的复原。

【安置方法】卧位安置操作流程与要点说明见表 7-1。

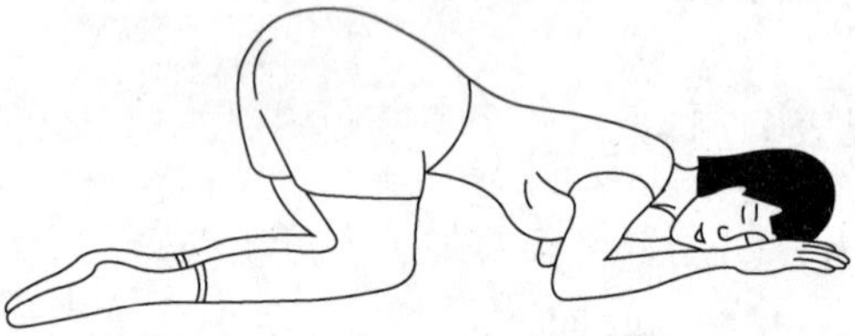

图 7-10　膝胸位

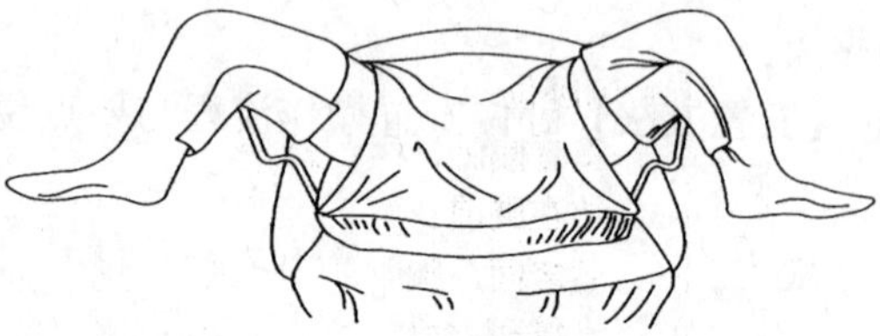

图 7-11　截石位

（九）截石位（图 7-11)

【适用范围】

(1) 会阴、肛门部位的检查、治疗或手术。如膀胱镜、妇产科检查、阴道灌洗等。

(2) 产妇分娩。

【安置方法】　卧位安置操作流程与要点说明见表 7-1。

表 7-1　卧位安置法

	操作流程	要点说明
核对	患者的床号、姓名	
评估	1. 患者的病情、意识状态、正在进行的治疗 2. 患者躯体活动能力、皮肤受压、手术、伤口的部位、引流管情况 3. 患者：心理状态、沟通、合作能力、需求	
告知	1. 卧位安置的目的和配合方法 2. 卧位安置注意事项	
准备	1. 操作者：衣帽整洁，洗手、戴口罩 2. 患者：根据病情安置各种卧位 3. 用物：根据需要备床栏、枕头、屏风等 4. 环境：整洁，光线充足，必要时用屏风遮挡	
实施	1. 安置患者身上的导管 2. 取卧位 ◆ 仰卧位 (1) 去枕仰卧位：去枕仰卧，头偏向一侧，两臂放于身体两侧，两腿伸直，自然放置。将枕横立于床头 (2) 屈膝仰卧位：患者仰卧，头下垫枕，两臂放于身体两侧，两膝屈起，并稍向外分开 (3) 中凹卧位：抬高头胸部10°～20°，抬高下肢20°～30° ◆ 侧卧位 患者侧卧，两臂屈肘，一手放在枕旁，一手放在胸前，下腿伸直，上腿弯曲。必要时两膝之间、胸腹部、后背部放置软枕，以扩大支撑面，增加稳定性 ◆ 半坐卧位 (1) 摇床法：患者卧于床上，以髋关节为轴心，先摇起床头支架使上半身抬高与床成30°～50°角，再摇起膝下支架，以防患者下滑。放平时，先摇平膝下支架，再摇平床头支架 (2) 靠背架法：如无摇床，可在床头垫褥下放一靠背架。将患者上半身抬高，下肢屈膝，用中单包裹膝枕垫于膝下，中单两端的带子固定于床缘，以防患者下滑。床尾足底垫软枕。其余同摇床法	1. 椎管内麻醉及脊髓腔穿刺后患者要去枕仰卧位6小时 2. 休克患者取中凹卧位有利于呼吸和下肢静脉血回流，缓解休克症状 3. 臀部肌内注射采用侧卧位时要上腿伸直，下腿弯曲 4. 采取半坐卧位，必要时床尾可置一软枕，垫于患者足底，防止下滑，使患者舒适 5. 取端坐位必要时加床档，以保证患者的安全 6. 头低足高位时患者会感到不适，不宜过长时间使用。颅内高压者禁用 7. 取膝胸卧位时注意大腿和床面要垂直、胸贴床面（如用于孕妇矫正胎位时，每次不应超过15分钟） 8. 注意保暖和适当遮挡患者

续表

操作流程		要点说明
实施	◆ 端坐位 扶患者坐起，身体稍向前倾，床上放一跨床小桌，桌上放软枕，患者可伏桌休息。并用床头支架或靠背架将床头抬高70°~80°，使患者同时能向后依靠；膝下支架抬高15°~20° ◆ 俯卧位 患者俯卧，两臂屈曲放于头的两侧，两腿伸直；胸下、髋部及踝部各放一软枕，头偏向一侧 ◆ 头低足高位 患者仰卧，将一软枕横立于床头，以防碰伤头部。床尾用支托物垫高15~30cm ◆ 头高足低位 患者仰卧，床头用木墩或其他支托物垫高15~30cm，视病情而定，枕头横立于床尾，以防足部触及床栏 ◆ 膝胸卧位 患者跪卧，两小腿平放在床上，稍分开，大腿和床面垂直，胸贴床面，腹部悬空，臀部抬起，头转向一侧，两臂屈肘，放于头的两侧 ◆ 截石位 患者仰卧于检查台上，两腿分开，放于支腿架上，臀部齐床边，两手放在胸部或身体两侧	
整理	1. 协助患者取舒适卧位，整理床单位 2. 按医疗废物处置用物，洗手 3. 再次查对，记录	

第二节　协助患者更换卧位方法

患者长期卧床，身心会受到很大压力，易出现精神萎靡、消化不良、便秘、肌肉萎缩等不良后果；由于局部皮肤长期受压、血液循环障碍、呼吸道分泌物不易咳出等原因而导致容易出现压疮、坠积性肺炎等并发症。因此护士应定期为病患者更换卧位，使患者感到舒适，预防并发症的发生。

一、协助患者翻身侧卧法

（一）目的

1. 协助因疾病或治疗限制而不能起床的患者更换卧位，使患者舒适。
2. 预防并发症的产生　如预防压疮、坠积性肺炎。
3. 适应治疗、护理的需要　如背部护理、肌内注射。

（二）用物

要据病情需要准备枕头、床档、屏风。

（三）操作方法

1. 协助患者翻身侧卧，操作流程及要点说明见表 7－2。

2. 轴线翻身操作流程与要点说明见表 7－3。

表 7－2　协助患者翻身侧卧法

	操作流程	要点说明
核对	患者的床号、姓名	
评估	1. 患者病情、意识状态、正在进行的治疗 2. 患者躯体活动能力、皮肤受压、手术、伤口的部位、引流管情况 3. 患者：心理状态、沟通、合作能力、需求	
告知	1. 翻身侧卧的目的和配合方法 2. 翻身侧卧注意事项	
准备	1. 操作者：衣帽整洁，洗手、戴口罩 2. 患者：安置舒适卧位 3. 用物：根据需要备床栏、枕头等 4. 环境：整洁，光线充足	
实施	1. 安置病床、管道：固定床脚轮，将各种导管及输液装置安置妥当，必要时将盖被折叠至床尾或一侧。 2. 安置患者：患者仰卧位，两手放于腹部，双腿屈曲。 ▲一人协助患者翻身侧卧法（图7–12） (1) 移至床缘:先将患者肩部、臀部向护士侧移动，再将患者双下肢移向靠近护士侧的床沿 (2) 翻向对侧:一手托肩，一手扶膝，轻轻将患者转向对侧，使患者背向护士 (3) 放置软枕:按侧卧位要求，在患者的背部、胸前及两膝间放置软枕，扩大支撑面，必要时使用床档 ▲二人协助患者翻身侧卧法（图7–13） (1) 移至床缘:两名护士站在床的同一侧，一人托住患者颈肩部和腰部，另一人托住患者臀部和腘窝部。两人同时将患者稍抬起移向近侧 (2) 移至对侧:两人分别托扶患者的肩、腰部和臀、膝部，轻轻将患者移向对侧，使患者背向护士 (3) 放置软枕:按侧卧位要求，在患者的背部、胸前及两膝间放置软枕，扩大支撑面	1. 一人协助患者翻身侧卧法适用于体重较轻患者 2. 二人协助患者翻身侧卧位法适用于体重或病情较重的患者 3. 必要时使用床档，使患者安全、舒适
整理	1. 整理床单位 2. 按医疗废物处置用物，洗手 3. 再次查对 4. 记录交班:记录翻身时间和皮肤情况于翻身卡上，做好交接班	

表 7－3　轴线翻身法

步骤	操作流程	要点说明
核对	患者的床号、姓名	
评估	1. 患者的病情、意识状态、正在进行的治疗 2. 患者躯体活动能力、皮肤受压、手术、伤口的部位、引流管情况 3. 患者：心理状态、沟通、合作能力、需求	
告知	1. 轴线翻身侧卧的目的和配合方法 2. 轴线翻身侧卧注意事项	
准备	1. 操作者：衣帽整洁，洗手、戴口罩 2. 患者：安置舒适卧位 3. 用物：根据需要备床栏、枕头等 4. 环境：整洁，光线充足	
实施	1. 固定病床：固定床脚轮，将各种导管、牵引等安置妥当，移去枕头，松开床尾盖被并折叠至床的一侧 2. 安置患者：患者取仰卧位 ◆两人协助患者轴线翻身法 (1) 移动患者：两名护士站在床的同侧，小心地将大单置于患者身下，分别抓紧靠近患者肩、腰背、髋部、大腿等处的大单，将患者拉至近侧，并放置床档 (2) 安置体位：护士绕至对侧，将患者近侧手臂放在头侧，远侧手臂放于胸前，两膝间放一软枕	1. 两人协助患者轴线翻身法适用于脊椎受损或脊椎手术后患者 2. 三人协助患者轴线翻身法适用于颈椎损伤的患者 3. 三人动作要协调一致，保持患者头部与躯干成一直线
	(3) 协助翻身：护士双脚前后分开，两人双手抓紧患者肩、腰背、髋部、大腿等处的远侧大单，由一名护士发口令，两人动作一致地将患者整个身体以圆滚轴式翻转至侧卧，使患者面向护士，颈、腰、髋保持在同一水平线上 (4) 促进舒适：按侧卧位要求将软枕放于患者两膝之间、胸腹部、背部支撑患者，必要时使用床档 (5) 检查交班：观察背部皮肤情况并进行护理，做好交接班 ▲三人协助患者轴线翻身法 (1) 移动患者：由3名护士完成。1名护士固定患者的头部，纵轴向上略加牵引，使头、颈随躯干一起慢慢移动；另一名护士将双手分别置于肩、背部；第3名护士将双手分别置于腰部、臀部，使患者头、颈、腰、髋保持在同一水平线上，移至近侧 (2) 转向对侧：保持患者脊椎平直，翻转至侧卧位，翻转角度不超过60° (3) 放置软枕：将一软枕放于患者背部支撑身体，另一软枕放于两膝之间并使双膝处于功能位，头部两侧置沙袋，肩颈下垫薄枕颈托 (4) 检查交班：观察呼吸与全身受压部位皮肤情况并进行护理，做好交接班	
整理	1. 整理床单位 2. 按医疗废物处置用物，洗手 3. 再次查对 4. 记录交班:记录翻身时间和皮肤情况于翻身卡上，做好交接班	

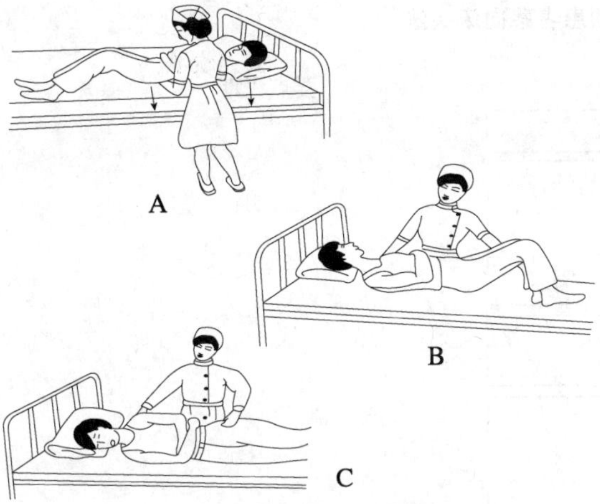

图 7－12　一人协助患者翻身侧卧法

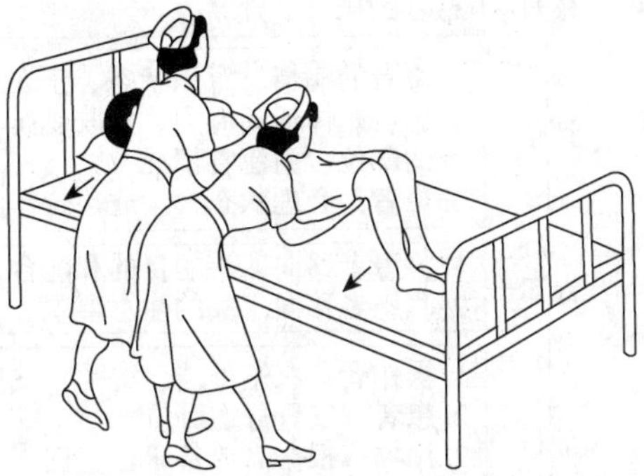

图 7－13　二人协助患者翻身侧卧法

（四）注意事项

1. 注意节力原则。翻身时，应注意扩大支撑面，降低重心，让患者尽量靠近护士，使重力线通过支持面保持平衡，缩短重力臂而省力。

2. 两人协助翻身时，注意动作协调轻稳，不可拖拉，以免擦伤皮肤或关节脱位。应将患者的身体稍抬起再行翻身。移动体位后，须用软枕垫好背部及膝下，以维持舒适位置。

3. 翻身时注意为患者保暖，并防止坠床。

4. 若患者身上置有多种导管及输液装置，翻身时应先将导管安置妥当，翻身后，检查导管是否扭曲，注意保持导管通畅。

5. 为手术后患者翻身时，应先检查敷料是否脱落或潮湿，如分泌物浸湿敷料，应当先更换再行翻身；颅脑手术后，头部翻转过剧可引起脑疝，压迫脑干，导致突然死亡，故一般只能卧于健侧或平卧；颈椎和颅脑牵引的患者，翻身时不可放松牵引；石膏固定和伤口较大的患者，翻身后应将患处放于适当位置，防止受压。

6. 根据病情及皮肤受压情况，确定翻身间隔时间。如发现皮肤发红或破损，应及时处理并增加翻身次数，同时做好交班。

二、协助患者移向床头法

（一）目的

协助已滑向床尾而自己又不能移动的患者移向床头，使患者安全而舒适。

（二）操作方法

协助患者移向床头操作流程与要点说明见表 7－4。

表 7－4　协助患者移向床头法

	操作流程	要点说明
核对	患者的床号、姓名	
评估	1. 患者的病情、意识状态、正在进行的治疗 2. 患者躯体活动能力、皮肤受压、手术、伤口的部位、引流管情况 3. 患者：心理状态、沟通、合作能力、需求	
告知	1. 将患者移向床头的目的和配合方法 2. 将患者移向床头的注意事项	
准备	1. 操作者：衣帽整洁，洗手、戴口罩 2. 患者：安置舒适卧位 3. 用物：根据需要备床栏、枕头等 4. 环境：整洁，光线充足	
实施	1. 安置病床、管道：固定床脚轮，将各种导管及输液装置安置妥当，必要时将盖被折叠至床尾或一侧 2. 将枕头横立于床头，防止撞伤 3. 安置患者：取仰卧屈膝，双手握住床头栏 ◆ 一人协助患者移向床头法（图7–14） (1) 护士姿势：护士靠近床侧，两腿适度分开，一手托住患者肩背部，一手托住臀部 (2) 移向床头：在护士抬起患者的同时，患者脚蹬床面，使其上移 ◆ 二人协助患者移向床头法 (1) 护士姿势：一种方法是护士两人站于同侧，一人托住患者颈肩及腰部，另一人托住臀部及腘窝部；另一种方法是护士两人分别站在床的两侧，一人托住患者颈肩及腰部，另一人托住背部及腘窝部（图7–15） (2) 合力上移：两位护士同时用力，协调地将患者抬起，移向床头。	1. 一人协助患者移向床头法适用于生活能部分自理的患者 2. 二人协助患者移向床头法适用于生活不能自理或体重较重的患者
整理	1. 整理床单位 2. 按医疗废物处置用物，洗手 3. 再次查对、记录	

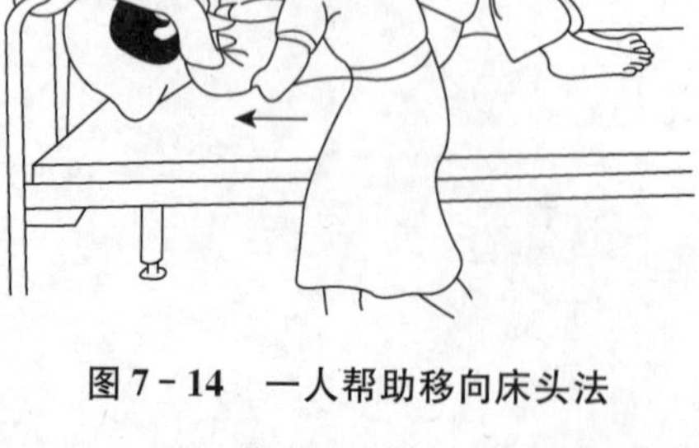

图 7－14　一人帮助移向床头法

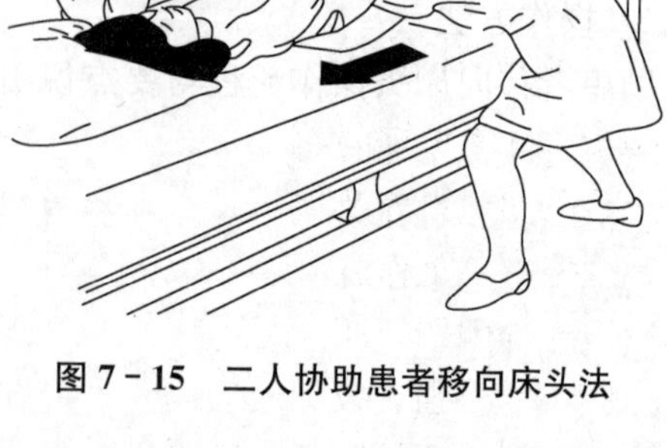

图 7－15　二人协助患者移向床头法

（三）注意事项

1. 注意运用人体力学的原理，操作轻稳、节力、安全。如为二人协助患者移向床头，应注意两个人的动作协调一致。

2 . 移动患者时不可拖、拉、推，以避免擦伤患者皮肤及关节脱位。

3. 将枕头横立于床头，避免撞伤患者。

第三节　保护具的应用

保护具是用来限制患者肢体或身体某部位的活动，以确保患者安全及治疗、护理工作顺利进行的器具。对容易发生意外的患者，如烦躁不安、意识不清、谵妄、昏迷、精神病失去控制以及年老、体弱的患者、婴幼儿等患者，为防止机械性损伤，可采用床档防止坠床，或用约束带固定手腕、裸部、膝部或肩部，以限制其过度活动，确保患者安全或治疗护理工作的顺利进行。

一、保护具的种类

临床上常用的保护具有床档、约束带、支被架 3 种。

1. 床档　也称为床栏。主要起到保护患者的安全，预防坠床的作用。临床较常用的床档有多功能床档（图 7 - 16）、半自动床档（图 7 - 17）。

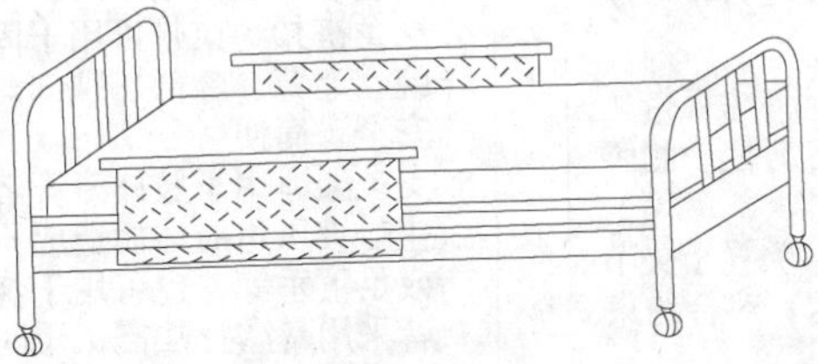

图 7 - 16　多功能床档

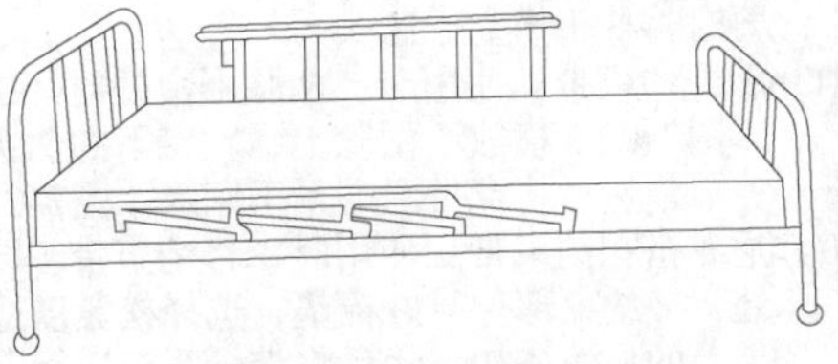

图 7 - 17　半自动床档

2. 约束带　主要用于约束躁动患者和精神科患者失控的肢体，因手术、治疗需要而固定身体某一部位，限制其相关部位及肢体的活动。根据使用部位的不同，可分为宽绷带约束带（图 7 - 18、图 7 - 19）、肩部约束带（图 7 - 20、图 7 - 21）、膝部约束带（图 7 - 22、图 7 - 23）、尼龙褡扣约束带（图 7 - 24）。

3. 支被架　主要用于肢体瘫痪或极度衰弱的患者，防止盖被压迫肢体而致不适、足尖压疮或足下垂以及烧伤患者的暴露疗法之肢体保暖（图 7 - 25、图 7 - 26）。

二、保护具的使用与要求

（一）适用范围

1. 防止小儿或高热、谵妄、昏迷、躁动及危重患者因意识不清而发生坠床、撞伤及抓伤等意外，确保患者安全。

2. 确保一些患者手术、治疗、护理顺利进行。

（二）使用方法

床档、约束带、支被架使用操作流程与要点说明详见表 7 - 5。

表 7－5　床档、约束带、支被架使用法

	操作流程	要点说明
核对	患者的床号、姓名	
评估	1. 患者的病情、意识状态、正在进行的治疗 2. 患者躯体活动、皮肤情况 3. 患者：心理状态、沟通、合作能力、需求	
告知	1. 使用保护具的目的和配合方法 2. 使用保护具的注意事项	
准备	1. 操作者：衣帽整洁，洗手、戴口罩 2. 患者：安置舒适卧位，让患者或家属签订知情同意书 3. 用物：床栏、约束带、支被架、枕头等 4. 环境：整洁，光线充足	
实施	◆ 床档法 (1) 多功能床档：使用时插入两侧床缘，不用时插于床尾。 (2) 半自动床档：可按需升或降，临床上较常用 ◆ 约束带 (1) 宽绷带约束：先将棉垫包裹手腕部或踝部，再用宽绷带打成双套结（图7–18），套在棉垫外稍拉紧，使肢体不易脱出（图7–19），以不影响血液循环为宜，然后将宽绷带的两端系于床缘 (2) 肩部约束带：使用专用肩部约束带（图7–20）时，患者两侧肩部套上袖筒，腋窝衬好棉垫，两袖筒上的细带在胸前打结固定，把两条宽的长带尾端系于床头（图7–21），必要时将枕头横立于床头 (3) 膝部约束带：使用时，两膝腘窝处衬好棉垫，将约束带（图7–22）横放于两膝上，宽带下的两头带各缚住一侧膝关节，然后将宽带两端系于床缘（图7–23） (4) 尼龙褡扣约束带：使用时，将约束带（图7–24）置于关节处，被约束部位衬好棉垫，选择松紧度适宜的、对合约束带上的尼龙褡扣，然后将带子系于床缘 ◆ 支被架 按需要选择大小合适的支被架，使用时，使支被架罩于防止受压的部位，盖好盖被	1. 宽绷带约束常用于固定手腕和踝部 2. 肩部约束带用于固定肩部，限制患者坐起 3. 膝部约束带用于固定膝部，限制患者下肢活动 4. 尼龙褡扣约束带可用于固定手腕、上臂、膝部、踝部。操作安全、简便 5. 支被架适用于肢体瘫痪者，防止盖被压迫肢体而造成不舒适或足下垂等，也可用于烧伤患者采用暴露疗法需保暖时
整理	1. 整理床单位、取舒适卧位 2. 按医疗废物处置用物，洗手 3. 再次查对、记录	

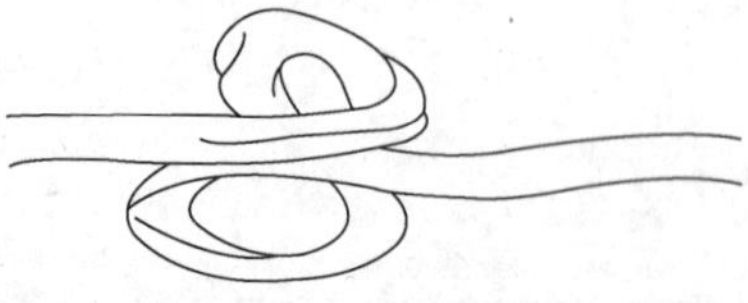

图 7－18　宽绷带双套结

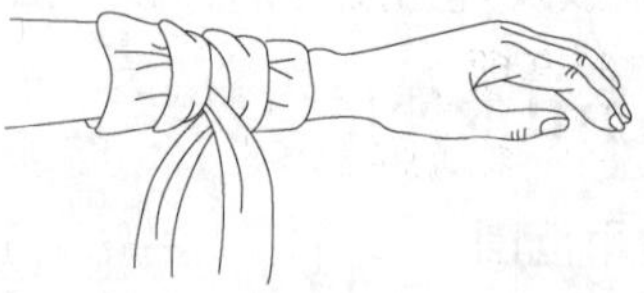

图 7－19　手腕部约束带

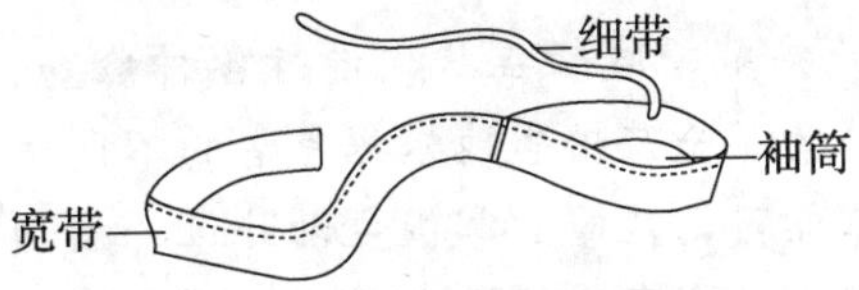

图 7-20　肩部约束带

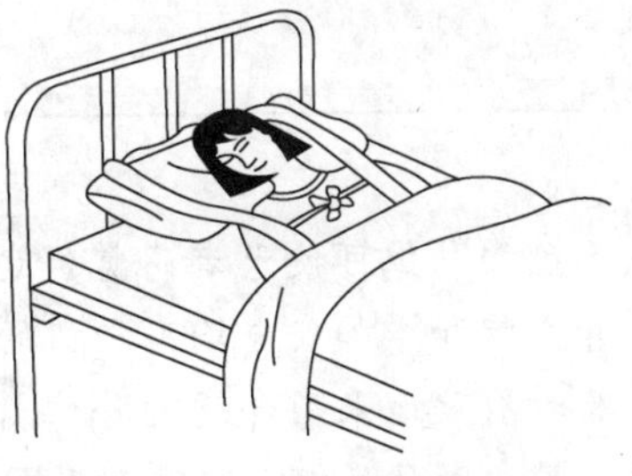
图 7-21　肩部约束带固定法

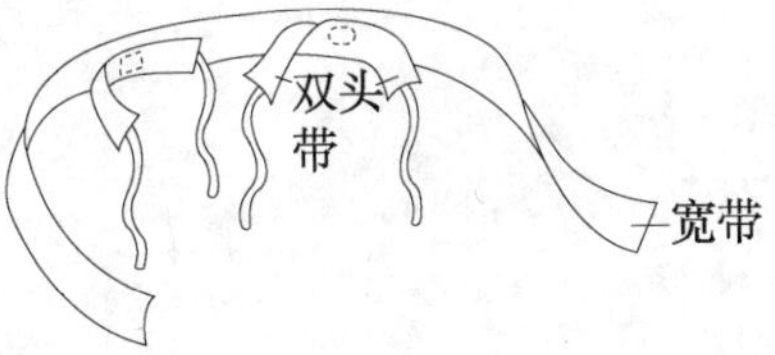

图 7-22　膝部约束带

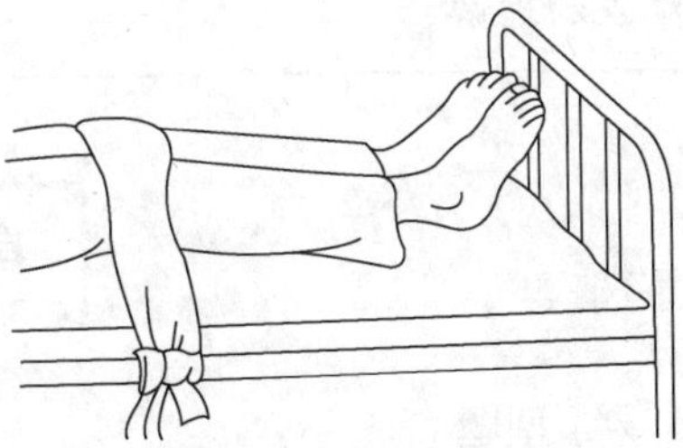
图 7-23 膝部约束带固定法

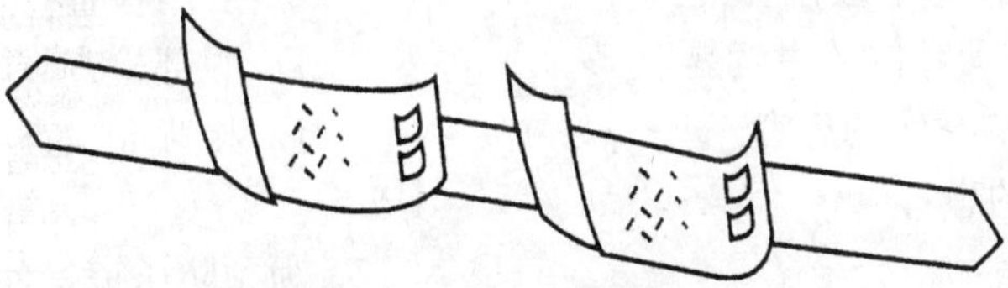
图 7-24　尼龙褡扣约束带

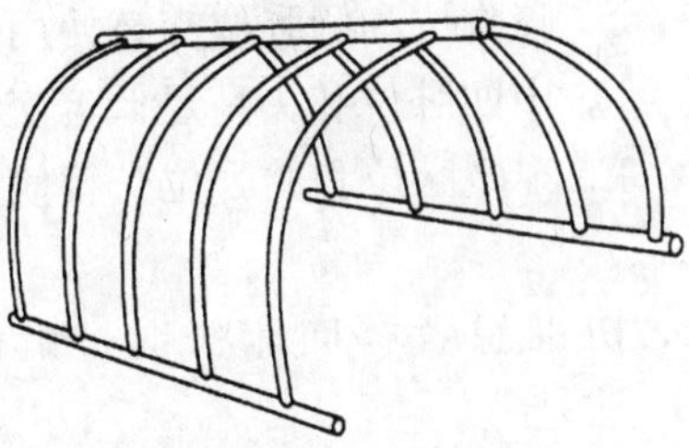
图 7-25　支被架

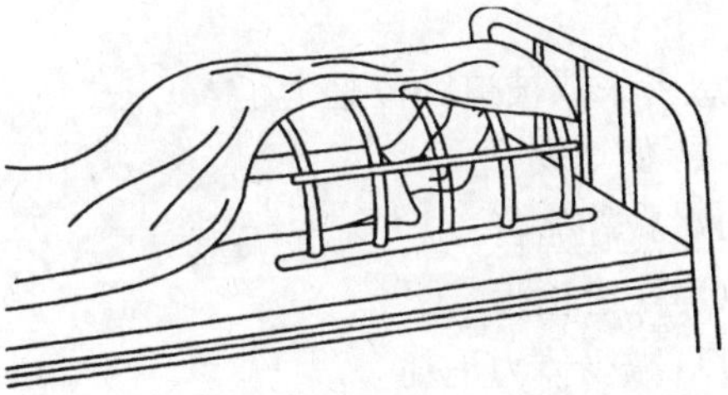
图 7-26　支被架的使用法

（三）注意事项

1. 向患者及家属解释使用保护具的目的，以取得理解。要注意保护患者的自尊，严格掌握使用指征。

2. 保护性制动措施只能短期使用，要使肢体处于功能位置，并保证患者安全和舒适。

3. 约束带下应放衬垫，松紧适宜。密切观察约束部位的皮肤颜色、温度、活动及感觉，如发现异常，应立即放松约束带。必要时进行局部性按摩，以促进血液循环。

小　结

正确的卧位可使患者感觉舒适，对治疗疾病、减轻症状、进行各种检查、预防并发症和增加安全均有积极的作用。作为护士应恰当地根据患者的不同情况，及时有效地采用合适的卧位。通过本章学习，应重点掌握主动卧位、被动卧位、被迫卧位的概念、各种卧位的适用范围、安置方法以及注意事项；熟悉保护具的种类、使用要求及相关注意事项，加强对半坐卧位、膝胸卧位安置方法等难点的理解。

自测题

一、A_1 /A_2 型题

下列每道考题有 A、B、C、D、E 五个备选答案，请从中选择一个最佳答案。

1. 下列需采取被动卧位的患者是
   A. 支气管哮喘发作的患者
   B. 胎膜早破的患者
   C. 瘫痪的患者
   D. 心包积液的患者
   E. 心力衰竭的患者

2. 患者采取被迫卧位是为了
   A. 保证安全
   B. 减轻痛苦
   C. 配合治疗
   D. 减少体力消耗
   E. 预防并发症

3. 休克患者需采取
   A. 去枕仰卧位
   B. 侧卧位
   C. 中凹卧位
   D. 头高足低位
   E. 屈膝仰卧位

4. 俯卧位适用于
   A. 会阴检查
   B. 膀胱检查
   C. 肛门检查
   D. 腹部检查
   E. 腰背部检查

5. 为预防压疮，使患者舒适可采取
   A. 俯卧位和半坐卧位交替使用
   B. 侧卧位和仰卧位交替使用
   C. 膝胸位和侧卧位交替使用
   D. 中凹卧位和头高足低位交替使用
   E. 半坐卧位和俯卧位交替使用

6. 协助患者移向床头时，**错误**的做法是
   A. 将枕横立于床头
   B. 护士靠近床侧
   C. 护士双腿伸直，腰稍曲
   D. 护士稳住患者的双腿，并在臀部提供助力
   E. 患者屈膝，双脚用力蹬床

7. 下列叙述**不正确**的是
   A. 端坐位时，床头支架将床头抬高70°～80°
   B. 头高足低位，床尾应垫高15～30cm

C. 半坐卧位时，应抬高床头支架成 30°～50°

D. 头高足低位，床头应垫高15～30cm

E. 中凹卧位时，应抬高患者头胸部 10°～20°，抬高下肢 20°～30°

8. 心力衰竭的患者采取半坐卧位的主要目的是

A. 减轻水肿，改善肺循环

B. 减少下肢静脉血回流，减轻心脏负担

C. 防止污染，预防膈下脓肿

D. 促进患者舒适

E. 使冠状血管扩张，改善心肌营养

9. 腰椎穿刺抽取脑脊液后的患者采用去枕仰卧位的目的是

A. 预防脑压过低

B. 减轻肺淤血

C. 防止呼吸道并发症

D. 增加大脑的血液循环

E. 预防脑出血

10. 某患者化脓性阑尾炎穿孔术后第二天，BP 100/65mmHg，P 78 次/分钟、R 20 次/分钟 T 38.5℃，宜采取何种卧位

A. 半坐卧位

B. 截石位

C. 头高足低位

D. 侧卧位

E. 仰卧位

11. 一位孕妇妊娠 32 周，经检查是胎儿臀位，护士应为其采取哪种体位来协助矫正胎位

A. 屈膝仰卧位

B. 膝胸卧位

C. 头高足低位

D. 头低足高位

E. 截石位

12. 胎膜早破产妇应采取的卧位是

A. 头高足低位

B. 头低足高位

C. 去枕平卧位

C. 半坐卧位

E. 膝胸位

13. 颅脑手术后的患者，头部翻转过剧可引起

A. 脑干损伤

B. 脑出血

C. 脑疝

C. 脑栓塞

E. 剧烈头痛

14. 对下肢灼伤患者采用暴露疗法的保护用具是

A. 宽约束带

B. 尼龙褡扣约束带

C. 支被架

D. 膝部约束带

E. 床档

二、A_3/A_4 型题

（15～17 题共用题干）

黄先生，24 岁，有机磷农药中毒，神志不清，躁动不安，以急诊收入院。

15. 因静脉输液，需用宽绷带限制患者手腕的活动，宽绷带应打成

A. 方结

B. 滑结

C. 双套结

D. 单套结

E. 外科结

16. 使用保护具时，**不正确**的操作是

A. 使用前向家属解释清楚
B. 安置好舒适的卧位，常更换卧位
C. 扎紧约束带，定期做按摩
D. 将枕横立床头，以免头部撞伤
E. 床档必须两侧同时使用

17. 使用宽绷带约束时，应重点观察
A. 衬垫是否垫好
B. 约束带是否太松
C. 局部皮肤颜色
D. 神志是否清楚
E. 卧位是否舒适

（18～21 题共用题干）

患者李某，43 岁，因腹部不明原因剧痛急诊入院。

18. 值班医生为其腹部触诊检查时应取何种体位
A. 头高足低位
B. 半坐卧位
C. 侧卧位
D. 屈膝仰卧位
E. 膝胸位

19. 经诊断为阑尾炎，为患者硬膜外麻醉，行阑尾切除术，术后回病房，护士为其安置体位是
A. 中凹卧位 4 小时
B. 去枕仰卧位 6 小时
C. 屈膝仰卧位 4 小时
D. 半坐卧位 6 小时
E. 左侧卧位 4 小时

20. 术后安置该卧位，主要目的是
A. 减少回心血量，从而减轻肺淤血和心脏负担
B. 扩大胸腔容积，有利于缓解呼吸困难
C. 可减少局部出血
D. 有利于扩大腹腔容积，防止炎症扩散
E. 预防颅内压减低而引起头痛

21. 护士安置该卧位，从性质上属于
A. 主动卧位
B. 被迫卧位
C. 被动卧位
D. 强迫卧位
E. 习惯卧位

三、B 型题

（22～25 题共用备选答案）
A. 半坐卧位
B. 去枕仰卧位
C. 头低足高位
D. 端坐位
E. 头高足低位

22. 心包积液患者应取
23. 头面部术后患者应取
24. 颅脑手术后患者应取
25. 产妇胎膜早破

（26～30 题共用备选答案）
A. 导尿术
B. 腰背部手术患者
C. 休克患者
D. 胃镜检查
E. 子宫复原

26. 屈膝仰卧位适用于
27. 膝胸卧位适用于
28. 侧卧位适用于
29. 中凹卧位适用于
30. 俯卧位适用于

（李金莲）

第八章　医院感染的预防与控制

学习目标

1. 掌握医院感染的主要因素；医院感染的预防和控制；清洁、消毒、灭菌的概念；物理消毒灭菌法；化学消毒灭菌法；洗手与手的消毒；无菌技术的概念；无菌技术的操作原则和方法；隔离的概念；隔离消毒原则和常用隔离技术操作。
2. 熟悉医院感染的概念与条件；医院感染的分类，医院器材分类与消毒灭菌要求；隔离区域的管理，隔离种类；医疗废物的分类与处理。
3. 了解供应室的设置与布局；供应室的工作内容；敷料的加工；常用物品的保养方法。

医院是各种患者集中的场所，病原微生物种类繁多，加上抗生素及免疫抑制剂的广泛使用、新的医疗技术广泛应用等，导致医院感染不断增多。医院感染的发生不仅直接影响医疗质量，成为医疗活动的严重障碍，而且还给社会及家庭带来严重危害。世界卫生组织（WHO）提出，有效控制医院感染的关键措施是清洁、消毒、灭菌、无菌技术、隔离技术、合理使用抗生素等，护理人员在这些工作中发挥着重要作用。因此，树立控制医院感染的观念，学习和掌握有关医院感染的预防与控制技术是非常重要的。

第一节　医院感染

一、医院感染的概念与条件

（一）医院感染的概念

医院感染又称医院获得性感染，是指住院患者在医院内获得的感染，包括住院期间发生的感染和在医院内获得于出院后发生的感染，但不包括入院前已开始或入院时已处于潜伏期的感染（《医院感染管理办法》，2006 年，卫生部）。医院工作人员在医院内获得的感染也属于医院感染。

知识链接

医院感染的诊断

下列情况属于医院感染：

1. 无明显潜伏期的感染，入院48小时后发生者属于医院感染；有明显潜伏期的感染，入院至发病时间超过该感染平均潜伏期者为医院感染。

2. 本次感染与上次住院密切相关。

3. 在原有感染的基础上出现其他部位新的感染（除外脓毒血症迁延病灶），或在原有感染基础上又分离出新的病原体（除外污染和原来的混合感染）的感染。

4. 新生儿在分娩过程中或产后获得的感染。

5. 由于诊疗措施所激活的潜伏性感染，如疱疹病毒感染、结核菌感染。

6. 医务人员在医院工作期间获得的感染。

（二）医院感染的条件

医院感染的形成必须具备3个条件，即传染源、传播途径和易感宿主，三者构成感染链，当三者同时存在并相互联系时便可导致感染的发生。

1. 感染源　即感染的来源，是指病原微生物自然生存、繁殖及排出的场所或宿主（人或动物）。

（1）医院感染患者及病原携带者：患者的肠道、上呼吸道、皮肤、泌尿生殖道及口腔黏膜上寄居有人体正常菌群，或来自环境并定植在这些部位的微生物，它们在一定条件下可引起患者自身感染或传播感染。同时，医院感染患者及病原携带者也是医院交叉感染的主要感染源。

（2）医务人员：医务人员携带的病原菌或条件致病菌同样可以作为医院感染的感染源。

（3）医院环境：医院的特殊环境可成为某些微生物存活并繁殖的场所，是不可忽略的感染原“储存库”，如空调冷凝水可传播军团菌，水龙头、水池、肥皂盒、拖把等常有革兰阴性杆菌繁殖。

（4）其他：如患者家属及探视者、未彻底消毒的器械、不合格的血液制品、药物、动物等均可成为医院感染的感染源。

2. 传播途径　是指病原体从感染源传到易感者的途径和方式。主要的传播途径有：

（1）接触传播：是医院感染的主要传播途径。包括直接接触传播、间接接触传播和飞沫传播。

（2）空气传播：病原微生物在空气中形成带菌气溶胶，通过空气进行传播。

（3）共同媒介传播：通过被病原微生物污染的水、食物、血液及血液制品、药液、注射输液用具等引起的传播，常可导致医院感染的暴发流行。

（4）生物媒介传播：指通过动物或昆虫等中间宿主传播疾病，如蚊子可以传播疟疾、乙型脑炎等。

3. 易感宿主　是指对某种感染性疾病缺乏免疫力而容易感染的人。包括患有严重影响或损伤机体免疫系统功能疾病的患者，如白血病患者；侵入性诊断治疗的患者；接受各种免疫抑制疗法的患者；长期大量使用抗生素的患者；老年人、婴幼儿、营养不良者等。

预防和控制医院内感染的发生，应该从感染链中的3个环节入手，即切实控制好传染源；切断传播途径；保护易感人群。

二、医院感染的分类

常用的医院感染分类方法是根据感染病原体的来源，将医院感染分为外源性感染、内源性感染。

1. 外源性感染　也称交叉感染，是指来源于患者体外的病原体，通过直接或间接感染途径，传播给患者而引起的感染。

2. 内源性感染　也称自身感染，是指患者遭受其自身携带的感染原侵袭而发生的感染。内源性感染病原体来源于患者自身的体内或体表，如皮肤、口咽、肠道、泌尿道、生殖道等，主要是在人体定植、寄居的正常菌群或条件致病菌，通常情况下是不致病的，但当机体免疫功能受损、健康状况不佳或正常菌群发生移位时即有可能引起感染。

三、医院感染的主要因素

医院感染的主要因素有：

1. 病原体来源广泛，环境污染严重；
2. 易感人群增多；
3. 医院感染管理制度不健全；
4. 医务人员对医院感染的严重性认识不足；
5. 消毒灭菌不严格和无菌技术操作不当；
6. 感染链存在；
7. 抗生素广泛应用；
8. 介入性诊疗手段增多；
9. 医院布局不合理，隔离措施和隔离设施不健全等。

四、医院感染的预防与控制措施

发生医院感染的原因虽然多种多样，但只要我们加强管理，采取行之有效的措施，医院感染是可以预防和控制的。

（一）健全医院感染管理机构

在医院感染管理委员会的领导下，根据医院的规模设置医院感染管理科或办公室，由专职人员负责医院感染管理工作。在医院感染管理科的指导下，临床各科室建立由科主任、科护士长、本科室兼职监控医生和兼职监控护士组成的感染管理小组，形成从医院到病区的三级管理网络，确保感染管理工作的落实。

（二）健全各项规章制度

1. 管理制度　如清洁卫生制度、消毒灭菌制度、隔离制度、供应室物品消毒管理制度、感染管理报告制度等。

2. 监测制度　包括对灭菌效果监测、消毒剂的使用效果、一次性医疗器材及常用器械的监测；对感染高发科室，如血透室、烧伤科、手术室、分娩室、换药室、重症监护室（ICU）以及供应室等消毒卫生标准监测。

3. 消毒质控标准　各种消毒如医护人员手的消毒、空气消毒、物体表面的消毒、各种管道装置的消毒等，应符合国家卫生行政部门所规定的“医院消毒卫生标准”；一次性无菌医疗用品使用后，必须毁形、消毒，并按当地卫生行政管理部门的规定进行无害化处理。

（三）监督落实医院感染管理措施

医院感染管理具体措施包括：环境布局合理，有利于消毒隔离；清洁、消毒、灭菌；无菌技术；手的消毒；隔离技术；合理使用抗生素；消毒灭菌效果的监测；污水、污物的处理等。

（四）加强预防和控制医院感染知识的教育

医院感染管理科应定期对全院各级各类人员进行预防和控制医院感染知识和技能的培训、考核，以提高其理论和技术水平，增强预防和控制医院感染的自觉性，并认真履行在医院感染管理中的职责。

第二节　清洁、消毒、灭菌

微生物广泛存在于自然界和各种环境中，它们在一定条件下与机体相互作用，对机体产生一定的影响，甚至导致疾病，严重时可危及人的生命。因此，在病原微生物相对集中的医院环境，在医疗护理工作中正确掌握和执行清洁、消毒、灭菌技术是有效预防医院感染的重要措施之一，每个合格护士必须熟练掌握正确的清洁、消毒和灭菌方法。

一、清洁、消毒、灭菌的概念

（一）清洁

清洁是指用物理方法清除物体上的有机物和污迹、尘埃等，其作用是去除和减少微生物，但是不能杀灭微生物。清洁是消毒、灭菌前的重要环节，是确保消毒、灭菌效果的必要过程。

常用的清洁方法包括水洗、机械去污和去污剂去污，适用于医院地面、墙壁、家具等物体表面的处理和物品消毒灭菌前的处理。

（二）消毒

消毒是指用物理、化学的方法清除或杀灭除芽胞外的各种病原微生物，使其数量减少到无害程度的过程。

1. 消毒类别　按照消毒的目的，可以将消毒分为下述两类。

（1）疫源地消毒：是指对存在或曾经存在疾病传染源的场所进行消毒，目的是杀灭或清除传染源排出的病原体。传染病病房和有传染病患者的居室消毒即为疫源地消毒，它又可分为两种情况：

1）随时消毒：即疫源地内存在有传染源情况下的消毒，目的是及时杀灭或清除传染源排出的病原微生物。如住有传染病患者的医院病室按需要进行的适时消毒，即为这种类型的消毒。

2）终末消毒：指传染病患者离开疫源地后，对疫源地所做的最后一次消毒。例如医院内传染病患者出院、转科或死亡后，对病室进行的消毒。

（2）预防性消毒：是指在没有明确的传染源存在情况下，对可能受到病原体或其他有害微生物污染的场所和物品所做的消毒。例如，医院非传染病病区、门诊部、办公室、医疗器械、公用物品的消毒，以及公共场所、交通工具、饮用水、餐具等的消毒，均属这一类型。

2. 消毒水平　消毒可按杀菌效能水平分为3级：

（1）高水平消毒：又称高效消毒，指可杀灭各种微生物，对细菌芽胞达到消毒效果的方法。这类消毒方法应能杀灭一般细菌繁殖体（包括结核分枝杆菌）、病毒、真菌及其孢子和绝大多数细菌芽胞。

（2）中水平消毒：又称中效消毒，是可以杀灭和去除细菌芽胞以外的各种病原微生物的消毒方法。

（3）低水平消毒：又称低效消毒，包括只能杀灭细菌繁殖体（分枝杆菌除外）、亲脂病毒的化学消毒方法和通风换气、冲洗等机械除菌法。

（三）灭菌

灭菌是指用物理、化学的方法杀灭物体上全部微生物，包括致病的/非致病的微生物以及细菌芽胞的过程。

灭菌方法广泛地应用于医疗的各个方面。例如，对手术器械、敷料、药物、注射液、注射器、针头、微生物培养基、某些传染病疫源地处理，用过的细菌培养基及容器丢弃之前，以及进入组织、损伤的皮肤、黏膜或接触尿道的诊断器材和腹腔镜等均需要灭菌并保证无菌。

二、医院器材分类与消毒灭菌要求

对医院中使用的各种医疗器械及用具的消毒灭菌，应根据其对患者可致感染的危险程度分为危险品类、半危险品类、非危险品类。为防止感染的发生，应根据不同的类别选用不同的消毒灭菌方法（医院器材分类及消毒灭菌要求见表8－1）。

表8－1　医院器材分类及消毒灭菌要求

分类	涵义	消毒灭菌要求	消毒灭菌方法	器材
危险品类（高度危险品）	需穿透皮肤或黏膜进入无菌组织或器官内部	严格灭菌	高压蒸气灭菌、干热灭菌、环氧乙烷灭菌	外科器材、心导管、导尿管、移植物、注射器针头、腹腔镜、关节镜
半危险品类（中度危险品）	接触患者黏膜及有破损的皮肤	灭菌或高水平消毒	巴氏消毒 化学消毒	呼吸机近端、麻醉机近端、胃肠及支气管内镜、压舌板、喉镜、体温表
非危险品类（低度危险品）	仅与完整的皮肤接触（不包括黏膜）	清洗干净 低效消毒	清洁剂擦拭、浸泡清洗	便盆、床上用品、床头柜、血压计袖带、听诊器等

三、消毒、灭菌的方法

消毒灭菌方法有两大类：物理消毒灭菌法和化学消毒灭菌法。

（一）物理消毒灭菌法

物理消毒灭菌法是利用物理因素作用于病原微生物，将之清除或杀灭。常用方法有热力、光照、辐射、过滤除菌等。

1. 热力消毒灭菌法　利用热力破坏微生物的蛋白质、核酸、细胞壁和细胞膜，导致其死亡，从而达到消毒灭菌的目的。

（1）分类：热力消毒灭菌法可分干热法和湿热法两种。

1）干热法：是由热源通过空气传导、辐射对物体进行加热，传热较慢，所需温度高，作用时间较长。常用方法有燃烧法、干烤法等。

2）湿热法：是通过水和水蒸气对物体进行加热。由于水和水蒸气传导热能的效率比空气大，传热快，穿透力强，因此消毒灭菌所需时间缩短，温度也减低。常用方法有煮沸消毒法和压力蒸气灭菌法。

（2）热力消毒灭菌常用的方法见表8-2。

表8-2　热力消毒灭菌常用的方法

名称	特点	适用范围	方法	注意事项
燃烧法	是一种简单、迅速、彻底的灭菌法	①无保留价值的污染物品，如污纸、特殊感染（如破伤风、气性坏疽、铜绿假单胞菌感染）的敷料处理 ②对某些金属器械和搪瓷类物品，在急用或无条件用其他方法时也可使用此法灭菌	①无保留价值的物品：直接在焚烧炉内焚毁； ②金属器械：在火焰上烧灼20秒 ③搪瓷容器：倒入少量95%乙醇后，使乙醇分布均匀，然后点火燃烧至熄灭	①注意安全，燃烧时须远离易燃易爆物品，如氧气、乙醇、汽油等 ②在燃烧过程中不能添加乙醇，以免引起烧伤或火灾 ③贵重器械及锐利刀剪禁用此法灭菌，以免锋刃变钝或器械损坏
干烤法	利用特制的烤箱通电升温后进行灭菌	高温下不变质、不损坏、不蒸发的物品，如油剂、粉剂、玻璃器具、金属和陶瓷制品等的灭菌	消毒：箱温120～140℃；时间10～20min 灭菌： 箱温160℃；时间2h 箱温170℃；时间1h 箱温180℃；时间30min	①物品洗净再烤，玻璃器皿必须干燥 ②物品包装不宜过大、过厚，放置不宜重叠，勿超过烤箱的2/3 ③消毒物品不与箱壁接触，以免引起燃烧、变黑或烤焦 ④中途不能开箱加入物品，有机物品灭菌中超过120℃打开烤箱易发生燃烧 ⑤灭菌后待箱内温度降至50～40℃以下才能开启柜门，以防炸裂 ⑥干烤灭菌所需的温度与时间，应根据消毒灭菌的物品及烤箱类型来确定

续表

名称	特点	适用范围	方法	注意事项
煮沸消毒法	是一种简单、方便、经济、实用、效果可靠的消毒法，也是使用最早，在医疗单位及家庭中最常用的消毒方法	耐湿、耐高温的物品，如金属、搪瓷、玻璃、橡胶类等	①物品在消毒前刷洗干净后，全部浸没在水中，加热煮沸，从水沸（100℃）后开始计算消毒时间，经5～10min可杀灭细菌繁殖体 ②中途加入物品，则在第二次水沸后重新计时 ③碳酸氢钠加入中，配成1%～2%的浓度时，沸点可达105℃，除增强杀菌作用外，还有去污防锈作用 ④在高原地区气压低、沸点低的情况下，要延长消毒时间（海拔每增高300m，需延长消毒时间2min）	①物品要全部浸入水中不可露出水面，空腔导管须先在腔内灌水，注射器空筒与活塞必须分开 ②玻璃类物品用纱布包裹，应从冷水或温水时放入 ③橡胶类物品纱布包好，待水沸后放入，消毒后及时取出，以免变形 ④器械的轴节及容器的盖要打开，大小相同的碗、盆不能重叠，放置物品不宜过多 ⑤较小的物品用纱布包好，以免撞击或散落 ⑥尖锐器械不宜用此方法，以免受热损坏、变钝
高压蒸气灭菌法	利用高压下的高温饱和蒸气产生的潜热杀灭所有微生物及芽胞，是物理灭菌法中效果最为可靠、临床使用最广的方法	适用于耐高温、耐高压、耐潮物品的灭菌，如各类器械、敷料、搪瓷、橡胶、耐高温玻璃用品及溶液等	下排气式压力蒸气灭菌器：温度121～126℃，压力103～137kPa（15～20磅/平方吋），时间20～30min 预真空压力蒸气灭菌器：温度132℃，压力205.8kPa，时间5～10min	①灭菌包不宜过大（下排气式：物品包不应大于30cm×30cm×25cm，预真空：物品包不应大于30cm×30cm×50cm），不宜过紧，放置时各包之间留有空隙 ②消毒前，打开贮槽或盒的通气孔，消毒灭菌完毕，关闭贮槽或盒的通气孔，以保持物品的无菌状态 ③布类物品放在金属、搪瓷类物品之上，以免包布受潮，影响灭菌效果 ④被灭菌物品应待干燥后才能取出备用 ⑤随时观察压力及温度情况 ⑥定期监测灭菌效果。经高压蒸气灭菌的无菌包、无菌容器有效期以1周为宜

注：潜热是指水蒸气变成水时，释放出的热能。1g 100℃水蒸气变成1g 100℃的水时，可释放出2255J（539cal）的热能。

（3）高压蒸气灭菌效果的监测

高压蒸气灭菌是临床上最为常用的灭菌法，为了避免由于灭菌的失败而造成医院内感染，必须定期进行灭菌效果监测，确保灭菌质量。灭菌效果监测有以下三种方法。

1）物理监测法：用 150℃或 200℃的留点温度计。使用前将温度计的汞柱甩至 50℃以下，放入包裹内，灭菌后检视其读数是否达到灭菌温度。

2）化学监测法：利用化学指示剂在一定温度与作用时间条件下受热变色或变形的特点，以判断是否达到灭菌所需参数。

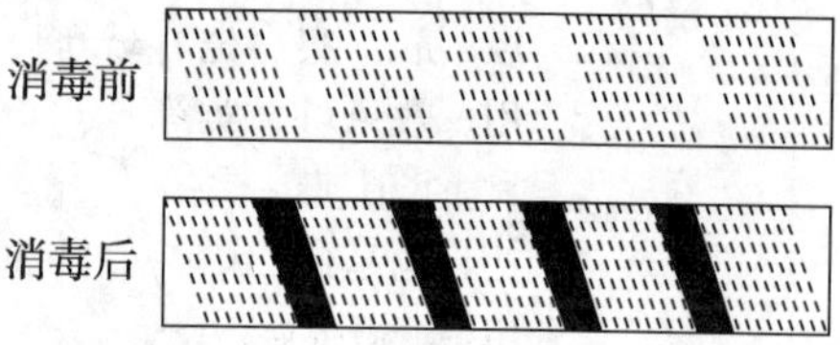

图 8－1　高压蒸气灭菌指示胶带

A. 化学指示卡：放在灭菌包的中心，必须每天、每次、每包都要放。灭菌后，根据指示卡颜色及性状的改变来判断灭菌效果。

B. 化学指示胶带（图 8－1）：使用时将其粘贴在需灭菌物品的包装外面，灭菌后观察其颜色的改变。

C. B－D 试验：利用 B－D 试纸在一定压力、一定温度和一定作用时间下受热变色的特点，来判断预真空式压力蒸气灭菌器是否符合真空要求，即是否达到灭菌条件。国家《消毒技术规范》要求："预真空式压力蒸气灭菌器每天灭菌前进行 B－D 试验。"

3）生物监测法：是最可靠的监测法。利用对热耐受力较强的非致病性嗜热脂肪杆菌芽胞作为指示剂，制成菌纸片或生物指示剂菌管。使用时将 10 片菌片分别放于灭菌器四角及中央，待灭菌完毕，用无菌镊取出后，再放入培养基内，在 56℃温箱中培养 48 小时至 1 周，若全部菌片均无细菌生长则表示灭菌合格。生物监测应每个月进行一次。

知识链接

医院常用的高压蒸气灭菌器

目前医院常用的压力蒸气灭菌器有手提式压力蒸气灭菌器、卧式压力蒸气灭菌器、预真空压力蒸气灭菌器等。

1. 手提式压力蒸气灭菌器（图 8－2）为一金属圆筒，分内外二层，有盖，可以旋紧，加热后产生蒸气。盖上有排气阀、安全阀和压力表。该灭菌器体积小，可自发蒸气，便于携带。操作方法如下：①在隔层内盛水 3000ml，将拟灭菌的物品放入后加盖旋紧，锅下加热；②打开排气活门，放出冷空气（一般在水沸后排气 10～15min 左右），关闭放气阀，继续加热；③待压力逐渐上升至 103kPa，温度达 121.3℃，维持 20～30min 后，关闭热源；④打开排气阀气压至"0"时，慢慢打开盖子取物。切勿突然开盖，因冷空气大量进入，蒸气凝成水滴，易使物品潮湿，玻璃类骤然降温则易发生爆裂。

2. 卧式压力蒸气灭菌器（图 8－3）其结构原理同手提式压力蒸气灭菌器，但其由输入蒸气供给热源。因其体积大，一次可灭菌大量物品，可供医院批量物品的灭菌。操作人员须经专业培训，合格后才能上岗。

知识链接

医院常用的高压蒸气灭菌器-续

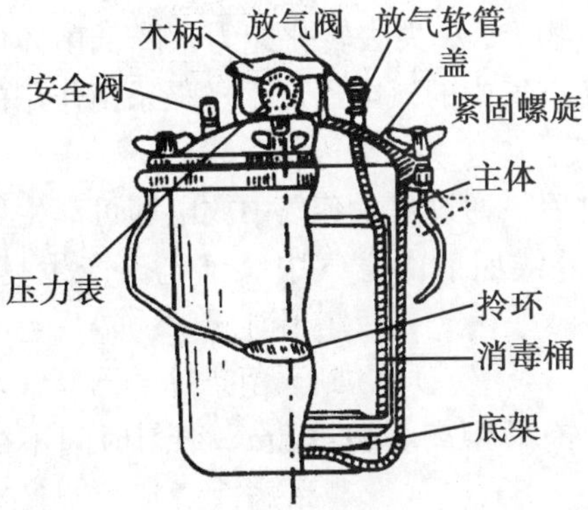

图 8-2　手提式高压蒸气灭菌器

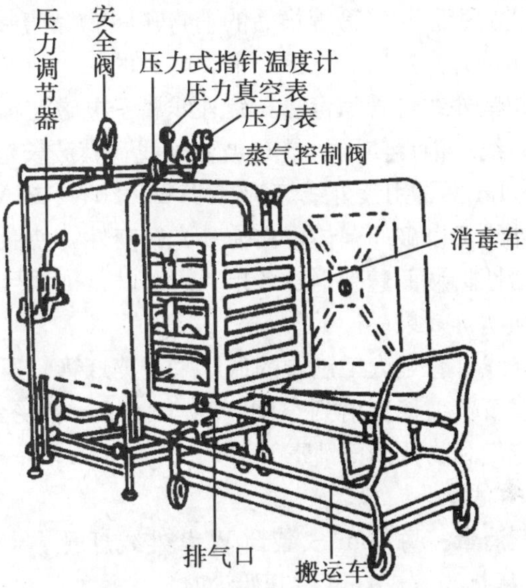

图 8-3　卧式高压蒸气灭菌器

3. 预真空式压力蒸气灭菌器（图 8-4）其结构除压力蒸气灭菌器的装置外，增加抽负压系统和空气过滤系统，机器运转由电脑控制。其蒸气压力可达 184～199kPa，温度 132～134℃，保持 4～6min 达到灭菌目的。完成整个灭菌周期只需 25min，节省人力、时间和能源；冷空气排除较可靠与彻底；对物品的包装、排放要求较宽，而且还具有真空状态下物品不易氧化损坏的特点。

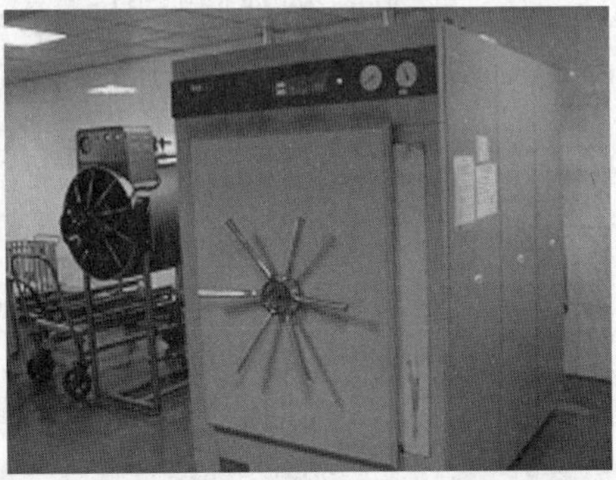

图 8-4　预真空高压蒸气灭菌器

2. 光照消毒法　又称辐射消毒，主要是利用紫外线的作用，使菌体蛋白光解、变性而致微生物死亡。紫外线穿透性差，不能透过玻璃、尘埃、纸张和固体物质，透过空气能力较强，透过液体能力很弱。

光照消毒因地区、季节、环境的影响，效果有所差异，当温度低于 4℃，湿度超过 50%

时，杀菌能力减弱。因此，消毒时，必须提高温度，延长消毒时间，一般室温保持在10～25℃为宜。减少空气中的尘埃，直接照射物品，可提高消毒的效果。

（1）日光曝晒法：日光由于其热、干燥和紫外线的作用，具有一定的杀菌力。常用于床垫、毛毯、衣服、书籍等物品的消毒。将物品直接放在日光下曝晒6h，并定时翻动，使物体各面均受日光照射，以达到消毒的目的。

（2）紫外线灯管消毒法：紫外线属于电磁波辐射，根据波长可分为A波、B波、C波和真空紫外线。消毒使用的是C波紫外线，其波长范围200～275nm，杀菌作用最强的波段为250～270nm。常用紫外线灯管有15W、20W、30W、40W 4种。

紫外线可以破坏菌体蛋白使其光解变性，使微生物DNA失去转化能力，降低菌体内氧化酶的活性，从而达到消毒效果；同时，紫外线可使空气中的氧电离产生极强杀菌作用的臭氧，增强消毒效果。

紫外线灯管是人工制造的低压汞石英灯管，通电后，通过在汞蒸气中放电即可产生紫外线，透过石英玻璃辐射到空间，经5～7min后受紫外线照射的空气中氧气电离产生臭氧。多用于空气和物体表面消毒。

1）方法：

空气消毒：每10m^{2}安装30W紫外线灯管一支，有效距离不超过2m，照射时间不少于30min，从灯亮5～7min后开始计时。

物品消毒：有效距离25～60cm，照射时间20～30min，从灯亮5～7min后开始计时。

2）紫外线消毒的监测：应进行日常监测、紫外灯管照射强度监测和生物监测。

日常监测：建立使用时间记录卡，使用时间超过1000h，需更换灯管。

紫外灯管照射强度监测：照射强度监测应每3～6个月一次。新灯管的照射强度不得低于100μW/cm^2，使用中的灯管不得低于70μW/cm^2。其方法是将测定仪放在距紫外线灯管1m处中央位置，开灯照射5min，仪表所示之值即为该紫外线的强度值。

紫外线光敏涂料指示卡：将指示卡放在距紫外线灯管1m处中央位置，照射1min，根据指示卡变色程度与标准色块比较，可测知紫外线照射强度是否达到要求。

生物监测：必要时进行，经消毒后的物品或空气中的自然菌应减少90％以上，人工染菌杀灭率应达到99.9％。

3）注意事项：①注意眼睛、皮肤的保护，照射时嘱患者勿直视紫外线光源，可戴墨镜，或用纱布遮盖双眼。用被单遮盖肢体，以免引起眼炎或皮炎，一般不在有人的房间使用；②保持紫外线灯管清洁，灯管表面至少每两周用无水乙醇棉球擦拭一次；③定时翻动物品，使物品表面受到直接照射；④紫外线消毒的适宜温度为20℃以上，相对湿度为40％～60％，不适宜的温度和湿度会影响消毒的效果；⑤定期监测紫外线辐射强度，并进行空气细菌培养，以检查杀菌效果。

（3）臭氧灭菌灯消毒法：灭菌灯内装有臭氧发生管，在电场作用下，将空气中的氧气转换成高纯臭氧。臭氧主要依靠其强大的氧化作用杀菌。

臭氧灭菌灯主要用于空气、医院污水、诊疗用水、物品表面等的消毒。臭氧对人体有害，使用灭菌灯时，关闭门窗，人员须离开现场，消毒结束后30min方可进入。

3. 电离辐射灭菌法　应用核素^{60}Co发射的丙种射线或电子加速器产生的高能电子束（阴极射线）穿透物品，进行辐射灭菌的方法，又称“冷灭菌”。此法具有广谱灭菌作用，适用于不耐高温物品的灭菌，如橡胶、塑料、高分子聚合物（一次性注射器，输液、输血器，聚乙烯心瓣膜等)、精密医疗器械、生物医学制品及节育用具等。

4. 微波消毒灭菌法　微波是频率高、波长短的电磁波。其杀菌快速、杀菌谱广、能耗低、效果可靠，是一种新型的物理消毒技术。用于食品及餐具的消毒，化验单及票证的消毒，医院手术室、口腔科及其他科室应急性的耐热非金属材料医疗器械的快速灭菌。

5. 空气净化法　空气本身缺乏细菌维持生活所需的营养物，再加上日光对细菌的影响，故空气中细菌很少。但如果室内光照和通风较差，同时微生物不断地从室内人群的呼吸道、皮肤排出，以及室内物品表面的浮游菌，可使室内空气中细菌比室外多。利用通风或空气过滤器可使室内空气中的细菌、尘埃大大降低，达到净化目的。

(1) 自然通风：定时开放门窗，以通风换气，这样可降低室内空气含菌的密度，短时间内使大气中的新鲜空气替换室内的污浊空气。通风是目前最简便、行之有效的净化空气的方法。通风的时间可根据温度和空气流通条件而定，夏季应经常开放门窗以通风换气，冬季可选择清晨和晚间开窗，每日通风换气两次，每次 20～30min。

(2) 空气过滤除菌：是医院空气净化措施中采取的现代化设备，即使空气通过孔隙小于 0.2μm 的高效过滤器，利用物理阻留、静电吸附等原理除去介质中的微生物。通过过滤除菌使病室、手术室或无菌药物控制室内的空气达到绝对净化的目的。凡在送风系统上装备高效空气过滤器的房间，称生物洁净室。适用于无菌护理室、无菌手术室等。空气净化的进展，为重大手术的开展和治疗大面积烧伤患者防止感染，提供了更加有利的条件。

知识链接

巴斯德消毒法

巴斯德消毒法（简称巴氏消毒法）是由法国医学家巴斯德发明的，原用于酒类防腐处理，后广泛用于牛奶消毒。巴斯德消毒不是一个灭菌过程，主要是为了杀灭致病性微生物，与煮沸消毒同样安全，主要用于不耐热物品的消毒。75℃消毒 10min 或 80℃消毒 5min 可杀死物品上的多种非芽胞菌。

例如对牛奶消毒时，一般加热至 62.8～65.6℃消毒 30min 或 71.7℃消毒 15min。经巴氏消毒后，仍保留了小部分无害或有益、较耐热的细菌或细菌芽胞，因此巴氏消毒牛奶要在 4℃左右的温度下保存，且只能保存 3～10 天，最多 16 天。

目前医院有专门的巴氏消毒器，一般使用 71～82℃的热水，消毒时间 30min，就可达到中等水平的消毒，临床上主要用于呼吸道麻醉设备的消毒。

(二) 化学消毒灭菌法

化学消毒灭菌法是利用化学药物抑制微生物的生长繁殖或杀灭微生物的方法。凡不适用热力消毒灭菌的物品，均可采用化学消毒灭菌法。如患者皮肤、黏膜、排泄物以及周围环境、光学仪器、金属锐器和某些塑料制品的消毒等。

1. 化学消毒剂的作用原理　利用化学药物渗透到菌体内，使菌体蛋白凝固变性，酶蛋白失去活性，微生物代谢障碍，或破坏细菌细胞膜的结构，改变其通透性，使细胞破裂、溶解，从而达到消毒灭菌的作用。

2. 化学消毒剂的分类　各种化学消毒剂按其作用分为灭菌剂和中效、高效、低效消毒剂 4 类。

(1) 灭菌剂：可杀灭一切微生物，包括芽胞，使其达到灭菌要求的制剂。如甲醛、戊二醛、环氧乙烷、过氧乙酸等。

(2) 高效消毒剂：可杀灭一切细菌繁殖体（包括分枝杆菌）、病毒、真菌及其孢子，并对细菌芽胞有显著杀灭作用的制剂。如高浓度的碘、含氯消毒剂、过氧化氢等。

灭菌剂和高效消毒剂主要应用于受到结核分枝杆菌、真菌、病毒、细菌芽胞等各类微生物严重污染物品的消毒处理，或接触、进入人体后对人体健康可能构成严重危害的物品的消毒处理，如内镜的消毒。

(3) 中效消毒剂：能杀灭除细菌芽胞以外的细菌繁殖体、真菌、病毒及其他微生物的制剂。如低浓度的含碘消毒剂、醇类消毒剂、酚类消毒剂等。

主要应用于受到细菌、真菌、病毒等非细胞芽胞污染的各类物品的消毒处理，人体表面消毒及接触人体后对人体健康可能构成危害的物品的消毒，如体温计的消毒。

(4) 低效消毒剂：只能杀灭细菌繁殖体、部分真菌和亲脂性病毒的制剂。如苯扎溴铵、氯己定（洗必泰）等。主要用于受到细菌繁殖体、亲脂性病毒污染的物品的消毒及体表清洁卫生处理等。

3. 化学消毒剂的使用原则　应根据消毒对象、要达到的消毒水平以及可能影响消毒效果的因素选择最合适、最有效的消毒剂。

(1) 根据物品的性能及微生物的特性，选择合适的消毒剂。

(2) 严格掌握消毒剂的有效浓度、消毒时间及使用方法。

(3) 消毒剂应定期更换，易挥发的要加盖，并定期检测、调整浓度。

(4) 消毒物品要洗净擦干，全部浸没在消毒液内，并打开物品的轴节或套盖，管腔内注满消毒液。

(5) 消毒液中不能放置纱布、棉花等物，因此类物品可吸附消毒剂，降低消毒效力。

(6) 浸泡消毒后的物品，于使用前用无菌生理盐水冲洗；气体消毒后的物品，应待气体散发后再使用，以免消毒剂刺激人体组织。

4. 方法

(1) 浸泡法：将物品洗净、擦干后浸没在有效的消毒液中，按标准浓度与作用时间达到消毒灭菌作用。如用75%乙醇浸泡体温计。

(2) 擦拭法：用标准浓度的消毒剂擦拭物品表面，如人体皮肤、黏膜、桌椅、墙壁等，达到消毒的作用。一般选用易溶于水、穿透力强、无显著刺激的消毒剂。

(3) 喷雾法：用喷雾器将消毒剂均匀喷洒在空气中和物体表面。如墙壁、地面等，在标准的浓度及时间内，达到消毒作用。

(4) 熏蒸法：将消毒剂加热或加入氧化剂，使消毒剂呈气体，在标准的浓度及作用时间内，达到消毒灭菌作用。如手术室用甲醛熏蒸电灼刀等。

1) 空气消毒：见表8-3。

表 8-3 空气熏蒸消毒法

消毒剂	消毒方法					注意点
	浓度	剂量	密闭时间	方法	用途	
纯乳酸	纯乳酸	0.12ml/m^3 加等量水	30～120min	密闭门窗，加热熏蒸	房间	消毒时间完成后应打开门窗通风换气
过氧乙酸	15%	7ml/m^3(1g/m^3)	120min	密闭门窗，加热熏蒸	房间	
	2%	8ml/m^3	30～60min	喷雾	房间、走廊	
食醋	纯食醋	5～10ml/m^3 加热水 1～2 倍	30～120min	密闭门窗，加热熏蒸	流感、流脑病室的消毒	
福尔马林	37%～40%甲醛溶液	2～10ml/m^3 加水 4～20ml	30～120min	密闭门窗，加热熏蒸	房间	

2）物品消毒：常用福尔马林（37%～40%甲醛溶液）。准备甲醛熏蒸柜，40～60ml/m^3 加高锰酸钾 20～40g 柜内熏蒸物品，密闭 6～12 小时。

3）环氧乙烷气体密闭灭菌法：利用环氧乙烷气体置于密闭容器内，经标准的浓度、温度和时间达到消毒灭菌作用。环氧乙烷是广谱气体杀菌剂，能杀灭细菌繁殖体、芽胞以及真菌、病毒等。穿透力强，对大多数物品无损害，消毒后可迅速挥发，特别适用于不耐高热和温热的物品，如精密仪器、医疗器械、化纤织物、塑料制品、书籍文件等。本品沸点为 10.8℃，易燃易爆，空气中体积分数达 3%以上时即有爆炸的危险，灭菌时须使用专用的灭菌设备（图 8-5），操作人员须经专业培训，合格后方能上岗。

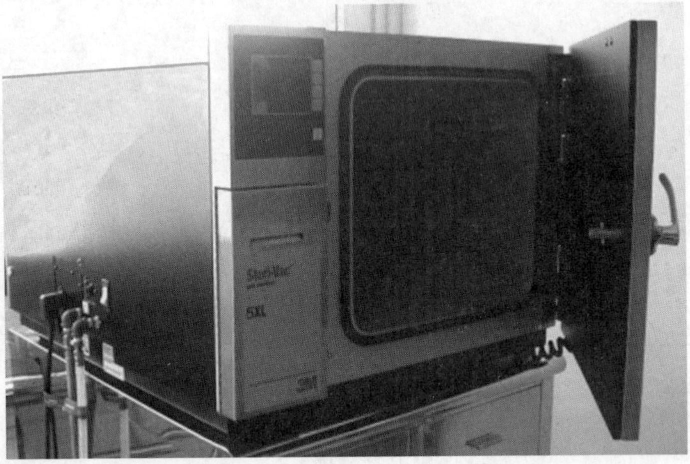

图 8-5 环氧乙烷灭菌器

5. 常用的化学消毒剂（表 8-4）

表 8-4 常用的化学消毒剂

名称	效力	原理	使用范围	方法	浓度(用量)	时间	注意事项
碘酊	高效	使细菌蛋白质氧化、变性	皮肤	擦拭	2%	待干后脱碘	①对皮肤有较强的刺激性,不用于黏膜的消毒 ②对金属有腐蚀性
			脐带断端	擦拭	2.5%	同上	③对碘过敏者禁用
过氧乙酸	高效	产生新生态氧,将菌体蛋白质氧化,细菌死亡	手	浸泡	0.2%	1～2min	①对金属有腐蚀性 ②易氧化分解而降低杀菌力,需现配现用,稀释液常温下保存不宜超过 2 天 ③浓溶液有刺激性和腐蚀性,配制时要戴口罩和橡胶手套 ④溅到皮肤、眼睛立即用流动清水冲洗 ⑤存于阴凉避光处,防高温引起爆炸
			餐具	浸泡	0.5%～1%	30～60min	
			地、墙及物体表面	喷雾 浸泡	0.2%～0.5% 0.2%～0.5%	60min 10min	
			空间	熏蒸 喷雾	15%($7ml/m^3$) 2%($8ml/m^3$)	30～60min	
戊二醛	高效	与菌体蛋白质反应,使之灭活	不耐高温的金属器械、医学仪器、内镜等	浸泡	2%	消毒:30～60min 灭菌:7～10h	①每周过滤 1 次,每 2 周应更换消毒液 1 次 ②浸泡金属类物品时,加入 0.5% 亚硝酸钠作为防锈剂 ③灭菌后的物品,使用前用无菌蒸馏水冲洗 ④内镜连续使用需间隔消毒 10min,每天使用前后各消毒 30min,消毒后用冷开水冲洗

续表

名称	效力	原理	使用范围	方法	浓度(用量)	时间	注意事项
含氯消毒剂（常用的有漂白粉、漂白粉精、氯胺T、二氯异氰脲酸钠等）	中、高效	在水溶液中放出有效氯,破坏细菌酶的活性而致其死亡	餐具、便具等	浸泡	0.5%漂白粉溶液、0.5%～1%氯胺溶液	30min	①消毒剂保存在密闭容器内,置于阴凉、干燥通风处,减少有效氯的丧失 ②配制的溶液性质不稳定,应现配现用 ③有腐蚀及漂白作用,不宜用于金属制品、有色衣服及油漆家具的消毒 ④3天更换一次消毒液
			地面、墙壁及物品表面	喷洒	1%～3%漂白粉溶液、	自然待干	
				擦拭	0.5%～3%氯胺溶液	2h	
			排泄物	搅拌	干粪:5份加漂白粉1份搅拌后放置 尿液100ml加漂白粉1g,后放置	1h	
乙醇	中效	使菌体蛋白凝固变性	皮肤	擦拭	70%～75%	自然待干	①易挥发,需加盖保存,定期测定,保持有效浓度 ②有刺激性,不宜用于黏膜及创面消毒 ③易燃,应存放于阴凉、避火处
			燃烧灭菌	燃烧	95%适量	见燃烧法	
碘附	中效	破坏细菌胞膜的通透性屏障,使蛋白质漏出或与细菌酶蛋白起碘化反应	皮肤	擦拭	0.5%～1.0%	涂擦2次待干	①碘附稀释后稳定性差,宜现用现配 ②避光密闭保存,放阴凉处 ③皮肤消毒后不需乙醇脱碘
			黏膜、创面	擦拭	0.1%	自然待干	

续表

名称	效力	原理	使用范围	方法	浓度(用量)	时间	注意事项
苯扎溴铵(新洁而灭)	低效	是阳离子表面活性剂,能吸附带阴电的细菌,破坏细胞膜,导致菌体自溶死亡,又可使菌体蛋白变性而沉淀	黏膜 皮肤 金属器械	擦拭 擦拭 浸泡	0.01%～0.05% 0.1%～0.2% 0.1%～0.2%(加入0.5%亚硝酸钠以防锈)	自然待干 15～30min	①对肥皂、碘、高锰酸钾等阴离子表面活性有拮抗作用 ②有吸附作用,会降低药效,所以溶液内不可投入纱布、棉花等 ③对铝制品有破坏作用,故不可用铝制器盛装
氯已定(洗必泰)	低效	能破坏细菌膜的酶活性,使细胞的胞浆膜破裂	手消毒 创面黏膜 物体表面	浸泡 擦拭 擦拭	0.02% 0.05% 0.1%	3min 自然待干	同苯扎溴铵(新洁尔灭)①②

四、洗手与手的消毒

医务人员的手经常直接或间接地与污染物品或患者接触，极易引起医院感染。洗手是防止医院感染传播的重要措施之一。

(一) 洗手

洗手是指双手涂满清洁剂并对其所有表面按序进行强有力的短时的揉搓，然后用流水冲洗的过程。有效地洗手可清除手上的污垢和大部分暂住菌，切断通过手传播感染的途径。

【用物】洗手池设备，洗手液，擦手纸或毛巾或风干机。

【操作方法】洗手操作流程与要点说明见表 8 - 5。

表 8-5　洗手法

	操作流程	要点说明
评估	是否需要洗手、具备洗手条件，洗手设施是否齐全	
准备	1. 操作者：衣帽整洁 2. 用物：如上 3. 环境：整洁、宽敞、光线充足	病区应设流动水洗手池，水龙头为感应式、肘式或脚踏式，洗手池旁边配备洗手液、清洁毛巾或擦手纸或感应式风干机
实施	1. 洗手 (1) 将衣袖推至手腕上约10cm，取下手表及饰物 (2) 流动水湿润双手 (3) 取适量洗手液，均匀涂抹至整个手掌、手背、手指和指缝 (4) 按七步洗手法揉搓双手、手腕及腕上10cm，持续至少15s（图8-6） (5) 在流动水下彻底冲干净双手（图8-7） (6) 无流动水设施时，可取适量快干手消毒剂，按洗手的揉搓方法进行揉搓，保证手消毒剂完全覆盖手部皮肤，至干燥 2. 擦手 (1) 用清洁毛巾或擦手纸擦干双手，或用风干机吹干双手 (2) 必要时涂抹适量的护手液	1. 洗手顺序：手掌—手指—手背—关节—拇指—指尖—手腕 2. 应特别注意拇指、小指侧面、指关节、指甲缝 3. 从上而下冲洗双手，让污水从前臂流至手指尖，避免微生物污染手臂 4. 洗手时避免水溅湿衣服及地面 5. 擦手毛巾一用一消毒
整理	按医疗废物处置用物	

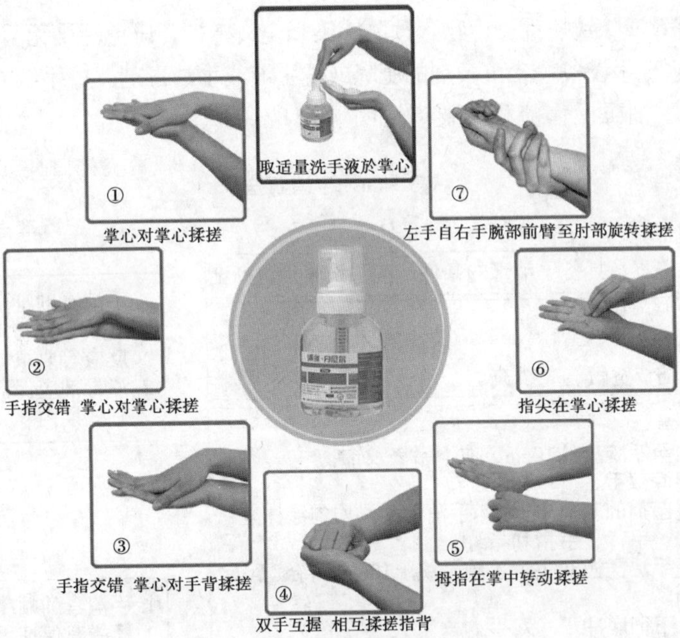

图 8-6　七步洗手法

第一步：**洗手掌**：流水湿润双手，涂抹洗手液（或肥皂），掌心相对，手指并拢相互揉搓；第二步：**洗掌侧指缝**：掌心相对，双手交叉沿指缝相互揉搓；第三步：**洗背侧指缝**：手心对手背沿指缝相互揉搓，双手交换进行；第四步：**洗指背**：弯曲各手指关节，半握拳把指背放在另一手掌心旋转揉搓，双手交换进行；第五步：**洗拇指**：一手握另一手大拇指旋转揉搓，双手交换进行；第六步：**洗指尖**：弯曲各手指关节，把指尖合拢在另一手掌心旋转揉搓，双手交换进行；第七步：**洗手腕、手臂**：揉搓手腕、手臂，双手交换进行。全过程要认真揉搓双手 15 秒以上。

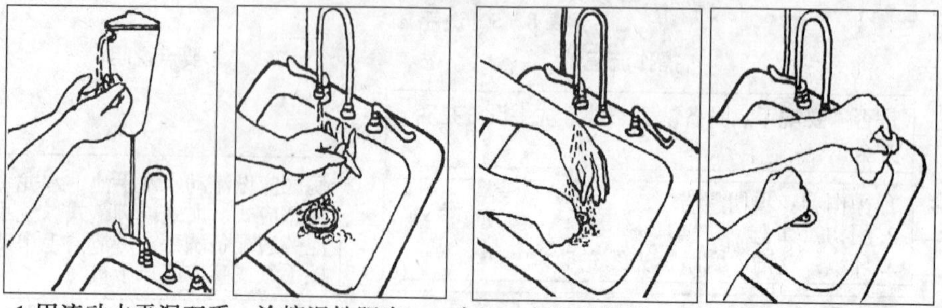

1.用流动水弄湿双手，涂擦温性肥皂；2.全面、仔细地擦搓，不能忽略任何部位；
3.擦搓后双手下垂，用流动水充分冲洗；4.冲洗后用纸巾关闭水门，注意防止手再污染

图 8-7 洗手的程序

【注意事项】

1. 洗手方法要正确，手的各部位都需清洗、冲净。

2. 注意调节合适的水温、水流，避免沾湿周围环境。

3. 洗手后，双手不应检出致病性微生物。

4. 医务人员在下列情况下应认真洗手：①进入和离开病房前；②接触清洁物品前、处理污染物品后；③无菌操作前后；④接触伤口前后；⑤护理任何患者前后；⑥如厕前后。

（二）手的消毒

医务人员接触污染物品或感染患者后，手常被大量致病性微生物污染，仅一般洗手不能达到预防交叉感染的要求，必须在洗手后进行手的消毒。

手的消毒能有效清除致病性微生物，预防感染和交叉感染，避免污染无菌物品和清洁物品。

【用物】流动水洗手设备，含抗菌剂的肥皂或洗手液或手消毒剂，擦手纸或毛巾或风干机。

【操作方法】手消毒操作流程与要点说明见表 8-6。

表 8-6 手消毒法

操作流程		要点说明
评估	是否需要手消毒、具备手消毒的条件，洗手设施是否齐全	
准备	1. 操作者：衣帽整洁 2. 用物：如上 3. 环境：整洁、宽敞、光线充足	1. 手消毒剂符合作用快、不损伤皮肤、无伤害、不易引起过敏反应等要求 2. 消毒剂应保证有效浓度，并在有效期内
实施	1.手消毒 (1) 将衣袖推至手腕上约10cm，取下手表及饰物 (2) 流动水湿润双手 (3) 取适量抗菌剂的肥皂/洗手液/手消毒剂，均匀涂抹至整个手掌、手背、手指和指缝 (4) 按七步洗手法揉搓双手、手腕及腕上10cm，持续至少2min (5) 在流动水下彻底冲干净双手 (6) 无流动水设施时，可取适量快干手消毒剂，按洗手的揉搓方法进行揉搓2min，保证手消毒剂完全覆盖手部皮肤，至干燥 2. 擦手 用清洁毛巾或擦手纸擦干双手，或用风干机吹干双手	1. 手消毒的顺序同七步洗手法 2. 揉搓时保证手消毒剂完全覆盖手部皮肤，使双手达到消毒的目的 3. 擦手毛巾一用一消毒
整理	按医疗废物处置用物	

【注意事项】

1. 消毒手前，先洗手并保持手的干燥。

2. 按操作规程进行手的消毒，消毒过程中不可污染水龙头、洗手液或消毒液、干净毛巾、刷子等，不可溅湿工作服。

3. 医务人员在下列情况下必须进行手的消毒：①实施侵入性操作前；②护理免疫力低下的患者或新生儿前；③接触血液、体液和分泌物后；④接触被致病性微生物污染的物品后；⑤护理传染病患者后。

第三节　无菌技术

案例分析

患者陈小兵，男，17岁，高中二年级学生，因踢球不慎损伤足背，伤口无感染，但有少许渗液，现到门诊换药。

作为外科门诊的护士，如何为该患者准备换药的用物？

无菌技术是预防医院感染的一项重要的操作技术，广泛应用于临床医疗和护理实践中。

一、概念

1. 无菌技术　是指在医疗、护理操作过程中，防止一切微生物侵入人体和保持无菌物品、无菌区域不被污染的操作技术。

2. 无菌物品　指经过物理或化学灭菌后，未被污染的物品。

3. 无菌区域　指经过物理或化学灭菌后，未被污染的区域。

4. 非无菌区　指未经过灭菌处理，或经过灭菌处理但又被污染的区域。

二、无菌技术的操作原则

1. 环境清洁、宽敞、定期消毒　操作台清洁、干燥、平坦，物品布局合理；无菌操作前30min应停止扫地及换床单等，减少走动，避免不必要人群的流动，防止尘埃飞扬；治疗室每日用紫外线照射消毒一次。

2. 工作人员的要求

（1）无菌操作前，工作人员应修剪指甲、洗手，衣帽整洁、戴口罩帽子，必要时穿无菌衣、戴无菌手套等。

（2）操作者身体应与无菌区保持一定距离。

（3）取放无菌物品时，应面向无菌区域。

（4）手臂应保持在腰部或治疗台面以上，不可跨越无菌区，手不可接触无菌物品。

（5）避免面对无菌区谈笑、咳嗽、打喷嚏。

3. 物品的管理

（1）无菌物品与非无菌物品分开放置，并有明显标志。

（2）无菌物品不可暴露于空气当中，必须存放于无菌容器或无菌包内。

（3）无菌包外须注明物品名称、灭菌日期，并按日期先后顺序摆放。无菌包保存期为7

天，过期或受潮应重新灭菌。

4. 无菌物品的使用

(1) 取用无菌物品时应使用无菌持物钳。

(2) 无菌物品一经取出，即使未用，也不可放回无菌容器内。

(3) 无菌物品疑有污染或已被污染，不可再用，应予更换并重新灭菌。

(4) 未经消毒的物品不可触及无菌物品或跨越无菌区域。

5. 一套无菌物品仅供一位患者使用，以防交叉感染。

三、无菌技术的操作方法

(一) 无菌持物钳的使用

无菌持物钳是用于夹取和传递无菌物品的器械。

【用物】 无菌持物钳及容器。

1. 无菌持物钳的种类 临床上常用的持物钳有卵圆钳、三叉钳、长镊子、短镊子等。

(1) 卵圆钳：有直头和弯头两种，钳的持物端有两个卵圆形的小环，可用于夹取刀、剪、钳、镊及治疗碗、弯盘等无菌物品。由于卵圆钳的下端较细，而且两环平行，故不能持重，不能用于夹取较大的物品。

(2) 三叉钳：钳的持物端为三叉形，呈弧形向内弯曲。可用于夹取盆、盒、罐、骨科器械等较重物品。

(3) 镊子：镊子的尖端细小，使用时灵巧方便，适用于夹取棉球、针头、缝针、纱布等小物品。

2. 无菌持物钳的存放方法 有湿式存放和干式存放两种。

(1) 湿式存放法：持物钳经灭菌后浸泡于盛有消毒液的大口有盖容器内，容器深度与持物钳长度的比例合适，液面以浸没轴节以上 2～3cm 或镊子的 1/2 长为宜，浸泡时松开轴节。每个容器只能放置一把无菌持物钳（图 8-8）。无菌持物钳及浸泡容器每周更换、灭菌 2 次，同时更换消毒液，使用较多的部门如手术室、门诊注射室、换药室等应每天更换、灭菌 1 次。若用 2%戊二醛消毒液浸泡，每两周更换一次。

(2) 干燥存放法：无菌持物钳存放在无菌干燥容器中，每 4 小时更换一次，污染随时更换。

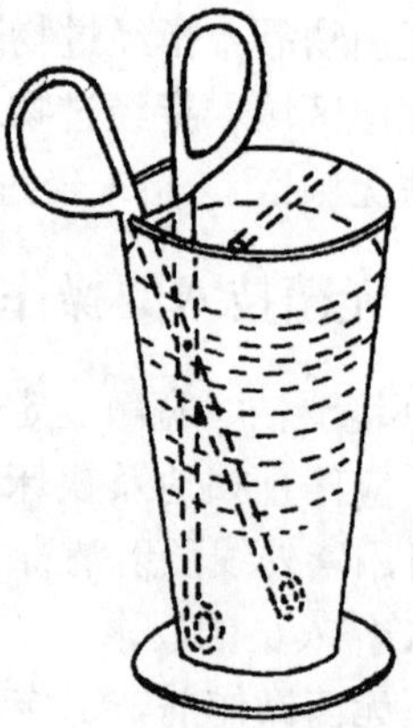

图 8-8 无菌持物钳浸泡于盛有消毒液的大口有盖容器内

【操作方法】无菌持物钳使用操作流程与要点说明见表 8-7。

表 8-7 无菌持物钳使用法

	操作流程	要点说明
评估	1. 操作台是否清洁、干燥、平坦，物品摆放是否合理 2. 选择合适的持物钳	
准备	1. 操作者：着装整洁、修剪指甲、洗手、戴口罩 2. 用物：如上 3. 环境：整洁、宽敞、光线充足	
实施	1. 核对，检查开启日期和时间 2. 到距离较远处取物时，将无菌持物钳及容器一起移至操作处，就近使用 3. 打开容器盖，手持无菌持物钳或镊上段1/3处，将钳移至容器中央，钳端闭合垂直向上取出（图8-9） 4. 湿式无菌持物钳取出后至钳端不滴水后方可夹取无菌物品；使用时保持钳端向下，不可倒置 5. 夹取物品后，钳端闭合从容器中央垂直放回，盖上容器盖	1. 超过有效期不可使用 2. 避免无菌持物钳在空气中暴露过久而被污染 3. 避免无菌持物钳触及容器边缘造成污染 4. 避免消毒液倒流污染钳端 5. 环境质量控制较差及人流量较大的科室，如门诊等不宜使用干式放置
整理	及时整理操作用物和环境	

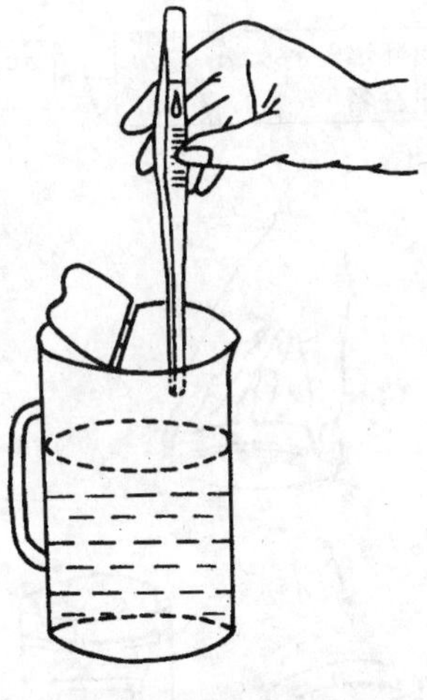

图 8-9 取无菌持物钳

【注意事项】

1. 保持无菌持物钳的无菌状态，不可在盖闭合时从盖孔中取、放无菌持物钳；取放时不可触及容器口缘及液面以上的容器内壁，以免污染。

2. 到距离较远处取物时，应将持物钳和容器一起移至操作处，就地使用，防止无菌持物钳在空气中暴露过久而污染。

3. 不可用无菌持物钳夹取油纱布，防止油粘于钳端而影响消毒效果；不可用无菌持物钳换药或消毒皮肤，防止钳被污染。

（二）无菌容器的使用法

无菌容器是指用于盛放无菌物品并保持其在无菌状态的容器。常用的无菌容器有无菌盒、罐、盘、储槽等。无菌容器内盛放无菌物品如治疗碗、棉球、纱布等。

【用物】无菌容器、无菌持物钳或镊及容器、笔等。

【操作方法】无菌容器使用操作流程与要点说明见表 8－8。

表 8－8　无菌容器使用法

操作流程		要点说明
评估	操作台是否清洁、干燥、平坦，物品摆放是否合理	
准备	1. 操作者：着装整洁、修剪指甲、洗手、戴口罩 2. 用物：如上 3. 环境：整洁、宽敞、光线充足	
实施	1. 检查无菌物品的名称、灭菌有效期、容器的密封性等 2. 打开容器盖，内面向上置于稳妥处或拿在手中（图8-10） 3. 用无菌持物钳或镊从无菌容器内夹取无菌物品，放妥 4. 取物后，立即将盖反转，使内面向下，移至容器口上盖严 5. 手持无菌容器时，应托住容器底部（图8-11）	1. 超过有效期不可使用 2. 手指不可触及容器盖、容器的内面和边缘 3. 避免容器在空气中暴露过久
整理	1. 及时整理操作用物和环境 2. 注明容器开启时间并签名	开启的无菌容器有效期为24小时

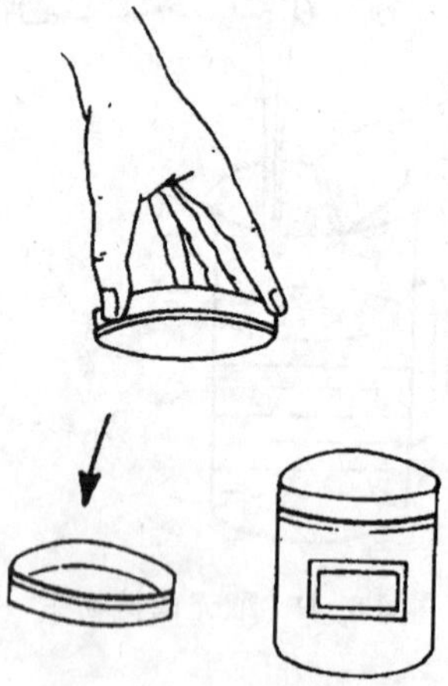

图 8－10　打开无菌容器

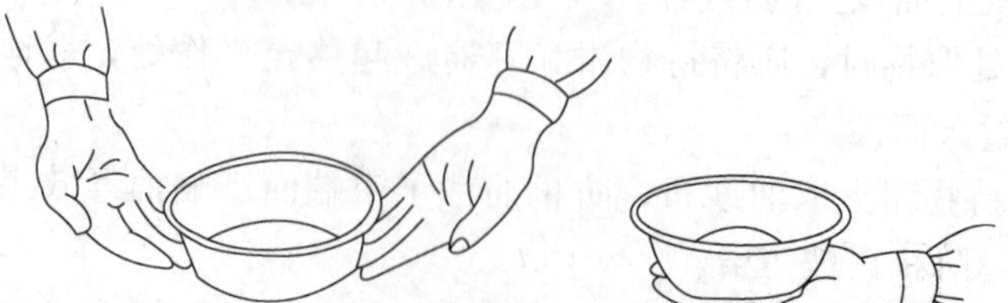

图 8－11　手持无菌容器

【注意事项】

1. 严格遵守无菌操作原则。

2. 夹取无菌容器内物品时，无菌持物钳及无菌物品不可触及无菌容器边缘。

3. 从无菌容器内取出的无菌物品，虽未使用，也不可再放回无菌容器内。

（三）取用无菌溶液法

【用物】无菌容器、无菌溶液（密封瓶装、三角烧瓶装）、弯盘、笔，必要时备消毒溶液、棉签等。

【操作方法】取用无菌溶液使用操作流程与要点说明见表8-9。

表8-9　取用无菌溶液法

操作流程		要点说明
评估	操作台是否清洁、干燥、平坦，物品摆放是否合理	
准备	1. 操作者：着装整洁、修剪指甲、洗手、戴口罩 2. 用物：如上 3. 环境：整洁、宽敞、光线充足	
实施	1. 擦净瓶子，核对瓶签上的药名、剂量、浓度和有效期，检查瓶盖有无松动，瓶身及瓶底有无裂缝，检查溶液有无变色、浑浊、沉淀絮状物等不可使用的情况 2. 开启密封瓶的盖子，使盖子内面向上 3. 一手握溶液瓶标签一侧（标签向掌心），倒出少量溶液冲洗瓶口，再由原处倒出所需溶液至无菌容器内（图8-12） 4. 立即盖好瓶盖，必要时进行消毒 5. 如取用烧瓶装溶液时，先检查瓶签及溶液，然后解开系带，手持瓶口盖布外面，取出瓶塞，手不可触及盖布内面及瓶口。倒液方法同密封瓶法	1. 检查溶液质量时，要倒转瓶体2~3次，对光检查，确保质量可靠方可使用 2. 手不可触及瓶盖盖住的部分；标签向掌心，以防沾湿瓶签，影响查对
整理	1. 及时整理操作用物和环境 2. 在瓶签上注明开瓶日期、时间并签名	已开启的无菌溶液有效期为24小时

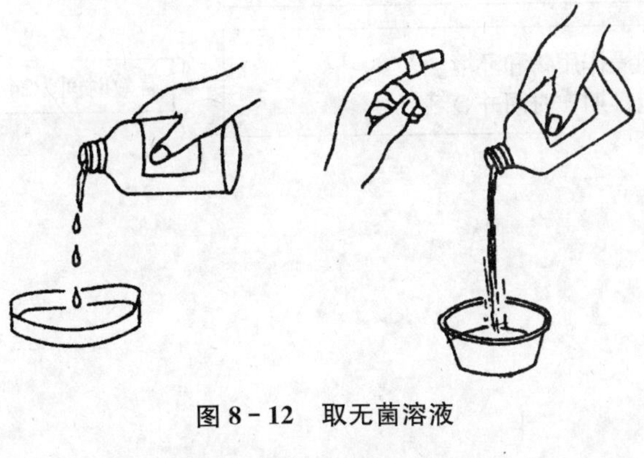

图8-12　取无菌溶液

【注意事项】

1. 倒溶液时，瓶口不可触及无菌容器，不可将无菌敷料堵塞瓶口或伸入无菌溶液瓶内蘸取。

2. 已倒出的溶液，虽未使用也不可倒回瓶内。

3. 已开启的无菌溶液瓶内溶液，如未污染可保存 24 小时。

（四）无菌包使用法

无菌包是指用无菌包布包裹的无菌物品，使无菌物品保持无菌状态。

【用物】无菌包、无菌持物钳、化学指示卡及胶带、标签、盛放无菌物品的容器、笔等。

【操作方法】无菌包使用操作流程与要点说明见表 8－10。

表 8－10　无菌包使用法

	操作流程	要点说明
评估	操作台是否清洁、干燥、平坦，物品摆放是否合理	
准备	1. 操作者：着装整洁、修剪指甲、洗手、戴口罩 2. 用物：如上 3. 环境：整洁、宽敞、光线充足	包布通常选用质厚、致密、未脱脂的纯棉布制成。将待消毒物品放于包布中央，用包布近侧一角向上折叠盖在物品上，盖好左右两角，最后一角遮盖后，用带子以“+”字形扎妥或用化学指示胶带固定，注明物品名称后（图8–13），送灭菌处理后备用
实施	1. 检查无菌包的名称、灭菌有效期及灭菌指示胶带的颜色；检查无菌包有无破损、潮湿等 2. 将无菌包放在清洁、干燥、平坦的操作台上，解开系带 3. 打开无菌包外角，揭开左右两角，最后打开内角。如用双层包布包裹无菌包，则内层须用无菌持物钳打开 4. 检视化学指示卡颜色，用无菌钳夹取所需无菌物品，放在事先准备的无菌区域内 5. 如包内物品未用完，按原来折痕包好，系带横向缠绕扎好 6. 小包无菌物品的取用 如需一次性取出包内全部物品，经查看、核对无误后，将系带卷放妥当，将包托在手上，系带夹于指缝，另一手打开包布其余三角，并将四角抓住，使无菌面朝向无菌区域稳妥地将包内物品投入无菌区域内（图8–14）	1. 无菌包未打开时有效期为7天 2. 开包时手不可触及无菌区域 3. 避免跨越无菌区
整理	1. 及时整理操作用物和环境 2. 注明开包日期、时间并签名	有效时间为24小时

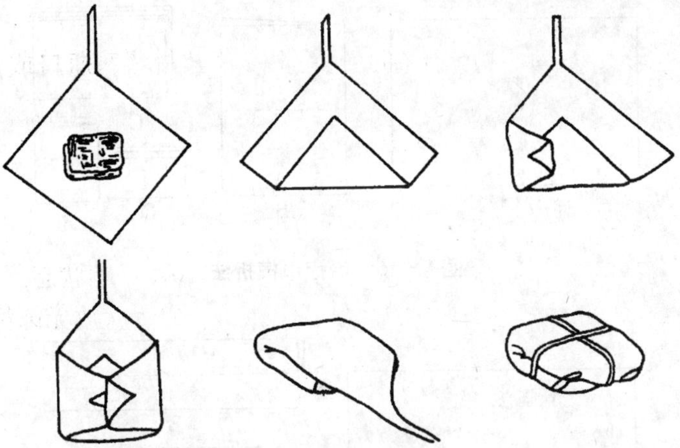

图 8-13　无菌包包扎

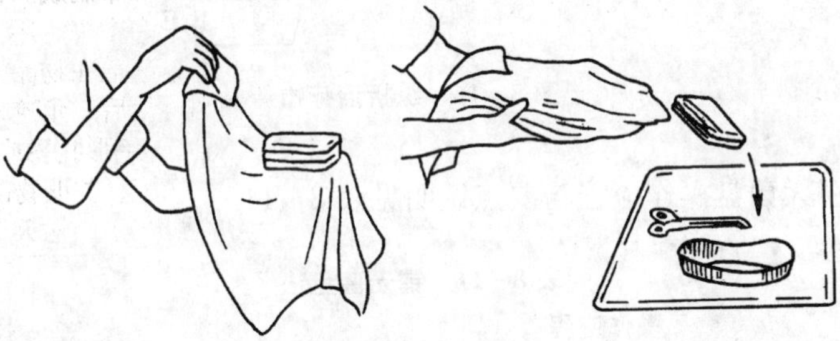

图 8-14　小包无菌物品取用

【注意事项】

1. 严格遵守无菌操作原则。

2. 打开无菌包布时手不可触及包布内面，操作时手臂不可跨越无菌区。包内物品未用完，应按原折痕包好，系带横向扎好，注明开包日期及时间，24 小时内使用。

3. 无菌包内物品超过有效期、被污染或包布受潮，须重新灭菌。

（五）铺无菌盘法

无菌盘是将无菌治疗巾铺在清洁、干燥的治疗盘内，形成一无菌区，放置无菌物品，以供无菌操作用。

【用物】无菌包（内有治疗巾）、无菌持物钳、治疗盘、无菌物品、小毛巾及弯盘、记录卡、笔等。

治疗巾折叠法有横折法和纵折法 2 种，折好包扎灭菌后备用。

横折法：治疗巾横折后纵折，再重复一次（图 8-15）。

纵折法：治疗巾纵折两次，再横折两次，开口边向外（图 8-16）。

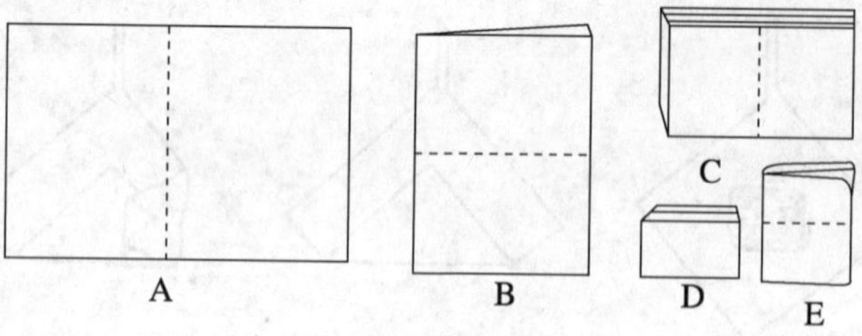

图 8-15 治疗巾横折法

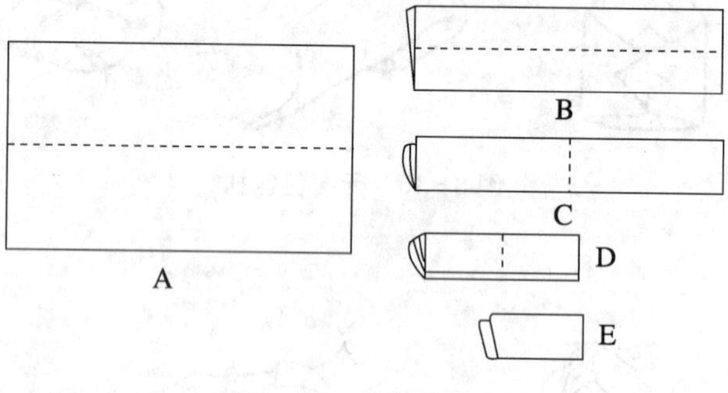

图 8-16 纵折治疗巾

【操作方法】铺无菌盘操作流程与要点说明见表 8-11。

表 8-11 铺无菌盘法

	操作流程	要点说明
评估	操作台是否清洁、干燥、平坦，物品摆放是否合理	
准备	1. 操作者：着装整洁、修剪指甲、洗手、戴口罩 2. 用物：如上 3. 环境：整洁、宽敞、光线充足	
实施	1. 检查核对无菌物品的名称、灭菌有效期及灭菌指示胶带；检查无菌包有无破损、潮湿等 2. 打无菌治疗巾包，按无菌包使用法取出治疗巾放于治疗盘内 3. 铺盘 (1) 单层底铺盘法：双手捏住无菌巾上层两角的外面，将其双折铺于治疗盘上，将上层扇形折叠至对侧，开口向外，治疗巾内面构成无菌区（图8-17、图8-18） (2) 双层底铺盘法：双手捏住无菌巾上层两角的外面，从远到近3折成双层底，上层扇形折叠，开口边向外（图8-19） 4. 根据需要将无菌物品放于无菌治疗巾内，将上层盖上，上下层边缘对齐。将开口处向上翻折两次，两侧边缘分别向下翻折一次	
整理	1. 及时整理操作用物和环境 2. 注明铺盘日期、时间并签名	保持盘内菌，有效时间4h

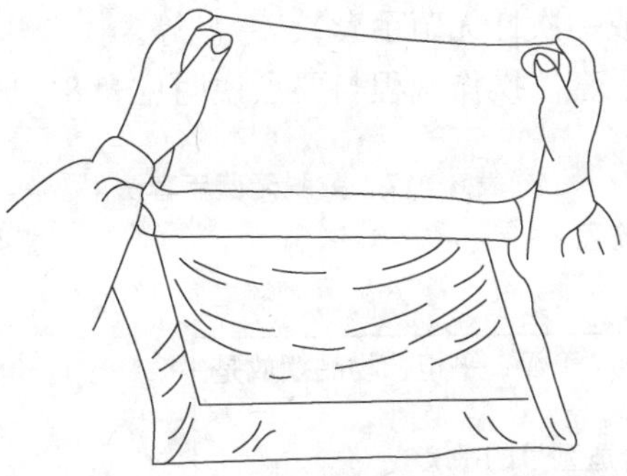

图 8-17　单层底铺无菌巾

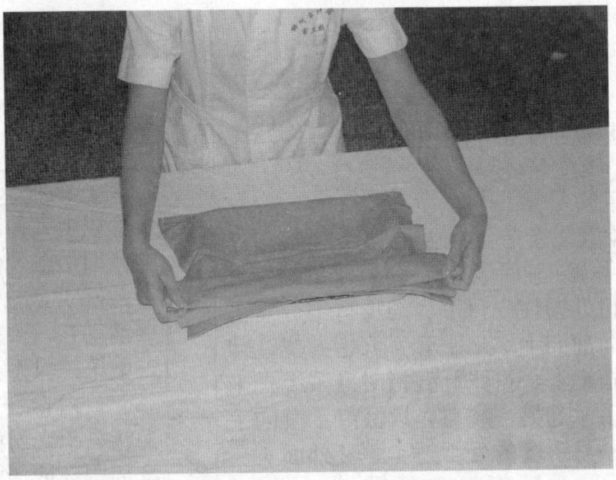

图 8-18　无菌巾扇形折叠

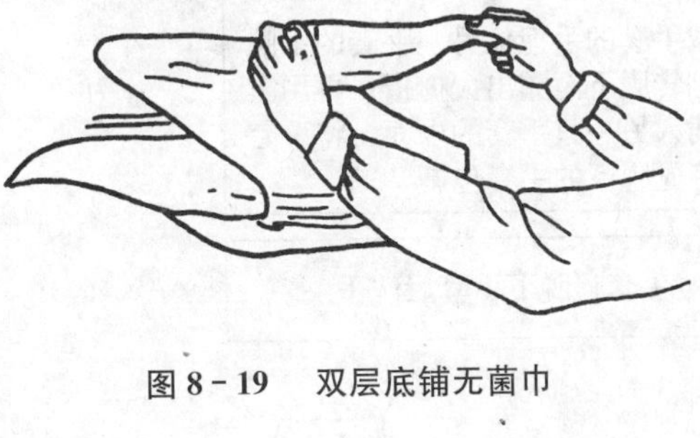

图 8-19　双层底铺无菌巾

【注意事项】

1. 操作时，非无菌物品及操作者的手、衣袖应与无菌区域保持适当的距离，不可跨越无菌区。

2. 无菌盘应保持干燥，避免潮湿污染。

3. 已铺好的无菌盘应尽早使用，保留时间不超过 4h。

（六）戴脱无菌手套法

在进行严格的无菌操作时，需戴无菌手套，以确保无菌效果，保护患者和医护人员免受感染。

【用物】无菌手套包（或一次性无菌手套）、弯盘等。

【操作方法】戴脱无菌手套法操作流程与要点说明见表 8－12。

表 8－12 戴脱无菌手套法

	操作流程	要点说明
评估	1. 操作台是否清洁、干燥、平坦，物品摆放是否合理 2. 根据需要选择合适型号的手套	
准备	1. 操作者：着装整洁、修剪指甲、洗手、戴口罩 2. 用物：如上 3. 环境：整洁、宽敞、光线充足	
实施	1. 检查核对手套的号码、灭菌有效日期及包装是否完整 2. 打开手套包装 3. 戴手套：检查手套放置是否正确 (1) 分次提取手套：一手掀起手套袋开口处，另一手从开口处捏住一只手套的反折部分（手套内面）向前向上取出手套，五指并拢，伸入至手套指根部，再张开五指对准戴上；未戴手套的手掀起另一袋口，以戴好手套的手指插入另一只手套的反折处（手套外面），同法戴好 (2) 一次性提取手套：两手同时掀起手套袋开口处，一手捏住两只手套的反折部分（手套内面）向前向上一次性取出两只手套，同上法戴好（图8-20） 4. 脱手套：用戴手套的手捏住另一手套的手腕部分的外面翻转脱下至露出大拇指；再用露出的大拇指插入另一只手套的内面，将手套脱下并同时将先脱下的手套包裹	1. 戴手套时，双手始终保持在腰部以上，并防止手套外面（无菌面）触及任何非无菌物品，戴好手套的手只能在无菌区内活动 2. 戴第二只手套时，注意避免手套口内卷 3. 污染手套勿接触到皮肤或污染周围环境 4. 复用手套，如有明显血迹或污染严重时，先用消毒液抹拭后再脱去，集中送供应室处置
整理	按医疗废物处置手套，脱下手套后洗手	

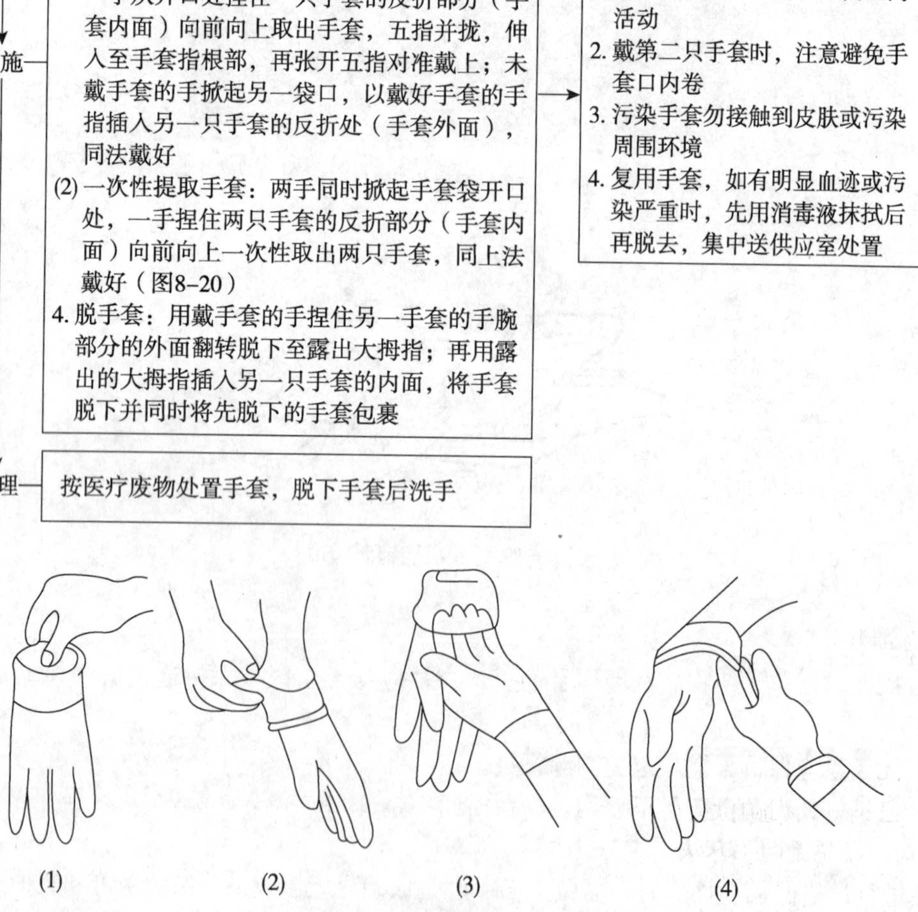

(1) (2) (3) (4)

图 8－20 戴无菌手套

【注意事项】

1. 未戴手套的手不可触及手套的外面，已戴手套的手不可触及未戴手套的手及另一手套的内面（非无菌面）。

2. 戴手套后如发现手套有破损或不慎污染，立即更换或加戴一对无菌手套。

3. 戴手套后，手臂不可下垂，应保持在腰部水平以上、视线可及范围内活动。

第四节　隔离技术

案例分析

患者张某，男，47岁，因“活动性肺结核”入院。现患者呼吸急促，轻度紫绀，听诊发现双肺布满湿啰音。

作为患者的责任护士，在为患者进行吸痰操作时，应做好哪些个人防护措施？

隔离是将传染源传播者（传染病患者和带菌者）和高度易感人群安置在指定地方，暂时避免和周围人群接触。对前者采取的隔离称为传染源隔离，防止传染病病原体向外传播，对后者采取的隔离称为保护性隔离，以保护高度易感人群免受感染。

隔离的目的是控制传染源，切断传染途径，保护易感人群免受感染，是防止传染性疾病传播的重要措施。因此，护理人员必须重视和认真做好隔离工作，严格执行隔离技术，并对患者及家属作好健康教育，使其了解隔离的意义，自觉遵守隔离制度，积极配合实施各种隔离措施。

知识链接

什么是传染病？

传染病是由一种特殊的感染源所造成的疾病，可以从受感染的人、动物、环境等传给另一个易感宿主。传染患者的排泄物污染了环境，健康人被感染，而造成传染病的流行。传染病按《中华人民共和国传染病防治法》的规定分3类，即甲类、乙类、丙类。任何一种传染病的流行，都有3个环节，即传染源、传播途径和易感人群，3个环节既受自然因素的影响，又受社会因素的影响。

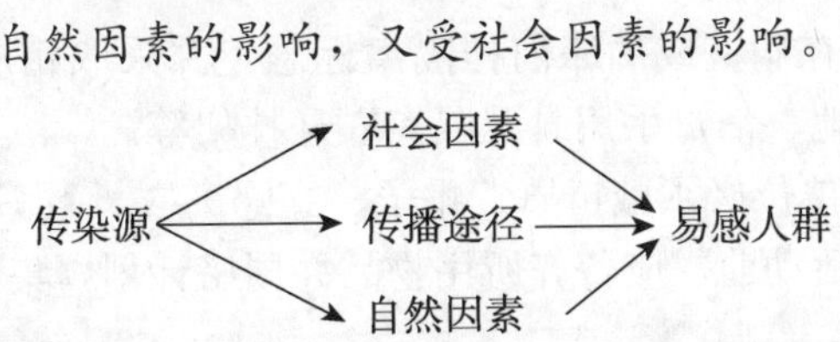

传染病3个环节与2个因素的关系

一、隔离区域的管理

（一）传染病区隔离单位的设置

1. 隔离区设置　隔离区与普通病区应分开设置，并远离食堂、水源和其他公共场所。

2. 传染病区构成　由隔离室和其他辅助房间构成。分为“三区”、“两通道”、“一缓冲区”。“三区”是指清洁区、半污染区、污染区；“两通道”是指清洁通道和污染通道；“一缓冲区”为清洁区与半污染区、半污染区与污染区之间专门设立的缓冲区域，区域两侧设人员出入口。“三区”分别配置有洗手设施、治疗车和病历车等，配备快速手消毒剂。

3. 患者的安置　根据疾病种类、传染病病期及患者病情分区/室安置隔离患者。

（1）以病员为单位：患者有单独的病室和用具，与其他患者之间实行隔离。

（2）以病种为单位：同种传染病的患者，可安排在同一病室，与他种传染病的环境实行隔离。

（3）凡未确诊、发生混合感染或重危、具有强烈传染性的患者，应住单独隔离室。

（4）成人与婴幼儿感染患者应分别安置。

（二）隔离区域的划分及隔离要求

隔离区域按传染病患者所接触的环境分为清洁区、半污染区和污染区，以便执行隔离技术。

1. 清洁区　凡未被病原微生物污染的区域为清洁区，如更衣室、配餐室、库房、值班室等。

隔离要求：患者及患者接触过的物品不得进入清洁区；工作人员接触患者后需消毒手、脱去隔离衣及鞋后可进入清洁区。

2. 半污染区　凡有可能被病原微生物污染的区域为半污染区，如医护办公室、病区的走廊和化验室等。

隔离要求：患者或穿隔离衣的工作人员通过走廊时，不得接触墙壁、家具等；各类检验标本有一定的存放盘和架，检验完的标本及容器等应严格按要求分别处理，患者不准随便进入半污染区。

3. 污染区　凡和患者直接或间接接触，被病原微生物污染的区域为污染区，如病室、厕所、浴室等。

隔离要求：污染区的物品未经消毒处理，不得带到其他区域；工作人员进入污染区时，必须穿隔离衣、戴口罩、帽子，必要时换隔离鞋；离开前脱隔离衣、鞋，并消毒双手。

二、隔离原则

（一）一般消毒隔离

1. 根据隔离种类，应在病室或病床前挂隔离标志，并采取相应的隔离措施，如门口放置消毒脚垫、门外设洗手池、消毒手用具及隔离衣悬挂架等。

2. 工作人员进入隔离单位必须戴口罩、帽子、穿隔离衣，且只能在规定的范围内活动；进入隔离室进行治疗护理活动前，应备齐所用物品并周密计划，集中护理，减少穿脱隔离衣及洗手次数。

3. 患者接触过的物品或落地的物品应视为污染，消毒后方可给他人使用；患者的衣物、信件、钱币等经消毒后方能交家属带回；患者的呕吐物、分泌物、排泄物及各种引流液应消毒处理后方可排放；病室每日空气消毒，需送出病区处理的物品，用专门的污物袋，袋外有明显的标记。

4. 在严格执行隔离要求的同时，给予患者热情的关心和心理上的支持，减轻患者因隔离而出现恐惧、自卑、孤独；向患者及探视者作好健康教育，以取得理解和合作。

5. 患者传染性分泌物经培养 3 次，结果均为阴性或确已度过隔离期，经医生开出医嘱方可解除隔离。

（二）终末消毒处理

终末消毒处理是对转科、出院或死亡患者及其所住病室、用物和医疗器械的消毒。

1. 患者的终末处理　患者转科或出院前应进行沐浴，换上清洁衣服；个人用物须消毒后方可带出。患者死亡后，应及时对尸体进行处理，用3000mg/L的含氯消毒剂或0.5%过氧乙酸棉球或纱布填塞患者口、鼻、耳、肛门、阴道、伤口等开放孔道，用双层布单包裹尸体，装入双层尸体袋中，由专用车辆直接送指定地点火化。

2. 病室的终末处理　患者用物的物品需分类进行消毒。关闭门窗，打开床旁桌，摊开棉被，竖起床垫，用消毒液熏蒸或喷雾消毒，再用消毒液擦拭家具及地面。被服类放入污物袋，消毒后再清洗。床垫、棉被和枕芯等也可日光曝晒或送消毒室进行处理（表8-13）。

表8-13　传染病污染物品消毒法

类别	物品	消毒方法
病室	病室空间	消毒剂熏蒸、喷雾消毒
	病室地面、墙壁、家具	消毒剂喷雾、擦拭消毒
医疗用品	医疗用金属、橡胶、搪瓷、玻璃类	消毒剂浸泡、煮沸消毒
	听诊器、手电筒、血压计	环氧乙烷气体消毒、消毒剂擦拭
	体温表	过氧乙酸或碘附浸泡（须浸泡2次各30min）
日常用品	餐具、茶具、药杯	消毒剂浸泡、煮沸、微波消毒
	信件、书报、票证	环氧乙烷气体消毒、消毒剂熏蒸
被服类	布类、衣服	消毒剂浸泡、煮沸、环氧乙烷气体消毒、压力蒸气灭菌
	枕芯、被褥、毛纺织器	环氧乙烷气体消毒、熏蒸、日光曝晒
其他	排泄物、分泌物	漂白粉消毒、痰盛于蜡纸盒内焚烧
	便盒、痰盂、痰具	漂白粉溶液、过氧乙酸溶液浸泡
	剩余食物	煮沸30min后弃去
	垃圾	焚烧

三、隔离种类

按传染病传播途径的不同将隔离分为以下几类，并以切断传播途径为制定措施的依据。

（一）严密隔离

严密隔离适用于经飞沫、分泌物、排泄物直接或间接传播的烈性传染病，如霍乱、鼠疫、传染性非典型肺炎（SARS）等。主要的隔离措施有：

1. 患者应住单间病室，门窗需关闭。禁止患者出病室，并禁止探视与陪护。
2. 接触患者时，必须戴好口罩和帽子，穿隔离衣和隔离鞋，戴手套。
3. 患者的分泌物、呕吐物和排泄物应严格消毒处理。
4. 污染敷料装袋标记后送焚烧处理。
5. 室内空气及地面消毒，每天一次。

（二）呼吸道隔离

呼吸道隔离主要用于防止通过空气中的飞沫传播的感染性疾病，如肺结核、流脑、百日咳、流感等。主要的隔离措施有：

1. 同种病原体感染者可同住一室，隔离病室远离其他病室。

2. 通向走廊的门窗需关闭，患者离开病室需戴口罩。

3. 工作人员进入病室需戴口罩，并保持口罩干燥，必要时穿隔离衣。

4. 为患者准备专用的痰杯，口鼻分泌物需经消毒处理后方可丢弃。

5. 室内空气消毒，每天1次。

（三）肠道隔离

肠道隔离适用于由患者的排泄物直接或间接污染了食物或水源而引起传播的疾病，如伤寒、细菌性痢疾、甲型肝炎等。主要的隔离措施有：

1. 不同病种最好分室居住，如同居一室，需做好床边隔离，床间距离保持1m以上，患者不得互相交换物品。

2. 接触不同病种患者时，应按病种分别穿隔离衣，接触污染物时戴手套。

3. 病室应有防蝇设备，并做到无蟑螂、无鼠。

4. 患者的食具、便器各自专用，严格消毒，剩余的食物或排泄物均应消毒处理后才能倒掉。

5. 被粪便污染的物品要随时装袋，作好标记后送消毒或焚烧处理。

（四）接触隔离

接触隔离适用于经体表或伤口直接或间接接触感染的疾病，如破伤风、气性坏疽、狂犬病等。主要的隔离措施有：

1. 患者应住单间病室，禁止接触他人。

2. 接触患者时需戴口罩、帽子、手套，穿隔离衣，工作人员的皮肤有破损时应避免接触患者或进行诊疗、护理操作，必要时戴手套进行。

3. 接触患者及其污染的物品后，护理另一患者前，必须消毒手。

4. 凡患者接触过的一切物品，如被单、衣物、换药器械均应先灭菌，然后再进行清洁、消毒、灭菌。

5. 被患者污染的敷料应装袋标记后送焚烧处理。

（五）血液-体液隔离

血液-体液隔离主要适用于预防直接或间接接触血液或体液传播的传染性疾病，如乙型肝炎、艾滋病、梅毒等。主要的隔离措施有：

1. 同种病原体感染者可同住一室，如患者卫生状况差、不能自理、出血不易控制者应住单间隔离室。

2. 接触血液或体液时需穿隔离衣、戴手套，进行易致血液、体液飞溅的操作如吸痰、内镜检查等，须戴口罩、护目镜。

3. 护理患者前后应严格洗手或手消毒，若手被血液、体液污染或可能污染，应立即用消毒液洗手。

4. 被血液或体液污染的物品，应装袋标记后送消毒或焚烧；患者用过的针头应放入防水、防刺破并有标记的容器内，直接送焚烧处理。

5. 物品表面被血液或体液污染，应立即用消毒液消毒或喷洒后再做清洁处理。

（六）昆虫隔离

昆虫隔离适用于以昆虫为媒介而传播的疾病，如乙型脑炎、流行性出血热、疟疾、斑疹伤寒等。

其隔离措施根据昆虫类型确定。如乙型脑炎、疟疾由蚊子传播，所以病室应有蚊帐及其他防蚊设施，并定期采取灭蚊措施；斑疹伤寒由虱子传播，故患者入院时应经灭虱处理，才能住同病种病室；流行性出血热由鼠和螨虫传播，应做好灭鼠和灭螨，并向野外作业者宣传，采取必要的防护措施。

（七）保护性隔离

保护性隔离适用于抵抗力低或极易感染的患者，如严重烧伤、早产儿、白血病、器官移植及免疫缺陷患者等。主要的隔离措施有：

1. 在相应病区内设专用隔离室，患者住单间病室隔离。

2. 凡进入此病室必须戴帽子、口罩，穿无菌隔离衣（外面为清洁面，内面为污染面）及消毒拖鞋。

3. 接触患者前后及护理另一位患者前均应洗手。

4. 凡患呼吸道疾病者或咽部带菌者（含工作人员），应避免接触患者。

5. 未经消毒处理的物品不可带入隔离区。

6. 病室内空气、地面、家具等均应严格消毒并通风换气。

7. 探视者应采取相应的隔离措施。

四、常用隔离技术操作

目的是保护工作人员和患者，避免病原微生物互相传播，减少感染和交叉感染的发生。

（一）医务人员的防护技术

1. 标准防护技术

（1）标准防护技术包括洗手、戴手套、穿隔离衣和隔离裤、戴防护目镜和面罩、穿戴防护鞋和帽子等基本措施。

（2）接触血液、体液、分泌物、排泄物等物质以及被其污染的物品时必须戴手套。

（3）脱去手套后应立即洗手；一旦接触血液、体液、分泌物、排泄物等物质以及被其污染的物品后应立即洗手。

（4）医务人员的工作服、脸部及眼睛有可能被血液、体液、分泌物、排泄物等物质喷溅到时，应戴一次性口罩或医用防护口罩、防护目镜或面罩，穿隔离衣和隔离裤。

（5）接触所有的锐器应当特别注意，防止被刺伤。

（6）对患者用后的医疗器械、器具应采取正确的消毒措施。

2. 防护用具的使用　医务人员的防护用具应符合国家医用级别标准。常用的防护用品包括防护服、防护口罩、防护目镜或面罩、隔离衣、手套、鞋套等。本节重点介绍口罩、帽子的使用及穿脱隔离衣（可重复使用）及一次性防护服。

（1）口罩、帽子的使用：正确选用和佩戴口罩，可保护患者和工作人员，避免互相传染，防止飞沫污染无菌物品或清洁食物等；帽子防止工作人员的头发、头屑散落或头发被污染。

知识链接

常用口罩种类

1. N95口罩 是指符合美国国家职业安全与健康研究所（NIOSH）标准的呼吸防护具。N代表“not resistant to oil”，可用于防护非油性悬浮微粒，95指的是能将95%或以上的直径0.3μm以下的悬浮微粒予以隔离。N95口罩密闭性好，可以预防由患者的体液或血液飞溅引起的飞沫传染。

2. 外科医用口罩 标准的外科医用口罩分三层，外层（蓝色）有阻尘阻水的作用，可防止飞沫进入口罩里面，中层有过滤作用，可隔住90%以上直径5μm的微粒，内层（白色）用以吸湿。

3. 无纺布口罩 经过经典处理的无纺布不仅可以阻挡较大的粉尘微粒，而且附着其表面的静电荷也可以经过静电吸力吸附细小粉尘，达到很高的防尘效率。无纺布口罩厚度很薄，大大降低了使用者的呼吸阻力，舒适感较好。无纺布口罩只能一次性使用，潮湿无效。

4. 棉纱口罩 棉纱口罩仅可阻止一部分病毒侵袭，且口罩厚重、闷热，其结构与面部的密合性较差。

【用物】口罩（8～12层纱布口罩或N95口罩）或一次性口罩、帽子。

【操作方法】口罩使用操作流程与要点说明见表8-14。

表8-14 口罩、帽子使用法

	操作流程	要点说明
评估	工作场所	
准备	1. 按七步洗手法洗手 2. 用物：如上 3. 环境：整洁、宽敞、光线充足	1. 外科手术、执行无菌操作、执行各种治疗和护理、护理保护性隔离患者等，可佩带外科医用口罩（一次性口罩）、帽子 2. 普通病房、门诊急诊工作时可佩戴外科医用口罩、帽子或脱脂棉纱布口罩 3. 进入传染性非典型肺炎患者隔离病房，建议内层佩戴N95口罩，外层佩戴外科医用口罩
实施	1. 戴帽子 将清洁、合适的帽子戴于头上，并遮住全部头发 2. 戴口罩 (1) 戴外科医用口罩 ①持口罩两边的带子分别过耳系于头后和颈后，有金属片的一端朝上，有颜色面朝外 ②双手压紧金属片两侧，使口罩与鼻部贴紧（图8-21） (2) N95口罩 ①将口罩放在掌心，鼻片部分朝向指尖，使固定带自然下垂 ②将口罩贴紧口鼻下方 ③将上方固定带越过头部，固定于头部上方；下方固定带越过头部，固定于两耳下颈后位置 ④双手压紧鼻片两侧，使口罩与鼻部贴紧 ⑤做密闭检查 3.脱口罩 (1) 洗手或消毒手 (2) 脱N95口罩：一手固定口罩内边缘，一手持固定带，将口罩从前下方脱下，弃于固定容器中按医疗废物处理 (3) 脱外科医用口罩：一手从脸颊部伸入，轻折口罩内边缘，一手将带子脱下，将口罩的外面向内对折，弃于感染性废物容器中。复用的可放入清洁袋内	1. 使口罩紧贴脸部，同时包住下巴。脱口罩时，手勿触及口罩的外面 2. 脱N95口罩时不能用力挤压或将口罩对折，防止粘附在口罩外层的病毒飞沫、水滴等悬浮颗粒因挤压而渗透口罩，病毒随飞沫、水滴抵达口鼻部
整理	按医疗废物处置用物，洗手	

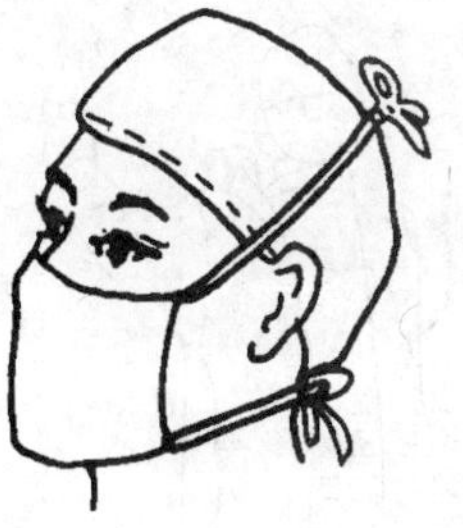

图 8-21 戴帽子、口罩

【注意事项】

1）口罩应遮住口鼻，使用时应保持口罩清洁干燥，不可用污染的手接触口罩。

2）口罩用后，立即取下，不可挂在胸前，取下时，手不可接触污染面。

3）棉纱口罩使用 4～8h 应更换；一次性口罩使用不超过 4h；N95 口罩可持续使用 6～8h。每次接触严密隔离的传染患者后应立即更换；使用中如有污染或潮湿也应立即更换。

（2）穿脱隔离衣（可重复使用）：正确穿脱隔离衣，可防止病原体的传播及保护患者和工作人员免受病原体的侵袭。

【用物】隔离衣、挂衣架、洗手或消毒手设备、操作项目用物。

【操作方法】穿脱隔离衣（可重复使用）操作流程与要点说明见表 8-15。

表 8-15 穿脱隔离衣（可重复使用）法

操作流程		要点说明
核对	将要实施的操作项目	
评估	1. 患者目前采用的隔离种类 2. 是否具备洗手条件、洗手设施是否齐全	
准备	1. 操作者：穿工作服，卷袖过肘，戴口罩、帽子，取下手表及饰物，洗手 2. 用物：如上 3. 环境：整洁、宽敞、光线充足	1. 将用物集中带入病室，避免反复多次进出隔离单位 2. 无洗手设施（或不足）时，备快速手消毒液
实施	1. 穿隔离衣 (1) 手持衣领取下隔离衣， (2) 清洁面向自己，将衣领两端向外折齐，对齐肩缝,露出袖子内口 (3) 一手持衣领，另一手伸入衣袖，举起手臂至衣袖穿上，同法穿另一只衣袖 (4) 扣上衣领、扣好衣袖 (5) 两手在背后对齐两侧隔离衣边缘，向一侧折叠，扎好腰带(图8-22) (6) 必要时戴手套 2. 脱隔离衣 (1) 松开腰带，解开袖扣，在肘部将部分袖子塞入工作服袖内，露出前臂 (2) 洗手或消毒手，用清洁干毛巾或擦手纸擦干双手 (3) 解开领扣，一手伸入另一侧衣袖内，拉下衣袖遮住手，再用被遮住的手捏住另一衣袖的外面将衣袖拉下，使双手从衣袖退出 (4) 根据隔离衣所挂的区域不同，采用相应的折衣方法将隔离折好，边缘对齐挂在衣钩上(图8-23) 3. 脱口罩	1. 隔离衣衣领及内面为清洁面。保护性隔离则相反 2. 手不可触及污染面，袖口不能污染衣领、帽子、口罩 3. 扣袖口后，双手已经污染 4. 确保隔离衣背后包扎严密，操作者工作服不外露。隔离衣必须全部覆盖工作服 5. 洗手时保持手朝下，洗手范围从指尖至上臂1/3，洗手时避免隔离衣触及洗手设备 6. 为传染患者检查、治疗、护理和处理传染患者污染物之后，疑被污染双手，应及时进行手消毒或洗手 7. 已消毒的手不能直接接触隔离衣外面 8. 隔离挂在半污染区清洁面向外，挂在污染区清洁面向内（保护性隔离相反） 9. 隔离衣不再使用时将清洁面朝外卷好，投入污物桶
整理	1. 按医疗废物处置用物，洗手 2. 再次查对，必要时记录	

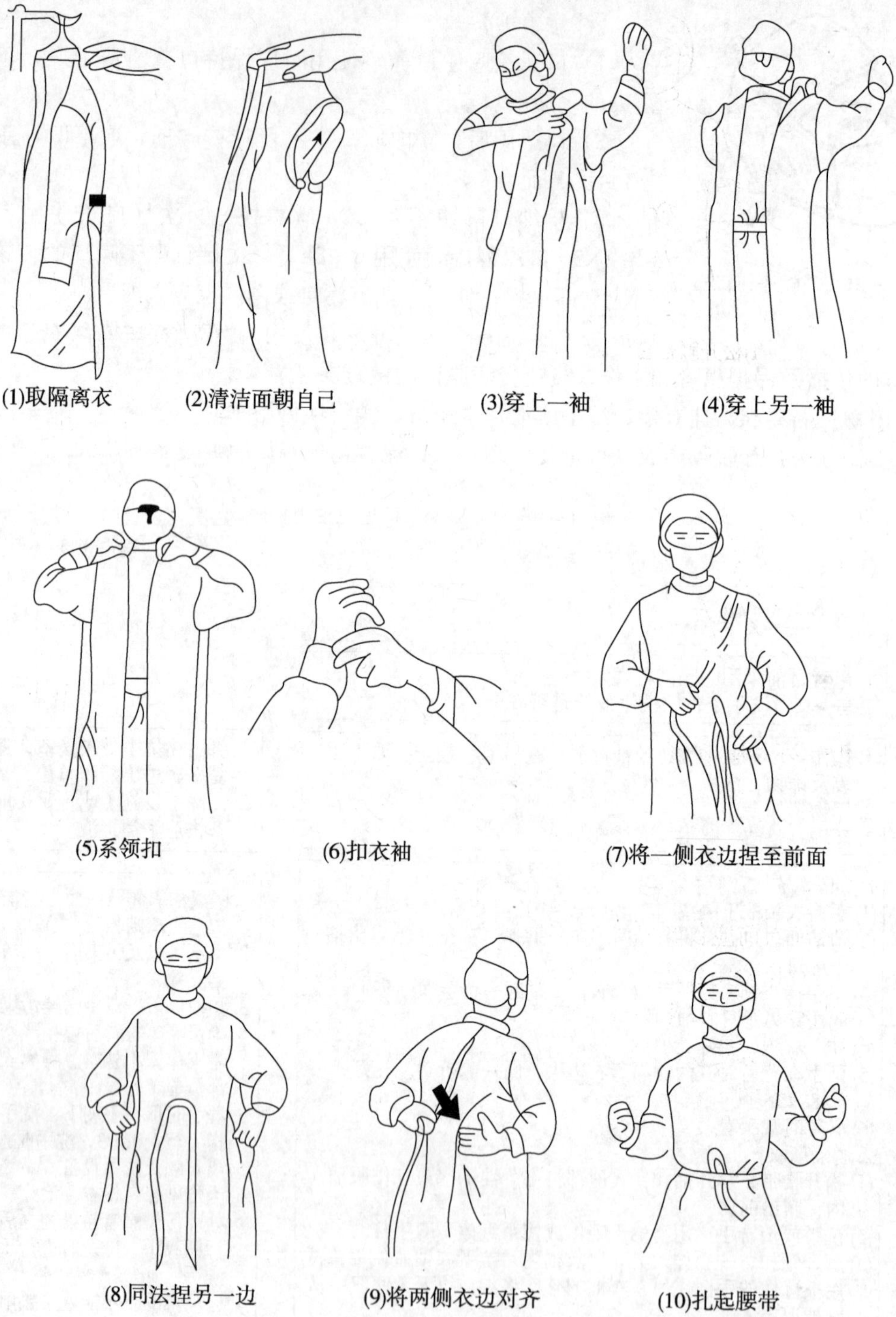
(1)取隔离衣
(2)清洁面朝自己
(3)穿上一袖
(4)穿上另一袖
(5)系领扣
(6)扣衣袖
(7)将一侧衣边捏至前面
(8)同法捏另一边
(9)将两侧衣边对齐
(10)扎起腰带

图 8－22　穿隔离衣

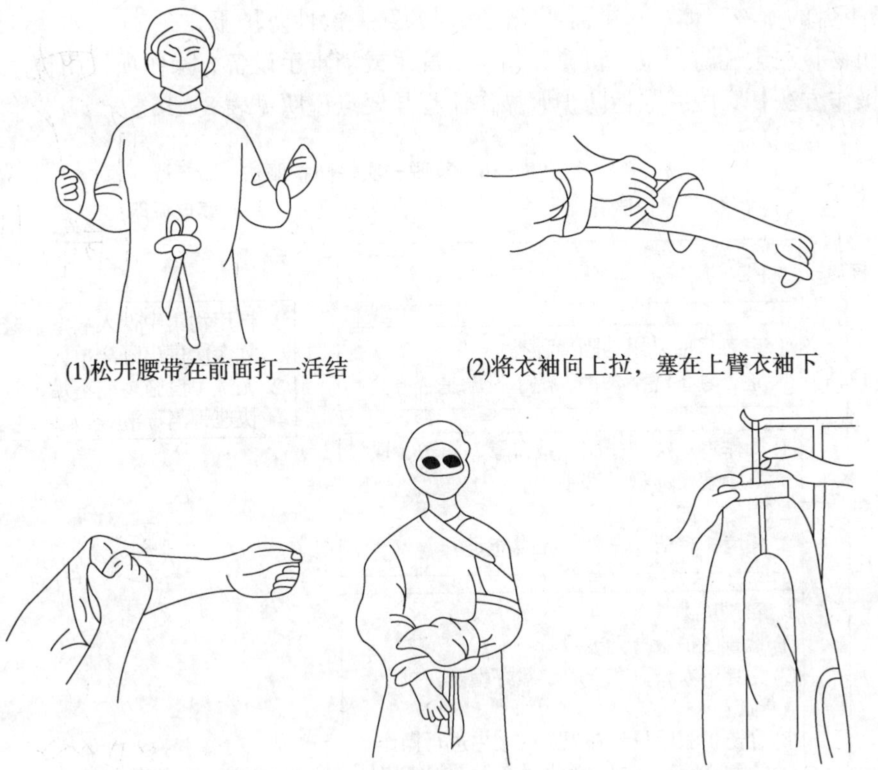

(1)松开腰带在前面打一活结　(2)将衣袖向上拉，塞在上臂衣袖下

(3)用清洁手拉袖口内的清洁面　(4)将一只手放在袖内，拉另一袖的污染面　(5)提起衣领，对齐衣边挂在衣钩上

图 8－23　脱隔离衣

【注意事项】

1）穿隔离衣前应备齐操作中所需用物。

2）隔离衣长短要合适，需全部遮盖工作服，并完好无损。

3）穿隔离衣后，只限在规定区域内活动，不得进入清洁区。

4）隔离衣每天更换，如有潮湿或污染，应立即更换。

5）挂隔离衣时，若在半污染区，不得露出污染面；若在污染区，不得露出清洁面。

知识链接

穿脱隔离衣操作口诀

穿　手持衣领穿左手，再穿右手齐上抖；
系好领扣扎袖口，折襟系腰半屈肘。

脱　松开腰带解袖口，塞住双袖消毒手；
解开领扣脱衣袖，对肩折领挂衣钩。

（3）穿脱一次性防护服：正确穿脱一次性防护服，可防止病原体的传播及保护患者和工作人员免受病原体的侵袭。医务人员进入甲类传染病房，为传染患者进行侵入性治疗和可能被传染患者的血液、体液污染需严密隔离时须穿一次性防护服。

【用物】一次性防护服、口罩、帽子、洗手或消毒手设备、操作项目用物。

【操作方法】穿脱一次性防护服操作流程与要点说明见表 8－16。

表 8－16　穿脱一次性防护服法

	操作流程	要点说明
核对	将要实施的操作项目	
评估	1. 患者目前采用的隔离种类 2. 是否具备洗手条件、洗手设施是否齐全	1. 将用物集中带入病室，避免反复多次进出隔离单位 2. 无洗手设施（或不足）时，备快速手消毒液
准备	1. 操作者：穿工作服，戴口罩、帽子，取下手表及饰物，洗手 2. 用物：如上 3. 环境：整洁、宽敞、光线充足	
实施	1. 穿防护服 (1) 检查防护服有无破损 (2) 先穿下衣，再穿上衣，戴好帽子，拉上拉链 (3) 穿防护服后只限在规定区域内进行操作活动，防护衣袖及外面不得触及裸露皮肤 2. 脱防护服 (1) 洗手 (2) 将防护服拉链拉开，向上提起帽子 (3) 脱下帽子后脱袖子，从上向下将防护服污染面向里，边脱边卷	防护服有渗漏或破损应立即更换
整理	1. 按医疗废物处置用物，洗手和消毒双手 2. 再次查对，必要时记录	

【注意事项】

1）穿防护服后只限在规定区域内进行操作活动，防护衣袖及外面不得触及裸露皮肤。

2）脱防护服时应避免污染，外层污染面不可触及操作者的工作服，不可触及周围物品及地面。

3）防护服脱下以后放入医疗废物袋内。

（4）避污纸的使用：避污纸即为清洁纸片。用避污纸垫着做简单操作，保持双手或物品不被污染，以省略消毒手续。如用清洁的手拿取污染物品或用污染的手拿取清洁物品，均可用避污纸。

取避污纸时，应从页面抓取，不可掀页撕取，以保持一面为清洁面（图 8－24）。避污纸用后弃于污物桶内，定时焚烧。

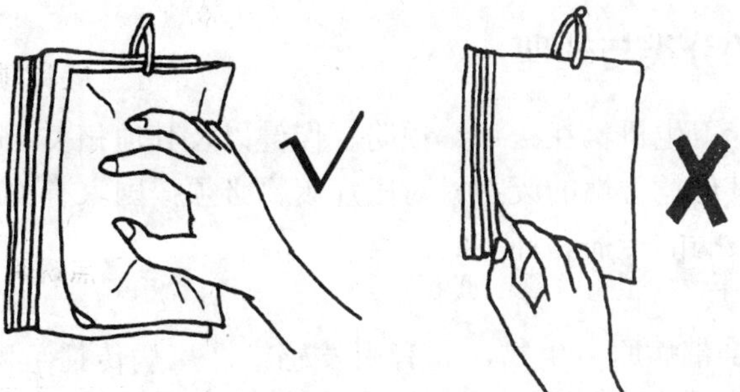

图 8-24　避污纸的使用

3. 传染病的分级防护技术

(1) 一级防护：适用于有传染病隐患的普通门急诊的医务人员。

防护要求：①严格遵守标准预防的原则。穿工作服、隔离衣，带工作帽和口罩，必要时戴手套。②严格执行洗手及手消毒制度。下班时进行个人卫生，并注意呼吸道与黏膜的防护。

(2) 二级防护：适用于进入传染病区的医务人员，包括接触从传染患者身上采集的标本以及处理其分泌物、排泄物、使用过的物品和死亡患者尸体的工作人员，转运传染患者的医务人员和司机等。

防护要求：①严格遵守标准防护原则。根据疾病的传播途径，采取不同的隔离措施。②严格执行消毒、隔离各项制度。进入传染病区必须戴防护口罩，穿工作服、防护服或隔离衣、防护鞋，戴手套、工作帽等。③严格按照清洁区、半污染区、污染区的划分，正确穿戴、脱除防护用具。

(3) 三级防护：适用于为传染患者实施吸痰术、气管插管术、气管切开术等操作的医务人员。

防护要求：除二级防护外，还应当加戴面罩或全面性呼吸防护器。

(二) 患者的防护

1. 传染性疾病或疑似传染性疾病患者按指定路线进入病区。

2. 患者进入病区前更换患者衣服，个人物品妥当保管。

3. 患者住院期间其活动应限制在病区内，如需外出检查，必须做好隔离措施，避免对环境污染。甲类传染病、SARS 等严密隔离的患者禁止外出，一切诊疗活动也尽量在病区内完成。

4. 严格探视制度，不设陪护，在规定时间和指定区域设家人探视区。甲类传染病、非典型肺炎或其他特殊传染病一般不安排探视，如必须探视，则应按照规定的时间、沿规定路线，采取严格的防护措施后进入。

5. 加强患者个人卫生管理。

6. 患者出院、转院时必须进行沐浴，更换干净衣服后方可离开病房。

7. 患者死亡后，应及时对尸体进行处理。用 3000mg/L 含氯消毒剂或 0.5%过氧乙酸棉球或纱布填塞患者的口、鼻、耳、肛门、阴道、伤口等开放孔道，用双层布单包裹尸体，装入双层尸体袋中，由专用车辆直接送指定地点火化。

8. 患者住院期间使用的个人物品经消毒后方可带出。

五、医疗废物的分类与处理

医疗废物是指医疗卫生机构在医疗、预防、保健以及其他相关活动中的具有直接或者间接感染性、毒性以及其他危害性的废物。对医疗废物必须按国家有关政策法规进行处理，防止因医疗废物导致传染病的传播和环境的污染。

（一）医疗废物分类

1. 感染性废物　携带病原微生物，具有引发感染性疾病传播危险的医疗废物。如被患者血液、体液、排泄物污染的物品，包括棉球、棉签及各种敷料，一次性卫生用品、医疗用品及医疗器械，废弃的被服及被患者血液、体液、排泄物污染的物品。

2. 病理性废物　诊疗过程中产生的人体废弃物和医学实验动物尸体等。如手术及其他诊疗过程中产生的废弃的人体组织、器官等。

3. 损伤性废物　能够刺伤或者割伤人体的废弃的医用锐器。如医用针头、缝合针；各类医用锐器，包括：解剖刀、手术刀、备皮刀、手术锯等；载玻片、玻璃试管、玻璃安瓿等。

4. 药物性废物　过期、淘汰、变质或者被污染的废弃的药品。如废弃的一般性药物，废弃的细胞毒性药物和遗传毒性药物，以及废弃的疫苗、血液制品等。

5. 化学性废物　具有毒性、腐蚀性、易燃易爆性的废弃化学物品。如医学影像室、实验室废弃的化学试剂，废弃的过氧乙酸、戊二醛等化学消毒剂以及废弃的汞血压计，汞温度计。

（二）医疗废物处理

1. 使用符合国家环保总局要求的包装物或容器。医疗废物专用包装物分为包装袋、利器盒和周转箱。医疗废物专用容器的颜色为黄色，应印制医疗废物警示标识（图 8－25）。

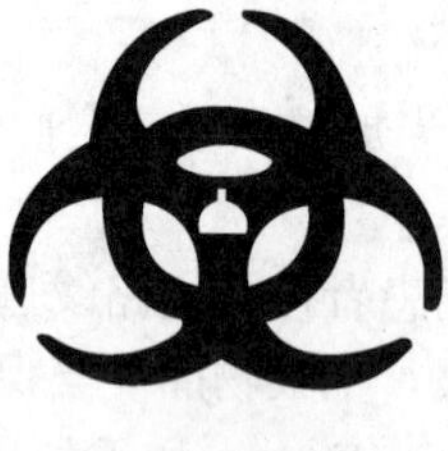

医疗废物

MEDICAL WASTE

图 8－25　医疗废物专用警示标识

2. 在盛装医疗废物前，应对包装袋或利器盒进行认真检查，确保无破损、渗漏和其他缺陷。

3. 根据医疗废物的类别分别放置，各类医疗废物不能混合收集。

4. 少量的药物性废物可以混入感染性废物，但应在标签上注明。

5. 批量的含有汞的体温计、血压计等医疗器具报废时，应当交由专门机构处置。

6. 隔离的传染患者或者疑为传染病患者产生的医疗废物应当使用双层包装袋，及时密封，并注明科室、传染病名称。

7. 放入包装袋或者容器内的感染性废物、病理性废物、损伤性废物不得取出。

8. 盛装医疗废物达到包装袋或者容器的 3/4 时，应当使用有效的封口方式，使包装物或者容器的封口紧实、严密。

9. 包装袋或者容器的外表被感染性废物污染时，应当对被污染处进行消毒或者增加一层包装。

10. 处理医疗废物时，应做好职业暴露和损伤的防护，避免医疗废物直接接触身体。

11. 医疗废物暂放室应有明显的警示标志和防渗漏、防鼠、防蚊蝇、防蟑螂以及预防儿童接触等安全措施。

12. 医疗废物运出科室必须做好登记。内容包括：医疗废物的来源、种类、重量、数量、交接班时间、最终去向、经办人签名等，资料妥善保留至少 3 年。

13. 医院设专人从指定路线收集医疗废物。

14. 运送过程中防止造成包装袋损坏和医疗废物的流失、泄露和扩散。发生医疗废物流失、泄露和扩散应立即向医院相关部门汇报，并采取相应的紧急处理措施。

15. 不具备集中处理医疗废物条件的农村，医疗卫生机构应当按相关部门的要求，自行就地处置其产生的医疗废物。自行处理医疗废物应当符合下列基本要求：

（1）使用后的一次性医疗器具和容易致人损伤的医疗废物，应当消毒并做毁形处理。

（2）能够焚烧的，应当及时焚烧。

（3）不能焚烧的，消毒后集中填埋。

第五节　供应室

有人将供应室称为“医院的心脏”。众所周知，心脏是人体的重要器官，通过血液的运输，向组织供给养分，运走代谢废物，保证人体正常的新陈代谢。同样，作为“医院的心脏”的供应室，是医院供应各种无菌器械、敷料、和其他无菌用物的重要科室，其工作质量直接影响医疗护理质量，甚至患者的生命安危。

一、供应室的设置与布局

供应室的合理布局是避免交叉感染，节省人、材、物力，提高工作效率，保障顺利供应的前提条件。

1. 供应室的位置应接近临床科室，一般设在住院部与门诊部的中间地带。要求周围环境清洁，无污染源，便于医疗用品的供应和回收，有利于组织内部工作流水线，避免外人干扰，形成一个相对独立的区域。

2. 室内采光、通风良好，并有净化及污水排放设施；地面、墙面光滑，便于冲洗，避免异物脱落。

3. 为了避免消毒灭菌器材的污染，供应室内部应明确划分为污染区、清洁区、无菌区，三区划分清楚，区域间应有实际屏障，清洗、消毒、灭菌物品的路线采取强制通过的方式，只能由污到洁，不准逆行。

目前，很多医院采用双扉清洗消毒机、双扉全自动超声清洗机或双扉压力蒸气灭菌器作为三区间的隔离屏，以利于供应室的各项工作组成顺序流水线（图 8－26、图 8－27）。

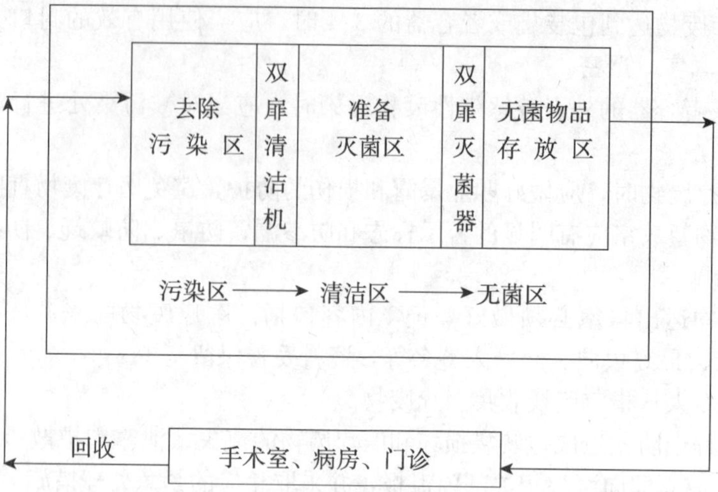

图 8-26　供应室工作流程模式图

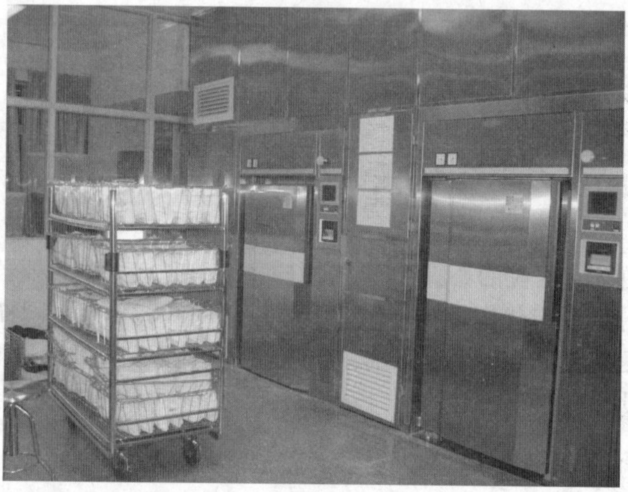

图 8-27　以双扉式压力蒸气灭菌柜作为清洁区和无菌区的隔离屏

二、供应室的工作内容

供应室的任务是对医疗器材进行清洁、包装、灭菌以及各种敷料的加工、物品保养。供应室工作人员要掌握消毒灭菌技术，运用现代科学的消毒灭菌方法，高标准、严要求地执行供应室的各项制度，保证医疗器械的绝对无菌和各种治疗物品的齐全完好，以利全院急救、治疗、护理工作顺利进行。

（一）污染区

1. 回收室　负责回收各病室用过的污染物品，进行分类。

2. 洗涤室　负责清洗各种回收物品，先以化学消毒剂处理，再用洗涤剂清洗，然后用清水冲净；做好一次性注射器具的回收、消毒工作，严禁重复使用。

（二）清洁区

1. 包装室　将已清洗的物品进行包装，包外要标明物品名称，送灭菌处理。

2. 敷料室　负责加工各种敷料。

3. 贮藏室　贮藏各种器械和未加工的原料、如棉花、纱布等。

（三）消毒灭菌区

1. 压力蒸汽灭菌室　由专人负责将包装好的物品进行灭菌处理。

2. 发放室　存放、发放无菌物品。

三、敷料的加工

敷料应用脱脂棉或纱布为原料，按临床的实际需要，定出各种不同的规格，裁剪制成。目前临床也使用一次性成品纱布、棉签和棉垫。

（一）纱布类

1. 方纱布　大方纱 8cm×8cm，小方纱 6cm×6cm。折叠时应毛边向内。用于覆盖伤口。

2. 纱条　将纱布折成条状，再卷成 4cm×5cm 的纱球。用于各种擦洗。

3. 纱条　根据伤口大小深浅折成 0.5cm、1cm、2cm 宽的纱条再按扇形折叠，折前应去除边缘的碎纱。用于伤口引流。

4. 油纱布、纱条　将纱布剪成所需大小，除去边缘碎纱，放于盒内，消毒后倒入已熔化的 1∶1 凡士林与液状石蜡，经压力蒸汽灭菌后备用。用于伤口引流或保护皮肤。

（二）棉花类

1. 棉球　人工或机器制成。

2. 棉签　取小片棉花，紧卷在特制木签或竹签上，头端略大，棉签长短根据需要而定。也可用机械制成。

3. 棉垫　在双层纱布间夹棉花折成，大小根据需要而定。用于覆盖伤口。

（三）布类

1. 治疗巾　为 75cm×45cm 的长方形棉布。

2. 洞巾　为 80～85cm 见方的布块，中央开一直径为 12cm 的圆洞，折叠时圆洞露在外面。为各种穿刺术、导尿术等使用。

3. 包布　用 108cm、75cm、45cm 见方的三种规格的白色棉布，缝制成双层，一个角上有双带。用于包扎各种无菌包。

（四）其他

1. 有带纱球　在 12cm 见方的纱布内包一团棉花，制成直径约 4cm 的圆球，开口处用线扎紧，线尾长 40cm。有带纱球一般用于阴道敷药。

2. 各专科应用的敷料　由各科自制，送供应室灭菌。

四、常用物品的保养方法

为延长物品的使用期限，节约国家财富，应做好物品的保养。

1. 搪瓷类　稳拿轻放；勿与强酸强碱接触；勿与粗糙物摩擦，以防脱瓷锈蚀。

2. 玻璃类　稳拿轻取；避免骤冷骤热，突然收缩膨胀而炸裂；防止磕碰，宜放置盒中或用纸包裹保存。

3. 橡胶类　避免与挥发性液体或酸碱物质接触，以免侵蚀变质；防冷变硬，防热变形、变软；防止与锐利物品相碰，以免刺破；橡胶单应晾干，撒上滑石粉后卷起保存；橡胶导管晾干后放置，防止过度扭曲；橡胶袋类倒挂晾干，吹入少量空气后旋紧塞子，以防粘连。

4．金属器械类　应涂油保护，以防锈蚀；锐利器械分别放置，刃面可用棉花包裹，以防碰撞，损伤锋刃。

5．布类及毛织品　布类应防霉、防火、防钩破；毛织品应防蛀，要勤晒、放樟脑保存。

知识链接

几种常用去污渍法

1．陈旧血渍　浸入过氧化氢溶液中，然后洗净。

2．龙胆紫污渍　用乙醇或草酸擦拭。

3．凡士林或液状石蜡污渍　将污渍折夹在吸水纸中，然后用熨斗熨烙以吸污。

4．墨水污渍　新鲜污渍用肥皂、清水洗，不能洗净时再用稀盐酸或草酸溶液洗。也可用氨水或双氧水褪色。

5．铁锈污渍　浸入1%热草酸后用清水洗，也可用热醋酸浸洗。

6．蛋白银污渍　可用盐酸及氨水擦洗。

7．高锰酸钾污渍　可用1%维生素C溶液洗涤，或0.2%～0.5%过氧乙酸水溶液浸泡清洗。

小　结

医院内感染的发生直接影响医疗护理质量，成为医疗护理活动的严重障碍，给社会及家庭带来严重危害。清洁、消毒、灭菌、无菌技术、隔离技术是有效控制医院内感染的关键措施。通过本章学习，应重点掌握医院感染、清洁、消毒、灭菌、无菌、隔离技术等相关概念；医院感染的分类、预防和控制措施；医院常用消毒灭菌法的适用范围、使用方法及注意事项；卫生洗手法及手的消毒法；无菌技术的操作及隔离消毒的原则；无菌技术基本操作及医护人员常用的防护技术；医疗废物的分类及处理等；提高预防和控制医院感染的自觉性，树立树立良好的无菌观念，在护理实践活动中严格执行无菌、隔离技术操作原则。

自测题

一、A 型题

下列每道考题有A、B、C、D、E五个备选答案，请从中选择一个最佳答案。

1．关于医院感染的概念正确的是

A．医院感染的对象是住院患者

B．只要在住院期间发生的感染均属医院感染

C．一定是在住院期间遭受并发生的感染

D. 入院前处于潜伏期而入院后发生的感染
E. 可发生在住院期间或出院后

2. 关于医院感染的分类，不妥的是
A. 按病原体的来源不同，可分为内源性感染和外源性感染
B. 内源性感染又称自身感染，病原体通过直接或间接的途径传播给患者
C. 人体寄生的正常菌群在健康不佳时引起的感染，属于内源性感染
D. 抗生素的不合理应用，使内源性感染的机会增加
E. 外源性感染又称交叉感染，病原体来自于患者体外

3. 杀灭外环境中的一切微生物，包括细菌的芽胞，此过程称为
A. 清洁
B. 消毒
C. 灭菌
D. 无菌技术
E. 抗菌

4. 不宜用燃烧法灭菌的是
A. 污染的纸张
B. 破伤风患者用过的敷料
C. 手术刀片
D. 血管钳
E. 坐浴盆

5. 用于外科手术器械灭菌的方法最好是
A. 燃烧法
B. 干烤法
C. 压力蒸气灭菌法
D. 煮沸消毒法
E. 浸泡法

6. 临床应用最广、效果最为可靠的灭菌法是
A. 燃烧法
B. 干烤法
C. 煮沸消毒法
D. 压力蒸气灭菌法
E. 浸泡法

7. 关于压力蒸气灭菌法，不正确的是
A. 灭菌包体积不得超过 30cm×30cm×25cm
B. 放置时灭菌包之间要留空隙
C. 布类物品放在搪瓷物品之上
D. 布类物品放在金属物品之上
E. 用生物监测法常规检测灭菌效果

8. 紫外灯照射消毒时，错误的做法是
A. 注意保护患者眼睛和皮肤
B. 室内空气消毒时，先湿式清扫
C. 每周用75%乙醇清洁消毒灯管
D. 从灯亮 5～7min 开始计时消毒时间
E. 灯管使用时间不得超过 1000h

9. 紫外线灯管消毒空气时的有效距离和时间是
A. 25～60cm，5～10min
B. 25～60cm，15～20min
C. 25～60cm，20～30min
D. 1～2m，20～30min
E. 2～3m，30～60min

10. 属于中效消毒剂的是
A. 过氧乙酸
B. 碘附
C. 戊二醛
D. 84 消毒液
E. 过氧化氢

11. 进行无菌技术操作时，正确的是

A. 操作环境要清洁，操作前10min禁止人员走动，避免尘土飞扬
B. 操作者面向无菌区，两手下垂，身体尽量靠近无菌区，便于操作
C. 无菌物品取出后，未使用，应及时放回原无菌容器内，以免浪费
D. 操作时，不可跨越无菌区
E. 一套无菌物品，如使用时确定没有污染，可供另一位患者使用

12. 无菌用物的保管，错误的是
A. 无菌物品和非无菌物品分别放置
B. 无菌物品须存放于无菌包或无菌容器内
C. 刚过期的无菌包应尽快使用
D. 无菌包在未被污染的情况下，有效期7天
E. 无菌容器外应注明物品名称和灭菌日期

13. 保持持物钳无菌的方法，错误的是
A. 浸泡于盛有消毒液的广口有盖容器内
B. 液面浸没钳轴节以上2～3cm或镊子的1/2
C. 每个容器只能放一把无菌持物钳
D. 无菌持物钳及其容器每周灭菌一次
E. 干燥存放时，每12h更换一次

14. 取用无菌溶液时，先倒出少许溶液的目的是
A. 冲洗瓶口
B. 冲洗无菌容器
C. 检查溶液的颜色
D. 检查溶液有无污染
E. 检查溶液有无浑浊

15. 铺好的无菌盘，有效期为
A. 2h
B. 4h
C. 6h
D. 8h
E. 12h

16. 使用无菌手套时，正确的是
A. 手套内面为无菌区
B. 未戴手套的手不可触及手套的内面
C. 已戴手套的手不可触及另一手套的外面
D. 手套戴好后双手贴于胸前以保持手套无菌
E. 操作完毕，一手捏住另一手套的外口，翻转脱下

17. 工作人员进入隔离区，必须
A. 戴口罩、帽子，穿隔离衣
B. 穿好隔离衣后需将所有用物备齐，将各项操作集中进行
C. 病室内物品及空气每周消毒
D. 患者的排泄物直接排入污水管道
E. 患者的衣物、信件直接交给家属带出病区

18. 患者男性，33岁。诊断为“乙型肝炎”，住感染病区。护士应告诉患者不能进入
A. 病房
B. 医护值班室
C. 外走廊
D. 化验室
E. 患者卫生间

19. 患者男性，55 岁。血尿，伴尿频、尿急等不适，医嘱：膀胱镜检查。膀胱镜消毒宜选用的化学消毒法是
   A. 浸泡法
   B. 擦拭法
   C. 喷雾法
   D. 熏蒸法
   E. 冲洗法

20. 使用无菌容器的方法中，正确的一项是
   A. 打开无菌容器后，盖的内面朝下
   B. 手可触及无菌容器的边缘
   C. 无菌持物钳可触及容器的内面
   D. 取出物品后即将容器盖盖严
   E. 手持无菌容器应托住容器边缘和底部

二、B 型题

（21～22 题共用备选答案）
   A. 燃烧法
   B. 干烤法
   C. 煮沸法
   D. 压力蒸汽灭菌法
   E. 光照消毒法

21. 手术器械的消毒常用
22. 床垫、毛毯等的消毒常用

（23～26 题共用备选答案）
   A. 环氧乙烷
   B. 过氧乙酸
   C. 碘附
   D. 亚硝酸钠
   E. 碳酸氢钠

23. 属于气体灭菌剂的是
24. 适合黏膜消毒的中效消毒剂是
25. 煮沸消毒金属器械时，为增强杀菌作用和去污防锈，可在水中加入
26. 戊二醛浸泡消毒手术刀片时，为防止手术刀片生锈，可在消毒液中加入

（27～28 题共用备选答案）
   A. 中心药房
   B. 配膳室
   C. 病室
   D. 病区内走廊
   E. 更衣室

27. 属于隔离区域半污染区的是
28. 属于隔离病区污染区的是

（29～30 题共用备选答案）
   A. 七步洗手法
   B. 涂擦消毒法
   C. 刷手法消毒
   D. 浸泡消毒法
   E. 外科刷手法

29. 给一般患者更换床单后应对双手处理的方法是
30. 在病房给一般患者进行静脉输液前对双手处理的方法是

（黄秋杏）

第九章　患者清洁的护理

学习目标

1. 掌握特殊口腔护理、床上梳发、床上洗头、床上擦浴、背部按摩、压疮的预防与护理、卧有患者床整理与更换床单法、晨晚间护理。
2. 熟悉口腔卫生指导、沐浴与盆浴。
3. 了解患者的头发护理与保养、皮肤护理指导。

案例分析

病史：张某，女，58岁，退休教师。因“高血压、脑出血”急诊入院。

体格检查 T 37.2℃，P 78次/分，R 20次/分，BP 130/90mmHg。患者神志清楚，疲乏无力，右侧肢体活动障碍，生活不能自理。

思考：应如何为该患者进行清洁护理？

良好的清洁卫生是人类的基本生理需要之一，是维持和获得健康的重要保证；通过清洁可以清除患者体表的微生物、促进血液循环，预防疾病、促进康复、预防并发症的发生；同时，清洁还可使患者感到舒适、愉快、维持良好的形象，增强战胜疾病的信心。对患者而言，清洁的需求更加迫切，但由于疾病的原因，自我照顾能力下降，往往无法满足自身清洁的需要，这样对患者的生理和心理都会产生影响。因此，使患者在住院期间，身心处于最佳状态，做好患者的清洁卫生工作就成为护士的一项重要工作内容。

第一节　口腔护理

口腔具有咀嚼、消化、味觉、语言、辅助呼吸等重要功能。口腔内的温度、湿度、食物残渣及酸碱度均适宜微生物的生长繁殖，且口腔内存有大量的致病和非致病的微生物，健康人因身体抵抗力强，加之进食、饮水、漱口、刷牙等活动起到减少或清除微生物的作用，故不会引起口腔感染等问题发生。当患病时，机体的防御功能下降，并可能伴有食欲减退，进食、饮水、唾液分泌减少，在此情况下，口腔内的致病微生物会大量地繁殖，引起口腔异味、局部炎症、溃疡等变化，并进一步导致食欲和消化功能下降，也因口腔异味影响与他人正常地交往。如长期使用抗生素和激素的患者，易并发真菌感染。因此，做好口腔护理十分重要。特别是对昏迷、高热、禁食、血液病、口腔、咽喉等疾病的患者及生活不能自理的患者更为重要。

一、口腔卫生指导

护士应向患者及家属宣传保持口腔卫生良好习惯的重要性，介绍维护口腔健康的有关知识和方法，使患者及家属能自觉有效地维护口腔卫生，预防口腔疾病。

（一）口腔卫生指导

1. 养成良好的口腔卫生习惯　指导患者为减少龋齿的发生，应养成早、晚刷牙及餐后漱口的习惯，通过刷牙或漱口可以除去细菌藏匿和繁殖的食物碎屑，同时还能促进牙龈部分的血液循环，从而保持牙龈的健康和稳固。睡前不应进食对牙齿有刺激或腐蚀性的食物，减少食用精制糖或含糖较多的食物。当口腔过度干燥时，如病情允许，可鼓励患者多饮水。

2. 清洁具的选择　口腔清洁具包括牙刷、牙膏、牙线等。牙刷应尽量选择外形较小、表面平滑、质地柔软的尼龙牙刷。外形较小的牙刷可保证在刷牙时能刷到牙齿的各个部位；柔软的牙刷不会损伤牙龈且可以刺激牙龈组织，促进血液循环。不可使用硬毛或已磨损的牙刷，因其不仅清洁效果欠佳，而且容易导致牙齿磨损及牙龈损伤，因此牙刷应每隔 3 个月更换一次。牙膏应选择无腐蚀性，药物牙膏能抑制细菌生长，起到防止龋齿和治疗牙齿过敏的作用；含氟牙膏具有抗菌和保护牙齿作用；含有水果香型的牙膏具有口爽和口气清新的作用，可根据需要选择使用。牙膏不宜常用一种，应轮换使用。

3. 正确的刷牙方法　刷牙通常在晨起和晚上睡前进行，每次餐后刷牙或漱口。正确的刷牙方式是：将牙刷毛面轻轻放于牙齿周围，牙刷的毛面与牙齿成 45°，以快速的环形来回震颤刷洗（图 9－1）。每次只刷 2～3 颗牙齿，刷完一个部位再刷相邻部位。对于前排牙齿的内面，可用牙刷毛面的顶部以环形方式刷洗。刷洗牙齿的咬合面时，牙刷的毛面与牙面平行来回反复刷洗。刷完牙齿后刷舌面，由里向外刷洗，之后漱口，使口腔完全清洁，每次刷牙以 3min 为宜。另一种方法是：上下竖刷法，即沿着牙齿的纵向刷洗，牙齿的内、外、咬合面都应刷洗干净。

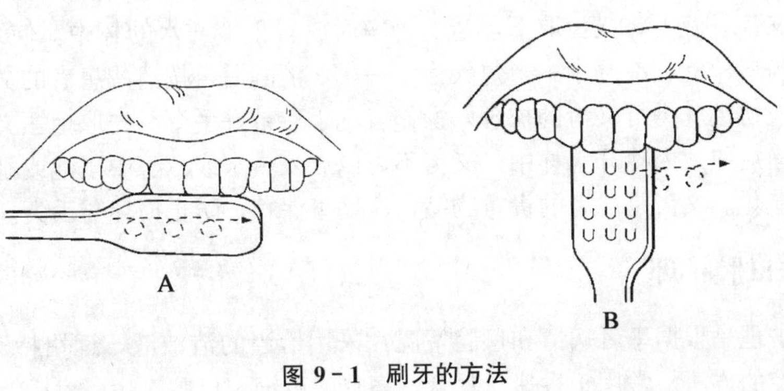

图 9－1　刷牙的方法

4. 牙线的使用　刷牙不能彻底清除牙齿周围的食物碎屑或牙菌斑时，可使用牙线。牙线可选用尼龙、丝线、涤纶线作为材料。取牙线 40cm，先在中间预留 14～17 cm，两端分别绕在两手中指上，以两手的拇指和示指夹住牙线，将牙线以轻锯的动作穿过牙缝的接触面，上下移动，将食物残渣剔出，每个牙缝反复数次，之后漱口，剔牙应在餐后及时进行，不宜用牙签剔牙，防止损伤牙龈（图 9－2）。

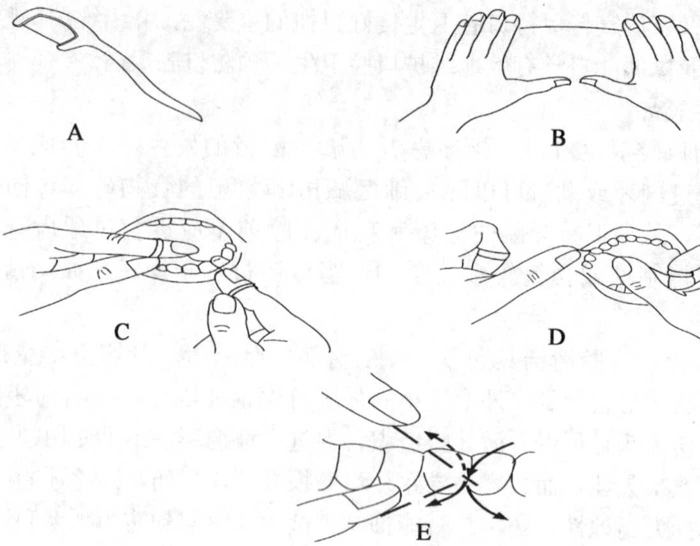

图 9－2　牙线刷牙法

5. 牙龈的保健按摩法　按摩可促进牙龈的血液循环，营养牙床，坚固牙齿，延缓衰老。按摩方法是用一只手的四指指尖（拇指除外）轻敲口部四周，先顺时针敲 9 次，后逆时针敲 9 次，用力大小以自己感觉适宜为度，再用示指蘸盐按摩牙根，先上后下，从左到右，每天 3 次。

（二）义齿的护理

当各种原因造成牙齿缺损时，为保护正常牙齿，维护外观形象和维持正常的口腔功能，应合理佩戴义齿。义齿与真牙一样，也会积聚一些食物碎屑及牙垢，同样需要清洁护理。每天餐后都应及时取下义齿，用小的软毛刷涂牙膏或义齿清洗液轻轻刷洗义齿的各面。清醒患者白天应佩戴义齿，晚上将义齿取下，清洗干净后放置于冷开水的杯中，使牙床得到保养。昏迷患者的义齿应浸泡在冷开水中，每天换水一次，清醒后再按清醒患者的义齿处理。不能自理者，护士应协助其进行义齿的护理，操作者洗手后带好手套，先取上颚义齿，后取下颚义齿，清洗干净后应放入冷开水杯中。义齿不可以放入热水或乙醇中浸泡或刷洗，以免义齿变色、变形和老化。义齿是患者的贵重物品，应妥善保管，防止损坏与丢失。

二、特殊口腔护理

特殊口腔护理是根据患者病情和口腔情况，采用恰当的清洁液，运用特殊的护理工具，为患者清洁口腔的方法。常用于昏迷、禁食、高热、鼻饲、口腔疾病、术后、生活不能自理的患者。每日进行 2～3 次，如病情需要，可酌情增加次数。

（一）目的

1. 保持口腔清洁、湿润，使患者舒适，预防口腔被感染等并发症。

2. 防止口臭、口垢，增进食欲，保持口腔正常功能。

3. 观察口腔黏膜、舌苔的变化及特殊口腔气味，提供病情变化的信息，协助疾病的诊断。

（二）用物

1. 治疗盘内备　无菌口腔护理包（治疗碗、镊子、弯血管钳、压舌板、干棉球不少于16个）、弯盘、治疗巾、漱口杯、吸水管、棉签、手电筒、纸巾，必要时备张口器、手套。

2. 外用药　根据患者的需要准备，常用的有液状石蜡或无色唇膏、冰硼散、锡类散、西瓜霜、金霉素甘油、制霉菌素甘油等。

3. 常用的漱口液（表9-1）。

表9-1　常用的漱口溶液

名称	浓度	作用
氯化钠溶液	0.9%	清洁口腔、预防感染
复方硼酸溶液（朵贝尔溶液）		轻度抑菌，除臭
过氧化氢溶液	1%～3%	抗菌、除臭
呋喃西林溶液	0.02%	清洁口腔，广谱抗菌
硼酸溶液	2%～3%	酸性防腐剂，抑菌
碳酸氢钠溶液	1%～4%	碱性溶液，用于真菌感染
醋酸溶液	0.1%	用于铜绿假单胞菌感染
甲硝唑溶液	0.08%	用于厌氧菌感染
氯已定溶液（洗必泰）	0.01%	清洁口腔，广谱抗菌
中药漱口液（金银花、野菊花等）		清热、解毒、消肿、止血、抗菌

（三）操作方法

特殊口腔护理操作流程与要点说明见表9-2。

（四）注意事项

1. 擦洗时动作要轻柔，特别是对凝血功能障碍的患者，要防止损伤口腔黏膜及牙龈。

2. 昏迷患者禁忌漱口；需用张口器时，应从臼齿处放入，牙关紧闭者不可暴力助其张口；擦洗时需用血管钳夹紧棉球，每次一个，擦洗前后清点棉球数量，防止棉球遗留在口腔内；棉球不可过湿，以防患者将溶液吸入呼吸道。

3. 长期使用抗生素的患者，应注意观察其口腔有无真菌感染。

4. 传染病患者的用物按隔离消毒原则处理。

表 9－2　特殊口腔护理法

	操作流程	要点说明
核对	患者的床号、姓名	
评估	1. 患者的病情、意识状态、正在进行的治疗 2. 口腔情况：口唇、口腔黏膜有无溃疡、疱疹、出血、有无义齿、龋齿、舌苔等 3. 患者：心理状态、沟通、合作能力、需求	1. 口腔溃疡重、疼痛明显者，护理前可予0.5%~1%的利多卡因含漱表面麻醉 2. 了解患者的治疗及用药，如是否进行化疗、放疗，是否长期使用抗生素和免疫抑制剂
告知	1. 口腔护理的目的和配合方法 2. 口腔护理注意事项	
准备	1. 操作者：衣帽整洁，洗手、戴口罩 2. 患者：取仰卧位，头偏向一侧 3. 用物：如上 4. 环境：整洁，光线充足	
实施	（一）清醒合作者 1. 铺治疗巾于患者颌下及胸前，置弯盘于口角，必要时戴手套 2. 用生理盐水或温开水漱口 3. 嘱患者张口，护士一手持手电筒，一手用压舌板轻轻撑开颊部，观察口腔黏膜有无出血、溃疡等现象 4. 擦洗口腔以弯止血钳夹取浸有漱口液的棉球，嘱患者咬合上下齿，张开上下唇，手持压舌板撑开颊部→由口角处放入从内向门齿纵向擦洗→同法擦洗另一侧→嘱患者张口，依次擦洗一侧牙齿上内侧面、上咬合面、下内侧面、下咬合面→弧形擦洗一侧颊部→同法擦洗另一侧→由内向外横向擦洗硬腭及舌面→擦洗舌下、口唇（图9-3） 5. 协助患者漱口，用纸巾擦去口角、面部水渍 6. 口腔溃疡、出血者，酌情涂药；口唇干裂者，涂液状石蜡或润唇膏 （二）昏迷、不合作、牙关紧闭者 1. 放置开口器，打开并固定 2. 借助电筒的光线评估口腔情况 3. 余操作程序与清醒/合作患者相同	1. 擦洗时夹紧棉球，棉球以不滴水为宜，每次一个。擦洗顺序一般为先上后下 2. 有义齿者先取下义齿，清洁后暂不用时放于冷开水中 3. 擦洗时动作要轻稳，避免损伤牙龈和黏膜，尽量避免触及软腭、咽部，以免引起恶心
整理	1. 协助患者取舒适卧位，整理床单位 2. 按医疗废物处置用物，脱下手套，洗手 3. 再次查对，并记录	

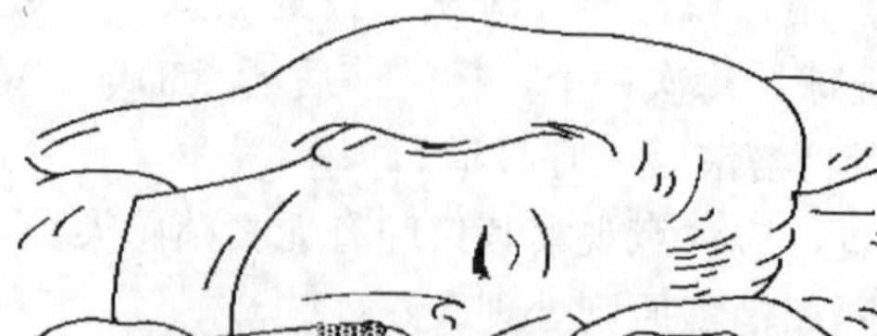

图 9－3　口腔护理

第二节 头发护理

头发护理是人们日常生活中清洁卫生的一项重要内容。经常梳理和清洁头发，可以及时清除头皮屑及灰尘，保持头发的清洁、美观，可以使人们增加自信，维持良好的个人外观形象。头部是人体皮脂腺分布最多的部位，皮脂、汗液伴灰尘常黏附于头发、头皮上，形成污垢，散发难闻的气味，还可以诱发脱发、细菌感染或寄生虫的滋生。因此，当患者病重、日常生活自理能力下降时，护士应帮助或协助其进行头发护理。

一、头发护理与保养

人们都期盼和追求拥有一头秀发，它可以使人容光焕发，风采倍增，增强患者的自信。而健康美丽的头发离不开平时的护理和保养。每个人的头发情况各不相同。护士应该有针对性地予以指导。

1. 养成良好的卫生习惯　洗发是保持头发秀美最基本的方法，通过洗发可去除头皮及头发上的污垢，保持头发清洁，促进头皮的血液循环和生理功能的发挥。洗发的次数可根据发质、气候、工作环境，定期洗发。一般每周洗发1～2次。

2. 指导正确地梳发　梳发可以理顺头发，使头发整洁美观。梳发时要选择合适的梳子，以胶木、木质、牛角为材料的梳子较好，梳齿不要太锐利，以钝圆为宜。梳发的动作要轻，短发从发根梳向发梢，长发要从发梢梳向发根，梳顺为止。每日2～3次。

3. 选择合适的洗发护发用品　洗发护发用品种类繁多，如有去污、去屑、营养头发等作用。因此，洗发护发的品种应根据个人发质的特点选择。

4. 掌握护发方法　洗发后最好自然晾干，如需用电吹风时温度不宜过高；束发不要过紧；烫发、染发次数不宜过多。冬季应对头发保暖，夏季防止日光曝晒，同时经常按摩头皮。头皮按摩的方法：主要是用手指对头皮进行揉（摩）、搓（擦）、推（捏）、叩（打）等，使头皮肌肉放松，血液循环流畅，生理功能得以充分发挥。基本方法是：五指分开，手呈弓形，指腹放于头皮上，手掌离开头皮，稍用力向下按，轻轻揉动，每次手指停留在一个部位揉动数次后再换另一个部位。按顺序从前额到头顶，再从颞部到枕部，反复揉搓至头部发热，每天1～2次。

5. 全身养护　健康的体魄，良好的心态是头发健美的基础，也是头发养护的必要条件。因此，在日常生活的饮食中注意营养均衡，适当增加粗粮、黑芝麻、核桃仁、黑米、红豆等具有美发、护发功能的食物；保证充足的睡眠，注意劳逸结合，生活有规律，保持心情舒畅，保障身体健康，为头发提供充足的营养，才能拥有健康秀丽的头发。

二、床上梳发

（一）目的

1. 去除头皮屑及污垢，使头发整齐、清洁，减少感染的机会。
2. 按摩头皮，促进头部血液循环，促进头发的生长和代谢。
3. 维护患者自尊，增加自信，建立良好的护患关系。

（二）用物

治疗盘内备：梳子、治疗巾（毛巾）、30%乙醇、纸袋，必要时备发夹和橡皮筋。

（三）操作方法

床上梳发操作流程与要点说明见表9－3。

表9－3　床上梳发法

操作流程		要点说明
核对	患者的床号、姓名	
评估	1. 患者的病情、意识状态、正在进行的治疗 2. 头发情况：长短、清洁度、头皮有无伤口、感染 3. 患者：心理状态、沟通、合作能力、需求	头部手术或有伤口的患者待头部伤口愈合后梳发，或在换药前进行梳发；梳发时注意避开伤口处
告知	1. 床上梳头的目的和配合方法 2. 床上梳头注意事项	
准备	1. 操作者：衣帽整洁，洗手、戴口罩 2. 患者：取坐位或平卧位，头偏向一侧 3. 用物：如上 4. 环境：整洁，光线充足	
实施	1. 铺治疗巾于患者的肩上或枕头上 2. 梳发：使用圆钝齿的梳子将头发从中间梳向两边，一手握住一股头发，一手持梳子由发梢逐渐梳至发根。长发或头发打结时，可先用30%的乙醇湿润后再小心梳理，同法再梳理另一侧 3. 长发可酌情编辫或扎成束，但不可太紧，发型尽量符合患者要求	1. 避免强行牵拉头发，引起患者疼痛或脱发 2. 化疗脱发严重的患者，梳头时动作应轻柔 3. 梳头时注意观察头皮情况和脱发情况
整理	1. 协助患者取舒适卧位，整理床单位 2. 按医疗废物处置用物，将脱落的头发置于纸袋中，洗手 3. 再次查对，并记录	

（四）注意事项

1. 梳发时避免强行梳拉，以免造成患者不适或疼痛。

2. 尊重患者的习惯，尽可能满足个人喜好。

3. 梳发过程中注意观察患者反应，做好心理护理。

三、床上洗头

根据患者的病情、头发的卫生状况、体力、个人生活习惯、年龄，可采用多种方法和次数。身体状况较好的患者，可采纳淋浴的方式洗头，不能淋浴的患者可协助患者进行坐位或卧位床边洗头，对于出汗较多或头发上沾有污渍的患者，应增加洗头的次数。

（一）目的

1. 去除头皮屑及污物，清洁头发，消除头发异味，减少感染的机会。

2. 按摩头皮，促进头部血液循环，利于头发的生长和代谢。

3. 促进患者舒适、美观，维护患者自尊和信心，增进身心健康。

（二）用物

1. 治疗盘内备　浴巾、毛巾、橡胶单、纱布或眼罩、别针、棉球（2只，以不吸水为宜）、洗发液、梳子、镜子、纸袋、胶布，必要时备护发液。

2. 水壶（内盛40～45℃的热水或按患者的习惯）、脸盆（如用扣杯法洗头需脸盆2只，橡胶管 1 根）、污水桶、量杯（如用扣杯法洗头需 2 只）、水温计、可任选（洗头槽、橡胶马蹄形卷、洗头车）、电吹风机。

（三）操作方法

床上洗头操作流程与要点说明见表 9－4。

表 9－4　床上洗头法

操作流程		要点说明
核对	患者的床号、姓名	
评估	1. 患者的病情、意识状态、正在进行的治疗 2. 头发情况：长短、清洁度、头皮有无伤口、感染 3. 患者：心理状态、沟通、合作能力、需求	1. 过于虚弱、头部伤口未愈的患者不宜洗头 2. 无洗发禁忌的患者应定时进行床上洗发
告知	1. 床上洗头的目的和配合方法 2. 床上洗头注意事项	
准备	1. 操作者：衣帽整洁，洗手、戴口罩 2. 患者：安置舒适卧位（取仰卧位），协助排空大小便 3. 用物：如上 4. 环境：整洁，光线充足，室温22~26℃，必要时关闭门窗、备屏风遮挡	
实施	1. 移开床旁桌、椅，用物放于方便取用之处 2. 安置体位、放置垫槽 垫橡胶单及大毛巾于枕上，松开患者的衣领向内反折，将干毛巾围于颈部，用别针固定 ▲马蹄形或洗头槽洗发法（图9–4） 协助患者取斜角仰卧位，枕头移至患者肩下；马蹄形或洗头托置于患者头下，头部在槽中，槽口下部接污水桶。患者屈膝，可垫枕于两膝下，使患者舒适 ▲扣杯法洗发法（图9–5） 枕头移至患者肩下，铺橡胶单和治疗巾于患者的床头，取一脸盆，盆底放毛巾一块，其上倒扣搪瓷杯，杯上垫四折毛巾，将患者头部置于毛巾上。脸盆内置一橡胶管，下接污水桶 ▲洗头车洗发法（图9–6） 3. 保护耳眼：用非脱脂棉球塞两耳，纱布或眼罩遮盖双眼，用胶布固定纱布两端 4. 洗发 (1) 确定合适水温，先用少许热水于患者头部试温并湿润头发，询问患者感受，再将洗发液均匀涂遍头发，用指腹反复揉搓头皮和头发，方向由发际到头顶至枕后部，再两侧，即从中间到两侧 (2) 梳去脱落的头发置于纸袋中，用热水冲净头发 5. 擦干梳发 (1) 洗发毕，解下颈部毛巾包裹头部，一手拖住头部，另一手撤去洗头器 (2) 协助患者仰卧于床正中，将枕头、橡胶单、大毛巾一并移至头部 (3) 取下耳内棉球、纱布或眼罩，用毛巾擦干脸部 (4) 用包裹的毛巾揉搓头发，再用大毛巾擦干或电吹风吹干，吹干头发，梳理成患者喜爱的发型	如无马蹄形垫或洗头托，可用大浴巾自制马蹄形卷代替（图9–4），上覆橡胶单，橡胶单下端用塑料夹子夹住使形一槽形，下部接污水桶
整理	1. 协助患者取舒适卧位，整理床单位 2. 按医疗废物处置用物，将脱落的头发置于纸袋中，洗手 3. 再次查对，并记录	

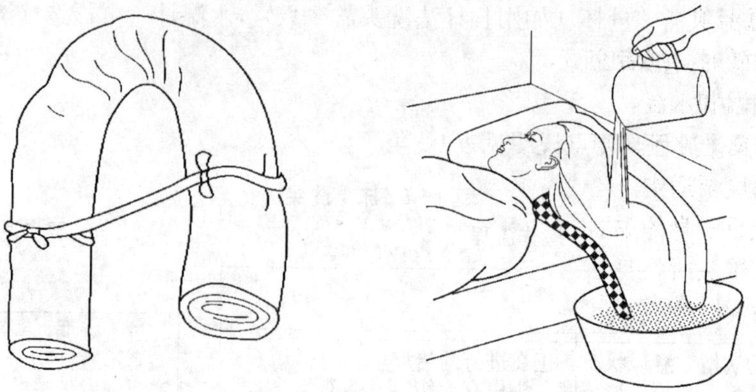

图 9-4 马蹄形垫洗发法

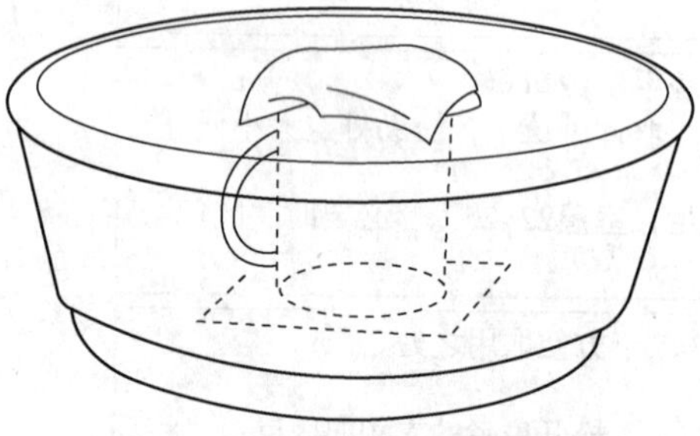

图 9-5 扣杯法洗发法

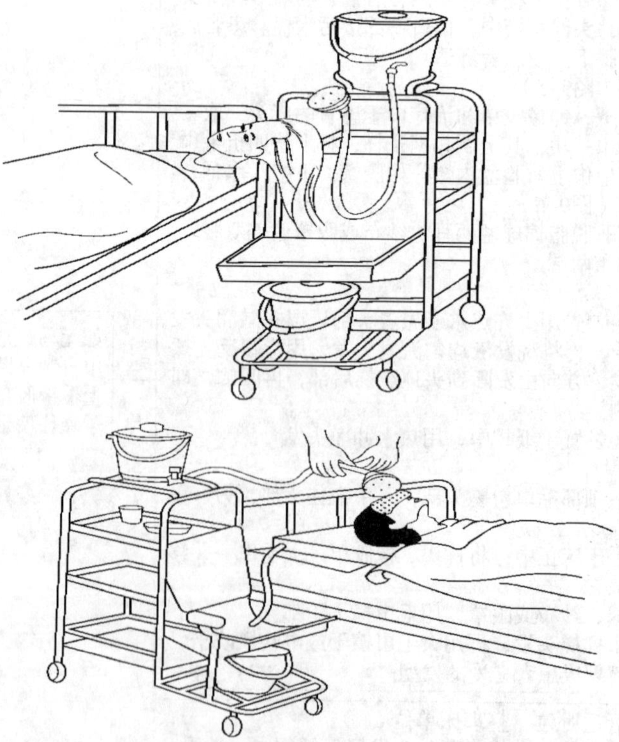

图 9-6 洗头车洗发法

（四）注意事项

1. 操作中随时与患者交流，观察病情变化，如面色、脉搏、呼吸有异常时应停止操作。

2. 掌握室温和水温，避免患者着凉或烫伤。

3. 洗发时防止水流入患者的眼及耳朵，并保护衣服和床单，避免被水沾湿。

4. 揉搓力度要适中，不可用指甲抓洗，避免造成头皮抓伤或疼痛。

5. 病情危重、身体虚弱的患者不宜洗发。

6. 为患者洗头时，身体尽量靠近床边，运用人体力学原理，避免疲劳。

第三节　皮肤护理

皮肤是人体最大的器官，皮肤覆盖在人体表面，是机体天然的保护屏障，可避免微生物的入侵。皮肤的主要功能有：①保护身体抵抗物理、化学、生物的伤害，起到屏障保护作用。②维持体液与电解质的平衡，调节体温。③排泄水分与废物。④感受外界的刺激，有冷、热、触、痛的感觉器。⑤皮肤可以吸收紫外线，活化维生素 D。皮肤的新陈代谢迅速，其排泄物如皮脂、汗液及脱落的表皮碎屑，与外界微生物及尘埃结合成污垢，黏附于皮肤表面。如不及时清除，可刺激皮肤，造成皮肤瘙痒，降低皮肤的抵抗力，破坏其屏障作用，成为微生物入侵的门户，造成各种感染及其他并发症。因此，护士应加强对卧床患者的皮肤护理，促进皮肤血液循环，增强皮肤的排泄功能，维持机体的完整性，同时满足患者的基本需要，达到预防感染和压疮等并发症的目的。

一、皮肤护理指导

1. 清洁方法　清洁方法取决于患者的活动能力、年龄、健康状况及个人喜好等。一般全身状况良好者，可进行淋浴和盆浴。妊娠 7 个月以上的孕妇禁用盆浴，对于活动受限的患者可采用床上擦浴的方法。应鼓励患者自行淋浴，以防机体长期不活动导致并发症。

2. 清洁用品　可根据患者皮肤状况，如油性还是干性皮肤，结合患者的喜好及清洁用品的性质来选择清洁和护肤品的种类。常用的清洁用品有香皂、沐浴露；护肤品有羊毛脂和凡士林类的润肤剂。

二、淋浴与盆浴

适用于能自行完成淋浴过程的患者。护士根据其自理能力给予协助。

（一）目的

1. 去除皮肤污垢，保持皮肤清洁，使患者舒适。

2. 促进皮肤血液循环，增强皮肤的排泄功能，预防皮肤感染、压疮等并发症的发生。

3. 使紧张的肌肉得以放松，增强皮肤对外界刺激的敏感性。

4. 观察和了解患者情况，满足患者的身心需要。

（二）用物

毛巾 2 条、浴巾、香皂或沐浴液、清洁衣服、防滑拖鞋、水桶或浴盆内盛热水（40～45℃），必要时备椅子。

（三）操作方法

淋浴与盆浴操作流程与要点说明见表 9－5。

表 9－5　淋浴与盆浴法

步骤	操作流程	要点说明
核对	患者的床号、姓名	
评估	1. 患者的病情、意识状态、正在进行的治疗 2. 个人卫生习惯、皮肤感觉及完整性 3. 患者：心理状态、沟通、合作能力、需求	
告知	1. 淋浴与盆浴的目的和配合方法 2. 淋浴与盆浴注意事项	1. 告知信号铃使用方法， 2. 勿用湿手接触电源开关 3. 嘱咐患者出现不适时，如眩晕等，应立即呼叫
准备	1. 操作者：衣帽整洁，洗手、戴口罩、必要时穿防水围裙 2. 患者：安置舒适体位 3. 用物：如上 4. 环境：整洁，光线充足，室温22~26℃，检查浴室门窗的严密性、通风设施、信号铃、扶手等	
实施	1. 携带用物送患者入浴室，安置好患者，浴室勿闩门，门外挂牌示意 2. 如盆浴者，先调好水温和水量，浴盆中的水位线不可超过心脏水平，应扶助患者出浴室或浴盆，防止滑倒 3. 患者沐浴时，护理人员应随时询问，确保患者安全 4. 观察患者沐浴后的情况，若发生意外时，应迅速处理	1. 防止患者受凉或烫伤 2. 沐浴时间不宜过长，盆浴不超过20min
整理	1. 协助患者回病房休息，整理床单位 2. 按医疗废物处置用物，洗手 3. 再次查对，并记录	

（四）注意事项

1. 沐浴应在进餐后 1h 后进行，以免影响消化功能。

2. 浴室不能闩门，可在门外挂牌示意，以便出现意外时及时入室处理。

3. 妊娠 7 个月以上的孕妇禁用盆浴，衰弱、创伤和患心脏病需要卧床休息的患者不宜淋浴或盆浴。

4. 传染病患者根据病种、病情，按隔离消毒原则进行。

三、床上擦浴

适用于病情较重，卧床、活动受限及无法自行淋浴的患者。

（一）目的

1. 同淋浴和盆浴 1～4。

2. 协助患者活动肢体，防止关节僵硬和肌肉挛缩等并发症的发生。

（二）用物

治疗车上备脸盆、足盆各 1 个，水桶 2 只（一桶盛 50～52℃的热水，一桶盛污水）；治疗盘内置毛巾两条、浴巾、小橡胶单、香皂或沐浴液、水温计、护理篮（内备梳子、小剪刀或指甲镊、50％乙醇、护肤液或润滑剂）、清洁衣服，另备冲洗会阴用物（冲洗壶 1 个、治疗碗 2 个、血管钳 1 把、棉球 13 个或冲洗用松头棉签 1 包）、便器及便器巾，必要时备屏风。

（三）操作方法

床上擦浴操作流程与要点说明见表 9－6。

表 9-6　床上擦浴法

步骤	操作流程	要点说明
核对	患者的床号、姓名	
评估	1. 患者的病情、意识状态、正在进行的治疗 2. 皮肤情况：清洁度、感觉功能及完整性 3. 是否安置引流管 4. 患者：心理状态、沟通、合作能力、需求	1. 病情不稳定者不宜擦浴 2. 危重、大手术后患者擦浴至少1次/天，患者出汗多、大小便失禁、伤口渗液多时应增加擦浴次数
告知	1. 床上擦浴的目的和配合方法 2.床上擦浴注意事项	
准备	1. 操作者：衣帽整洁，洗手、戴口罩 2. 患者：安置舒适体位、按需要给予便器 3. 用物：如上 4. 环境：整洁，光线充足，室温22~26℃，必要时关闭门窗、备屏风遮挡	
实施	1. 根据病情，放平床头和床尾支架及近侧床栏，松开床尾盖被 2. 将脸盆放于床旁椅上，倒上热水约2／3满，调试水温50~52℃ 3. 擦洗顺序 (1) 清洁面部：将浴巾铺于患者颌下和盖被上。将微湿 的毛巾包在右手上擦拭。洗眼部，由内眦到外眦擦洗；依“3”字形擦洗一侧额部、面颊部、鼻翼、人中、耳后、下颌直至颈部，同法擦洗另一侧，然后用较干的毛巾再擦洗一遍，撤下浴巾，放置床头备用 (2) 擦洗上肢：为患者脱去上衣，将浴巾铺于一侧上肢下，一手托患者的肘部及前臂，另一手以手套式（图9–7）持毛巾，由近心端向远心端擦洗，再用浴巾擦干。同法擦洗另一侧后，将患者双手浸泡于盆内，洗净、擦干 (3) 擦洗胸腹：将浴巾铺于患者胸腹部，一手略掀起浴巾，另一手以手套式持毛巾，依次擦洗胸部、腹部，再用浴巾擦干 (4) 擦洗背部：协助患者翻身侧卧，背向护士，浴巾铺于患者背侧下，手套式持毛巾，依次擦洗后颈部、背部和臀部，再用浴巾擦干。根据情况，用50%乙醇或润肤剂按摩全背（图9–8）或受压部位；协助患者穿上清洁上衣后，安置患者平卧 (5) 擦洗下肢：为患者脱裤，并把裤子干净一面盖于会阴部，将浴巾一半铺于一侧腿下，另一半覆盖腿上，手套式持毛巾，依次擦洗髋部、大腿和小腿，再用浴巾擦干。同法擦洗另一侧。 (6) 泡洗双脚：协助患者两腿屈膝，置小胶单、浴巾于患者脚下，脸盆放于小胶单之上，将患者两脚分别置于足盆内泡洗，移去脸盆及小胶单，两脚放于浴巾上擦干 (7) 擦洗或冲洗会阴：铺浴巾于患者臀下，协助或指导患者擦洗会阴，或垫上便盆，为患者冲洗会阴（13个棉球：8个用于冲洗，4个用于擦干，1个备用），按与脱裤相反的顺序协助患者穿上清洁裤子 4. 根据需要修剪指（趾）甲、梳发、更换床单等	1. 擦洗时一般用热水擦净，浴巾擦干即可。如皮肤污垢较多，可先用热水湿润皮肤，再用涂有肥皂或沐浴液的毛巾擦洗，然后用湿毛巾拭净浴液，最后用浴巾擦干（即一湿、二皂、三净、四干） 2. 脱衣裤顺序：先近侧后远侧，如有外伤，应先脱健侧，后脱患侧 3. 擦洗顺序：由上而下，由前而后，由近而远，或根据患者当时的情况决定 4. 及时换水，洗净毛巾 5. 擦洗完毕，按需要在全身骨突处以50%乙醇或润肤剂按摩 6. 穿衣裤时如有外伤，应先穿患侧，后穿健侧 7. 擦洗会阴也可在患者排二便后进行
整理	1. 协助患者取舒适卧位，整理床单位 2. 按医疗废物处置用物，洗手 3. 再次查对，并记录	

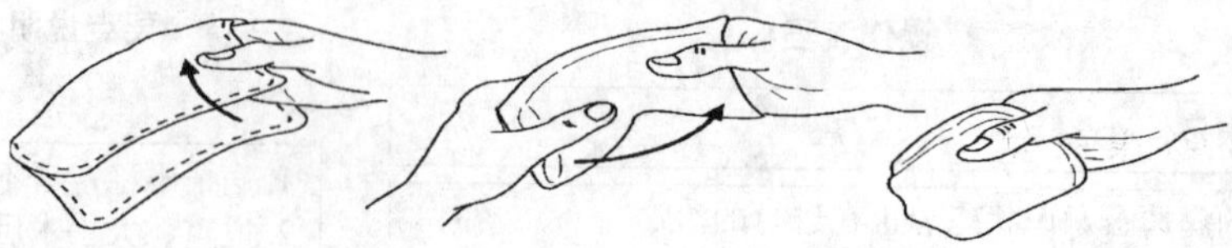

图 9-7　包毛巾手法

（四）注意事项

1. 擦浴中注意节力原则。护士操作时，应使患者尽量靠近自己，站立时，两脚稍分开，重心在身体的中央或稍低处。

2. 关心体贴患者，保护患者自尊，减少翻动次数和暴露，防止着凉，动作要轻柔、敏捷。

3. 注意擦洗耳廓、腋窝、脐部、腹股沟、腘窝和女患者乳房下部等皮肤皱褶处。

4. 擦洗过程中，应密切观察患者情况，如出现寒战、面色苍白等立即停止擦洗，并及时处理。同时还应观察皮肤有无异常，并做相应处理和记录。

四、背部按摩

背部按摩可以刺激皮肤和肌肉组织，促进血液循环，增进舒适，预防压疮的发生。背部按摩通常在患者沐浴或擦浴后进行，根据患者皮肤状况，可全背部按摩或局部按摩。按摩前应先了解病情，如有背部手术、肋骨骨折等患者禁忌背部按摩。

（一）目的

1. 促进背部血液循环，预防压疮等并发症发生。

2. 观察患者一般情况，满足患者身心需要。

3. 促进患者的舒适，减轻患者体位性疲劳。

（二）用物

浴巾、毛巾、脸盆（内盛 50～52℃热水）、50％乙醇、护肤剂或润滑剂，按需要备便器、便器巾、清洁衣服，必要时备屏风。

（三）操作方法

背部按摩操作流程与要点说明见表 9-7。

表 9-7　背部按摩法

操作流程	内容	要点说明
核对	患者的床号、姓名	
评估	1. 患者的病情、意识状态、正在进行的治疗 2. 皮肤情况：清洁度、感觉功能及完整性 3. 卧床时间、卧位 4. 患者：心理状态、沟通、合作能力、需求	
告知	1. 背部按摩的目的和配合方法 2. 背部按摩注意事项	
准备	1. 操作者：衣帽整洁，洗手、戴口罩 2. 患者：安置舒适体位、按需要给予便器 3. 用物：如上 4. 环境：整洁，光线充足，室温22~26℃，必要时关闭门窗、备屏风遮挡	
实施	1. 安置体位：放下近侧床档，松开床尾盖被，协助患者翻身侧卧（背向护士）或俯卧，患者身体靠近床缘，露出背部 2. 摆放用物：铺浴巾于背部，将脸盆放于床尾椅上，倒入热水2／3满，调试水温 3. 清洁背部：手套式持毛巾托车，依次擦洗颈部、背部和臀部，至擦净为止 4. 按摩背部：两手蘸少许50%乙醇或润肤剂，选用按摩法、揉捏法、叩击法等促进血液循环，同一部位每个动作可重复3~5次，时间4~6min ▲按摩法：从尾骶部开始，沿脊柱两侧向上按摩，至肩部时手法稍轻，以环形动作向下按摩至腰部、骶尾部，如此反复按摩，再用拇指指腹由骶尾部开始沿脊柱按摩至第七颈椎处（图9-8） ▲揉捏法：用大拇指及其余四指一连串抓起或捏起大块肌肉，采取有节律地抓起或压缩动作，先揉捏患者一侧背部及上臂，由臀部至肩部 ▲叩击法：用两手掌小指侧，轻轻扣敲臀部、背部、肩部 5. 擦干穿衣：用浴巾擦干背部，涂上润滑剂	1. 按摩的力度要适中，防止擦伤患者的皮肤 2. 乙醇过敏者用润肤剂按摩 3. 局部按摩时，可用大小鱼际肌做环形按摩，力度由轻到重，再由重到轻
整理	1. 协助患者取舒适卧位，整理床单位 2. 按医疗废物处置用物，洗手 3. 再次查对，并记录	

（四）注意事项

1. 操作中维护患者的隐私，注意保暖，避免着凉。

2. 按摩时注意节力原则，根据按摩部位调整身体姿势。

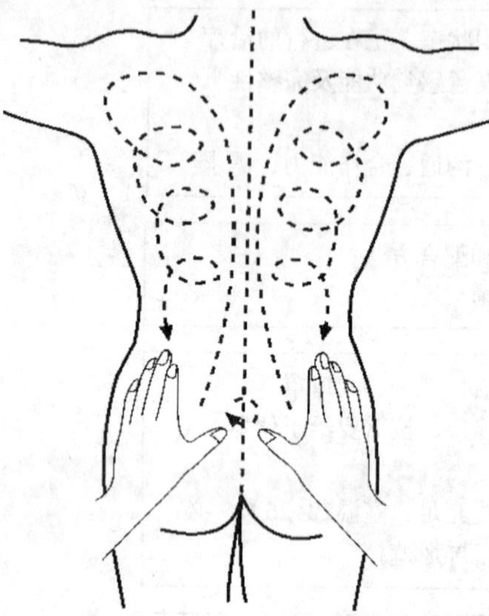

图 9-8　背部按摩

五、压疮的预防与护理

压疮是长期卧床的患者皮肤容易出现的常见问题。是由于身体局部组织长期受压，血液循环障碍，发生持续缺血、缺氧、营养不良而导致的组织破损和坏死，故又被称为“压力性溃疡”。

压疮本身不是原发疾病，是因其他原发病未得到很好的护理而引起的并发症。一旦发生压疮，不仅增加患者痛苦，延长康复时间，严重时还可以继发感染引起败血症，甚至危及生命。因此，预防压疮是护理工作的一项重要任务，护士必须加强对卧床患者护理，减少压疮的发生。

（一）压疮发生的原因

1. 局部组织持续受压

（1）卧床患者长时间不改变体位，局部组织受压过久，出现血液循环障碍。造成压疮的力学因素主要是垂直力、摩擦力和剪切力。垂直压力，是引起压疮的最主要原因。一般情况下，当毛细血管压超过 16mmHg，即可阻断毛细血管对组织的灌注；压力超过 30～35mmHg，持续 2h 以上，即可引起压疮。摩擦力是当患者长期卧床，皮肤可受到床单表面的逆行阻力摩擦。剪切力是由于两层组织相邻表面间的滑行，产生进行性的相对移位所引起，由摩擦力和压力相加而成。与体位有密切关系。当患者取半卧位时，可使身体下滑，皮肤与床铺之间出现平行的摩擦力，加上身体垂直方向的重力，从而导致剪切力的产生。压疮的发生通常是 2～3 种力联合作用所致，与力的大小和受力时间长短有关（图 9-9）。

（2）使用石膏绷带、夹板固定，衬垫不当，松紧不适宜，致使局部血液循环不良。

2. 局部潮湿或排泄物刺激　皮肤经常受到汗液、尿液、各种渗出液、引流液等物质的

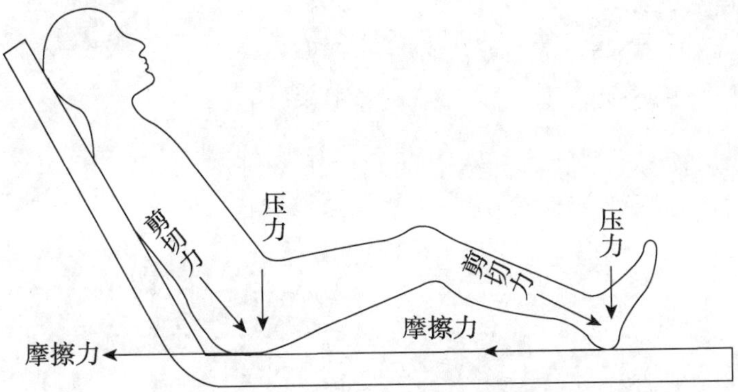

图 9-9 压力、摩擦力、剪切力示意图

刺激，引起皮肤酸碱度的改变，致使表皮角质层的抵抗力下降，皮肤组织破损，容易继发感染。

3. 全身营养状况　营养状况是影响压疮形成的一个重要因素。全身营养不良者，营养摄入不足，则蛋白质合成减少，皮下脂肪较少，肌肉萎缩，受压处缺乏肌肉和脂肪组织的保护，引起血液循环障碍出现压疮。水肿者，因皮肤变薄，抵抗力减弱，受力后容易破损而引发压疮。过度肥胖者卧床时，体重对皮肤的压力较大，也容易发生压疮。

4. 年龄因素　老年人皮肤松弛、干燥，缺乏弹性，皮下脂肪萎缩、变薄，皮肤易损性增加。

（二）压疮的易发部位

压疮易好发于受压和缺乏脂肪保护，无肌肉包裹或肌层较薄的骨骼隆突处。卧位不同，受压点及好发部位也不同（图 9-10）。

仰卧位：好发于枕骨粗隆、肩胛部、肘部、脊椎体隆突处、骶尾部、足跟部。

侧卧位：好发于耳廓、肩峰部、肘部、髋部、膝关节内外侧、内外踝处。

俯卧位：好发于耳廓、面颊部、肩部、女性乳房、男性生殖器、髂前上棘、膝部、脚趾处。

坐位：好发于坐骨结节。

（三）压疮的预防

压疮的预防关键在于消除其发生的原因。要求应做到“六勤一好”，即勤观察、勤翻身、勤擦洗、勤按摩、勤整理、勤更换、营养好，交班时要严格细致地交接局部皮肤情况及护理措施执行情况。

1. 避免局部组织长期受压

（1）定时翻身：间歇性解除局部组织承受的压力，鼓励和协助患者经常更换卧位，翻身的间隔时间应根据病情及局部受压处皮肤情况而定。一般每 2h 翻身一次，必要时 1h 翻身一次，建立床头翻身登记卡并及时记录（表 9-8）。有条件的医院可使用电动翻转床帮助患者翻身。

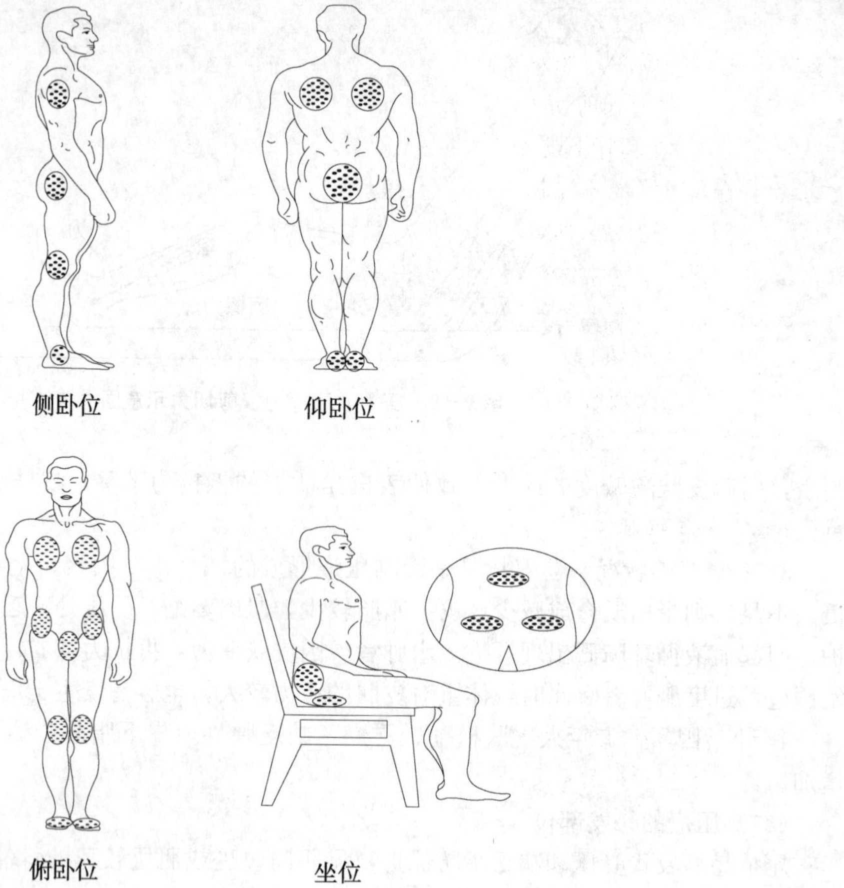

图 9-10　压疮易发部位

表 9-8　××医院翻身登记卡

姓名＿＿＿＿＿＿　床号＿＿＿＿＿＿

日期／时间	卧位	皮肤情况及备注	执行者签名

(2) 保护骨隆突和支持身体空隙处：患者处于各种体位时，应采用软枕或海绵垫垫于身体空隙处。必要时可垫海绵垫褥、气垫褥、水褥、羊皮垫等，使支撑体重的面积增大，从而降低骨突处皮肤所承受的压力。羊皮垫具有减少剪切力和高度吸收水蒸气的性能，适用于长期卧床的患者。

(3) 正确使用石膏、绷带及夹板固定：对使用石膏、绷带、夹板或牵引固定的患者，衬垫应平整，松软适度，并严密观察局部状况及指（趾）端的皮肤颜色、温度、运动及感觉；认真听取患者的反应，如发现石膏绷带凹凸不平时，应立即报告医生，及时处理。

2. 避免摩擦力和剪切力 患者平卧时，一般头部不应高于 30°；半卧位时，床头抬高不超过 45°，同时支起膝下支架，并在腘窝下垫软枕。坐轮椅时，防止身体下滑。协助患者翻身时，应先将患者身体托起，再挪动位置，避免拖、拉、推等，以防擦伤皮肤。

3. 避免潮湿刺激 大小便失禁、出汗及分泌物多的患者，应及时擦洗干净，保护皮肤免受刺激；床铺要经常保持清洁干燥、平整无碎屑；被服污染要及时更换；不可让患者直接卧于橡胶单或塑料布上；小孩要勤换尿布。

4. 促进局部血液循环 对易发生压疮患者的局部，要经常检查受压皮肤的情况，用温水擦浴并局部按摩或红外线照射。长期卧床者，应协助患者每天进行全范围的关节运动，促进肢体的血液循环，维持关节的活动性和肌肉张力。

（1）手法按摩

1）全背部按摩：见图 9-8。

2）局部按摩：蘸少许 50%乙醇或润滑剂，以手掌大小鱼际肌紧贴受压部位皮肤，做向心方向按摩，力量由轻到重，再由重到轻，每次 3～5min。

（2）电动按摩：电动按摩器是依靠电磁作用，引导按摩器头振动，以代替各种手法按摩。操作者应根据不同的部位选择合适的按摩头，并将按摩器头紧贴皮肤进行按摩。

（3）红外线灯照射：可达到消炎、干燥作用，利于组织的再生和修复。如婴幼儿易发生红臀，可采用臀部红外线灯烤法。

5. 增进营养的摄入 营养不良既是导致压疮的原因之一，又可影响压疮的愈合。良好的营养是创面愈合的重要条件。因此，病情允许时，应给予高蛋白、高维生素及富含锌元素的饮食，以增强机体抵抗力和组织的修复能力。不能正常进食的患者，可用肠胃营养或静脉高营养。

（四）压疮的分期

根据压疮的发展过程的轻重不同，压疮可分为三期。

1. Ⅰ期 淤血红润期：此期为压疮的初期。身体局部组织受压或潮湿刺激后，出现血液循环障碍。表现为红、肿、热、麻木或有触痛，解除压力 30 分钟后，皮肤颜色不能恢复正常。此期皮肤完整性未受到破坏，为可逆性改变，如及时去除原因，可阻止压疮的发展。

2. Ⅱ期 炎性浸润期：红肿部位继续受压，血液循环仍得不到改善，静脉回流受阻，局部静脉淤血。皮肤的表皮和（或）真皮层发生损伤或坏死。表现为：受压表面呈紫红色、皮下产生硬结、表皮水泡形成，极易破溃，患者有疼痛感。

3. Ⅲ期 溃疡期：静脉血液回流严重障碍，局部淤血致血栓形成，组织缺血、缺氧。

（1）浅度溃疡期：主要表现为表皮水泡逐渐扩大、破溃，真皮创面有黄色渗出物，感染后脓液流出，浅层组织坏死，溃疡形成，疼痛加重。

（2）坏死溃疡期：主要表现为坏死组织侵入真皮下层，脓性分泌物增多，坏死组织发黑，有臭味，感染向周围及深部组织扩展，可深达骨骼，甚至可引起败血症，危及生命。

（五）压疮的治疗与护理

压疮发生后，应在积极治疗原发病的同时，实施全身治疗，增加营养摄入，增强机体抵抗力，并加强局部治疗和护理。

1. 淤血红润期 此期护理原则是去除致病原因，加强护理，防止压疮继续发展。如增加翻身次数，避免局部组织受压过久；避免潮湿、摩擦的刺激；改善全身营养状况等。

2. 炎性浸润期　此期的护理原则是保护皮肤，避免感染，除继续加强上述措施外，对未破的小水泡要减少摩擦，防止破裂感染，使其自行吸收；大水泡可在无菌操作下，用注射器抽出泡内液体（不必剪去表皮），局部消毒后，用无菌敷料包扎。另外配合红外线或紫外线照射治疗，可起到消炎、干燥，促进血液循环的作用。

3. 溃疡期　此期护理原则是解除压迫，清洁创面，去除坏死组织，促进肉芽组织生长。

（1）浅度溃疡期：清洁创面，采用物理方法，如用红外线或紫外线照射创面，1～2 次/天，10～15 分/次，然后按外科无菌换药方法处理；还可用保湿敷料为创面的愈合创造一个适宜的环境，便于新生的上皮细胞覆盖在伤口上，逐渐使创面愈合。理想的保湿敷料透气性好，如透明膜、水凝胶、水胶体等。

（2）坏死溃疡期：先清洁创面，去除坏死组织，保持引流通畅，促进创面愈合。可用无菌等渗盐水或 0.2% 呋喃西林溶液清洗创面，再用无菌凡士林纱布及敷料包扎，1～2 天更换一次，还可用甲硝唑湿敷或等渗盐水清洗创面后涂以磺胺嘧啶银或呋喃西林治疗。对于溃疡较深引流不畅者，应用 3% 的过氧化氢溶液冲洗，抑制厌氧菌生长。感染的创面应定期采集分泌物做细菌培养及药物敏感试验，每周 1 次，根据检查结果选用药物。

另外还可采用纯氧治疗，即空气隔绝后局部持续吹氧法，其方法是用塑料袋罩住创面并固定四周，通过一个小孔向袋内吹氧，氧气流量为 3～5L/min，每日 2 次，每次 15 min。治疗完毕，用无菌纱布覆盖或暴露创面均可。对分泌物多的创面，可在湿化瓶内加 75% 乙醇，使氧气通过湿化瓶时带出一部分乙醇，抑制细菌生长，减少分泌物，起到加速创面愈合的作用。

第四节　卧有患者床整理与更换床单法

长期卧床患者因疾病限制，只能在床上活动，易使床单皱褶，增加患者皮肤与床单的摩擦；而汗液、大小便、引流液或渗出液使床单潮湿、污染，降低皮肤表皮角质层的抵抗力，容易产生压疮。因此，要保持患者床铺的整洁、干燥，护士应对长期卧床的患者经常整理或更换床单位，可使患者舒适，防止压疮的产生，同时保持病室的整洁。

一、卧有患者床整理法（有人床整理法）

（一）目的

1. 保持床铺的清洁、干燥、平整，使患者感觉舒适。
2. 观察患者的病情变化，预防压疮等并发症的发生。
3. 保持病室的整洁美观。

（二）用物

卧有患者床的整理：床刷及床刷套（略湿）。

（三）操作方法

卧有患者床的整理及更换床单操作流程与要点说明见表 9-9。

二、卧有患者床更换床单法

（一）目的

同卧有患者床整理法。

（二）用物

清洁的大单、中单、被套、枕套、床刷及床刷套（略湿）、弯盘，必要时备清洁的衣裤、手套、便盆及便盆巾、屏风。

（三）操作方法

卧有患者床整理与更换床单操作流程与要点说明见表 9－9。

表 9－9　卧有患者床整理与更换床单法

步骤	操作流程	要点说明
核对	患者的床号、姓名	
评估	1. 患者的病情、意识状态、正在进行的治疗 2. 有无肢体活动障碍、骨折等 3. 是否安置引流管、输液管 4. 患者：心理状态、沟通、合作能力、需求	
告知	1. 床的整理及更换床单的目的和配合方法 2. 床的整理及更换床单注意事项	
准备	1. 操作者：衣帽整洁，洗手、戴口罩，必要时戴手套 2. 患者：安置舒适体位、按需要给予便器 3. 用物：如上 4. 环境：整洁，光线充足，室内无人进餐或治疗，必要时关闭门窗、备屏风遮挡	
实施	1. 安置用物：移开床旁桌椅，病情许可，放平床头和床尾支架，意识不清者设床档 2. 有人床的整理 (1) 松开床尾盖被，将枕头移向对侧，协助患者侧卧于床对侧一边，背向护士，盖好盖被。 (2) 松开近侧各单，将套上略湿床刷套的床刷扫净中单、橡胶单并分别搭于患者身上，自床头至床尾扫净大单上的渣屑 (3) 将大单、橡胶中单、中单逐层拉平铺好 (4) 协助患者翻身卧于扫净铺好一侧，转至对侧同上法整理 (5) 整理盖被，拉松枕头 3. 更换床单 ▲侧卧位更换法：适用于允许翻身侧卧的患者 (1) 松开床尾盖被，将枕头移向对侧，协助患者侧卧于床对侧一边，背向护士，盖好盖被。 (2) 松开近侧各单，将中单卷入患者身下，扫净橡胶单并搭于患者身上，大单卷入患者身下，扫净床褥 (3) 将清洁大单的中线与床的中线对齐，打开大单，对侧一半卷入患者身下，近侧按备用床方法铺好 (4) 放平橡胶单，铺清洁中单，铺好近侧的中单、胶单，对侧一半卷入患者身下 (5) 协助患者侧卧于铺好的近侧，面向护士。护士转向对侧 (6) 松开各单，撤除中单放于床尾的大单上，扫净橡胶中单并搭于患者身上，将污大单和中单一起放入污物袋或治疗车下层。扫净床褥，依次将清洁大单、橡胶中单、中单逐层拉平铺好 (7) 协助患者平卧 ▲平卧位更换法：适用于不允许翻身侧卧的患者 (1)先松开大单、胶单、中单 (2) 托患者头部取出枕头，拆下的枕套放于护理车的下层，枕芯置于椅上，将床头的大单、胶单、中单卷塞在患者肩下 (3) 将卷成筒状的清洁大单放在床头，对齐床中线，铺好床头大单	1. 卧有患者床整理时应扫净枕下和患者身下部分 2. 清洁大单正面向内翻卷，污大单污染面向内折，污单不可丢弃在地上 3. 更换被套时，如果患者能配合，可请患者抓住被套两角，方便操作 4. 如有导管者，应先固定导管，防止导管滑脱、受压、扭曲，保持引流通畅

续表

实施	(4) 抬起患者上半身，将污大单、胶单、中单一起从肩下卷至臀下，同时将清洁大单也拉至臀下，再抬起患者臀部，迅速撤下污大单、胶单、中单，将清洁大单也拉至床尾，展平铺好。污大单、中单放于护理车下，胶单置于椅背上 4. 更换被套：在污被套内将棉胎竖折三折后按"S"形折叠拉出，放于床尾椅上，铺清洁被套于污被套上，其尾端向上打开1/3，将棉胎套清洁被套内，棉胎上缘与被头平齐，拉平棉胎和被套，撤出污被套，系好带子，将套好的被子两侧边缘向内折叠与床缘平齐，尾端塞于床尾垫下或向内反折平床尾 5. 更换枕套：托起患者头部，取出枕头。撤下污枕套，换上清洁枕套轻轻拉松后置于患者头下 6. 移回床旁桌椅，根据需要摇起床头和膝下支架
整理	1. 协助患者取舒适卧位 2. 按医疗废物处置用物，洗手 3. 再次查对，并记录

（四）注意事项

1. 操作时动作轻稳，注意节力，若两人配合时动作要协调。

2. 保证患者舒适与安全，病情重、全身各种管道多、脊柱手术或损伤的患者应有多人配合整理，不宜过多地翻动和暴露患者，维护患者的隐私，必要时可用床档保护患者。

3. 患者的衣服、床单、被套等一般每周更换 1～2 次，如被血液、便液等污染时，应及时更换。

4. 病床应湿扫式清扫，一床一巾一消毒。

第五节 晨晚间护理

晨晚间护理是护士为生活不能自理的患者，如危重、昏迷、瘫痪、高热、大手术后及年老体弱的患者，根据患者的生活习惯，于晨晚间满足患者日常清洁的需要所进行的生活护理。轻患者可在护士的指导下进行。

一、晨间护理

晨间护理是基础护理的一项重要内容，一般于每天清晨诊疗工作前完成。患者经过一整夜的睡眠，往往需要进行必要的清洁护理，以维护其身心舒适，使患者以愉快的心情迎接新的一天。晨间护理可促进身体受压部位的血液循环，预防压疮、肺炎等并发症的发生，并可保持床单位和病室的整洁、美观。通过晨间护理可观察和了解患者病情，为诊断、治疗和护理计划的制订提供依据，同时还可以增进护患交流，满足患者身心的需要。晨间护理的内容包括：

1. 对生活能自理者，应鼓励其自行刷洗，包括刷牙、漱口、洗脸、梳头等。同时护士根据床单位的清洁度给予整理或更换床单、被套。

2. 对于病情较严重、不能离床活动的患者，护士应协助其完成晨间护理。其内容有：

（1）协助患者排便、刷牙、漱口，必要时给予特殊口腔护理；洗脸、洗手、梳头。

（2）协助患者翻身，检查皮肤受压情况，酌情用湿热毛巾擦洗背部，并用50%乙醇或润滑剂按摩受压部位。必要时协助与指导患者正确咳嗽与排痰。

（3）整理床单位，按需要更换衣服和床单。

（4）了解患者晚间的睡眠情况及病情，给予必要的心理护理。

（5）根据室温适当开窗通风，保持室内空气清新。

二、晚间护理

通过必要的晚间护理，可为患者提供良好的睡眠条件，保持病室安静、整洁，使患者舒适入睡。同时还能了解病情变化，鼓励其战胜疾病的信心。因此。护士应认真做好晚间护理。

1. 协助患者刷牙、漱口，重症患者给予特殊口腔护理；洗脸、洗手，擦洗背部、臀部，用热水泡脚，女患者应清洗会阴部；观察皮肤受压情况，按摩背部及骨隆突处。

2. 协助患者排便。使用便器时，护士一手托（扶）住患者的腰和骶尾部，另一手将便器扁部置于患者臀下，开口向下（图9-11）。

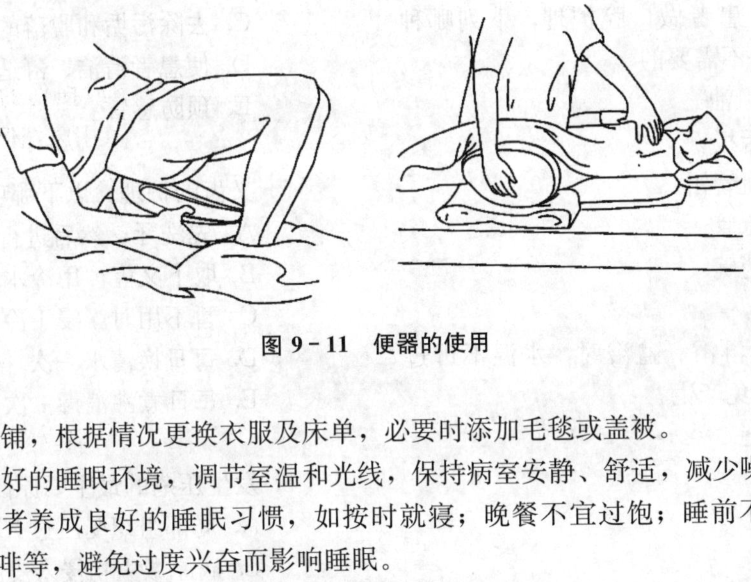

图9-11　便器的使用

3. 整理床铺，根据情况更换衣服及床单，必要时添加毛毯或盖被。

4. 创造良好的睡眠环境，调节室温和光线，保持病室安静、舒适，减少噪声。

5. 指导患者养成良好的睡眠习惯，如按时就寝；晚餐不宜过饱；睡前不能过多饮水；不喝浓茶或咖啡等，避免过度兴奋而影响睡眠。

6. 加强巡视，了解患者的睡眠情况，有问题酌情处理。

小　结

做好患者的清洁护理是基本生理需要之一，是维持和获得健康的重要保证；通过清洁可以清除患者体表的微生物、促进血液循环，预防疾病、促进康复、预防并发症的发生；同时，还可使患者感到舒适、愉快、维持良好的形象，增强战胜疾病的信心。通过本章的学习，应重点掌握生活不能自理患者的特殊口腔清洁、床上洗头、床上擦浴、压疮的预防及护理、卧有患者床整理与更换床单法等生活护理，充分体现护士对患者的关怀和爱心。

自测题

一、A_1/A_2 型题

下列每道考题有 A、B、C、D、E 五个备选答案请从中选择一个最佳答案。

1. 正常人一般不易引起口腔感染，是由于唾液中含有
   A. 游离酸
   B. 脂肪酸
   C. 溶菌酶
   D. 淀粉酶
   E. 乳酸酶

2. 为昏迷患者做口腔护理，下列哪种物品是不需要的
   A. 润滑油
   B. 压舌板
   C. 弯血管钳
   D. 吸水管
   E. 换药碗

3. 为患者淋浴、盆浴时，水温不可过高，以免产生
   A. 昏迷
   B. 眩晕
   C. 休克
   D. 疲劳
   E. 恶心

4. 用于真菌感染的漱口溶液是
   A. 0.9%氯化钠溶液
   B. 3%硼酸
   C. 3%过氧化氢
   D. 0.02%呋喃西林
   E. 4%碳酸氢钠

5. 选用 0.1%醋酸溶液进行漱口，使用于下列哪种细菌感染
   A. 真菌
   B. 革兰阳性菌
   C. 大肠埃希菌
   D. 肺炎双球菌
   E. 铜绿假单胞菌

6. 下列梳洗头发的目的中哪项是错误的
   A. 刺激头皮的血液循环
   B. 增进上皮细胞的代谢
   C. 去除污垢和脱落的头发
   D. 使患者清洁、舒适
   E. 预防感冒

7. 义齿的护理，以下哪项是错误的
   A. 先洗牙，然后进行口腔护理
   B. 取下义齿，用冷水刷洗
   C. 暂不用时，浸于冷清水中保存
   D. 每日换清水一次
   E. 每日煮沸消毒一次

8. 发生压疮的最主要原因是
   A. 局部组织受压过久
   B. 病原微生物侵入皮肤组织
   C. 机体营养不良
   D. 皮肤过敏
   E. 皮肤潮湿、摩擦刺激

9. 为右上肢骨折患者脱、穿衣的方法是
   A. 先脱右肢，先穿右肢
   B. 先脱右肢，先穿左肢
   C. 先脱左肢，先穿左肢
   D. 先脱左肢，先穿右肢
   E. 以上都不对

10. 在身体空隙处垫以软枕的作用是
A. 固定体位
B. 降低局部皮肤所承受的压力
C. 减少皮肤受摩擦的刺激
D. 使受压部位悬空
E. 安全防护，防止坠床

11. 下列属于特殊口腔护理的是
A. 消化不良
B. 胃炎
C. 高血压病
D. 肺脓肿
E. 昏迷

12. 用50%乙醇按摩局部皮肤的目的是
A. 消毒皮肤
B. 润滑皮肤
C. 降低体温
D. 促进血液循环
E. 去除污垢

13. 压疮的易发部位不包括
A. 侧卧位—踝部
B. 仰卧位—髂前上棘
C. 半坐卧位—骶尾部
D. 俯卧位—膝部
E. 头高足低位—足跟

14. 口腔 pH 偏酸性时应选择哪种漱口液
A. 1%～4%碳酸氢钠
B. 生理盐水
C. 0.02%呋喃西林
D. 2%硼酸溶液
E. 朵贝儿液

15. 压疮炎性浸润期的表现不包括
A. 皮肤呈紫红色
B. 皮下硬结
C. 浅层组织感染
D. 皮肤有水泡
E. 皮肤水肿

16. 某患者因病使用抗生素数周，近日发现口腔黏膜有乳白色分泌物，做口腔护理时应选择哪种漱口液
A. 2%过氧化氢
B. 2%硼酸
C. 4%碳酸氢钠
D. 0.02%呋喃西林
E. 0.1%醋酸

17. 张老太太，因髋骨骨折，在家卧床已 1 个月。主诉：臀部触痛麻木。检查：臀部皮肤局部红肿。下列指导中，哪项不妥
A. 避免局部长期受压
B. 适当增加营养
C. 避免潮湿摩擦
D. 局部可用棉垫包扎，避免直接与床铺接触
E. 红外线照射

18. 某截瘫患者，入院时尾骶部压疮，面积 2.5cm×2cm，深达肌层，表面有脓性分泌物，创面周围有黑色坏死组织，护理措施是
A. 用 50%乙醇按摩创面及周围皮肤
B. 用生理盐水清洗并敷新鲜鸡蛋膜
C. 暴露创面，红外线每日照射 1 次
D. 剪去坏死组织，用过氧化氢溶液洗净，置引流纱条
E. 涂厚层滑石粉包扎

19. 孙女士，患急性白血病，牙龈和口腔黏膜有淤点，为该患者做口腔护理时不妥的是

A. 避免棉球过湿
B. 先取下活动义齿
C. 每次夹紧一个棉球擦拭
D. 擦洗动作轻
E. 用棉球轻轻擦去淤点

20. 吴老太太，处于昏迷状态。近日患者骶尾部皮肤出现 2cm×4cm 的压疮，破溃的水泡上脓性分泌物增多，出现皮下组织感染、坏死。此时患者的压疮属于
A. 淤血红润期
B. 炎性红润期
C. 炎性浸润期
D. 淤血浸润期
E. 溃疡期

二、A_3/A_4 型题

（21～23 题共用题干）

张某，男性，65 岁，身高 168cm，体重 80kg。因高血压病、脑出血入院。患者意识不清，大小便失禁，右侧肢体肌张力为 0 级。

21. 为患者清洁口腔时，不正确的是
A. 操作前后清点棉球数量
B. 漱口液用注射器注入口腔
C. 开口器从臼齿处放置
D. 每次只夹一个棉球
E. 棉球以不滴水为准

22. 为此患者防压疮时不正确的措施是
A. 每 2～3 小时翻身一次
B. 及时清除大小便，保持皮肤清洁干燥
C. 建立床头翻身登记卡
D. 翻身时避免拖拉推
E. 每天用热水擦洗 2～3 次

23. 下列属于炎性浸润期的表现是
A. 局部皮肤红润
B. 局部感觉麻木
C. 局部皮肤呈紫色
D. 浅层皮肤感染
E. 创面有黄色的渗出液

三、B 型题

（23～25 题共用备选答案）
A. 0.9%生理盐水溶液
B. 1%醋酸溶液
C. 1%～4%碳酸氢钠溶液
D. 0.02%呋喃西林溶液
E. 3%过氧化氢溶液

24. 高热患者常用的漱口液是
25. 长期使用抗生素的患者选择的溶液是
26. 口腔术后患者常用的漱口液是
27. 口腔 pH 是碱性时应选择的漱口液是
28. 口腔 pH 是酸性时应选择的漱口液是

（李红云）

第十章　患者饮食的护理

学习目标

1. 掌握饮食护理措施、鼻饲法。
2. 熟悉医院饮食的种类　基本饮食、治疗饮食、试验饮食，影响饮食与营养的因素和患者出入液量的记录。

健康来自均衡的营养，食物是营养的来源，疾病的康复有赖于治疗、护理和合理的营养。2008 年，卫生部、中国营养学会联合发布了《中国居民膳示指南（2007）》，提供了营养上比较理想的膳食宝塔模型（图 10-1）。因此，护士应学习评估患者的营养需要、营养状态及其影响因素，判断患者存在的营养问题，寻求解决方法，给予患者均衡的饮食及充足的营养，为患者提供行之有效的护理措施。

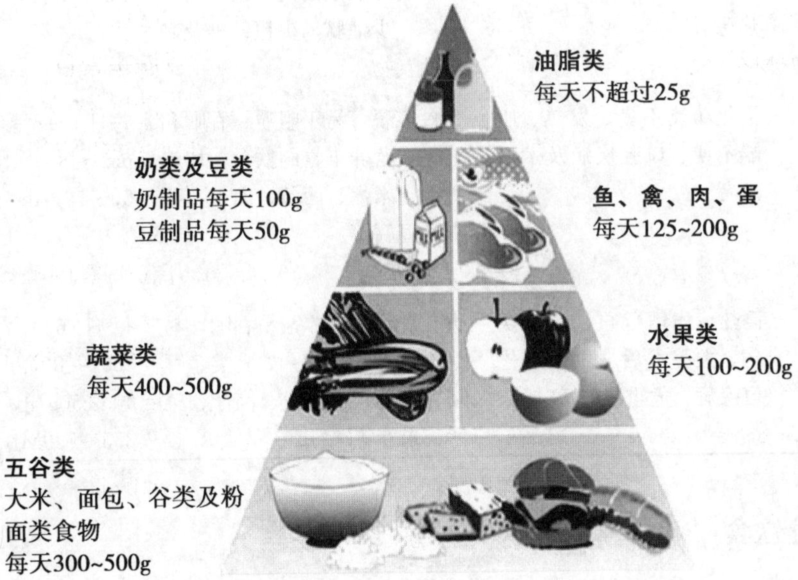

图 10-1　中国居民膳食宝塔（2007）

第一节　医院饮食的种类

人体需要的营养素有蛋白质、脂肪、碳水化合物、矿物质和微量元素、维生素、水等六大类。提供机体所需热能的主要物质是碳水化合物、脂肪、蛋白质。按中国营养学会的推荐标准，我国成年男子的热能供给量为10.0～17.5MJ/d，成年女子为9.2～14.2 MJ/d。合理的饮食要求三大营养素比例适当，一般碳水化合物所供应热能占总热能的60%～70%，蛋白质占10%～14%，成人供给量男性约90g/d，女性为80g/d；脂肪占20%～25%，不宜超过30%。医院患者因疾病和营养状况不同，所需营养素也有所不同，因此，为适应患者病情的需要，医院将饮食划分为三大类，即基本饮食、治疗饮食、试验饮食，以达到诊断、治疗和促进健康的目的。

一、基本饮食

基本饮食是适合于一般患者需要的饮食（表10-1），对营养素的种类、摄入量不做限制性调整的一种饮食。基本饮食分为普通饮食、软质饮食、半流质饮食、流质饮食4种。

表10-1　医院基本饮食

饮食种类	适用范围	饮食原则	用法
普通饮食	消化功能正常，体温基本正常，病情较轻或疾病恢复期，不需限制饮食者	营养均衡，美观可口，易消化，无刺激性食物，与健康人的饮食相似	每日3餐。总热能为9.5～11MJ/d，蛋白质70～90g/d
软质饮食	消化吸收功能差、咀嚼不便者（老人、幼儿）、口腔疾病及术后恢复者及低热患者	营养均衡，食物碎、烂、软，易消化、易咀嚼，如软饭、面条、切碎煮熟的肉、菜等，少油炸、少油腻、少粗纤维及刺激性食物	每日3～4餐，总热能为8.5～9.5MJ/d，蛋白质60～80g/d
半流质饮食	消化功能不良、发热、咀嚼不便、口腔疾病及术后患者	少食多餐，易于咀嚼、吞咽和消化，营养丰富的饮食。如鸡蛋羹、米粥、面条、肉末、菜末、豆腐等	每日5～6餐，总热能为6.5～8.5MJ/d，蛋白质50～70g/d
流质饮食	高热、病情危重、口腔疾病、大手术后、急性消化道疾病、危重患者等	所有食物呈流体，易吞咽，易消化，无刺激性。如乳类、豆浆、米汤、稀藕粉、肉汁、菜汁、果汁等	每日6～7餐，每次200～300ml，蛋白质40～50g/d，总热能为3.5～5.0MJ/d

二、治疗饮食

治疗饮食是指在基本饮食的基础上，按病情的需要，适当调整总热量和某些营养素的饮食（表10-2），以适应病情需要，从而达到辅助治疗目的一类饮食。

表 10-2 治疗饮食

饮食种类	适用范围	饮食原则及用法
高热量饮食	用于热能消耗较高的患者，如甲状腺功能亢进、大面积烧伤、结核病、胆道疾病、体重不足及产妇等	在基本饮食的基础上加餐 2 次，可进食牛奶、豆浆、鸡蛋、蛋糕、巧克力及甜食等。总热能约为 12.5MJ/d（3000kcal/d）
高蛋白饮食	高代谢性疾病，如烧伤、结核、恶性肿瘤、甲状腺功能亢进、营养不良、贫血、大面积烧伤、肾病综合征、低蛋白血症等	在基本饮食的基础上增加富含蛋白质的食物，如肉类、鱼类、蛋类、乳类、豆类等。蛋白质供给量为 1.5～2g/（kg·d），每日总量不超过 120g，总热量为 10.5～12.5MJ/d（2500～3000kcal/d）
低蛋白饮食	限制蛋白质摄入者，如急性肾炎、尿毒症、肝性昏迷等患者	为维持正常热能供给，可多补充蔬菜和含糖高的食物。成人饮食中的蛋白质不超过 40g/d。视病情可酌情减少至 20～30g/d，肾功能不全的患者应多摄入动物性蛋白，忌用豆制品；而肝性昏迷的患者应以植物性蛋白为主
低脂肪饮食	肝、胆、胰疾病，高脂血症、动脉硬化、冠心病、肥胖症及腹泻等患者	食物清淡、少油，禁食肥肉、蛋黄、动物脑。高脂血症及动脉硬化患者不必限制植物油（椰子油除外）。每日脂肪量＜50g/d，肝、胆、胰疾病的患者＜40g/d，尤其要限制动物脂肪的摄入
低胆固醇饮食	高胆固醇血症、高脂血症、动脉硬化、冠心病、高血压等患者	胆固醇的摄入量＜300mg/d，禁用或少用含胆固醇高的食物，如动物内脏和脑、蛋黄、肥肉和动物油等
低盐饮食	心脏病、急慢性肾炎、肝硬化腹水、重度高血压但水肿较轻的患者	成人每日进食盐不超过 2g（含钠 0.8g），但不包括食物内自然存在的氯化钠。禁食腌制品，如咸菜、皮蛋、火腿、香肠、咸肉、虾米等
无盐低钠饮食	同低盐饮食，但水肿较重者	①无盐饮食，除食物内自然存在的钠盐外，烹调时不放食盐。食物中含钠量＜0.7g/d，禁用腌制食物。②低钠饮食，除无盐外，还需控制摄入食物中自然存在的含钠量（＜0.5g/d），禁用腌制食物。③对需无盐或低钠者，还应禁用含钠多的食物和药物，如含碱食品（油条、挂面）、汽水和碳酸氢钠等药物，烹调时可采用增加糖、醋、无盐酱油、少钠酱油等调味。
高纤维素饮食	便秘、肥胖、高脂血症、糖尿病等患者	选择含纤维多的食物，如韭菜、卷心菜、芹菜、粗粮、竹笋、香蕉、菠菜等，成人食物纤维素量＞30g/d
少渣饮食	伤寒、痢疾、肛门疾病、腹泻、肠炎、食管胃底静脉曲张、咽喉部及消化道手术的患者	少用含纤维素多的食物，如粗粮、竹笋、韭菜、芹菜等，不用强刺激性调味品及坚硬带碎骨的食物，肠道疾病者少用油

各种治疗饮食均可按普食→软食→半流食→流质饮食的形式安排食谱内容，如胃肠道术后患者根据胃肠道功能的恢复情况可给予禁食→流质饮食→半流食→软食→普食。各种治疗饮食可重叠使用，如肝硬化的患者可给予低盐、高蛋白软质饮食，慢性支气管炎患者给予高热量、高蛋白、高维生素、低盐易消化饮食。

三、试验饮食

试验饮食亦称诊断饮食，指在特定时间内，通过对饮食内容的调整，协助疾病的诊断和提高实验室检查结果准确性的饮食（表10-3）。

表10-3 试验饮食

名称	试验目的	饮食原则及用法
潜血试验饮食（隐血试验饮食）	用于大便隐血试验的准备，以协助诊断有无消化道出血	试验前3天开始禁食肉类、肝、血类食品、含铁剂药物及绿色蔬菜等，以免产生假阳性反应。可进食牛奶、豆制品、白菜、冬瓜、土豆、白萝卜、菜花、山药等，第4天开始留取粪便做隐血试验检查
胆囊造影饮食	适用于需要行造影检查有无胆囊、胆管、肝胆管疾病的患者	检查前一日中午进食高脂肪饮食，以刺激胆囊收缩和排空，有助于显影剂进入胆囊。晚餐进无脂肪、低蛋白、高碳水化合物饮食，晚餐后服造影剂，禁食、禁水、禁烟至次日上午。检查当日禁食早餐，第一次摄X线片后，如胆囊显影良好，可进食高脂肪餐，即油煎荷包蛋2只或奶油巧克力40～50g，脂肪量为25～50g，服后30～60min，进行第二次摄片观察胆囊收缩情况
甲状腺^{131}I试验饮食	用于协助检查患者的甲状腺功能	试验期为2周，试验期间禁食含碘食物，如海带、海蜇、紫菜、海参、虾、鱼、加碘食盐等，以排除外源性摄入碘对检查结果的干扰。禁用碘做局部消毒。2周后做^{131}I功能测定

第二节　一般饮食护理

一、影响饮食与营养的因素

影响人们饮食与营养的因素有很多，主要有以下几个方面：

（一）生理因素

1. 食欲　饥饿是影响个人摄取食物的最基本因素，食物的外观、质量以及进食环境等都会影响食欲。

2. 年龄　婴幼儿生长速度快，需要高蛋白、高维生素、高矿物质及高热量饮食；青少年需摄入足够的蛋白质、维生素、微量元素等；老年期由于机体的活动逐渐减少，代谢降低，各器官功能减退，特别是胃肠道功能、咀嚼功能及机体调节功能减弱，应给予软质易消化食物。

3. 特殊生理状况　妊娠期及哺乳期女性对营养的需求量显著增加。

（二）疾病及药物因素

疾病本身所带来的疼痛及不良情绪等因素会使患者食欲减退；某些高代谢性疾病，如发热、甲状腺功能亢进等，由于代谢增加，所需的营养也增加。有些疾病可引起机体营养素流失，如肾病综合征，通过尿液流失大量蛋白质，则所需营养也增加。药物也会影响患者的饮食与营养，有的药物可增进食欲，如类固醇药物；有的药物可降低食欲，如非肠溶性红霉素可降低食欲。

（三）心理因素

患者的情绪对食欲影响很大，强烈的情绪，如兴奋、焦虑、恐惧、烦躁等，都会影响食欲和消化功能，反之，轻松愉快的心理状态则会促进食欲。

（四）社会文化因素

影响个人饮食与营养的社会因素比较广泛，如经济状态会影响个人对食物的购买力；居住区域也会影响个人选择食物的种类及新鲜食品、鱼、肉的可获性；是否掌握必需的营养知识会影响人对食物的选择性；还有宗教信仰、社会环境、传播媒介等因素，都可能从多方面影响个人的饮食和营养。

二、饮食护理措施

（一）促进患者食欲

1. 去除干扰性因素　如患者疼痛应给予适当的镇痛措施；关心患者，消除忧虑；还可建议患者同他人一起进餐，抛开烦恼，在轻松愉快的状态下进餐。

2. 尊重患者的饮食习惯　如进食的次序、速度、方法等。

3. 提供良好就餐环境　病室整洁、空气流通、无异味、温湿度适宜，便器、治疗车、敷料盘等不在视线之内。尽量使食具、食物具有吸引力，如食具清洁、色泽明亮；注意食物的色、香、味。

（二）协助患者进餐　需根据病情，依据饮食医嘱，合理地安排患者进餐。

1. 进食前　督促并协助患者行个人卫生护理，如患者衣着、床单位整洁，协助患者洗手及清洁口腔；协助患者取舒适卧位，一般采取坐位或半坐位，俯卧或平卧者，将其头部转向一侧，以免食物呛入气管；护士应着装整洁、洗手；核对饮食种类并检查自带食物。

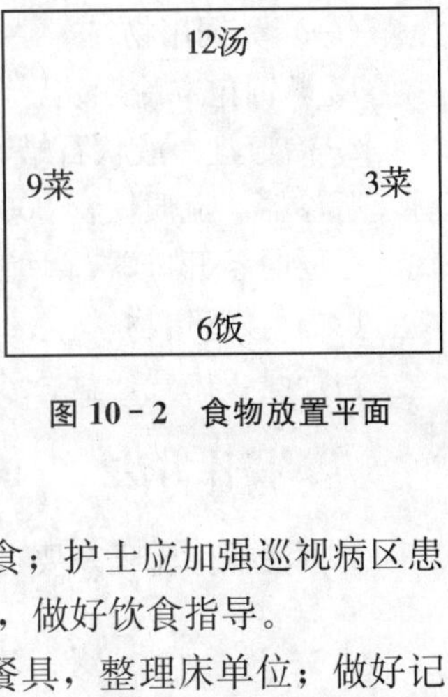

图 10－2　食物放置平面

2. 进食时　护士督促和协助配餐员正确送餐、解释特殊饮食（如禁食或限量饮食，需大量饮水或限制饮水者）的原因并挂好标记；协助不能自行进餐者进食；对双目失明或双眼被遮盖的患者，可将食物按钟面图放置（图 10－2）并协助进食；护士应加强巡视病区患者的进餐情况。在患者进食过程中，护士应及时解答患者的疑问，做好饮食指导。

3. 进食后　协助患者洗手、漱口或做口腔护理；及时撤去餐具，整理床单位；做好记录，包括进食的种类和数量，进食中及进食后的反应等；对暂时需要禁食或延缓进食等患者要做好交班。

第三节　鼻饲法

案例分析

病史：李某，男，30岁，因舌癌做了口腔手术。

体格检查：T 37.0℃，P 76次/分，R 20次/分，BP 100/60mmHg。医嘱：术后禁食7天。

思考：作为一名护士，你应如何保证该患者的营养供给呢？

鼻饲法是将导管经鼻腔插入胃内，从管内灌注流质饮食、营养液、水和药物的方法。

一、目的

为保证患者摄入足够的热能和营养素，满足其对营养的需要。

二、适用范围

1. 昏迷患者或不能经口进食者，如口腔疾病、食管气管瘘。
2. 不能张口的患者，如破伤风患者。
3. 其他患者，如早产儿、病情危重者、拒绝进食的患者。

三、禁忌证

1. 上消化道出血、食管梗阻、食管癌患者。
2. 食管、胃底静脉曲张患者。
3. 鼻腔、食管手术后的患者。

四、用物

（一）鼻饲用物

1. 鼻饲包　治疗碗、镊子、压舌板、无菌纱布3块、普通胃管或一次性无菌鼻饲管。

2. 治疗盘　液状石蜡、治疗巾、弯盘、50ml注射器、胶布、棉签、橡皮圈或夹子、别针、听诊器、流质饮食200ml（温度38～40℃）、量杯、水温计、温开水适量、纸巾、手电筒、必要时备开口器、手套。

（二）拔管用物

治疗盘：内置弯盘、纱布2块、棉签、松节油、酒精、清洁手套、必要时备漱口液。

五、操作方法

鼻饲法操作流程及要点说明见表10-4。

表 10－4　鼻饲法

操作流程		要点说明
核对	患者的床号、姓名	
评估	1. 患者的病情、意识状态、正在进行的治疗 2. 鼻腔是否通畅，有无炎症、息肉或鼻中隔弯曲 3. 有无活动义齿 4. 患者：心理状态、沟通、合作能力、需求	
告知	1. 鼻饲的目的和配合方法 2. 鼻饲的注意事项 3. 昏迷患者可向其家属解释	
准备	1. 操作者：衣帽整洁，洗手、戴口罩 2. 患者：取坐位、半坐位或仰卧位，昏迷者取去枕仰卧位，头后仰 3. 用物：如上 4. 环境：整洁，光线充足	
实施	**（一）插胃管** 1. 清洁鼻腔：将治疗巾垫于患者颌下；头偏向一侧，弯盘置于患者口角旁，检查鼻腔并用清水棉签清洁鼻腔，备胶布 2. 必要时戴手套 3. 打开胃包：取出胃管，用注射器注入少量空气，检查胃管是否通畅 4. 量长标记：方法Ⅰ：前发际–剑突；（图10–3）方法Ⅱ：耳垂–鼻尖–剑突，成人插入长度45～55cm；做好标记 5. 胃管插入：用石蜡油润滑胃管前端10～20cm，左手持纱布托住胃管，右手持镊子夹住胃管前段，沿一侧鼻孔缓缓插入，到咽喉部时（14～16cm），嘱患者做吞咽动作，同时将胃管送下至所需长度 6. 验管固定：验证胃管在胃内的方法：“一抽”用注射器抽吸有胃液；“二听”将听诊器置于患者胃部，同时用注射器向胃管内注入10ml空气，可闻气过水声；“三气泡”将胃管末端置于水中，未见气体逸出（胃管末端口应向下，以防水误吸肺内，此法少用），选取其一证实胃管在胃内后，固定第一道胶布于鼻翼上 7. 灌注食物 (1) 注温开水：注食前先注入少量温开水，不少于10 ml，确保胃管通畅 (2) 注流质饮食或药物理：注入速度适中、均匀 (3) 再注温开水：注食后再注入少量温开水，清洁管内部，避免食物存积管腔中变质，造成胃肠炎或堵塞管腔，抬高胃管末端，使胃管内容物全部回流入胃内 8. 固定包裹：固定第二道胶布于面颊部（图10–4），将胃管开口端反折，用纱布包好夹紧，或盖紧胃管末端胶塞，用别针将胃管固定于枕旁或患者的衣服上 **（二）拔胃管** 1. 弯盘移至颌下，轻撕去固定的胶布，必要时戴手套 2. 夹闭胃管开口端，放入弯盘内；用纱布包裹近鼻孔处的胃管，嘱深呼吸，在呼气时边拔边用纱布擦胃管。拔至咽喉处时快速拔出，以免液体滴入气管内，将胃管盘曲放于弯盘中，移出患者视线外 3. 擦净鼻孔及脸部，必要时用松节油擦去胶布痕迹、协助患者漱口或口腔护理	1. 选择通气好，无黏膜损伤和炎症的鼻腔插管 2. 插管过程若出现恶心、呕吐，应暂停插入，嘱患者做深呼吸，休息片刻后再插入 3. 如患者出现呛咳、呼吸困难、发绀，表示胃管误入气管，应立即拔出 4. 应随吞咽动作进行插管，必要时让患者饮少量温开水 5. 插管不畅时，检查胃管：若盘曲在口中，应立即拔出；若在食管狭窄处，应嘱患者深呼吸，放松全身 6. 如需长期鼻饲，更换胃管时，于当晚最后一次灌食后拔出，翌日晨从另一侧鼻孔插入
整理	1. 协助患者取舒适卧位，整理床单位 2. 按医疗废物处置用物，脱下手套，洗手 3. 再次查对，记录	

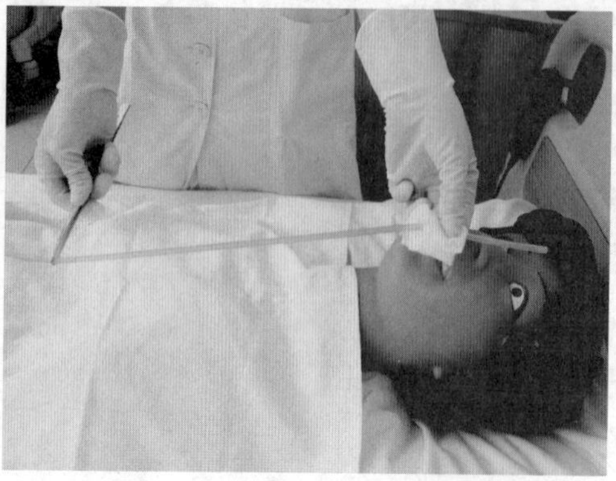

图 10-3　胃管插入长度测量方法

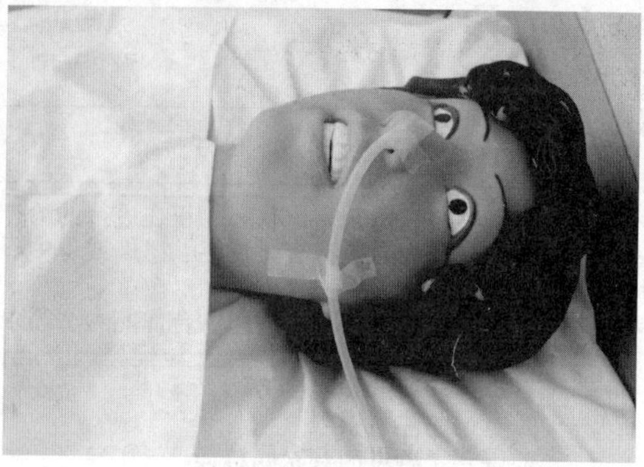

图 10-4　胃管固定法

六、注意事项

1. 鼻饲前须进行有效沟通，因为插管会给患者带来很大的心理压力，故应向患者解释鼻饲目的、及配合方法，说明插管的必要性和安全性，以消除患者疑虑及不安全感。

2. 插管时，当胃管通过食管的三个狭窄处——环状软骨水平处、平气管分叉处、食管通过膈肌处时，应轻、慢，以免损伤食管黏膜。

3. 为提高昏迷患者插管的成功率，应注意：①插管前应协助患者去枕，将头后仰。②当胃管插至 15cm（会厌部）时，用左手将患者头部托起，使其下颌尽量靠近胸骨柄，可增大咽喉部通道的弧度（图 10-5），便于胃管沿咽后壁滑行，顺利通过食管口，徐徐插入至所需长度。

4. 每次注食前均应检查确定胃管在胃内，方可灌注食物和药物（药片应先研碎、溶解），每次量≤200ml，间隔时间≥2h。

5. 注食时应做到“三避免”：避免注入空气，而造成患者腹胀；避免注入速度过快，以防患者不适；避免鼻饲液过热或过冷，以防烫伤黏膜或胃部不适。

6. 长期鼻饲者，应每天为其进行口腔护理；按情况更换胃管（普通胃管每周一次，硅胶管每个月 1 次，聚氨酯胃管放置可长达 2 个月），若长期置管者，拔管前可先用液状石蜡滴鼻或口服少量液状石蜡润滑后再拔管，以免损伤消化道黏膜。

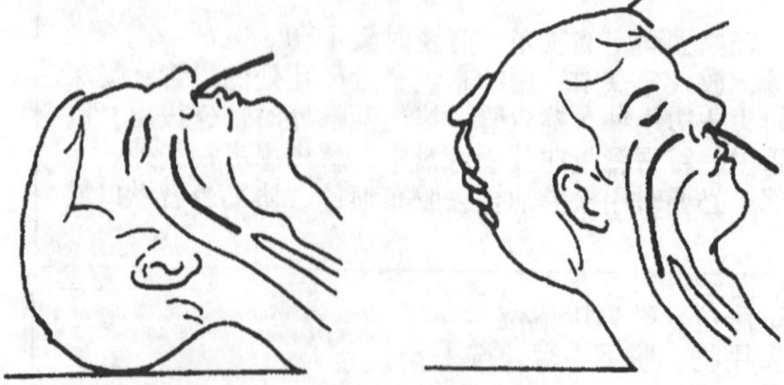

图 10-5　给昏迷患者插胃管

知识链接

要素饮食

要素饮食是一种化学精制食物，含有全部人体所需的易于消化吸收的营养成分，包含游离氨基酸、单糖、必需脂肪酸、维生素、无机盐类和微量元素等。特点：无需经过消化过程，可直接被肠道吸收。适应范围：严重烧伤、低蛋白血症、大手术后胃肠功能紊乱，肠炎、胃肠瘘、慢性胰腺炎、消化吸收不良和晚期癌症等患者。要素饮食可通过口服、鼻饲、滴注等方法供给患者。

第四节　患者出入液量的记录

正常人每天的液体摄入量与排出量是保持着动态平衡的。当人体出现休克、大面积烧伤、大手术后或患心脏病、肾病、肝硬化腹水等疾病时，需记录其昼夜摄入和排出液量，以作为了解病情、协助诊断、决定治疗方案的重要依据。因此，护士应根据病情的需要，及时、准确地记录出入液量。

一、记录内容与要求

（一）每日摄入量

1. 内容　包括每日饮水量、输液量、输血量、食物中的含水量等。

2. 要求　患者饮水容器应固定，以方便计算；固体食物应记录其单位数目及所含水量（表 10－5、表 10－6）。

（二）每日排出量

1. 内容　主要为尿量，此外还有粪便量、其他排出液量，如胃肠减压吸出液、胸腹腔吸出液、各种引流量、伤口渗出液量、痰量、呕吐量等。

2. 要求　准确、及时。

表 10－5　医院常用食物含水量

食物	单位	原料重量（g）	含水量（ml）	食物	单位	原料重量（g）	含水量（ml）
米饭	1 中碗	100	240	藕粉	1 大碗	50	210
大米粥	1 大碗	50	400	鸭蛋	1 个	100	72
大米粥	1 小碗	25	200	馄饨	1 大碗	100	350
面条	1 中碗	100	250	牛奶	1 大杯	250	217
馒头	1 个	50	25	豆浆	1 大杯	250	230
花卷	1 个	50	25	蒸鸡蛋	1 大碗	60	260
烧饼	1 个	50	20	牛肉		100	69
油饼	1 个	100	25	猪肉		100	29
豆沙包	1 个	50	34	羊肉		100	59

续表

食物	单位	原料重量（g）	含水量（ml）	食物	单位	原料重量（g）	含水量（ml）
菜包	1个	150	80	青菜		100	92
水饺	1个	10	20	大白菜		100	96
蛋糕	1块	50	25	冬瓜		100	97
饼干	1块	7	2	豆腐		100	90
煮鸡蛋	1个	40	30	带鱼		100	50

表 10-6　各种水果含水量

食物	重量（g）	含水量（ml）	食物	重量（g）	含水量（ml）
西瓜	100	79	葡萄	100	65
甜瓜	100	66	桃	100	82
西红柿	100	90	杏	100	80
萝卜	100	73	柿子	100	58
李子	100	68	香蕉	100	60
樱桃	100	67	橘子	100	54
黄瓜	100	83	菠萝	100	86
苹果	100	68	柚子	100	85
梨	100	71	广柑	100	88

二、记录方法（各地有差异）

1. 将出入液量正确记录于“出入液量记录单”（可根据需要自行设计）或特别护理记录单。“出入液量记录单”应注明入液量或排出液的类型。特别护理记录单见第十九章“护理相关文件的书写与保管”的表 19-4。

2. 由夜班护士按规定时间总结 24 小时的总出入液量，并将总量填入体温单的相应栏目内，保证记录时间和量的准确。

小　结

饮食与营养是维持机体正常生长发育、促进组织修复、提高机体免疫力等生命活动的基本条件。合理的饮食调配和适当的营养供给不仅能满足患者的生理需要，还能协助临床疾病的诊断和治疗，促进疾病的康复。本章的重点是治疗饮食、试验饮食、患者进食时的护理、鼻饲法。通过学习应懂得根据不同患者的病情为其选择不同的饮食，指导患者有效地进行试验饮食，并能准确地为患者实施鼻饲法。

自测题

一、A_1/A_2 型题

下列每道考题有 A、B、C、D、E 五个备选答案，请从中选择一个最佳答案。

1. 患者不宜长期使用流质饮食的原因是
   A. 影响消化吸收
   B. 影响营养供给
   C. 影响食欲
   D. 影响休息
   E. 进食次数过多

2. 腹泻患者应选择
   A. 少渣饮食
   B. 高脂肪饮食
   C. 高膳食纤维饮食
   D. 低盐饮食
   E. 低胆固醇饮食

3. 以下需提供低蛋白饮食的是
   A. 恶性肿瘤
   B. 甲状腺功能亢进
   C. 肾病综合征
   D. 孕妇
   E. 肝性脑病

4. 大便潜血试验前 3 天禁止摄入的食物是
   A. 牛奶
   B. 土豆
   C. 豆制品
   D. 绿色蔬菜
   E. 面条

5. 下列哪项关于饮食的护理措施是错误的
   A. 解除疼痛，必要时于餐前 60 分钟给予止痛剂
   B. 尊重患者的饮食习惯
   C. 提供良好的就餐环境
   D. 餐后协助患者进行口腔卫生护理
   E. 协助双目失明者自行进餐时，可按钟面图放置食物

6. 王某，男，65 岁，因心力衰竭引起双下肢水肿，体质虚弱、消瘦。在家卧床 4 周，骶尾部出现压疮，入院后应提供的膳食是
   A. 高热量、高脂肪、高蛋白
   B. 高热量、低蛋白、低盐
   C. 低蛋白、低脂肪、低盐
   D. 低热量、高蛋白、低盐
   E. 高蛋白、高维生素、低盐

7. 禁用鼻饲法的患者是
   A. 食管静脉曲张
   B. 拒绝进食者
   C. 昏迷
   D. 早产儿
   E. 口腔疾病

8. 白某，女，30 岁，T 39.2℃，口腔糜烂、疼痛难忍。根据其病情，应给予的饮食是
   A. 流质饮食
   B. 富含营养的软食
   C. 半流质饮食
   D. 低盐饮食
   E. 高蛋白饮食

9. 张某，男，45 岁，颅脑外伤后昏迷。需鼻饲，在插管过程中，患者出现

呛咳、呼吸困难，护士应
A. 暂停，进行观察
B. 立即拔出鼻饲管
C. 嘱患者做吞咽动作
D. 给氧气吸入
E. 迅速插入鼻饲管

10. 某患者行胆囊造影，其进食安排错误的是
A. 检查当日早晨禁食
B. 检查前一日中午低脂肪餐
C. 如胆囊造影良好，可进高脂肪餐
D. 晚餐后服造影剂，禁饮食至次日上午
E. 晚餐为无脂肪、低蛋白、高糖类的清淡饮食

11. 昏迷患者插胃管至 15cm 处时，将头部托起的目的是
A. 便于观察病情
B. 防止胃管盘曲在口中
C. 加大咽喉部通道的弧度
D. 防止黏膜损伤
E. 减轻患者痛苦

12. 不必记录出入量的患者是
A. 心脏病伴水肿的患者
B. 肝硬化腹水的患者
C. 肾功能不全的患者
D. 肺气肿的患者
E. 大面积烧伤的患者

13. 记录每日排出量不包括
A. 粪便量和尿量
B. 出汗量
C. 胃肠减压量
D. 胸腔、腹腔穿刺放液量
E. 呕吐物量

二、B 型题

（14～17 题共用备选答案）
A. 普通饮食
B. 软质饮食
C. 流质饮食
D. 高蛋白饮食
E. 低盐饮食

14. 老幼患者和手术恢复期患者应采用
15. 结核患者应采用
16. 肝硬化腹水患者应采用
17. 消化功能正常，病情稳定患者应采用

（郑素玲）

第十一章　生命体征的评估与护理

学习目标

1. 掌握生命体征的正常范围、异常生命体征的评估及护理、生命体征的测量方法及注意事项。
2. 熟悉生命体征的生理变化、体温单的记录。
3. 了解体温计、血压计的种类和构造。

生命体征是体温、脉搏、呼吸、血压的总称，简写为 T、P、R、BP，对它们的测量简称为四测。它们是机体内在活动的一种客观反映，是衡量机体状况的可靠指标。正常人的生命体征在一定范围内是相对稳定的，相互之间保持内在联系。当机体患病时，生命体征会发生不同程度的变化。护士通过观察其变化可以了解疾病的发生、发展及转归，为临床诊断、治疗、护理提供可靠依据。因此，生命体征的评估与护理是临床护理工作的重要内容之一，也是护士必须掌握的基本技能。

案例分析

病史：患者杨某，男，58 岁，2 小时前因上腹部剧烈疼痛伴恶心呕吐，30 分钟后突然晕厥、出冷汗伴濒死感而急诊入院。

体格检查：体温 38.5℃，脉搏 110 次/分，呼吸 22 次/分，血压 70/50mmHg，患者神志清楚。

思考：1. 该患者生命体征是否正常？

2. 如何测量生命体征？

3. 测量生命体征应注意哪些问题？

4. 护士应为其实施哪些护理措施？

第一节　体温的评估与护理

一、正常体温及生理变化

（一）体温的概念

体温是指人体内部的温度，是机体新陈代谢和骨骼肌运动过程中不断产生热能的结果。相对恒定的体温是机体进行新陈代谢和生命活动的重要条件，体温过高或过低都会影响机体各系统的正常功能。

（二）正常体温

正常体温是指一个波动范围，而不是一个点。临床上一般以口腔、直肠、腋窝等处的温度代表体温，由于测量部位不同，其体温的正常范围也略有差异（表 11－1）。

表 11－1　不同部位温度的正常值

部位	温度范围	平均值	温度比较
腋下温度	36～37℃	36.5℃	比口腔温度低 0.3～0.5℃
舌下温度	36.3～37.2℃	37℃	
直肠温度	36.5～37.7℃	37.5℃	比口腔温度高 0.3～0.5℃

三种测量方法中，直肠温度最接近人体内部温度，而临床工作中，采用腋下温度测量更为方便、常见。

（三）体温的生理性变化

1. 昼夜变化　正常人体温在 24 小时内呈周期性波动，一般清晨 2～6 时最低，清晨起床前测得的体温即为基础体温，起床活动后体温逐渐升高，下午 2～8 时最高。

2. 年龄差异　婴幼儿、青少年体温略高；老年人略低于成年人；新生儿尤其是早产儿，易受环境影响而不稳定。

3. 性别差异　女性较男性体温稍高，如月经期前和妊娠早期，体温可轻度升高，是因排卵后形成黄体，黄体分泌的黄体酮有升高体温作用，但在排卵前体温较低，排卵当日体温最低，排卵后体温才逐渐升高，女性基础体温随月经周期而发生规律性变化。

4. 其他因素　如环境、运动、进食、情绪、睡眠、药物等。外界环境温度高、进食、情绪激动、精神紧张等均可出现体温升高；饥饿、安静、睡眠、服用镇静剂后可使体温下降。

上述因素均可引起体温出现生理性变化，但波动范围仍在正常范围之内。

二、异常体温的评估及护理

（一）体温过高

体温过高是指个体的体温升高至其正常体温范围以上的状态，又称发热。

1. 发热程度的判断　低热：37.3～38℃；中度热：38.1～39℃；高热：39.1～41℃；超高热：41℃以上。

2. 发热的过程　一般包括三个时期（表 11－2）。

表 11－2　发热的过程

发热过程	特点	症状及体征
体温上升期	产热大于散热	畏寒、寒战、皮肤苍白、无汗；有骤升和渐升两种类型
高热持续期	产热和散热在较高水平上趋于平衡	颜面潮红、皮肤灼热、口唇干燥、呼吸和脉搏增快、尿量减少，头痛、头晕，甚至惊厥、昏迷
退热期	散热增加而产热趋于正常	大量出汗、皮肤温度降低，有骤降和渐降两种类型

3. 热型　常见热型（图 11－1）

（1）稽留热：体温持续在 39～40℃左右，达数日或数周，24h 波动范围不超过 1℃。常见于急性传染病，如伤寒、肺炎等。

（2）弛张热：体温在 39℃以上，波动幅度大，24h 波动范围超过 1℃，最低体温仍高于正常水平。常见于败血症、风湿热、化脓性疾病等。

（3）间歇热：高热与正常体温交替有规律地反复出现。间歇为数小时、1 天、2 天不定。常见于疟疾等。

（4）不规则热：是一种常见热型，体温在一天中变化不规则，持续时间不定。常见于流行性感冒、肿瘤性发热等。

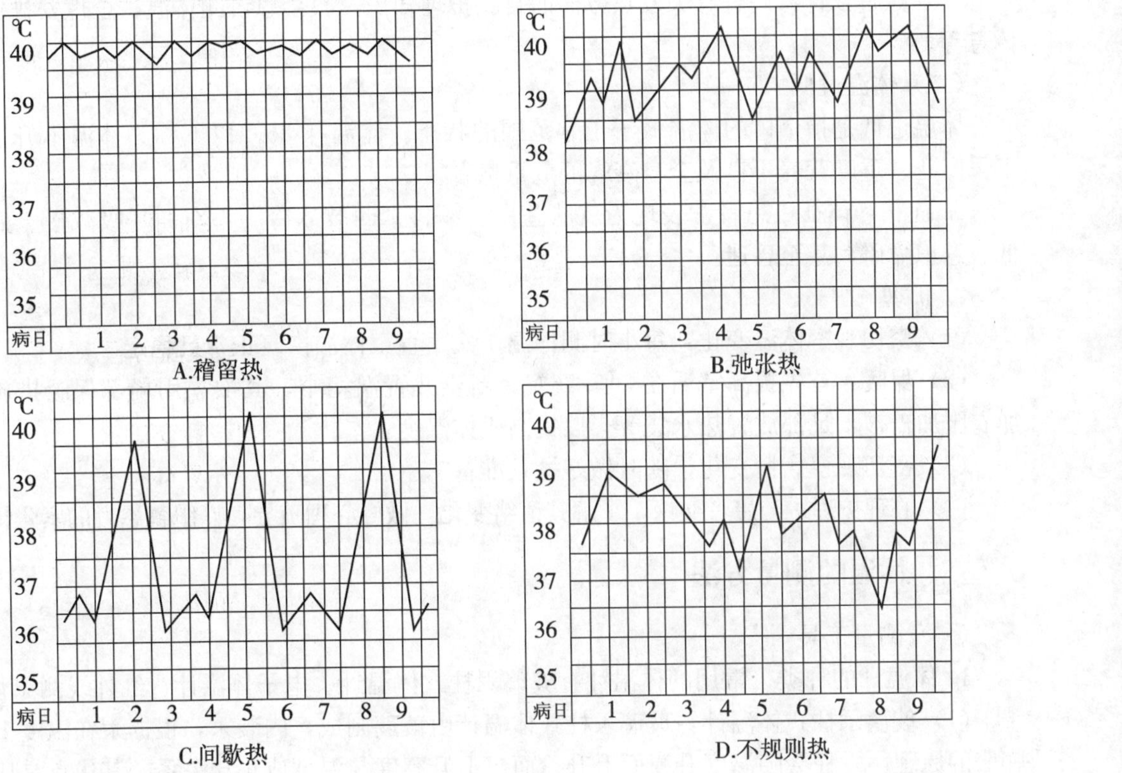

图 11－1　常见热型

4. 高热患者的护理

（1）观察病情：每 4 小时测体温 1 次，待体温恢复正常 3 天后，改为每日 2 次。同时，注意密切观察患者的面色、脉搏、呼吸、血压，如有异常及时与医生联系。

（2）保暖：患者如出现寒战，通过调节室温、卧具和衣着等方式提供保暖。

（3）降温：常选用的降温方法是物理降温或药物降温。物理降温法包括局部和全身冷疗，如体温超过 39℃可用冰袋冷敷头部；体温超过 39.5℃给予乙醇擦浴或大动脉冷敷。药物降温应根据医嘱准确给药。药物或物理降温 30 分钟后应测量体温 1 次，并做好记录和交班。

（4）补充营养和水分：高热患者消化吸收功能降低，而机体的分解代谢增加，消耗量大，应给予高热量、高蛋白、高维生素、清淡、易消化的流质或半流质饮食，嘱患者少量多餐，以补充高热的消耗，提高机体抵抗力。鼓励患者多饮水，必要时协助喂水。对不能进食者，按医嘱给予静脉输液或鼻饲，以补充水分、营养和电解质。

(5) 口腔护理：高热患者由于唾液分泌减少，口腔黏膜干燥，且自身抵抗力下降，易引起感染。应协助患者在清晨、餐后及睡前漱口，或由护士进行口腔护理，保持口腔清洁。

(6) 皮肤护理：及时为患者擦干汗液，更换衣服和床单，以保持皮肤清洁、干燥，防止着凉。

(7) 卧床休息：为患者取舒适体位，减少活动，同时提供适宜的室温，保持空气流通及环境安静。

(8) 心理护理：正确评估患者的心理状态，对体温变化及伴随症状给予合理的解释，以缓解其紧张情绪。

(9) 健康教育：讲解有关发热方面的自我护理知识，教会患者测体温，合理安排饮食及休息等。

(二) 体温过低

体温过低是指个体的体温低于正常范围的状态。体温在35℃以下称为体温不升，常见于早产儿、重度营养不良及全身衰竭的危重患者。

1. 症状和体征　患者常表现为皮肤苍白、颤抖、四肢冰冷、心率和呼吸减慢、血压降低、意识障碍，甚至昏迷。

2. 护理

(1) 密切观察体温变化：每小时测体温1次，直至体温恢复正常且稳定。

(2) 保暖：首先提高室温在24～26℃，新生儿置温箱中，其次采用局部保暖措施，如加衣服加盖被，足部放置热水袋等，以提高机体温度。

(3) 密切观察病情变化，随时做好抢救准备。

(4) 心理护理：与患者交谈，了解其情绪变化，做好心理疏导，以缓解患者的紧张情绪。

三、体温的测量方法

(一) 测量工具

1. 体温计的种类　常用的体温计有玻璃汞柱式体温计、电子体温计、红外线测温仪等。

(1) 玻璃汞柱式体温计：玻璃汞柱式体温计由玻璃制成，内装汞，根据汞在温度上升时膨胀的原理，汞柱会随温度升高而上升，而且上升高度与温度成正比关系。其优点是比较准确，价格便宜。不足之处是较难读准数值，易破碎，汞漏出后会引起中毒。玻璃汞柱式体温计分口表、肛表和腋表三种（图11-2）。

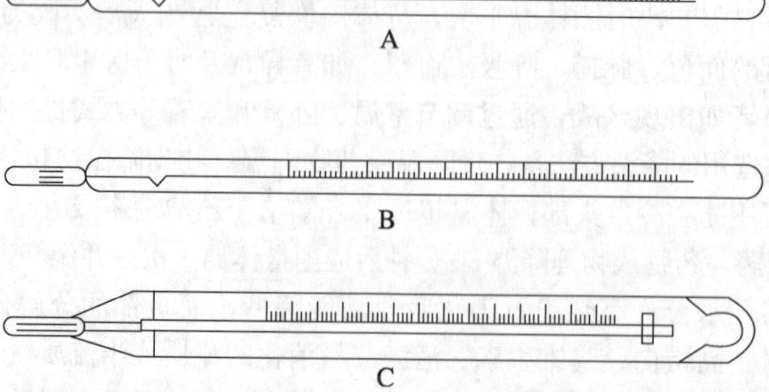

图11-2　玻璃汞柱式体温计（A. 口表；B. 肛表；C. 腋表）

(2) 电子体温计（图 11－3）：采用电子感温探头来测量体温，以数字的形式显示出来，读数清晰，携带方便。其不足之处在于准确度受电子元件或电池供电状况等因素影响，不如玻璃汞柱式体温计准确。

(3) 红外线测温仪（图 11－4）：红外测温仪由光学系统、光电探测器、信号放大器及信号处理、显示输出等部分组成。其优点是快速（测定时间为 1～3 秒）、安全，但误差大。

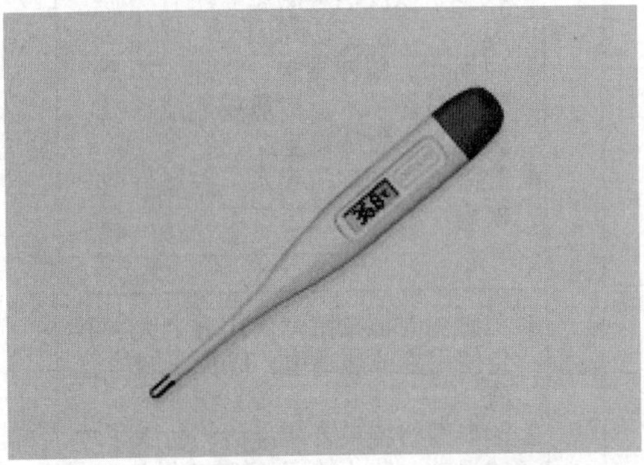

图 11－3　电子体温计

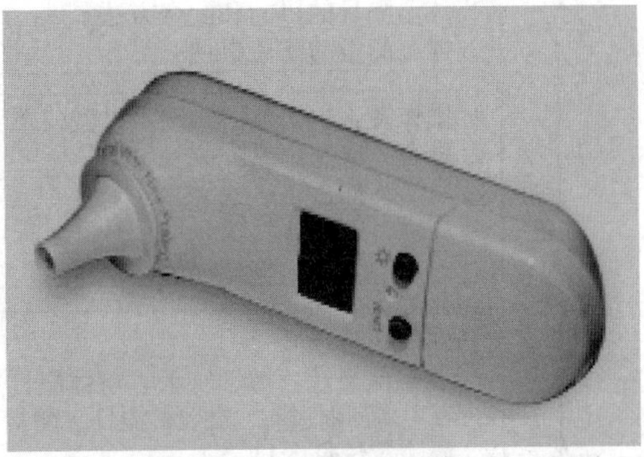

图 11－4　红外线测温仪

2. 体温计的清洁与消毒法　体温计的消毒可选用 70％乙醇、1％过氧乙酸或其他消毒溶液。用有盖的容器装消毒溶液浸泡体温计。消毒溶液每天更换 1 次，容器、离心机等每周更换 1 次。口表、腋表、肛表应分别清洗、消毒。

(1) 口表、腋表消毒法：体温计用后放入消毒液中浸泡 30min，换另一消毒容器中再浸泡 30min 后取出，用冷开水冲洗干净，再用消毒纱布擦干，将体温计用手或离心机甩至 35℃以下，存放清洁盒内备用。

(2) 肛表消毒法：使用后用消毒液纱布擦净肛表，再按上述方法另行消毒。

3. 体温计的检查法　在使用新体温计前或消毒体温计后应定期检查体温计的准确性。将全部体温计的汞柱甩至 35℃以下，同时放入已经测好的 40℃以下的温水中，3min 后取出检视，将读数相差 0.2℃以上或汞柱有裂痕的体温计取出，不能再使用。

（二）测量体温的方法

测量体温常用玻璃汞柱式体温计。

【用物】　体温测量盘内备：一个清洁干容器（放置清洁体温计）、一个盛有消毒液容器（用于回收使用后的体温计）、消毒液纱布，弯盘、记录本、笔及有秒针的表，如测肛温应备润滑油、棉签、卫生纸，快速手消毒剂。

【操作方法】　体温测量操作流程与要点说明见表 11－3。

表 11－3 体温的测量法

	操作流程	要点说明
核对	患者的床号、姓名	
评估	1. 患者的病情、意识状态、正在进行的治疗 2. 口腔黏膜、腋窝及肛门皮肤状况 3. 患者：心理状态、沟通、合作能力、需求	
告知	1. 体温测量的目的和配合方法 2. 体温测量的注意事项	1. 测量前有进食、冷热敷、洗澡、运动、灌肠、坐浴等治疗和活动时，需等待30min后测量 2. 腋下有创伤、手术、炎症、出汗较多、极度消瘦的患者不宜测腋温 3. 婴幼儿、精神异常、昏迷、不合作、口鼻手术、口鼻疾病或呼吸困难者不宜测口温 4. 腹泻、直肠肛门手术、直肠肛门疾病、心肌梗死患者不宜测肛温
准备	1. 操作者：衣帽整洁，洗手、戴口罩 2. 患者：取坐位或卧位 3. 用物：如上 4. 环境：整洁，光线充足，必要时关门窗或屏风遮挡	
实施	1. 测体温 (1)腋温测量法：擦干腋下，将体温计放在腋窝，嘱患者屈肘过胸，夹紧体温计，测量10min（腋温测量法见图11–5） (2)口温测量法：将体温计汞端放于舌下热窝处，嘱患者闭口含住体温计，用鼻呼吸。测量3min（口温测量法见图11–6） (3)肛温测量法：屏风遮挡，协助患者取舒适体位，石蜡油润滑肛表前端，缓慢插入肛门3~4cm，测量3min（肛温测量法见图11–7） 2. 观察：取出体温计，用消毒液纱布擦净，看明读数后将体温计浸泡于消毒液容器中。判断患者体温是否与病情相符。	1. 测腋温时擦拭腋窝勿用力太大，避免使用冷或热毛巾，以免影响体温值 2. 测口温时嘱患者勿说话，勿用牙咬体温计，防止体温计滑落或咬碎 3. 测肛温时插入肛门动作要轻柔，避免引起患者不适或损伤肛门、直肠黏膜 4. 婴幼儿测量体温可采用颈部或腹股沟 5. 体温与病情不相符时，重新测量，必要时肛温、口温、腋温对照复查 6. 体温异常者，观察患者伴随症状，告知相关人员，做相应的处理
整理	1. 协助患者取舒适卧位，整理床单位 2. 按医疗废物处置用物，洗手 3. 再次查对，记录 4. 绘制体温单：把患者体温准确绘制在体温单上	注意将测量结果与以往结果相比较，了解病情的动态变化

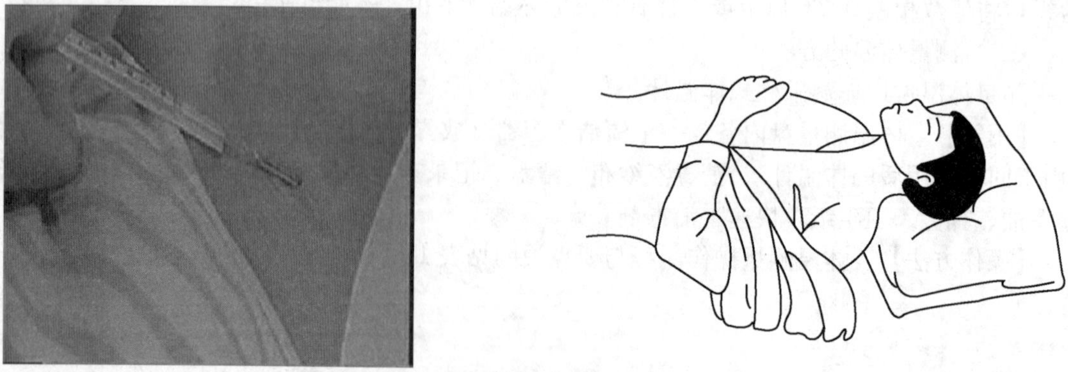

图 11－5 腋温测量法

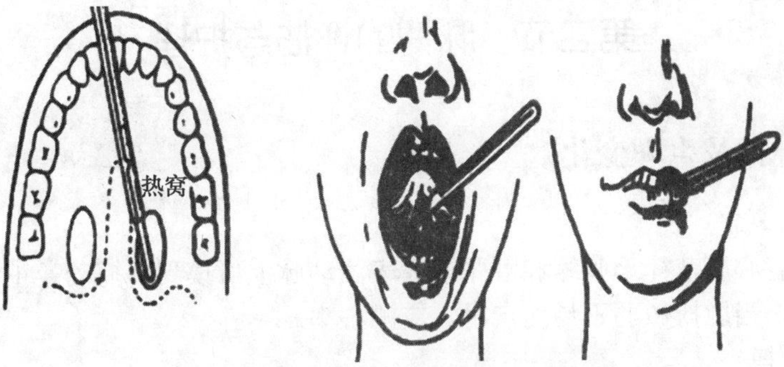

图 11-6　口温测量法

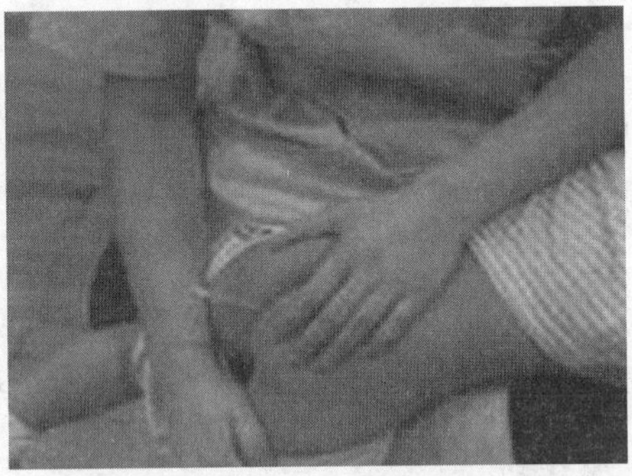

图 11-7　肛温测量法

知识链接

耳温测量法

准备红外线测温仪，操作者一手将患者的外耳向上向后提，另一手持测温仪，把体温探头置入外耳道鼓膜最前端的1/3，读出耳温的数值。测耳温时1岁以内的小儿外耳应向后提，有外耳炎避免测量耳温。

【注意事项】

1. 甩体温计应采用手腕的力量，不可触及他物，以防撞碎；切忌把体温计放在热水中清洗或沸水中煮，以防爆裂。

2. 测量体温的间隔时间根据病情需要而定。一般入院后24h、手术前1天、手术（分娩）后3天每天测量体温4次；危重患者、早产儿、发热及体温不升患者需密切观察体温变化；采取降温措施30min后需重测体温。

3. 为婴幼儿、危重患者测体温时，护士应守护在旁。

4. 如患者不慎咬破体温计时，应立即清除口中的玻璃碎片，再口服蛋清或牛奶以延缓汞的吸收。若病情允许，可进食富含纤维的食物如韭菜等，以促进汞的排泄。

第二节　脉搏的评估与护理

一、正常脉搏及生理变化

（一）脉搏的概念

脉搏是指随着心脏节律地收缩和舒张，在表浅动脉上可摸到的搏动。正常情况下，脉率与心率是一致的，当脉搏微弱不易测定时，应测心率。

（二）正常脉搏

应从脉率、脉律、脉搏的强弱、动脉壁的弹性四方面进行评估。

成人安静状态下，脉率为60～100次/分，节律均匀，间隔时间相等，搏动力量均匀，动脉管壁光滑、柔软，富有弹性。

（三）脉搏的生理性变化

1. 年龄差异　一般婴幼儿比成人快，老年人稍慢。

2. 性别差异　一般女性比男性稍快。

3. 其他因素　进食、饮浓茶、咖啡、运动和情绪激动可出现暂时性增快；休息和睡眠时较慢；此外，使用药物兴奋剂可使脉率增快，镇静剂、洋地黄药物可使脉率减慢。

二、异常脉搏的评估及护理

（一）异常脉搏的评估

1. 脉率的异常

（1）速脉：成人安静时脉率超过100次/分，见于发热、甲状腺功能亢进、大出血、心力衰竭等患者。

（2）缓脉：成人安静时脉率少于60次/分，见于颅内压增高、房室传导阻滞、甲状腺功能减退等患者。

2. 节律异常　脉搏的搏动不规则，间隔时间不等。

（1）间歇脉：指在一系列正常均匀的脉搏中出现一次提前而较弱的搏动，其后有一较正常延长的间歇（代偿间歇），也称期前收缩或过早搏动。可见于各种心脏病或洋地黄中毒等患者；正常人在过度疲劳、精神兴奋、体位改变时偶尔也会出现（图11-8）。

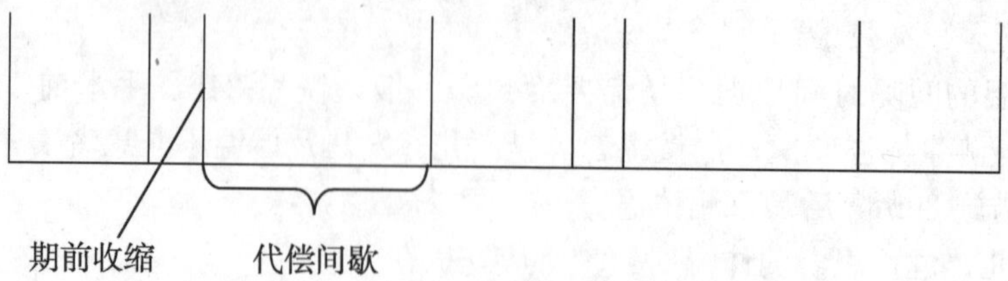

图11-8　间歇脉

（2）二联律、三联律：即每隔一个或两个正常搏动后出现一次过早搏动，前者称二联律，后者称三联律。

（3）细脉（脉搏短绌）：即在同一单位时间内脉率少于心率，脉搏细数、极不规则；听诊时心率快慢不一，强弱不等，心律完全不规则。见于心房纤颤的患者。

3. 强弱异常

（1）洪脉：当心输出量增加，外周阻力小，动脉充盈度和脉压较大时，脉搏强大有力。多见于高热、甲状腺功能亢进、主动脉瓣关闭不全等患者。

（2）丝脉：当心输出量减少，动脉充盈度降低时，脉搏细弱无力，扪之如细丝。多见于大出血、休克、全身衰竭、主动脉狭窄等患者。

（二）异常脉搏的护理

1. 心理护理　提供有针对性的心理护理，以缓解患者的紧张情绪。

2. 根据医嘱给药，注意观察药物疗效和不良反应，给予适当的解释和用药指导。

3. 协助进行相关的诊疗检查。

三、脉搏的测量方法

【用物】有秒针的表、记录本和笔，快速手消毒剂，必要时备听诊器。

【测量部位】一般选择表浅的动脉，最常选择桡动脉，其次为颞动脉、颈动脉、肱动脉、腘动脉、足背动脉、股动脉等。常用诊脉部位见图 11－9。

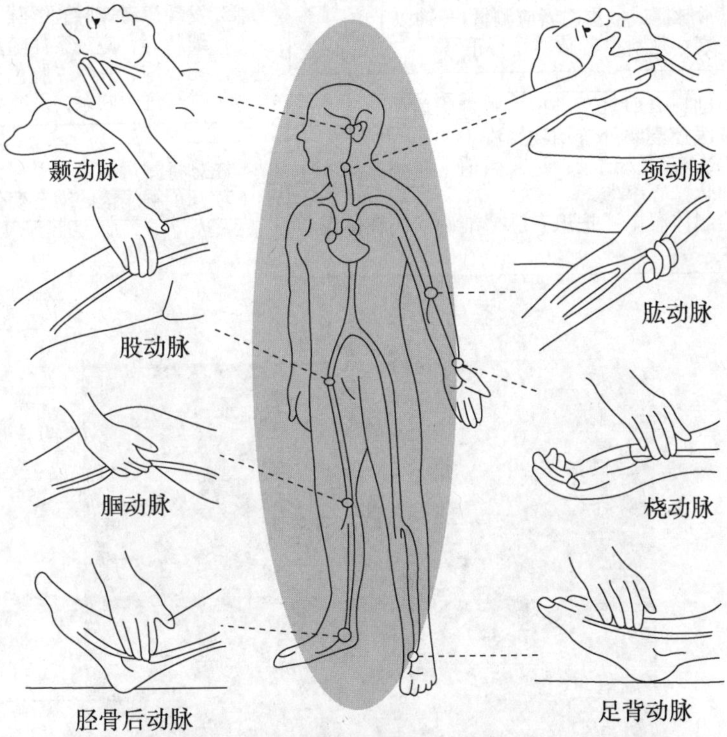

图 11－9　常用脉搏测量部位

【操作方法】　脉搏测量操作流程与要点说明见表 11－4。

表 11－4 脉搏测量法

	操作流程	要点说明
核对	患者的床号、姓名	
评估	1. 患者的病情、意识状态、正在进行的治疗 2. 肢体活动、皮肤情况 3. 患者：心理状态、沟通、合作能力、需求	1. 诊脉前患者处于安静状态，如有剧烈活动或情绪激动等，应休息30分钟后再测量 2. 避免在偏瘫患侧、形成动、静脉瘘侧肢体、手术肢体、脉管炎、伤口等部位测量脉搏
告知	1. 脉搏测量的目的和配合方法 2. 脉搏测量的注意事项	
准备	1. 操作者：衣帽整洁，洗手、戴口罩 2. 患者：取坐位或卧位 3. 用物：如上 4. 环境：整洁，光线充足	
实施	1. 测量脉搏：患者手臂置于舒适位，腕部伸展，嘱患者放松，护士以示指、中指、无名指按压桡动脉，压力适中，以能清楚触及动脉搏动为宜（图11–10）。 测30秒，将所得脉搏乘以2即为每分钟脉搏，异常脉搏或危重患者应测量1分钟以上 2. 观察：判断患者脉搏是否正常	1. 避免用拇指诊脉，因拇指小动脉搏动较强，易与患者脉搏相混淆 2. 测量脉率的同时，故还应注意脉搏的节律、强弱、紧张度 3. 如患者脉搏细弱而触摸不清时可用听诊器听心率 4. 发现脉搏短绌时，由2名护士同时测量，一人听心率，一人测脉率，同时计时1分钟（图11–11） 5. 发现患者速脉、缓脉、间歇脉、绌脉等，应观察伴随症状，如有无心悸、头晕、脸色苍白等，及时与医生联系，及时处理。
整理	1. 协助患者取舒适卧位，整理床单位 2. 按医疗废物处置用物，洗手 3. 再次查对，记录：记录数值，脉率：次/分，绌脉：心率/脉率 4. 绘制体温单：把患者脉搏准确绘制在体温单上	注意将测量结果与以往结果相比较，了解病情的动态变化

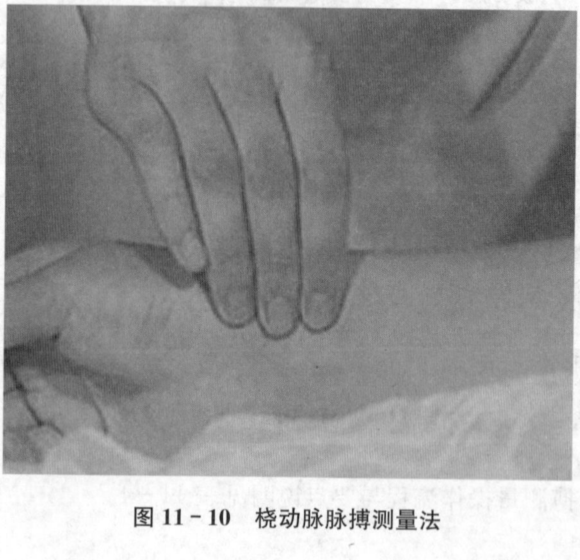

图 11－10 桡动脉脉搏测量法

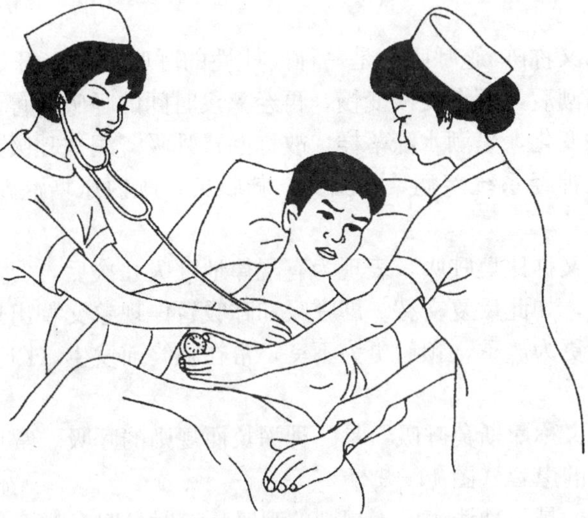

图 11－11　绌脉测量法

【注意事项】

1. 脉搏测量前患者应保持安静，体位舒适。

2. 避免用拇指诊脉，因拇指小动脉的搏动较强，易与患者的脉搏相混淆。

3. 为偏瘫患者测脉搏，应选择健侧肢体。

第三节　呼吸的评估与护理

一、正常呼吸及生理变化

（一）呼吸的概念

呼吸是指机体在新陈代谢过程中，不断地从外界吸取氧气，排出二氧化碳的过程。

（二）正常呼吸

成人安静状态下，呼吸频率为 16～20 次/分，节律规则，呼吸运动均匀平稳，无声音且不费力。呼吸频率与脉率之比为 1：4～1：5（图 11－12）。

（三）呼吸的生理性变化

1. 年龄差异　一般婴幼儿比成人快，老年人稍慢。

2. 性别差异　同龄女性比男性稍快。

3. 其他因素　活动和情绪激动时增快，休息和睡眠时较慢。

二、异常呼吸的评估及护理

（一）异常呼吸的评估

1. 频率异常

（1）呼吸增快：成人安静时呼吸频率超过 24 次/分，见于高热、缺氧、贫血、心功能不全等患者（图 11－12）。

（2）呼吸减慢：成人安静时呼吸频率少于 10 次/分，见于颅脑疾病、巴比妥类药物中毒等患者（图 11－12）。

2. 节律异常

（1）潮式呼吸：又称陈-施呼吸，是一种周期性的呼吸异常，开始时呼吸浅慢，以后逐渐加深加快，达到高潮后又逐渐变浅变慢，再经一段时间的呼吸暂停（5～30 秒）后，又开始重复以上的周期性变化，呈潮水涨落样，故称潮式呼吸。潮式呼吸是呼吸中枢兴奋性降低的表现，常见于中枢神经系统疾病，如脑炎、脑膜炎、颅内压增高及巴比妥类药物中毒等（图 11－12）。

（2）间断呼吸：又称比奥呼吸，表现为有规律地呼吸几次后，突然停止呼吸，间隔一个短时间后又开始呼吸，如此反复交替。即呼吸和呼吸暂停现象交替出现。其产生机制同潮式呼吸，但比潮式呼吸更为严重，预后更为不良，常在临终前发生（图 11－12）。

3. 深浅度异常

（1）深度呼吸：又称库斯莫呼吸，是一种深长而规则的呼吸。常见于尿毒症、糖尿病等引起的代谢性酸中毒的患者（图 11－12）。

（2）表浅性呼吸：是一种浅表而不规则的呼吸，有时呈叹息样，见于濒死的患者。

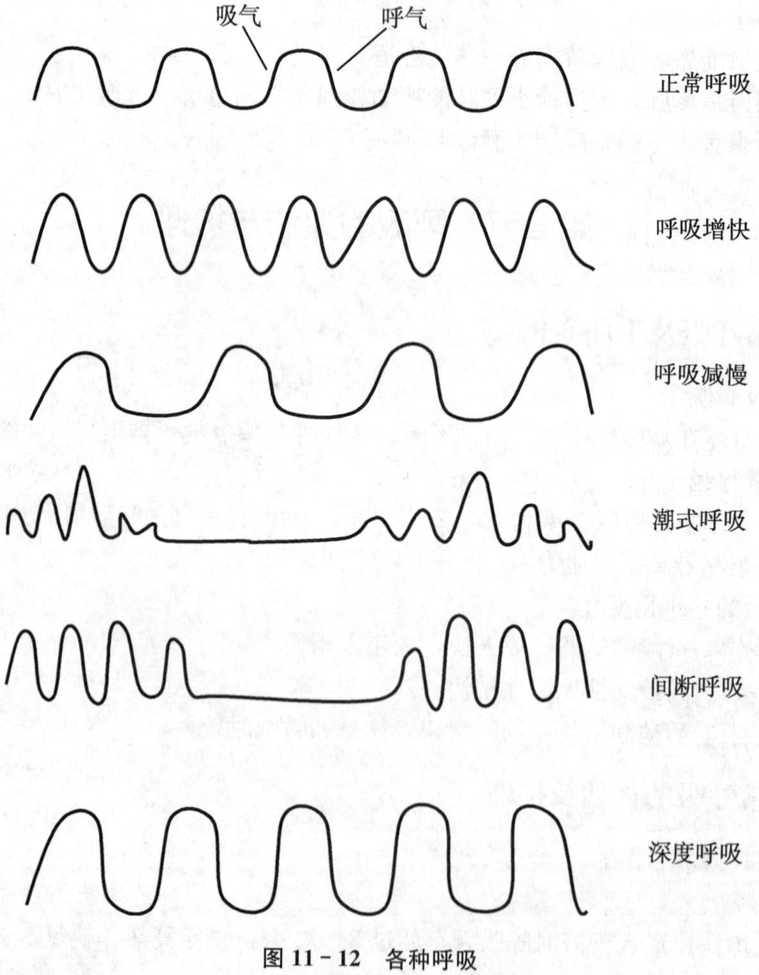

图 11－12　各种呼吸

4. 呼吸声音的异常

(1) 蝉鸣样呼吸：吸气时伴有一种高音调的似蝉鸣样音响，多因声带附近有异物，使空气进入困难所致。常见于喉头水肿、痉挛、喉头异物等患者。

(2) 鼾声呼吸：由于气管或支气管内有较多的分泌物蓄积，使呼吸时发出粗糙的鼾声，见于深昏迷、脑出血等患者。

5. 呼吸困难　是指呼吸频率、节律和深浅度均发生改变，患者自感空气不足，呼吸费力，胸闷，不能平卧；可表现烦躁，口唇、指（趾）甲发绀，鼻翼翕动等。呼吸困难主要是由于气体交换不足，机体缺氧所致。根据临床表现可分为：

(1) 吸气性呼吸困难：其特点是吸气显著困难、吸气时间延长，出现三凹征（吸气时胸骨上窝、锁骨上窝、肋间隙或腹上角出现凹陷）。由于上呼吸道部分梗阻，气流不能顺利进入肺，吸气时呼吸肌收缩，肺内负压极度增高所致。常见于气管阻塞、气管异物、喉头水肿。

(2) 呼气性呼吸困难：其特点是呼气费力，呼气时间延长。由于下呼吸道部分梗阻、气流呼出不畅所致。常见于支气管哮喘、阻塞性肺气肿。

(3) 混合性呼吸困难：其特点是吸气和呼气均感费力，呼吸浅而快。由于广泛性肺部病变使呼吸面积减少，影响换气功能所致。常见于肺部感染、大量胸腔积液和气胸。

（二）异常呼吸的护理

1. 心理护理　提供有针对性的心理护理，以缓解患者的紧张情绪。

2. 环境　调节室内温度和湿度，保持空气清新，禁止吸烟。

3. 体位　根据病情安置合适体位，如坐位、半坐卧位或端坐位等，以缓解呼吸困难，保证患者休息，减少耗氧量。

4. 保持呼吸道通畅，促进呼吸功能。

(1) 深呼吸和有效咳嗽：患者取坐位或半坐卧位，身体前倾，双手按压上腹部或环抱一个枕头抵住腹部使膈肌上升，深吸气后屏气 3～5 秒，然后进行 2～3 次短促有力的爆破性咳嗽，咳出痰液。

(2) 背部叩击：患者取坐位或侧卧位，操作者五指并拢呈杯状，利用腕力迅速、有规律地叩击患者背部各肺叶区，自下往上，由外向内，每一肺叶反复叩击 1～3 分钟，叩击同时鼓励患者做深呼吸和有效咳嗽。每次叩击 15～20 分钟为宜，一般不超过 30 分钟，每日 2～3 次，宜在餐后 2h 进行，并在餐前至少 30 分钟内完成。叩击应避开骨突部位（如胸骨、肩胛骨、脊柱），避开纽扣、拉链等，以免皮肤破损，叩击时可用单层薄布保护皮肤。叩击力量要适中，以使患者不感到疼痛为佳。胸部叩击时要注意有咯血、心血管功能状况不稳定、气胸、肋骨骨折者禁忌。

(3) 体位引流：体位引流是置患者于特殊体位，将肺与支气管所存积的分泌物，借助重力作用使其流入大气管并咳出体外的方法。适用于支气管扩张、肺脓肿等有大量脓痰的患者。按病灶部位，取适当体位，使病变部位支气管开口向下，利用重力，将分泌物排出体外。引流多在早餐前 1 小时，晚餐前及睡前进行，每次 10～15 分钟。对痰液黏稠者引流前可施行超声雾化吸入，同时辅以胸部叩击，并嘱患者深呼吸及有效咳嗽。引流过程应有护士或家人协助进行。注意观察患者的反应，如引流过程中出现面色苍白、发绀、呼吸困难、出冷汗、心悸或分泌物涌出、头晕、大咯血等，应立即中止，平卧或坐起并通知医生。有明显呼吸困难、发绀、2 周内有活动性咯血者、心功能状况不稳定、严重高血压、意识不清者严禁体位引流。

（4）机械吸痰：对痰量较多且排痰困难者（如昏迷患者），采用负压机械吸引，协助清理呼吸道分泌物。详见第十七章“危重患者的护理与配合抢救技术——吸痰法”。

（5）吸氧：酌情给予吸氧或使用人工呼吸机。

5. 健康教育　向患者讲解保持呼吸道通畅的重要性和方法，指导患者学会深呼吸和有效咳嗽等促进呼吸功能的方法。

三、呼吸的测量方法

1. 用物　有秒针的表、记录本和笔、快速手消毒剂，必要时备棉签。

2. 操作方法　呼吸的测量操作流程与要点说明见表 11－5。

3. 注意事项

（1）测量呼吸时使患者处于自然呼吸的状态，以保证测量的准确性。

（2）观察呼吸频率同时，要注意呼吸的节律、深浅度、声音及有无异常气味等。

（3）如患者紧张、剧烈运动、哭闹等，需稳定后测量。

表 11－5　呼吸的测量法

操作流程		要点说明
核对	患者的床号、姓名	
评估	1. 患者的病情、意识状态、正在进行的治疗 2. 患者：心理状态、沟通、合作能力、需求	测量呼吸前患者处于安静状态，如有剧烈活动或情绪激动等，应休息30分钟后再测量
告知	1. 呼吸测量的目的和配合方法 2. 呼吸测量的注意事项	
准备	1. 操作者：衣帽整洁，洗手、戴口罩 2. 患者：取舒适体位 3. 用物：如上 4. 环境：整洁，光线充足	
实施	1. 测量呼吸：测量脉搏后，护士继续保持测量脉搏手势，以分散患者的注意力，观察患者胸部或腹部的起伏，一起一伏为一次呼吸。测30秒，将所得值乘以2即为每分钟呼吸。呼吸困难、婴儿、呼吸不规则者测1分钟 2. 观察：观察患者的呼吸状况，患者的表情、口唇、皮肤、黏膜颜色及胸腹起伏情况，患者的神志变化，有无烦躁不安、意识模糊等缺氧表现	4. 测量呼吸时应转移患者注意力，使其处于自然呼吸状态 5. 避免在婴幼儿哭闹时测呼吸 6. 呼吸微弱、危重患者可用少许棉花置患者鼻孔前，观察棉花吹动的次数，计时1分钟 7. 注意患者呼吸的频率、节律、深浅度、声音，呼吸困难的程度、有无体位改变对呼吸造成的影响等，如有异常及时与医生联系，及时处理
整理	1. 协助患者取舒适卧位，整理床单位 2. 按医疗废物处置用物，洗手 3. 再次查对，记录：记录数值，呼吸：次/分 4. 绘制体温单：把患者呼吸准确记录在体温单上	注意将测量结果与以往结果相比较，了解病情的动态变化

第四节　血压的评估与护理

一、正常血压及生理变化

（一）血压的概念

血压（BP）是指血液在血管内流动时对血管壁的侧压力。一般指动脉血压，如无特别注明，均指肱动脉的血压。在一个心动周期中，动脉血压随着心脏的收缩和舒张而发生规律性的波动。当心脏收缩时，血液射入主动脉，此时动脉管壁所受的压力的最高值，称为收缩压；当心脏舒张时，动脉管壁弹性回缩，此时动脉管壁所受的压力的最低值，称为舒张压。收缩压和舒张压之差称为脉压。

（二）正常血压

正常成人安静状态下，收缩压小于 120mmHg，舒张压小于 80mmHg，脉压 30～40mmHg。

（三）血压的生理性变化

1. 年龄　血压随着年龄增长而增高，小儿血压比成人低，新生儿最低。

2. 性别　中年以前女性血压略低于男性，中年以后差别较小。

3. 昼夜和睡眠　清晨起床前的血压最低，即称为基础血压。起床后逐渐升高，至傍晚的血压值最高，睡眠时又会降低。过度劳累或睡眠不良时，血压可偏高。

4. 环境　在寒冷环境中血压可上升，高温环境中血压可略下降。

5. 部位　一般右上肢高于左上肢 5～10mmHg；如用上肢袖带测量，下肢血压比上肢高 20～40mmHg。

6. 其他因素　紧张、激动、恐惧、运动、疼痛、吸烟等均可使收缩压升高，舒张压一般无明显变化。

二、异常血压的评估及护理

（一）异常血压的评估

1. 高血压　收缩压≥140mmHg，和（或）舒张压≥90mmHg。常见于动脉硬化、肾病、颅内压增高等患者。

2. 低血压　收缩压＜90mmHg，舒张压＜60mmHg。常见于休克、心肌梗死等患者。

3. 脉压异常　脉压增大常见于主动脉关闭不全、动脉硬化、甲状腺功能亢进等；脉压变小常见于心包积液、主动脉狭窄等。

（二）异常血压的护理

1. 做好心理护理，消除患者紧张、恐惧、焦虑等不良情绪，主动配合治疗和护理。

2. 测得血压异常时，护士应保持镇静，与患者的基础血压对照后，给予合理的解释和劝慰，并密切观察其他症状，做好记录，及时与医生联系并协助处理。

3. 如患者血压过高，应卧床休息按医嘱给降压药，并定时观察血压；如患者血压过低，应迅速安置患者平卧位，并做应急处理。

4. 进行健康教育，介绍防治高血压的基本知识，指导患者合理饮食、运动、睡眠、休息，倡导健康的生活方式，学会自我监测血压与紧急情况的处理方法等。帮助患者消除影响血压的不良生活行为。

知识链接

血压水平分类和定义（2010年中国高血压防治指南）

分类	收缩压（mmHg）		舒张压（mmHg）
正常血压	＜120	和	＜80
正常高值血压	120～139	和（或）	80～89
高血压	≥140	和（或）	≥90
1级高血压（轻度）	140～159	和（或）	90～99
2级高血压（中度）	160～179	和（或）	100～109
3级高血压（重度）	≥180	和（或）	≥110
单纯收缩期高血压	≥140	和	＜90

注：当收缩压和舒张压分属于不同级别时，以较高的分级为准。

三、血压的测量方法

（一）血压计的种类

常用的血压计有汞柱式血压计、表式血压计、电子血压计、自动血压计监测器等。

（二）血压计的构造 血压计主要由三个部分组成。

1. 输气球及调节空气压力的阀门。

2. 袖带 为长方形扁平的橡胶袋，长24cm，宽12cm，外层布套长60cm（下肢袖带长约135cm，宽14cm；小儿袖带宽度是上臂直径的1/3～1/2），袋上有两根橡胶管，一根连接输气球，另一根连接压力表。

3. 测压计

（1）汞柱式血压计（分台式和立式）（图11－13）：固定在盒盖内壁有一根玻璃管，管面左侧标明mmHg值，右侧标明kPa值。玻璃管上端与大气相通，下端与汞槽相通，汞槽内装有汞。汞柱式血压计的优点是准确可靠，是评价血压的标准工具；其缺点是携带不方便，且易造成汞溢出而影响准确性。

（2）表式血压计（弹簧式）（图11－14）：外形似表，圆盘状，盘上标有刻度和读数，盘中央有一指针，以指示血压数值。表式血压计的优点是携带方便；其缺点是长期使用易造成弹簧失灵引起误差。

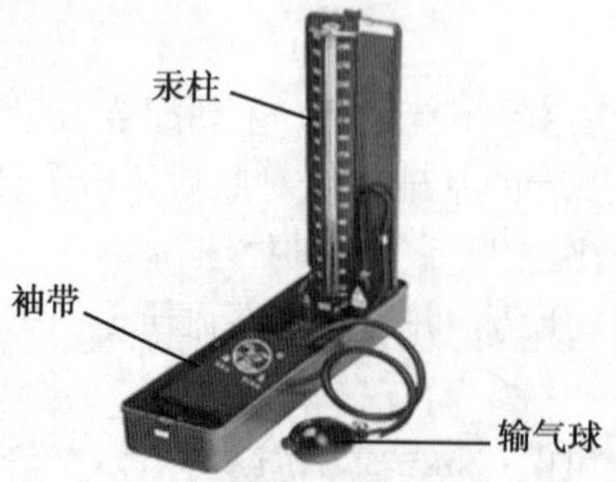

图11－13 汞柱式血压计

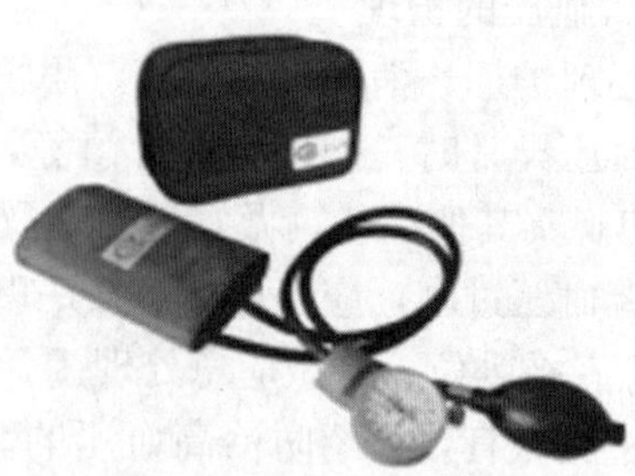
图11－14 表式血压计

(3) 电子血压计（分臂式、臂式和自动电子血压计）（图 11-15）：袖带内有一个换能器，具有自动采样，微电脑控制数字运算，自动打气、放气程序。电子血压计的优点是测量方法简单易学；其缺点是测量准确性不如汞柱式血压计。

(4) 自动血压计监测仪：采用震动法原理，由计算机控制，自动测量收缩压、舒张压、平均动脉压及心率。适用手术、危重患者的血压监测。

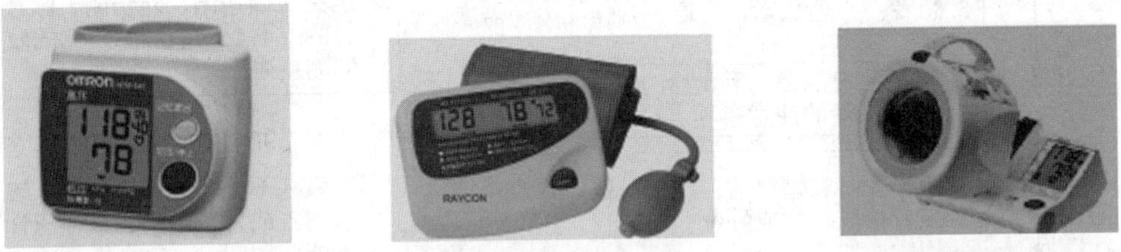

A　　B　　C

图 11-15　电子血压计（A. 腕式电子血压计；B. 臂式电子血压计；C. 自动电子血压计）

（二）测量方法

【用物】血压计、听诊器、快速手消毒剂、记录本和笔。

【操作方法】血压测量操作流程与要点说明见表 11-6。

知识链接

电子血压计测量法

电子血压计因具有无创性、操作简单、携带方便等优点，目前得到广泛的应用和推广。电子血压计测量法：测量者取坐位或卧位，露出上臂，掌心向上。将臂带缠于上臂，下缘距肘窝 2～3cm 或将腕带缠于手腕部，松紧适宜。测压时袖带（或腕带、指环）应保持与心脏同一水平位置。按下测量按钮，血压计自动充气、放气及显示血压、脉搏的读数，记录数值（图 11-18）。

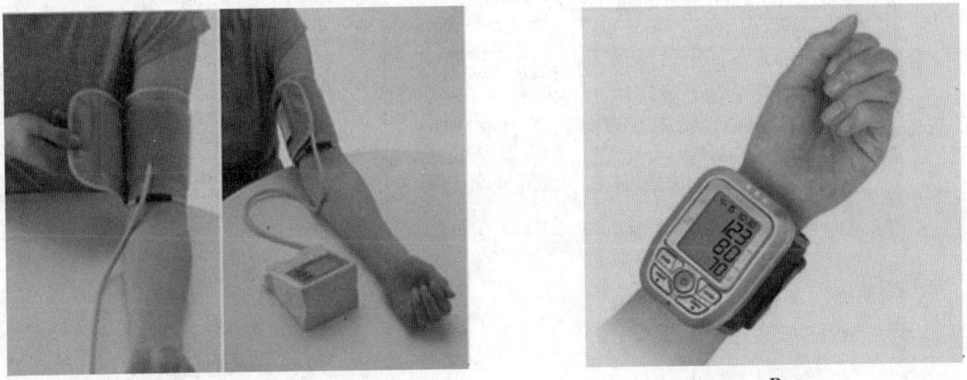

A　　B

图 11-18　电子血压计测量法（A. 臂式；B. 腕式）

表11－6　血压测量法

步骤	操作流程	要点说明
核对	患者的床号、姓名	
评估	1. 患者的病情、意识状态、正在进行的治疗 2. 肢体活动、皮肤情况 3. 患者：心理状态、沟通、合作能力、需求	1. 观察是否有影响血压的治疗、护理、饮食、运动等，必要时休息30分钟后测量 2. 避免在偏瘫侧、外伤侧、脉管炎侧或形成动、静脉瘘侧的肢体测量血压
告知	1. 脉搏测量的目的和配合方法 2. 脉搏测量的注意事项	
准备	1. 操作者：衣帽整洁，洗手、戴口罩 2. 患者：取坐位或卧位 3. 用物：如上 4. 环境：整洁，光线充足	1. 检查血压计：关紧活门充气，如汞柱不能上升或有裂痕，表示漏气或汞量不足，该血压计不能使用 2. 脱去外套、较厚和较紧的衣服，以免影响血压的准确性
实施	1. 测量血压 上肢肱动脉测量法： (1)测量肢体与心脏、血压计“0”点在同一水平（坐位时肱动脉平第四肋软骨；卧位时平腋中线）。为患者卷起衣袖，露出上臂，掌心向上。袖带缠于上臂，下缘距肘窝2～3cm，松紧以能放入一指为宜（图11-16） (2)戴听诊器，置胸件于肱动脉搏动处，手指固定 (3)关闭输气球气门，充气至肱动脉搏动音消失再升高20～30mmHg，以每秒4mmHg的速度放气，当听到第一声搏动音时，汞柱所指的刻度为收缩压；当搏动音突然变弱或消失时，汞柱所指的刻度为舒张压 (4)测量后，排尽袖带内余气，关闭气门，整理袖带放入盒内，将血压计盒盖右倾45°，使水银全部回流到槽内，关闭水银槽开关 下肢腘动脉测量法： ①患者取仰卧或侧卧位，露出大腿部 ②将下肢袖带缠于大腿下部，其下缘距腘窝3～5cm，将听诊器胸件置于腘动脉处。其余操作同肱动脉测量法（图11-17） 3. 观察：判断患者的血压是否与病情相符	1. 手臂位置高于心脏水平，测得血压值偏低；手臂位置低于心脏水平，测得血压值偏高 2. 袖带过宽、过紧，测得血压值偏低；袖带过窄、过松，测得血压值偏高 3. 发现血压听不清或有异常时，重新测量。重测时汞柱应降至“0”点，让患者休息30秒再重新测量 4. 发现血压过高时，观察患者有无头晕、头痛、恶心、呕吐、胸闷、心悸、肢体活动异常等伴随症状和体征 5. 血压过低时，观察有无心悸、头晕等伴随症状和体征，并及时与医生联系，及时处理
整理	1. 协助患者取舒适卧位，整理床单位 2. 按医疗废物处置用物，洗手 3. 再次查对，记录：以分数式记录，如120/80mmHg 4. 绘制体温单：把患者血压数值准确记录在体温单上	注意将测量结果与以往结果相比较，了解病情的动态变化

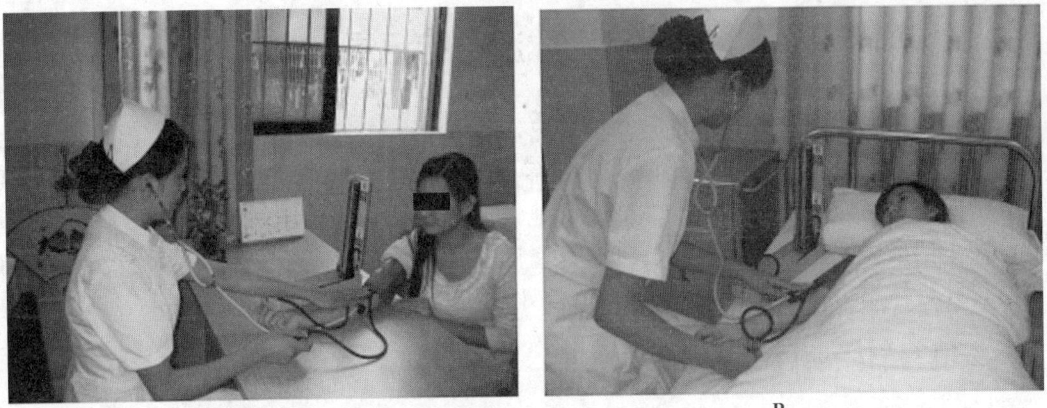

A　　B

图 11－16　上肢肱动脉测量法（A. 坐位测量；B. 卧位测量）

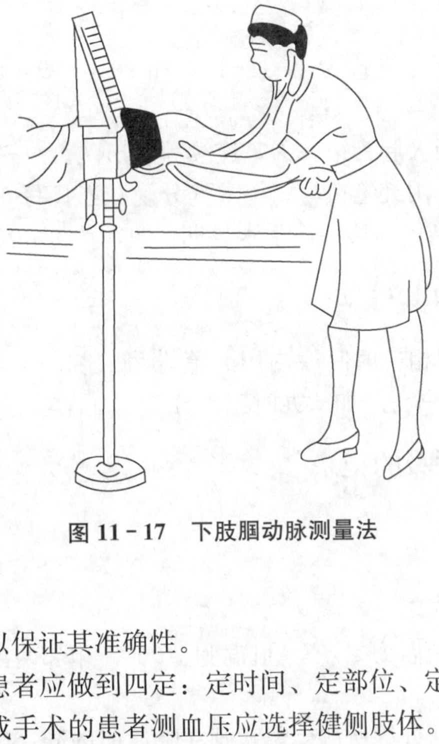

图 11－17　下肢腘动脉测量法

【注意事项】

1. 定期检查血压计，以保证其准确性。

2. 需长期观察血压的患者应做到四定：定时间、定部位、定体位、定血压计。

3. 为偏瘫、肢体外伤或手术的患者测血压应选择健侧肢体。

4. 血压异常或听不清时，应重新测量，必要时，双侧对照。

5. 排除影响血压的外界因素　袖带过窄，有效的测量面积变窄，使测得的血压值偏高；袖带过松，打气后橡胶袋呈球状，有效测量面积变窄，使测得的血压值偏高；袖带过宽，使大段血管受压，以致搏动音在到达袖带下缘之前就消失，使测得的血压值偏低；袖带过紧，使血管在未充气前已受压，使测得的血压值偏低。

第五节　体温单的记录

体温单用于记录患者生命体征及其他情况，如体温、脉搏、呼吸、血压、出入量、体重及出入院、手术、分娩、转科或死亡的时间等（本章附表）。体温单所记录的内容十分重要，医护人员通过它可以了解患者生命体征及其他情况的变化，为诊断、治疗、护理提供依据。因此，护士记录体温单应达到及时、真实、完整、准确、清晰，符号等圆等大、连线直、版面清洁，并将体温单排列在住院病历的首页，以便医护人员查阅。

一、填写眉栏项目

1. 一般资料　姓名、年龄、性别、入院日期、科室、床号和住院号等。用蓝或黑水笔填写。入院日期填写格式为年-月-日，如 2010－5－12。转科/转床的填写格式：在原科室或床号后加箭号“→”，并写上转至的科室/床号。如患者从消化科转入胃肠外科，格式为：科室：消化内科→胃肠外科，床号：15→26。

2. 日期　每页第一天填写格式为年-月-日，如 2010－5－12，其余只填日；如遇新月份，填月-日；遇新年份，填年-月-日。

3. 住院天数　从入院当天起为第一天，连续写至出院。

4. 手术或分娩后日数　用红笔填写。手术（分娩）当日写 0，次日开始记数，连续填写至 14 天；如遇第二次手术则停写第一次手术日期，改写为Ⅱ－0，依次填写至 14 天。

二、40～42℃之间的填写

在体温单 40～42℃之间相应时间栏内用红笔纵写入院、手术、分娩、转科、出院和死亡的时间，时间一律用中文书写，如“九时三十分”。

三、体温、脉搏、呼吸的记录

（一）体温

用蓝（黑）笔绘制。

1. 体温每小格代表 0.2℃。

2. 符号口温为“●”，腋温为“×”，肛温为“○”，相邻两次的体温之间用蓝（黑）线相连，连线要用尺子画直。

3. 物理或药物降温后 30 分钟所测体温，画在降温前的同一纵格内，用红圈表示，并用红虚线与降温前体温值相连。下次体温与降温前体温以蓝（黑）线相连。

4. 如体温在 35℃以下，则在 35℃以下用蓝（黑）笔竖写“体温不升”。

5. 患者拒测、外出或请假而未测体温时，在 34～35℃之间用蓝（黑）笔写“拒测”、“外出”、“请假”，前后两次体温断开不连接。

（二）脉搏

用红笔绘制。

1. 脉搏每小格代表 4 次。

2. 脉率符号为“●”，心率符号为“○”，相邻的脉搏或心率用红笔相连。

3. 脉搏与体温相遇时，先画体温符号，再用红笔在其外画红圈表示。

4. 绌脉时脉率和心率两曲线之间用红竖线填满。

（三）呼吸

1. 用蓝（黑）笔以数字表示，相邻两次呼吸次数上下交错（先上后下）填写在呼吸栏相应时间格内。

2. 人工辅助呼吸的患者，用蓝（黑）笔在35℃以下，相应的时间格内写上“辅助呼吸”或“停辅助呼吸”。

四、填写底栏项目

1. 在35℃以下底栏项目包括入液量、排出量、血压、体重、药物过敏等内容。

2. 底栏各项除药物过敏阳性用红笔填写（＋）外，其余均用蓝（黑）笔填写数字，不写计量单位。

3. 大便记录法　每24h记录一次，记前一日的大便次数，如未排大便记“0”，排大便一次记“1”；大便失禁或人工肛门者以“*”表示；灌肠符号以“E”表示，如灌肠后排便一次记录为“1/E”；灌肠后无排便记录为“0/E”；灌肠前排便一次，灌肠后又排便两次，记录为“1^2/E”；清洁灌肠后排便多次记录为“*/E”。

4. 尿量记录法　为前一日24h的总量。小便失禁符号以“*”表示；导尿以“C”表示，如保留导尿，用分数表式，“C”为分母，尿量为分子，如24h内留置尿量共2500ml，记录为“2500/C”。

5. 出入量记录法　为前一日24h的出、入总量。

6. 血压记录法　新入院患者的首次血压常规记录在体温单相应栏内，住院期间按护理常规、医嘱或病情测量并记录，每周至少一次。一日内连续测量血压则上午写在前半格内，下午写在后半格内；术前血压写在前半格内，术后血压写在后半格内。

7. 体重记录法　以“kg”为单位填写。一般新入院患者应记录体重，住院期间每周测量体重一次并记录。凡因各种原因不能测量体重者，用“平车”或“卧床”表示。

8. 药物过敏记录法　用红笔填写皮试阳性或过敏反应的药物名称及“(＋)”。

9. 其他　作为机动栏，根据病情需要填写，如身高、体质指数、腹围等。

10. 住院周数　用阿拉伯数字逐页填写。

小　结

生命体征是体温、脉搏、呼吸、血压的总称。

正常体温：腋温36～37℃，口温36.3～37.2℃，肛温36.5～37.7℃。高热患者的护理措施包括密切观察体温变化、保暖、降温、补充营养和水分、口腔及皮肤护理、卧床休息、心理护理和健康教育等。

正常成人安静状态下，脉率为60～100次/分。异常脉搏有速脉、缓脉、间歇脉、二联律、三联律、绌脉等。测量脉搏最常选用桡动脉。

正常成人安静状态下，呼吸频率为16～20次/分。对呼吸异常的患者，可通过深呼吸和有效咳嗽、胸部叩击、体位引流、机械吸痰、吸氧等方法促进呼吸功能。

正常成人安静状态下，收缩压<120mmHg，舒张压<80mmHg，脉压30～40mmHg。成人收缩压≥140mmHg，和（或）舒张压≥90mmHg，称为高血压。应卧床休息，定时观察血压，按医嘱给予降压药，并指导患者合理饮食、运动、睡眠、休息等。收缩压<90mmHg，舒张压<60mmHg，称为低血压。

体温单用于记录患者体温、脉搏、呼吸、血压、出入量、体重及出入院、手术、分娩、转科或死亡的时间等。填写必须及时、真实、完整、准确、清晰，符号等圆等大、连线直、版面清洁。

自测题

一、A_1/A_2 型题

下列每道考题有A、B、C、D、E五个备选答案，请从中选择一个最佳答案。

1. 测量口温时，需将体温计的汞端放入
   A. 口腔中部
   B. 舌下热窝
   C. 舌上1/3处
   D. 舌上2/3处
   E. 舌下2/3处

2. 下列哪项因素引起的体温波动不属于体温的生理变动
   A. 24h周期性变化
   B. 年龄变化
   C. 情绪激动
   D. 感染性疾病
   E. 麻醉药物

3. 口温超过以下哪个范围属于超高热
   A. 39℃
   B. 40℃
   C. 41℃
   D. 42℃
   E. 43℃

4. 下列哪种患者不宜测口温
   A. 昏迷者
   B. 心肌梗死
   C. 腹泻者
   D. 下肢损伤者
   E. 手术后患者

5. 正常成人安静状态下，脉搏一般在下列哪个范围
   A. 40～60次/分
   B. 40～80次/分
   C. 60～80次/分
   D. 60～100次/分
   E. 80～120次/分

6. 患者使用洋地黄治疗过程中发生中毒的脉搏特征为
   A. 间歇脉
   B. 三联律
   C. 缓脉
   D. 速脉
   E. 细脉

7. 测量脉搏最常用的部位是
   A. 颞动脉
   B. 颈动脉
   C. 肱动脉
   D. 桡动脉
   E. 足背动脉

8. 正常成人安静状态下的呼吸频率范围为
A. 8～12 次/分
B. 12～16 次/分
C. 14～18 次/分
D. 16～20 次/分
E. 18～22 次/分

9. 测血压时袖带下缘距离肘窝
A. 1～2cm
B. 2～3cm
C. 3～4cm
D. 4～5cm
E. 5～6cm

10. 测量血压时袖带缠得过松测得血压
A. 脉压增大
B. 血压偏高
C. 脉压减小
D. 血压偏低
E. 不影响

11. 患者女性，28 岁，因分娩需要，会阴部进行侧切，现切口红、肿、热、痛。体温 39.3℃，脉搏 108 次/分，呼吸 23 次/分。可采用的最佳物理降温方式是
A. 冰袋冷敷头部
B. 药物降温
C. 乙醇拭浴
D. 温水拭浴
E. 局部冷湿敷

12. 患者男性，70 岁，以“风湿性心脏病、心房纤颤、左侧肢体偏瘫”收入院。护士为其测量心率、脉搏的正确方法是
A. 先测心率，再在健侧测脉率
B. 先测心率，再在患侧测脉率
C. 一人同时测量心率和脉搏
D. 一人听心率，一人在健侧测脉率，同时测 1 分钟
E. 一人听心率，一人在患侧测脉率，同时测 1 分钟

13. 患者男性，76 岁。因服用过量巴比妥类药物入院。患者呼吸由浅慢逐渐变为深快，然后转慢，经过一段时间呼吸暂停，又重复上述变化，其形态如潮水起伏。该患者的呼吸称为
A. 陈-施呼吸
B. 毕-奥呼吸
C. 浮浅性呼吸
D. 鼾声呼吸
E. 库斯莫呼吸

二、A_3/A_4 型题

（14～15 题共用题干）

患者女性，55 岁。持续高热 3 天，每 4 小时测一次体温，都在 39.1℃以上，最高达 40℃，经检查诊断为“伤寒”。

14. 该患者的热型属于
A. 弛张热
B. 稽留热
C. 间歇热
D. 不规则热
E. 波浪热

15. 护理该患者，正确的措施是
A. 每日测体温 4 次
B. 体温超过 39.2℃，给予乙醇拭浴
C. 药物降温 1 小时后复测体温
D. 鼓励患者多饮水多运动
E. 如患者有寒战，应注意保暖

（16～17 题共用题干）

16. 患者男性，65 岁。脑栓塞，右侧偏

瘫。患者入院时测得血压为 142/90mmHg，属于

A. 正常血压

B. 正常高限

C. 高血压

D. 收缩压正常，舒张压升高

E. 收缩压升高，舒张压正常

17. 住院期间，护士定期监测其血压，正确的是

A. 选择右上肢测量血压

B. 袖带紧贴肘窝，松紧能放入一指为宜

C. 测量时使血压计“0”点与心脏、肱动脉在同一水平

D. 听诊器胸件应塞在袖带内便于固定

E. 定血压计、定部位、定时间、定护士

三、B 型题

（18～20 题共用备选答案）

A. 间歇脉

B. 二联律

C. 三联律

D. 洪脉

E. 细脉

18. 每隔一个正常搏动出现一次过早搏动，称

19. 心房纤颤患者常能测到

20. 甲状腺功能亢进患者常能测到

（刘兰芳）

附：

体温单

姓名　王某　　科别　外　　病室　二　　床号　15　　住院号　0316

日期	2004-8-8	9	10	11	12	13	14
住院日数	1	2	3	4	5	6	7
手术后日数						0	1

时间	4	8	12	4	8	12	4	8	12	4	8	12	4	8	12	4	8	12	4	8	12	4	8	12	4	8	12	4	8	12	4	8	12	4	8	12	4	8	12	4	8	12

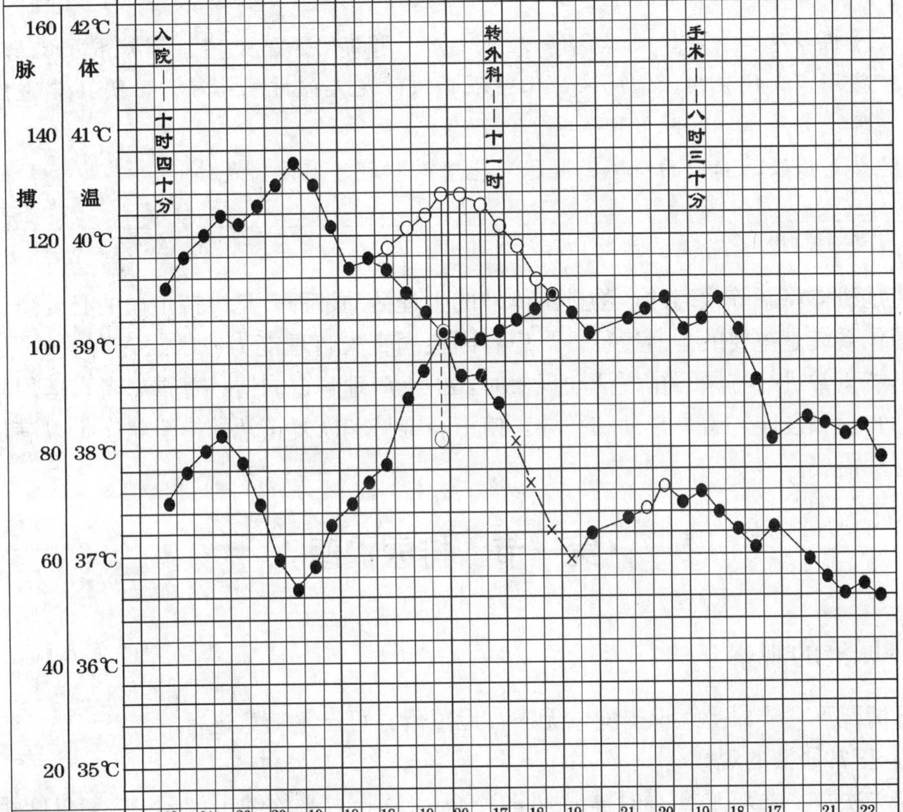

呼吸			19	20	21	21	20	20	20	19	19	18	18	18	18	18	19	18	20	18	17	16	18	19	19	20		21	20	20	21	19	18	18	18	17		20	21	21	22	20

血压mmHg	140/75	135/75	135/75	145/75	135/75	135/75	135/76
大便次数		1	1	1/E	1	1	1
入量ml			1680	1800	1750	2850	3000
出量ml			1400	1500	1600	2200	2400
体重kg	62						
腹围cm							
身高cm							

注：“●”口温；“○”肛温；“×”腋温；“●”脉率；“○”心率；

第 1 页

第十二章　排泄护理

学习目标

1. 掌握多尿、少尿、无尿、膀胱刺激征、尿潴留、尿失禁、导尿术、便秘、腹泻、大便失禁、灌肠法、保留灌肠法的定义；排尿异常、排便异常的护理；导尿术、导尿管留置法、灌肠法。
2. 熟悉尿液、粪便的观察；肠胀气患者的护理、肛管排气法。

排泄是机体将新陈代谢的产物排出体外的生理活动过程，是维持生命的必要条件。泌尿系统和消化系统是主要的排泄途径。当患者因疾病丧失自理能力或因缺乏有关的保健知识，而出现不能正常进行排尿、排便活动现象时，护士应理解、同情、尊重患者，运用与排泄有关的护理知识和技能，给予帮助和指导，使患者维持和恢复正常的排泄状态，以满足其排泄的基本生理需要。

第一节　排尿护理

一、尿液的观察

正常情况下，排尿受意识支配，无痛，无障碍，可自主随意进行。

（一）正常尿液的观察

1. 量与次数　成人每24小时排出尿量1000～2000ml，平均约1500ml；一般日间排尿3～5次，夜间排尿0～1次，每次排出尿量200～400ml。

2. 颜色、透明度　正常尿液呈淡黄色、澄清、透明。久置后可见微量絮状沉淀物。

3. 比重、酸碱性　尿比重为1.015～1.025，pH5～7，平均为6，呈弱酸性。

4. 气味　正常尿液的气味来自尿内的挥发性酸，久置后因尿素分解产生氨，有氨臭味。

（二）异常尿液的观察

1. 次数和尿量

（1）多尿：24h尿量经常超过2500ml者称为多尿。常见于糖尿病、尿崩症患者。

（2）少尿：24h尿量少于400ml或每小时尿量少于17ml者称为少尿。常见于心、肾疾病和休克患者。

（3）无尿或尿闭：24小时尿量少于100ml或者12小时内无尿者称为无尿或尿闭。常见于严重休克、肾炎晚期、急性肾衰竭的无尿期患者。

2. 颜色　在病理情况时，尿液颜色可有以下变化：

（1）血尿：肉眼血尿呈红色或棕色。常见于泌尿系感染、结石、结核、肿瘤等。

（2）血红蛋白尿：呈酱油色或浓红茶色，隐血试验阳性。常见于溶血性疾病等。

（3）胆红素尿：呈深黄色或黄褐色。常见于阻塞性黄疸等。

（4）乳糜尿：因尿液中含有淋巴液呈乳白色。常见于丝虫病。

3. 透明度　当尿中含有大量脓细胞、上皮细胞、炎性渗出物、红细胞时，新鲜尿液即可出现浑浊，常见于泌尿系感染。

4. 比重　尿比重常为1.010左右，常见于肾功能严重障碍；尿比重增加常见于糖尿病、脱水患者等。

5. 酸碱性　酸性尿，常见于酸中毒患者；碱性尿，常见于严重呕吐患者。

6. 气味　新鲜尿有氨味，常见于泌尿系感染；糖尿病酮症酸中毒时，因尿中含有丙酮，可有烂苹果气味。

7. 膀胱刺激征　是指每次尿量少，伴有尿频、尿急、尿痛。常见于泌尿系感染。

（三）影响正常排尿的因素

1. 心理因素　焦虑、紧张、恐惧可引起尿频、尿急或排尿闲难。排尿还受暗示的影响，任何听觉、视觉或其他身体感觉的刺激均可影响排尿。

2. 饮食因素　大量饮水、咖啡、茶、酒类饮料或吃含水量多的水果可出现尿量增多；饮食含盐较高的食物或饮料可使尿量减少。

3. 气候变化　寒冷的天气时因身体外周血管收缩，循环血量增加，使尿量增加；气温高时因排汗增多，体内水分减少，使尿量减少和尿液浓缩。

4. 排尿习惯　排尿环境是否合适、姿势是否舒适、时间是否充裕等可影响排尿。

5. 年龄与性别　婴幼儿排尿不受意识控制，2～3岁后才能自我控制；老年人因膀胱肌张力减弱，可出现尿频；老年男性前列腺增生压迫尿道，可出现滴尿和排尿困难；孕妇因子宫压迫膀胱，可出现尿频症状。

6. 治疗与检查　手术中使用麻醉剂、术后疼痛会引起尿潴留；外伤、手术因失血失液，可使尿量减少；某些诊断性检查前禁饮禁食，使体液减少，也可影响尿量。

7. 疾病因素　泌尿系结石、肿瘤或狭窄，可出现尿潴留；泌尿系感染可出现尿频、尿急、尿痛；神经系统损伤或病变可出现尿失禁。

案例分析

病史：患者，女，60岁，行子宫切除术，术后6小时仍未排尿，患者烦躁不安，主诉下腹胀痛，有尿意，但排尿困难。

体检：耻骨联合上方膨隆、扪及囊性包块，叩诊为浊音。

思考：1. 该患者发生了什么情况？

2. 应采取哪些护理措施？

3. 若患者需行导尿术，应如何操作？操作过程应注意哪些问题？

二、排尿异常的护理

（一）尿失禁患者的护理

尿失禁是指排尿失去意识控制，尿液不自主地流出。

1. 常见原因 膀胱的神经传导受阻或神经功能受损，可分为：

（1）真性尿失禁：膀胱完全失去贮尿功能，有尿即排，持续滴尿，多见于昏迷、截瘫或尿道括约肌损伤等。

（2）假性尿失禁：膀胱贮尿功能下降，当充盈达一定压力时，不由自主溢出尿流，又称充溢性尿失禁，多见于前列腺增生、尿道狭窄等。

（3）压力性尿失禁：由于尿道括约肌松弛，当腹压增加（大笑、打喷嚏、咳嗽）时出现不自主排尿，多见于中老年女性，也可见于妊娠子宫压迫、盆腔肿瘤压迫等。

2. 护理措施

（1）心理护理：给予尊重、安慰和鼓励，保持室内空气清新。

（2）皮肤护理：及时更换尿垫、床单、衣裤，保持局部皮肤清洁、干燥，经常清洗会阴部；定时按摩局部受压部位，以防压疮的发生；可涂适量油膏保护皮肤。

（3）外部引流：男患者可用尿壶接尿，也可用带胶管的阴茎套连接集尿袋接尿，但此法不宜长期使用；女患者可用女式尿壶接尿，也可用吸乳器连接胶管接尿；可定时让患者坐便器，有意识地控制或引起排尿。

（4）重建正常的排尿功能：①摄入适当的液体：保持摄入液体每日在 2000～2500ml，以促进排尿反射的恢复，预防泌尿系感染；睡前限制饮水，以减少夜间尿量。②训练膀胱功能：协助定时排尿，开始时 1～2h 1 次，以后逐渐延长间隔时间，以帮助其恢复控制功能；指导患者每日数次做阴部肌肉收缩和放松锻炼。③盆底肌锻炼：指导患者做排尿动作，先慢慢收紧盆底肌肉，再缓缓放松，每次 10s 左右，连续 10 遍，每日 5～10 次。

（5）导尿管留置术：以上措施均无效时，可采用导尿管留置术。

（二）尿潴留患者的护理

尿潴留是指尿液大量存留在膀胱内而又不能自主排出。

1. 常见原因 尿道狭窄、梗阻，膀胱疾病或功能障碍，神经因素等。

2. 临床表现 下腹胀痛、排尿困难、耻骨上膨隆、扪及囊性包块，叩诊为浊音。

3. 护理措施

（1）心理护理：给予解释、安慰和鼓励，消除患者焦虑和紧张情绪。

（2）提供隐蔽的排尿环境：关闭门窗，屏风遮挡，使患者心理上放松。

（3）调整体位和排尿姿势：让患者采取正常的站姿或坐姿，尽量以习惯的姿势排尿，并鼓励患者身体前倾，以增加腹内压。对某些手术前的患者，应训练其床上排尿，避免术后不习惯卧床排尿而出现尿潴留。

（4）利用条件反射诱导排尿：如听流水声、热水坐浴、用温水冲洗会阴部、轻揉大腿内侧等，可促进排尿。

（5）按摩、热敷下腹部：将手置于腹部，轻轻推揉膀胱 10～20 次，再用手掌自膀胱向尿道方向推移按压，力量由轻到重逐渐加压，切忌用力过猛损伤膀胱；下腹部热敷，均可放松肌肉，促进排尿。

（6）针灸：可针刺三阴交、曲骨、中极等穴位刺激排尿。

（7）药物治疗：必要时遵医嘱，给予药物治疗。

（8）导尿术：以上措施均无效时，可采用导尿术。

三、导尿术

导尿术是指在严格的无菌操作下，用导尿管自尿道插入膀胱引出尿液的方法。

【目的】

1. 为尿潴留患者放出尿液，以减轻痛苦。

2. 协助诊断　①收集无菌尿标本，作细菌培养；②进行尿道或膀胱造影；③检查膀胱功能，测膀胱容量、压力及残余尿量等。

3. 协助治疗　为膀胱肿瘤患者进行膀胱腔内化疗。

4. 鉴别无尿和尿潴留，以明确肾功能不全或排尿功能障碍。

【用物】

（一）导尿术用物

1. 外阴消毒用物　治疗碗 2 个，持物钳 2 把，大棉球 13 个，纱布 2 块，左手手套 1 只。

2. 无菌导尿包内有　弯盘 1 个，治疗碗 1 个，导尿管 8 号和 10 号各 1 条，直、弯血管钳各 1 把，小药杯内置大棉球 4 个，液状石蜡棉球瓶、带盖标本瓶 1 个、洞巾 1 块，纱布 2 块。

3. 其他　0.1%新洁尔灭溶液（或 0.5%碘附）、无菌持物钳及容器、无菌手套、小橡胶单及治疗巾 1 套或一次性尿垫、大毛巾、便盆及便巾，必要时备屏风。

（二）导尿管的种类（图 12－1）

1. 单腔导尿管　用于一次性导尿术。

2. 双腔导尿管　用于留置导尿术。

3. 三腔导尿管　用于膀胱冲洗或向膀胱内滴药。

【操作方法】导尿术操作流程与要点说明见表 12－1。

1. 女患者导尿术

（1）女性尿道特点：短，宽而直，富有扩张性，长约 3～5cm，尿道外口位于阴蒂下方，呈矢状裂，与阴道口、肛门相邻（图 12－2），因此，容易发生尿道感染。

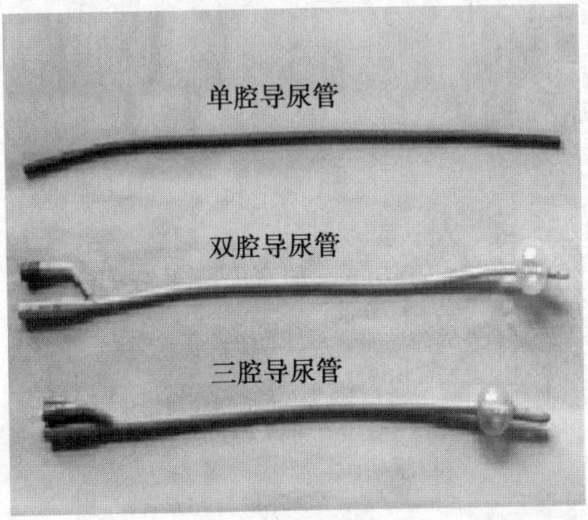

图 12－1　导尿管的种类

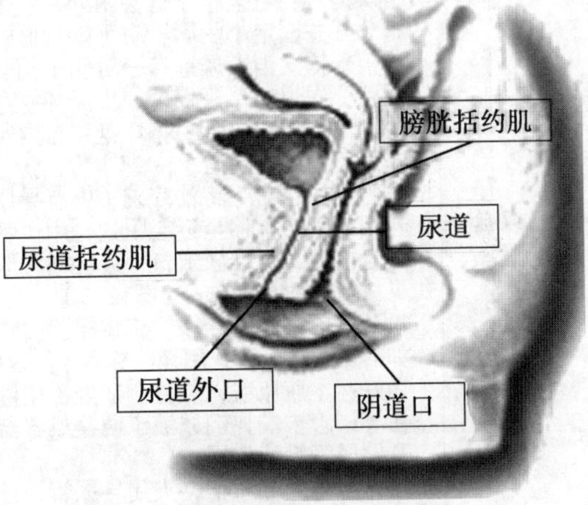

图 12－2　女性尿道

（2）操作方法　女患者导尿术操作流程与要点说明见表 12－1－Ⅰ。

表 12－1－Ⅰ　女患者导尿术

	操作流程	要点说明
核对	患者的床号、姓名	
评估	1. 患者的病情、意识状态、临床诊断、正在进行的治疗 2. 患者膀胱充盈度及局部皮肤情况 3. 患者的心理状况、沟通、合作能力、需求	
告知	1. 导尿的目的和配合方法 2. 导尿的注意事项	
准备	1. 操作者：衣帽整洁，洗手、戴口罩 2. 患者：安置舒适卧位 3. 用物：同上 4. 环境：整洁，光线充足，关窗、必要时用屏风遮挡	操作前清洗会阴，不能自理者，护士给予协助
实施	1. 安置体位：护士站于患者右侧，松开床尾盖被，协助患者取屈膝仰卧位；脱对侧裤腿盖于近侧腿上并用大毛巾遮盖，上身和对侧腿用盖被遮盖；嘱患者两腿屈膝自然分开，暴露外阴；臀下置小橡胶单、治疗巾或一次性尿垫 2. 初次消毒：外阴消毒用物放在两腿间，左手戴手套，右手持血管钳取消毒液棉球依次消毒阴阜→大阴唇→（左手分开大阴唇）小阴唇→尿道口至肛门（每个部位用2个棉球）；脱下手套，治疗碗放推车下层；消毒双手 3. 开包铺巾：检查导尿包；将导尿包斜放于患者两腿之间，打开导尿包；用无菌持物钳夹取小药杯放于内层包布末端；倒消毒液于小药杯内；戴无菌手套，铺孔巾；按操作顺序排列用物；选择光滑粗细适合的导尿管，检查导尿管是否通畅，润滑导尿管前端，导尿管和直血管钳放于治疗碗内	1. 消毒顺序 (1)初次消毒：自上而下，由外向内，先对侧后近侧，每只棉球只用1次 (2)再次消毒，自上而下，由内向外，先对侧后近侧，每只棉球只用1次 2. 夹取棉球时，应夹棉球中心部位，使棉球裹住钳尖，避免在消毒时损伤组织 3. 检查导尿包名称、灭菌日期、化学指示胶带、导尿包有无受潮和破损 4. 孔巾和内层包布衔接形成一无菌区域
实施	4. 再次消毒：弯盘置于近会阴处，左手拇指、示指分开并固定小阴唇；右手持弯血管钳夹消毒液棉球依次消毒尿道口→对侧小阴唇→近侧小阴唇→尿道口；污棉球、小药杯放弯盘内，右手用消毒用的血管钳将弯盘移至内层包布末端，左手仍固定小阴唇 5. 插管导尿：右手将治疗碗（内有导尿管和插管专用血管钳）移至近会阴处，用血管钳夹持导尿管前端，对准尿道口，轻轻插入尿道4～6cm，见尿流出再插入1cm（图12–3）；左手从小阴唇松开并下移固定导尿管，将尿液引入治疗碗内；如需作尿培养者，用无菌标本瓶接取中段尿5ml，盖好标本瓶瓶盖，放置合适处；尿液盛满，夹住导尿管末端，倒尿液于便盆或容器内，再松开导尿管继续放尿 6. 拔导尿管：导尿毕，夹闭导尿管，纱布垫着轻轻拔出导尿管；撤下洞巾，擦净会阴；脱去手套，整理导尿包，撤下小橡胶单和治疗巾	5. 固定小阴唇的手不可触及无菌导尿管前端 6. 插导尿管时，动作轻柔，并嘱患者张口呼吸 7. 引流尿流时禁止抬高导尿管末端，拔管时应夹闭导尿管，以防止逆行感染 8. 留取尿培养标本时，导尿管勿触及瓶口，应距瓶口1cm
整理	1. 协助患者穿好裤子，取舒适卧位 2. 整理床单位，按医疗废物处置用物 3. 尿标本贴上标签，及时送检 4. 洗手、再次查对并记录	记录导尿时间、尿量、尿液性状、患者的反应

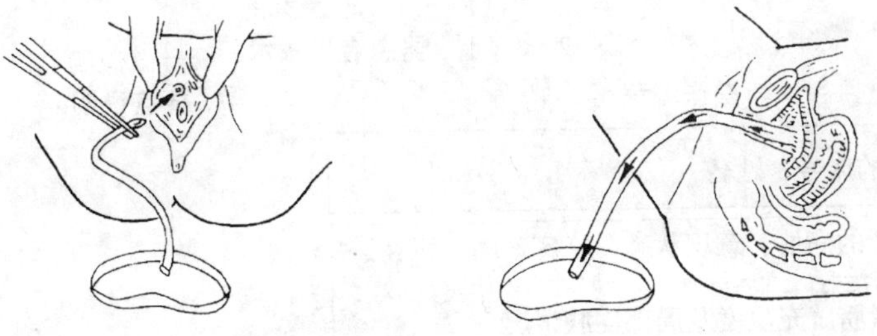

图 12-3　女患者导尿术

2. 男患者导尿术

(1) 男患者尿道的特点：男性尿道长 18～20cm，有两个弯曲：耻骨前弯和耻骨下弯，三个狭窄：尿道内口、膜部和尿道外口（图 12-4）。在导尿时，必须掌握这些解剖特点，才能顺利地为患者进行导尿。

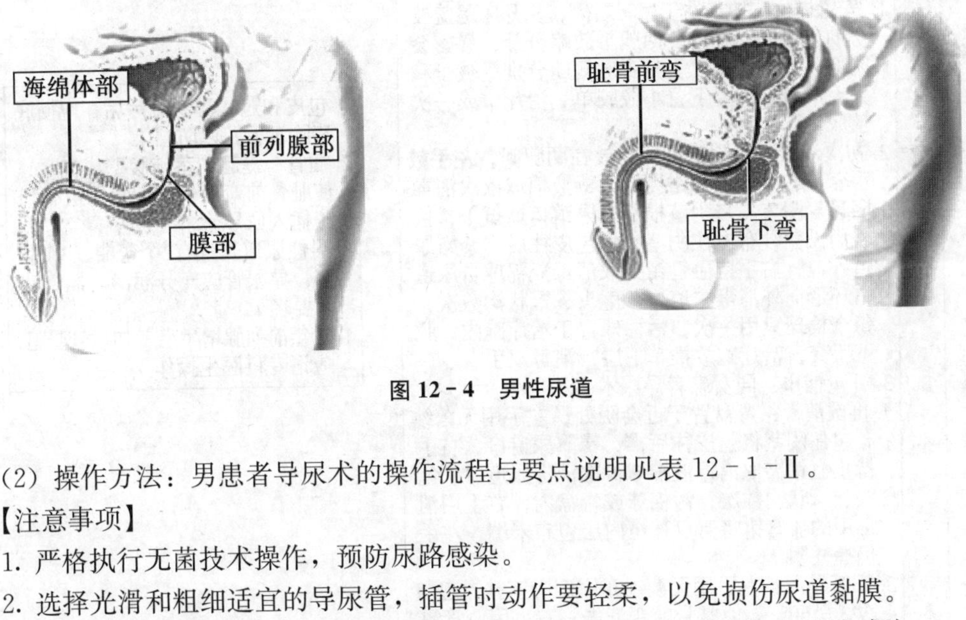

图 12-4　男性尿道

(2) 操作方法：男患者导尿术的操作流程与要点说明见表 12-1-Ⅱ。

【注意事项】

1. 严格执行无菌技术操作，预防尿路感染。

2. 选择光滑和粗细适宜的导尿管，插管时动作要轻柔，以免损伤尿道黏膜。

3. 若插入时导尿管滑出或误插入阴道，必须更换导尿管重新插入，以防感染。

4. 为男患者导尿，若膀胱颈部肌肉收缩而插入受阻时，就稍停片刻，嘱患者张口呼吸，再慢慢插入。

5. 对膀胱高度膨胀且又极度虚弱的患者，第一次放尿量不得超过 1000ml，因为大量放尿可使腹压急剧下降，大量血液滞留在腹腔血管内，会致血压下降而虚脱；膀胱内压突然下降，还会导致膀胱黏膜急剧充血，发生血尿。

6. 保护患者的隐私，注意保暖。

表 12-1-Ⅱ　男患者导尿术

	操作流程	要点说明
核对	患者的床号、姓名	
评估	1. 患者的病情、意识状态、临床诊断、正在进行的治疗 2. 患者膀胱充盈度及局部皮肤情况 3. 患者的心理状况、沟通、合作能力、需求	
告知	1. 导尿的目的和配合方法 2. 导尿的注意事项	
准备	1. 操作者：衣帽整洁，洗手、戴口罩 2. 患者：安置舒适卧位 3. 用物：同上 4. 环境：整洁，光线充足，关窗、必要时用屏风遮挡	操作前清洗会阴，不能自理者，护士给予协助
实施	1. 安置体位：护士站于患者右侧，松开床尾盖被，协助患者取仰卧位，两腿平放略分开，暴露会阴部，毛巾遮盖，上身和对侧腿分别用被子和大毛巾盖好；臀下置小橡胶单、治疗巾或一次性尿垫 2. 初次消毒：外阴消毒用物放在两腿间，左手戴手套，右手持血管钳夹取消毒液棉球依次消毒阴囊－阴茎（自阴茎根部向尿道口擦拭）；接着用无菌纱布裹住阴茎，将包皮往后推暴露尿道外口，右手持血管钳夹取消毒液棉球自尿道口环形向外消毒尿道口、龟头、冠状沟数次，每个棉球只用一次，污棉球置于治疗碗内，脱下手套，治疗碗放推车下层；消毒双手 3. 开包铺巾：同女患者导尿术 4. 再次消毒：弯盘置于近会阴处；左手用无菌纱布包住阴茎将包皮往后推，暴露尿道口，右手持止血钳夹取消毒液棉球再次消毒尿道口、龟头、冠状沟数次；污棉球放弯盘内，右手用消毒用的血管钳将弯盘移至内层包布末端，左手仍握住阴茎 5. 插管导尿：左手用无菌纱布固定阴茎并提起与腹壁呈60°，使耻骨前弯消失，右手用血管钳夹持导尿管前端，对准尿道口，轻轻插入尿道20～22cm，见尿流出再插入2cm（图12-5），将尿液引入治疗碗内；如需作尿培养者，用无菌标本瓶接取中段尿5ml，盖好标本瓶瓶盖，放置合适处；治疗碗盛满尿液，夹住导尿管末端，倒尿液于便盆或容器内 6. 拔导尿管：同女患者导尿术	1. 包皮和冠状沟易藏污垢，应彻底清除污垢，以防感染 2. 插管　提起阴茎与腹壁成60°，使耻骨前弯消失，伸直尿道有利于插入尿导管 3. 男性尿道长且有2个弯曲、3个狭窄，导尿管应充分润滑，插管动作要轻柔 4. 老年前列腺增生患者如插管受阻，应请专科医生操作
整理	1. 协助患者穿好裤子，取舒适卧位 2. 整理床单位，按医疗废物处置用物 3. 尿标本贴上标签，及时送检 4. 洗手、再次查对并记录	记录导尿时间、尿量、尿液性状、患者的反应

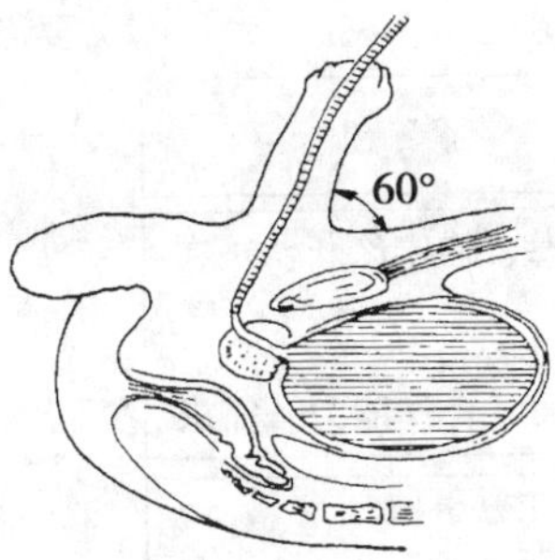

图 12－5　男患者导尿法

四、导尿管留置法

导尿管留置法是指在导尿后，将导尿管保留在膀胱内，继续引流尿液的方法。此方法可以避免因反复多次插管而引起尿路感染。

【目的】

1. 抢救休克、危重患者时正确记录尿量、测尿比重，以观察病情。

2. 为盆腔术前患者排空膀胱，使膀胱持续保持空虚，避免术中误伤。

3. 为某些泌尿系统疾病术后患者引流尿液和冲洗膀胱，减轻手术切口的张力，促进愈合。

4. 为尿失禁、会阴部有伤口患者引流尿液，以保持会阴部清洁干燥。

【用物】

1. 同导尿术，选用气囊导尿管（成人 12～20 号，小儿 8～10 号），另备充气囊用物（10ml 注射器、无菌生理盐水 10～30ml）。

2. 无菌集尿袋（引流袋）、橡皮圈及别针。

【操作方法】导尿管留置法操作流程与要点说明见表 12－2。

【注意事项】

1. 保持引流通畅　避免导尿管扭曲、受压、堵塞、脱落；患者离床活动时应妥善安置导尿管及集尿袋。

2. 防止逆行感染　①保持尿道口清洁：每天用消毒液棉球擦洗外阴和尿道口 1～2 次。②每天更换集尿袋及引流管，及时放出集尿袋内的尿液，并记录尿量，集尿袋位置应低于耻骨联合，防止尿液反流。③普通导尿管每周更换 1 次，防止尿盐沉积堵塞管腔和逆行感染。

3. 训练膀胱反射功能　拔管前采用间歇性夹管方式，每 3～4h 松开导尿管一次，使膀胱定时充盈和排空，促进膀胱功能的恢复。

4. 鼓励患者多饮水、勤翻身，发现尿液浑浊、沉淀、有结晶时应做尿常规检查并进行膀胱冲洗，每周查尿常规 1 次。

5. 气囊导尿管拔管前，应先用注射器抽尽气囊中的生理盐水成负压，再向气囊内注入 0.4～0.5ml 的气体或液体，然后将导尿管拔除。因为向气囊内注入少量的气体或液体，可使气囊外部的褶儿消散，气囊平整，拔管时不会与尿道黏膜发生强烈摩擦，从而达到减少尿道损伤及减轻患者疼痛的效果。

表 12－2　导尿管留置法

步骤	操作流程	要点说明
核对	患者的床号、姓名	
评估	1. 患者的病情、意识状态、临床诊断、正在进行的治疗 2. 会阴部皮肤、黏膜情况 3. 患者的心理状况、沟通、合作能力、需求	
告知	1. 留置导尿管的目的和注意事项 2. 预防尿路感染的重要性	
准备	1. 操作者：衣帽整洁，洗手、戴口罩 2. 患者：安置舒适卧位 3. 用物：同上 4. 环境：整洁，光线充足，关窗、必要时用屏风遮挡	
实施	1. 插管导尿：同男、女患者导尿术将导尿管插入膀胱内，引流尿液后夹闭导尿管末端 2. 固定导管：带气囊的导尿管插入膀胱后，见尿再插入7～10cm，排尿后，在距离双腔或三腔管分叉处上0.5cm处用血管钳夹闭导尿管，根据导尿管上说明的容积向气囊外口注入等量生理盐水（图12-6） 3. 接集尿袋：排尿后，夹闭导尿管，将导尿管从孔巾孔处穿出，接集尿袋，松开导尿管；脱去手套放于弯盘内，用胶布固定导尿管在大腿一侧，引流管置于大腿下方，若使用抗反流引流袋（集尿袋），则可将引流管置于大腿上方，用橡胶圈和别针固定集尿袋的引流管于床单上，将集尿袋固定于床边（图12-7）	1. 气囊导尿管使用前应检查有无漏气 2. 固定前嘱患者勿咳嗽、打喷嚏等增加腹压的活动，以免导尿管脱出 3. 向气囊外口注入生理盐水，向外轻拉导尿管有阻力感，即证实导尿管已固定于膀胱内 4. 膨胀的气囊不得卡于尿道内口，以免气囊压迫造成损伤和不适 5. 固定集尿袋位置应低于膀胱高度，以防逆行感染 6. 引流管固定时应留出足够长度，以防止翻身时牵拉使导尿管滑脱
整理	1. 协助患者穿好裤子、取舒适卧位 2. 整理床单位，按医疗废物处置用物 3. 尿标本贴上标签，及时送检 4. 洗手、再次查对并记录	

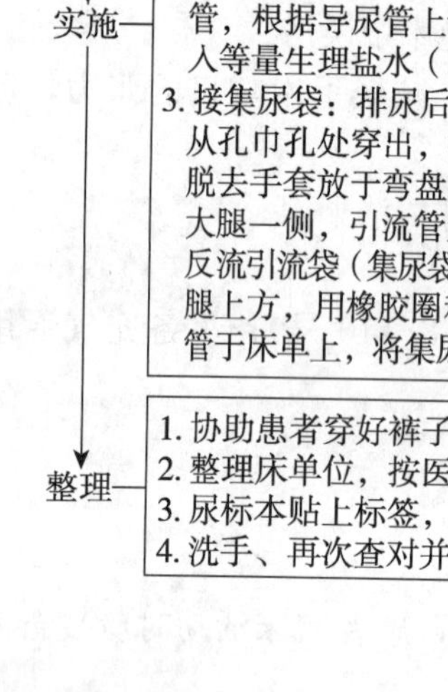

图 12－6　气囊导尿管固定法

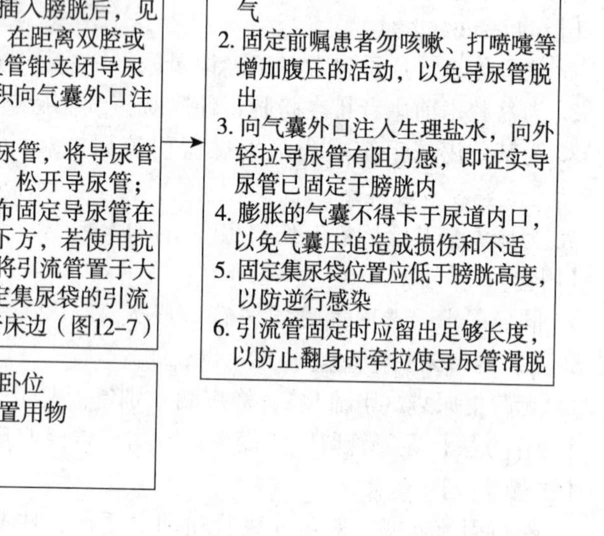

使用普通集尿袋　　使用抗反流集尿袋

图 12－7　集尿袋固定法

知识链接

留置导尿管患者更换导尿管的时间

一般硅胶导尿管在使用3～4周后才可能发生硬化现象。频繁更换导尿管不但给患者带来不必要的痛苦，同时还浪费卫生资源，增加护士的工作强度。美国疾病控制中心推荐的实践原则是：应尽量减少更换导尿管的次数，以避免尿路感染，导尿管只是在发生堵塞时才更换。导尿管发生堵塞的时间有较大的个体差异，其中患者尿液的pH是影响微生物繁殖和尿液沉淀的重要因素，留置导尿管的患者可根据尿液pH分为高危堵塞类（pH＞6.8）和非堵塞类（pH＜6.7）两种，尿液pH＞6.8者发生堵塞的几率比尿液pH＜6.7者高10倍。

临床护理过程中应动态监测留置导尿患者尿液的pH，高危堵塞类患者更换导尿管的最佳间隔是2周，非堵塞类患者更换导尿管的最佳间隔是4周。

知识链接

利宁凝胶用于老年男性患者导尿术

老年男性大多伴有前列腺增生，而前列腺增生会导致后尿道弯曲、伸长、受压，术后经常会出现排尿困难。临床上采用传统常规导尿方法，不仅容易让患者产生疼痛感，还容易造成尿道黏膜损伤，严重时还会引起血尿。

利宁凝胶是一种白色半透明流动性胶浆剂，主要成分为盐酸丁卡因，起效时间为2min，具有润滑止痛作用。导尿时使用利宁凝胶润滑尿管前端和尿道，可使尿道黏膜对导尿管的刺激敏感性降低，减轻了患者插管时的痛苦，使尿管能顺利插入，提高了一次性导尿成功率，也减少了重复插管导致的尿道黏膜损伤。同时，利宁凝胶含有抑菌成分——氯己定，可以破坏细菌胞浆膜的通透性，对革兰阳性菌和阴性菌均有效，从而有效降低了尿路感染的发生率。

知识链接

一次性导尿包

一次性导尿包是一次性医疗用品，是在传统导尿包基础上发展而来的，供临床导尿用，能有效控制院内交叉感染，预防疾病传播，目前临床广泛应用。一次性导尿包由治疗巾、导尿管、导尿夹、镊子、橡胶检查手套、引流袋、液体推注器、纱布片、试管、消毒海绵、液状石蜡、棉球和腰盘等组成（图12－8）。导尿包按导尿管种类配置不同分为分A、B、C三种型号，使用时根据患者需要选择合适的一次性导尿包。其导尿操作方法与上述相同。

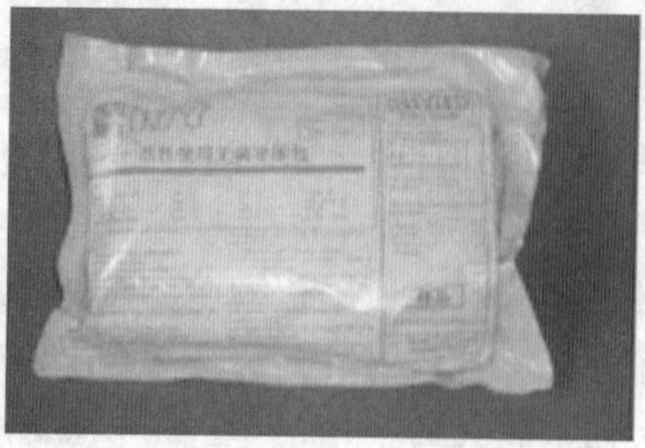
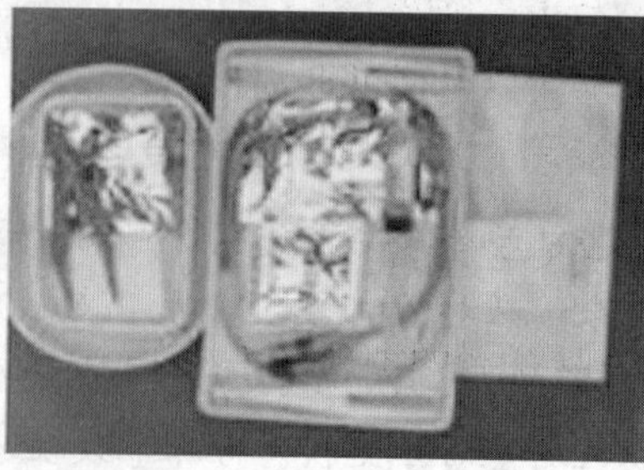

图 12-8　一次性导尿包

第二节　排便护理

一、粪便的观察

（一）正常粪便的观察

1. 次数与量　成人每日排便频率是 1～2 次，婴儿的排便次数较多，每日 3～5 次。平均排便量为 100～300g，排便量与食物摄入量、种类、消化器官的功能状态有关。

2. 颜色与形状　正常粪便呈黄褐色、柔软、成形，粪便的颜色与摄入食物的种类有关。

3. 气味　粪便的气味是由蛋白质经细菌分解发酵而产生，与食物的种类有关。

（二）异常粪便的观察

1. 次数与形状　成人每日排便超过 3 次或每周少于 3 次且形状改变，称为排便异常。消化不良或急性肠炎时，排便次数增多，可为稀便或水样便；便秘时，排便次数减少，坚硬呈栗子样；直肠、肛门狭窄或肠道部分梗阻时呈扁条状或带状。

2. 颜色　柏油样便见于上消化道出血；暗红色便见于下消化道出血；白陶土色便见于胆道完全阻塞；果酱样便见于肠套叠、阿米巴痢疾；粪便表面粘有鲜红色血液见于痔、肛裂、直肠息肉；白色“米泔水”便见于霍乱、副霍乱。

3. 气味　粪便呈酸臭味见于消化不良；腐臭味见于下消化道溃疡、肠癌；腥臭味见于上消化道出血。

4. 混合物　粪便中伴有脓血见于痢疾、直肠癌；含有大量黏液见于肠炎；有肠道寄生虫感染可查见蛔虫、蛲虫等。

（三）影响排便的因素

1. 年龄　婴幼儿神经肌肉系统发育不全，不能控制排便。老年人腹壁肌张力下降，胃肠蠕动减弱，肛门括约肌松弛等易发生便秘。

2. 排便习惯　排便姿势改变、排便时间改变可影响排便。

3. 饮食　食物是影响排便的主要因素，如摄入量过少、饮食不均衡，液体摄入不足、饮食中缺乏纤维素，可引起排便困难或便秘。

4. 活动　长期卧床或缺乏运动会导致肌肉张力下降，肠蠕动减慢，容易发生便秘。

5. 药物因素　长期应用抗生素可导致肠道菌群紊乱，易发生腹泻；大剂量使用镇静剂易发生便秘；麻醉药可使肠道蠕动暂停，一般腹部手术 24～48h 肠道蠕动才恢复；缓泻剂刺激肠蠕动，可促进排便。

6. 疾病因素　神经系统受损可导致大便失禁；消化道感染时肠蠕动增加可导致腹泻；腹部和会阴部伤口疼痛可抑制排便。

7. 心理因素　情绪紧张、焦虑易引起腹泻；精神抑郁易发生便秘。

二、排便异常的护理

（一）便秘患者的护理

便秘是指正常的排便形态改变，排便次数减少，粪便干硬，且排便不畅、困难。

1. 常见原因

（1）不合理的饮食习惯，如食物内纤维素含量太少，粪便内水分过分吸收，造成大便干燥而排出困难。

（2）不良的排便习惯，如不按时排便、长时间抑制便意。

（3）长期以结肠刺激性泻药治疗。

（4）环境和排便体位改变以及妊娠、老年和营养不良等也可引起便秘。

2. 护理措施

（1）心理护理：解释便秘的原因和防治措施，消除患者的思想顾虑。

（2）排便习惯：养成定时排便的习惯，指导患者不随意使用缓泻剂或灌肠等方法。

（3）排便环境：提供单独隐蔽的环境和充裕的排便时间。

（4）排便姿势：患者取坐位或床头抬高，可利于排便。病情允许时可如厕排便。对手术患者，应于术前有计划地训练其在床上使用便盆。

（5）合理膳食：多饮水，每日饮水 1500ml 以上；多吃蔬菜、水果、粗粮等含膳食纤维多的食物；摄入适量油脂类食物。

（6）适当运动：如散步、太极拳、体操，指导卧床患者进行床上活动。

（7）腹部按摩：用示指、中指和无名指自右沿结肠解剖位置向左环状按摩，刺激肠蠕动，以促进排便。

（8）口服缓泻剂：遵医嘱给予口服缓泻剂，如番泻叶、植物油、液状石腊、蓖麻油、乳果糖等。

（9）使用简易通便术：常用于老年、体弱及久病的便秘患者。常用的通便剂为高渗溶液和润滑剂所制成，具有吸出组织水分、软化、稀释粪便和润滑肠壁、刺激肠蠕动的作用。常用的简易通便术有：①开塞露通便术：开塞露由 50％甘油或小量山梨醇制成，装于密闭的塑料胶壳内。用量：成人 20ml，小儿 10ml。用时将顶端剪去，先挤出药液少许起润滑作用，然后轻轻插入肛门，将药液全部挤入，嘱患者忍耐 5～10 分钟后排便（图 12－9）。②甘油栓通便术：甘油栓是由甘油明胶制成，为无色透明或半透明栓剂，呈圆锥形。使用时将甘油栓取出，操作者戴手套，将栓剂插入肛门内 6～7cm，轻揉肛门口数分钟，嘱患者在药物挤后不宜立即排出（图 12－10）。

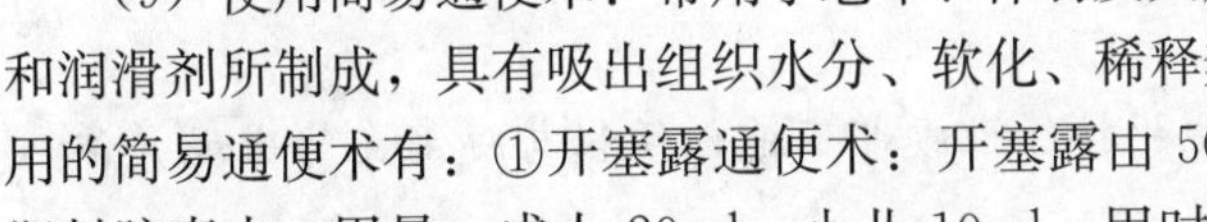

图 12－9　开塞露通便术

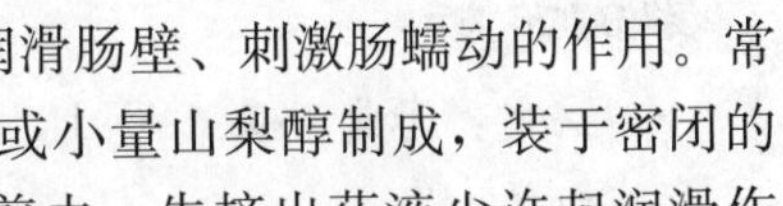

图 12－10　甘油栓通便术

（10）以上方法均无效时，可遵医嘱给予灌肠。

（二）腹泻患者的护理

腹泻是指正常排便形态改变，排便次数增多，粪便不成形、稀薄。

1. 常见原因　肠道炎症、吸收障碍、肠道肿瘤、食物中毒、药物作用、肠变态反应性疾病等。

2. 护理措施

（1）休息保暖：卧床休息，以减少体力消耗，注意腹部保暖。

（2）心理护理：解释腹泻的原因和防治措施，消除患者的思想顾虑。

（3）饮食护理：鼓励多饮水，酌情给予少渣、低纤维素、易消化的流质、半流质饮食，忌食刺激性、生冷饮食；腹泻严重者，应暂时禁食。

（4）肛周护理：便后选用软纸轻擦肛门，再用温水清洗，肛周涂油膏保护局部皮肤。

（5）穴位针灸：采用针刺足三里、天枢、气海等穴位。

（6）药物治疗：遵医嘱给予止泻剂，口服补液盐或静脉输液。

（7）观察记录：观察及记录排便的次数和性质，需要时留取标本送检；疑为传染病时按隔离原则处理。

（三）大便失禁

大便失禁是指肛门括约肌失去控制能力，排便不受患者意志支配，而不自主排便。

1. 常见原因　神经系统疾病、结肠直肠疾病和肛门直肠的损伤等。

2. 护理措施

（1）心理护理：解释大便失禁的原因和防治措施，消除患者的思想顾虑。

（2）保持室内空气清新：定时开窗通风，保持病室空气清新，环境整洁，使患者舒适。

（3）皮肤护理：及时更换被污染的床单、衣物；保持皮肤清洁干燥，便后用温水清洗肛周及臀部皮肤，再擦油剂予以保护防止压疮。

（4）重建正常排便功能：①定时排便：了解患者排便时间的规律，观察排便前表现，定时给予便盆排便；②教会患者进行肛门括约肌及盆底部肌肉收缩锻炼，以逐步恢复肛门括约肌的控制能力。

案例分析

病史：患者孙某，男性，45岁，主诉持续性腹部不适，便秘与腹泻交替出现并伴有脓血便。

体检：营养差，消瘦，贫血貌，体温36.5℃，脉搏70次/分，呼吸20次/分，血压120/80mmHg，诊断为“直肠癌”，拟行直肠癌根治术。

思考：1. 手术前护士应如何为患者进行肠道清洁准备？

2. 选用何种溶液？溶液量及水温如何控制？

3. 应如何实施及注意哪些问题？

三、灌肠法

灌肠法是指将一定量的液体由肛门经直肠灌入结肠，以帮助患者清洁肠道、排便、排气或由肠道供给药物或营养，达到确定诊断和治疗目的的方法。

根据灌肠的目的和溶液量可分为不保留灌肠和保留灌肠。不保留灌肠根据灌入的液体量可分为大量不保留灌肠、小量不保留灌肠、清洁灌肠。

（一）大量不保留灌肠

【目的】

1. 解除便秘和肠胀气。
2. 为高热患者降温。
3. 清洁肠道，为手术、检查或分娩作准备。
4. 稀释并清除肠道内有毒物质，减轻中毒。

【用物】

1. 治疗盘内备　灌肠筒（接 120cm 橡胶管及玻璃接头）或一次性灌肠袋、肛管（24～26 号）、液状石蜡、水温计、血管钳、卫生纸、棉签、弯盘、小橡胶单及治疗巾一套或一次性尿垫、一次性手套。
2. 灌肠溶液　常用溶液为 0.1%～0.2%肥皂液或等渗盐水；灌肠液量为成人 500～1000ml，小儿 100～200ml；溶液温度为 39～41℃，降温用 28～32℃、中暑用 4℃等渗盐水。
3. 其他　便盆及便盆巾、输液架、必要时备屏风。

【操作方法】大量不保留灌肠操作流程与要点说明见表 12-3。

【注意事项】

1. 保护患者的隐私，尽量减少暴露，防止受凉。
2. 掌握灌肠溶液的种类、液量、温度、浓度及压力；肝性脑病患者禁用肥皂水灌肠，以减少氨的产生和吸收；充血性心力衰竭患者禁用生理盐水灌肠，以减少钠的吸收；伤寒患者灌肠液量不超过 500ml，压力宜低，液面距肛门<30cm。
3. 降温灌肠应保留 30 分钟后排出，排便后 30 分钟测量体温并记录。
4. 灌肠时患者如有便意或腹胀时，应嘱患者做深呼吸，降低灌肠筒高度，以减轻不适。
5. 禁忌证　急腹症、消化道出血、妊娠、严重心血管疾病等。

表 12－3　大量不保留灌肠法

	操作流程	要点说明
核对	患者的床号、姓名	
评估	1. 患者的病情、意识状态、临床诊断、正在进行的治疗 2. 肛门周围皮肤、黏膜情况 3. 患者的心理状况、沟通、合作能力、需求 4. 是否有灌肠禁忌证	
告知	1. 灌肠的目的和配合方法 2. 灌肠的注意事项	
准备	1. 操作者：衣帽整洁，洗手、戴口罩 2. 患者：排尿，安置舒适卧位 3. 用物：同上 4. 环境：整洁，光线充足，关窗、必要时用屏风遮挡	正确选择灌肠溶液，注意溶液的温度、浓度和量
实施	1. 安置卧位：协助患者取左侧卧位，不能自控排便者可取仰卧位，臀下垫小橡胶单及治疗巾或一次性尿垫，盖被保暖，脱裤至膝，暴露臀部，臀部移至床沿，弯盘置于臀边 2. 挂筒排气：灌肠筒或一次性灌肠袋挂于输液架上，调节压力（即液面与肛门的距离）40～60cm（图12-11）；润滑 肛管前端，排出管内气体后夹管 3. 插管灌液：戴手套，左手分开臀部，显露肛门，嘱患者张口呼吸，右手持肛管，轻轻插入直肠，插管深度：成人7～10cm、小儿2.5～4cm；松管，固定肛管，使溶液缓缓流入，观察溶液流入速度 4. 拔出肛管：夹管后将肛管轻轻拔出，放入弯盘内，嘱病员平卧，保留5～10 min后再排便，脱手套 5. 协助排便：能下床的患者协助如厕排便或提供便器，如患者不能下床，将便盆、卫生纸、呼叫器放于易取处；便后撤下小橡胶单和治疗巾	1. 注意患者的反应和主诉 2. 若液面下降过慢或停止，多因肛管前端阻塞，可移动肛管或挤捏肛管 3. 若灌肠过程患者出现脉速、面色苍白、出冷汗、剧烈腹痛、心慌气急等应立即停止灌肠并与医生联系给予紧急处理
整理	1. 协助穿好裤子、取舒适卧位 2. 整理床单位，按医疗废物处置用物 3. 洗手、再次查对并记录在体温表“大便”栏处 记录灌肠结果记录方法：灌肠的缩写符号为“E”如灌肠后排便一次，用“1/E”表示；如灌肠一次后无排便，用“0/E”表示；如自行排便一次，灌肠后又排便一次“$1\frac{1}{E}$”表示	注意观察粪便的量、颜色、性状，排便的次数

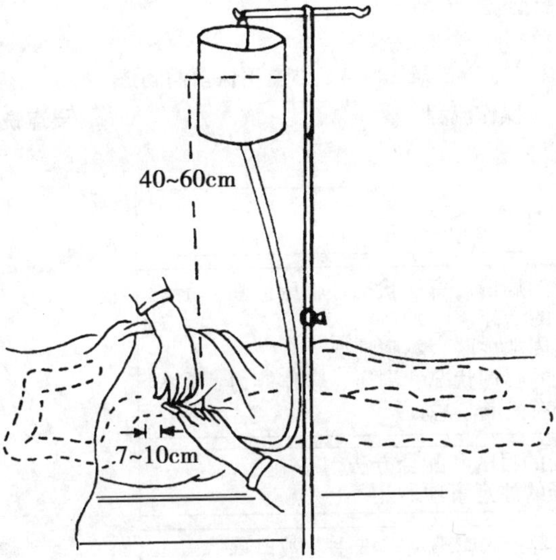

图 12-11 大量不保留灌肠法

（二）小量不保留灌肠

【目的】

1. 软化粪便，解除便秘，用于腹部或盆腔手术后年老体弱以及幼儿等。

2. 排出积气，减轻腹胀。

【用物】

1. 治疗盘内备 注洗器或小容量灌肠筒、肛管（22～24号）、温开水5～10ml、液状石蜡、水温计、血管钳、卫生纸、棉签、弯盘、治疗巾及橡胶单一套或一次性尿垫、一次性手套。

2. 灌肠溶液 常用溶液为“1、2、3”溶液（50％硫酸镁30ml、甘油60ml、温开水90ml）或油剂（即甘油或液状石蜡50ml加等量温开水），溶液温度为38℃。

3. 其他 便盆及便盆巾、输液架、必要时备屏风。

【操作方法】小量不保留灌肠操作流程与要点说明见表12-4。

【注意事项】

1. 灌肠时压力宜低，灌肠液注入的速度不得过快，以免刺激肠黏膜，引起排便反射。

2. 使用灌洗器每次抽吸灌肠液时应夹住肛管，防止空气进入肠道，引起腹胀。

（三）清洁灌肠

【目的】

彻底清除滞留在结肠中的粪便。常用于直肠、结肠X线摄片和手术前的肠道准备。

【用物】

同大量不保留灌肠。

【操作方法】

反复多次进行大量不保留灌肠，首次用肥皂水，以后用生理盐水，直至排出液澄清、无粪质为止。

【注意事项】

1. 灌肠时压力要低，液面与肛门的距离＜30cm。

2. 每次灌肠后让患者休息片刻。

表 12-4　小量不保留灌肠法

操作流程		要点说明
核对	患者的床号、姓名	
评估	1. 患者的病情、意识状态、临床诊断、正在进行的治疗 2. 肛门周围皮肤、黏膜情况 3. 患者的心理状况、沟通、合作能力、需求 4. 是否有灌肠禁忌证	
告知	1. 灌肠的目的和配合方法 2. 灌肠的注意事项	
准备	1. 操作者：衣帽整洁，洗手、戴口罩 2. 患者：排尿，安置舒适卧位 3. 用物：同上 4. 环境：整洁，光线充足，关窗、必要时用屏风遮挡	
实施	1. 安置卧位：不保留灌肠取左侧卧位或仰卧位，臀下垫小橡胶单及治疗巾或一次性尿垫，盖被保暖，脱裤至膝，暴露臀部，臀部移至床沿，弯盘置臀边，戴上一次性手套 2. 吸药排气：用灌洗器抽吸药物连接肛管并排气；若用灌肠筒，则液面与肛门的距离＜30cm（图12-12）；润滑肛管前端，排出管内气体后夹管 3. 插管灌液：分开臀部，嘱患者张口呼吸，将肛管轻轻插入直肠，插管深度：成人7～10cm、小儿2.5～4cm；松管，固定肛管，使溶液缓缓流入，观察溶液流入速度；灌注后再注入5～10ml温开水，并抬高肛管末端 4. 拔出肛管：夹管后将肛管轻轻拔出，放入弯盘内，嘱患者平卧，保留10～20min后再排便 5. 协助排便：同大量不保留灌肠	1. 注意患者反应和主诉 2. 若液面下降过慢或停止，多因肛管前端阻塞，可移动肛管或挤捏肛管 3. 患者如有便意或腹胀时，应嘱患者做深呼吸，降低灌肠筒高度，以减轻不适。 4. 若灌肠过程患者出现脉速、面色苍白、出冷汗、剧烈腹痛、心慌、气急等应立即停止灌肠并与医生联系给予紧急处理
整理	同大量不保留灌肠	

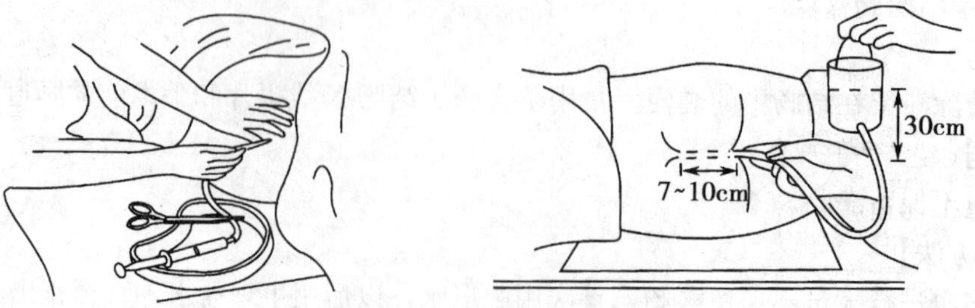

图 12-12　小量不保留灌肠法

（四）保留灌肠

保留灌肠是指将药液灌入到直肠或结肠内，通过肠黏膜吸收以达到治疗疾病目的的方法。

【目的】

1. 镇静、催眠。

2. 治疗肠道感染。

【用物】

1. 同小量不保留灌肠，肛管（12～16 号）。

2. 灌肠溶液　常用溶液为 10％水合氯醛用于镇静、催眠；2％小檗碱或 0.5％～1％新霉素用于肠道感染；灌肠液量不超过 200ml，溶液温度为 38℃。

3. 其他　便盆及便盆巾、输液架、必要时备屏风。

【操作方法】保留灌肠操作流程与要点说明见表 12－5。

表 12－5　保留灌肠法

	操作流程	要点说明
核对	患者的床号、姓名、诊断、灌肠液	
评估	1. 患者的病情、意识状态、临床诊断、正在进行的治疗 2. 肛门周围皮肤、黏膜情况 3. 患者的心理状况、沟通、合作能力、需求 4. 是否有灌肠禁忌证	
告知	1. 灌肠的目的和配合方法 2. 灌肠的注意事项	肠道疾病患者，在夜间睡前行保留灌肠，易于保留吸收
准备	1. 操作者：衣帽整洁，洗手、戴口罩 2. 患者：排尿、排便，安置舒适卧位 3. 用物：同上 4. 环境：整洁，光线充足，关窗、必要时用屏风遮挡	排便，有利于药物充分吸收
实施	1. 安置卧位：根据病情选择不同的卧位，慢性细菌性痢疾者应取左侧卧位、阿米巴痢疾者应取右侧卧位，抬高臀部约10cm；臀下垫小橡胶单及治疗巾或一次性尿垫，盖被保暖，脱裤至膝，暴露臀部，臀部移至床沿，弯盘置臀边，戴上一次性手套 2. 吸药排气：同小量不保留灌肠 3. 插管灌液：分开臀部，嘱患者张口呼吸，将肛管轻轻插入直肠10～15cm；缓慢注入药液后再注入5～10ml温开水，并抬高肛管末端 4. 拔出肛管：夹管后将肛管轻轻拔出，放入弯盘内，嘱患者平卧，保留1h以上后再排便 5. 协助排便：同大量不保留灌肠	1. 慢性细菌性痢疾病变部位多在直肠或乙状结肠，宜取左侧卧位；阿米巴痢疾病变部位多在回盲部，宜取右侧卧位 2. 注入速度不可过快、过猛
整理	1. 协助患者穿好裤子、取舒适卧位 2. 整理床单位，按医疗废物处置用物 3. 洗手、再次查对并记录	记录灌肠溶液及灌肠后的效果

【注意事项】

1. 正确评估患者，了解灌肠的目的和病变部位，掌握灌肠的卧位和插管的深度。

2. 肠道疾病者，在夜间睡前行保留灌肠，易于保留吸收。

3. 灌肠前嘱患者排便，肛管要细，插管要深，液量要少，压力要低（液面与肛门的距离不超过 30cm），灌入药物时速度要缓慢，以使药液能保留较长时间，有利于药物的充分吸收。

4. 禁忌证：肛门、直肠、结肠等手术后，排便失禁者。

知识链接

口服高渗溶液清洁灌肠

1. 甘露醇法：患者术前 3 天进半流质饮食，术前 1 天进流质饮食，术前 1 天下午 2：00～4：00 口服甘露醇溶液 1500ml（20％甘露醇 500ml＋5％葡萄糖 1000ml 混匀）。一般服用后 15～20min 即反复自行排便。

2. 硫酸镁法：患者术前 3 天进半流质饮食，每晚口服 50％硫酸镁 10～30ml。术前 1 天进流质饮食，术前 1 天下午 2：00～4：00 口服 25％硫酸镁 200ml（50％硫酸镁 100ml＋5％葡萄糖盐水 100ml），然后再口服温开水 1000ml。一般服后 15～30min，即可反复自行排便。

第三节　排气护理

一、肠胀气患者的护理

肠胀气是指胃肠道内有过多的气体积聚，不能排出。

（一）常见原因

胃肠功能异常、肠道梗阻、饮食不当、术后麻醉药的影响或某些药物的不良反应等。

（二）临床表现

腹胀、腹痛、腹部膨隆、叩诊呈鼓音，当肠胀气压迫膈肌和胸腔时，可出现气急和呼吸困难。

（三）护理措施

1. 心理护理　解释肠胀气的原因及防治措施，以消除患者的思想顾虑。

2. 饮食调整　进食易消化的食物，少吃豆类、糖类等产气食物，少饮碳酸饮料，进食速度不宜过快。

3. 促进排气

（1）适当活动，卧床患者勤翻身，病情允许可下床散步。

（2）腹部热敷或按摩。

（3）必要时行肛管排气或按医嘱给予药物治疗。

二、肛管排气法

肛管排气法是指将肛管由肛门插入直肠，以排除肠内积气的方法。

【目的】 排除肠内积气，减轻腹胀。

【用物】

1. 治疗盘内 肛管（26 号）、玻璃接头、引流管、玻璃瓶（内盛 3/4 水）、瓶口系带、润滑油、弯盘、棉签、胶布（1cm×15cm）、橡皮圈、别针、卫生纸、治疗巾及橡胶单一套或一次性尿垫、手套。

2. 其他 必要时备屏风。

【操作方法】肛管排气操作流程与要点说明见表 12－5。

表 12－6 肛管排气法

操作流程		要点说明
核对	患者的床号、姓名	
评估	1. 患者的病情、意识状态、临床诊断、正在进行的治疗 2. 肛门周围皮肤、黏膜的情况 3. 患者的心理状况、沟通、合作能力、需求 4. 是否有灌肠禁忌症	
告知	1. 肛管排气的目的和配合方法 2. 肛管排气的注意事项	
准备	1. 操作者：衣帽整洁，洗手、戴口罩 2. 患者：排尿，安置舒适卧位 3. 用物：同上 4. 环境：整洁，光线充足，关窗、必要时用屏风遮挡	
实施	1. 安置卧位：协助患者取侧卧位或仰卧位，臀下垫小橡胶单及治疗巾或一次性尿垫，盖被保暖，脱裤至膝，暴露臀部，臀部移至床沿 2. 系瓶接管：将一盛水的瓶子系于床边，戴手套；橡胶管一端插入水瓶液面以下，另一端与肛管连接（图12–13） 3. 插管固定：润滑肛管前端，将肛管轻轻插入直肠15～18cm，用胶布固定肛管于臀下；橡胶管留出足够翻身的长度，固定于床单上（图12–14） 4. 观察情况：观察引流管有无气泡排出，如排气不畅，帮助患者更换体位及按摩腹部，以促进排气 5. 拔出肛管：拔管后擦净肛周	可配合腹部热敷和按摩
整理	1. 协助患者穿好裤子、取舒适卧位 2. 整理床单位，按医疗废物处置用物 3. 洗手、再次查对并记录	

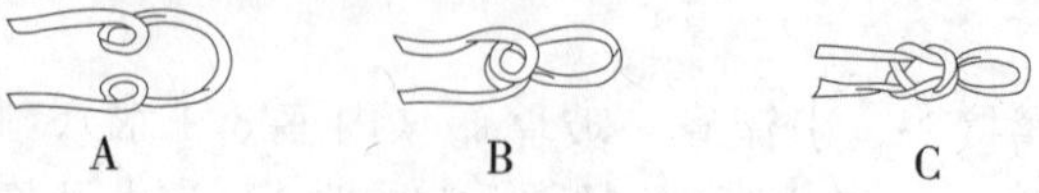

图 12-13 瓶口系带

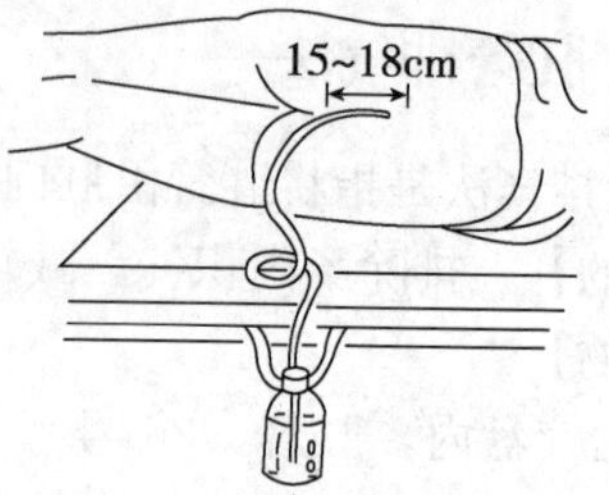

图 12-14 肛管排气法

【注意事项】

1. 保护患者的隐私，注意遮挡，以维护患者的自尊。

2. 肛管保留时间不超过 20min，否则会减弱肛门括约肌反应，甚至导致肛门括约肌永久性松弛，必要时可间隔 2～3h 后重新插管排气。

小 结

尿液的观察内容包括：次数和尿量、颜色、透明度、比重、酸碱性、气味、有无膀胱刺激征等。

尿失禁是指排尿失去意识控制，尿液不自主地流出。尿失禁患者的护理措施包括心理护理、皮肤护理、外部引流、重建正常的排尿功能、必要时行导尿管留置法。

尿潴留是指尿液大量存留在膀胱内而又不能自主排出。尿潴留患者的护理措施包括：心理护理、提供隐蔽的排尿环境、调整体位和排尿姿势、利用条件反射诱导排尿、按摩热敷下腹部、针灸、药物治疗、必要时行导尿术。

导尿术是指在严格的无菌操作下，用导尿管自尿道插入膀胱引出尿液的方法。行导尿术时导尿管插入尿道的深度：女患者 4～6cm，见尿再插入 1cm；男患者 20～22cm，见尿再插入 2cm。操作时应注意严格执行无菌技术操作、选择适宜的导尿管、插管动作轻柔等。

导尿管留置法是指在导尿后，将导尿管保留在膀胱内，继续引流尿液的方法。导尿管留置法选用带气囊的导尿管，插入膀胱后，见尿再插入 7～10cm。导尿管留置时应注意保持引流通畅、防止逆行感染、训练膀胱反射功能、鼓励患者多饮水、勤翻身等。

便秘是指正常的排便形态改变，排便次数减少，粪便干硬，且排便不畅、困难。便秘患者的护理措施：心理护理、养成定时排便的习惯、提供排便环境、安置排便姿势、合理膳食、多饮水、适当运动、腹部按摩、口服缓泻剂、使用简易通便术、必要时给予灌肠。

腹泻是指正常排便形态改变，排便次数增多，粪便不成形、稀薄。腹泻患者的护理措施：休息保暖、心理护理、饮食护理、肛周护理、穴位针灸、药物治疗、观察记录。

灌肠法是指将一定量的液体由肛门经直肠灌入结肠，以帮助患者清洁肠道、排便、排气或由肠道供给药物或营养，达到确定诊断和治疗目的的方法。

各种灌肠法操作方法的比较

项目 类别	大量不保留灌肠	小量不保留灌肠	保留灌肠
常用溶液	0.1%～0.2%肥皂液或等渗盐水	“1、2、3”溶液或油剂	10%水合氯醛、2%小檗碱或0.5%～1%新霉素
压力	40～60cm	<30cm	<30cm
插管深度	成人7～10cm、小儿2.5～4cm	成人7～10cm、小儿2.5～4cm	10～15cm
保留时间	5～10min	保留10～20min	1h以上

肛管排气法是指将肛管由肛门插入直肠，以排除肠内积气的方法。操作时肛管插入直肠深度为15～18cm，肛管保留时间不超过20min。

自测题

一、A_1/A_2 型题

下列每道考题有A、B、C、D、E五个备选答案，请从中选择一个最佳答案。

1. 尿潴留患者首次导尿放出的尿量不应超过
   A. 500ml
   B. 800ml
   C. 1000ml
   D. 1200ml
   E. 1400ml

2. 长期留置导尿管患者发生尿液混浊、沉淀或有结晶时应
   A. 经常冲洗尿道口
   B. 热敷下腹部
   C. 膀胱内滴药
   D. 及时更换卧位
   E. 多饮水并膀胱冲洗

3. 少尿是指一昼夜尿量少于
   A. 100ml
   B. 400ml
   C. 600ml
   D. 800ml
   E. 1000ml

4. 男患者导尿时，使阴茎与腹壁成60°角的目的是
   A. 耻骨下弯消失
   B. 耻骨下弯扩大
   C. 膀胱颈部肌肉放松
   D. 耻骨前弯扩大
   E. 耻骨前弯消失

5. 尿液呈烂苹果气味见于
   A. 进食大量水果后
   B. 尿液久置后氨分解
   C. 尿路感染
   D. 尿毒症
   E. 酮症酸中毒

6. 为体温40℃的患者用灌肠法降温，错误的方法是
   A. 采用保留灌肠
   B. 选用生理盐水
   C. 液温为28℃
   D. 灌肠后保留30min

E. 排便后 30min 测量体温并做好记录

7. 肝性脑病患者禁用的灌肠液是
A. 肥皂液
B. 温开水
C. 生理盐水
D. 1、2、3 溶液
E. 甘油

8. 伤寒患者灌肠的溶液量及液面距肛门的距离要求不超过
A. 1000ml、30cm
B. 1000ml、60cm
C. 800ml、50cm
D. 500ml、60cm
E. 500ml、30cm

9. 护理腹泻患者，不正确的措施是
A. 观察记录排便次数、性质
B. 嘱患者增加活动
C. 按医嘱静脉输液
D. 腹泻严重者暂时禁食
E. 每次便后做好肛周护理

10. 王女士，50 岁，腰麻下行阑尾切除术后 4h，烦躁不安，生命体征正常，查体见：下腹部膨隆，叩诊浊音，首先考虑为
A. 肠梗阻
B. 急性胃扩张
C. 腹腔内出血
D. 急性腹膜炎
E. 尿潴留

11. 王先生，60 岁，慢性细菌性痢疾，遵医嘱予 2%小檗碱灌肠，操作错误的是
A. 睡前灌肠
B. 灌肠前嘱患者排便
C. 取右侧卧位
D. 每次药量 150ml
E. 嘱患者保留 1h 以上

二、A_3/A_4 型题

（12～13 题共用题干）

吴小姐，19 岁，习惯性便秘，本次因卵巢肿瘤住院，择期手术。

12. 术前护士为其留置导尿管的目的是
A. 收集尿培养标本
B. 保持术后会阴部清洁干燥
C. 保持膀胱空虚，避免术中损伤
D. 及时排出尿液减轻患者痛苦
E. 减轻手术切口张力，利于愈合

13. 术后患者发生了严重便秘，护士给予灌肠护理，记录单上写“0/2E”，说明患者是
A. 灌肠后排便 2 次
B. 灌肠前排便 2 次
C. 灌肠 2 次患者不配合
D. 灌肠 2 次后未排便
E. 2 次灌肠操作均失败

（14～16 题共用题干）

患者孙某，男性，50 岁，尿潴留，遵医嘱行留置导尿术。

14. 导尿管插入膀胱见尿后再插入深度为
A. 1～2cm
B. 3～4cm
C. 5～6cm
D. 7～10cm
E. 11～12cm

15. 插导尿管时，为使尿道耻骨前弯消失，应提起阴茎与腹壁成
A. 15°角

B. 30°角
C. 45°角
D. 60°角
E. 75°角
16. 留置导尿管期间，下列措施错误的是
A. 每日更换集尿袋
B. 每日更换导尿管
C. 协助患者更换卧位
D. 嘱患者多饮水
E. 拔管前间歇性引流夹管

三、B型题

（17～19题共用备选答案）
A. 白色混浊
B. 红色
C. 酱油色
D. 乳白色
E. 黄褐色
17. 丝虫病患者尿液呈
18. 黄疸性肝炎患者尿液呈
19. 发生溶血反应时，尿液呈

（20～22题共用备选答案）
A. 柏油样便
B. 陶土色
C. 米泔水样便
D. 鲜红色
E. 黏液血便
20. 胆道完全阻塞时，粪便呈
21. 上消化道出血时，粪便呈
22. 痢疾患者粪便呈

（23～27题共用备选答案）
A. 4～6cm
B. 7～10cm
C. 10～15cm
D. 15～18cm
E. 20～22cm
23. 男患者导尿时，尿管插入尿道的深度是
24. 女患者导尿时，尿管插入尿道的深度是
25. 保留灌肠时，肛管插入直肠的深度是
26. 肛管排气时，肛管插入直肠的深度是
27. 大量不保留灌肠时，肛管插入的深度是

（郭雪媚）

第十三章　药物疗法

学习目标

1. 掌握给药原则、影响药物作用的因素、给药途径和口服给药法、超声雾化吸入法、注射给药法、常用药物过敏试验法。
2. 熟悉给药的基本知识的概述、氧气雾化吸入法、手压式雾化吸入法、药物过敏反应的特点、其他途径给药法。

案例分析

病史：张某，女，30 岁，大专文化，教师。主诉 3 天前因受凉后出现流涕、鼻塞、发热、咽痛等上呼吸道感染症状，1 天前开始咳嗽，痰液为白色，痰量逐渐增多。感觉疲劳，睡眠差，食欲差，有头痛和胸痛。拟“急性支气管炎”收住院。

体格检查：T 39.0℃，P 102 次/分，R 20 次/分，BP 105/80mmHg。患者神志清，疲乏无力。听诊双肺呼吸音粗，血白细胞升高。X 线检查可见肺纹理增粗，其他未见异常。医嘱为：复方甘草溶液，10ml，p.o.，t.i.d.；麦迪霉素片，200mg，p.o.，t.i.d.；对乙酰氨基酚注射液，0.15g，i.m.，st。

思考：1. 护士为患者给药时，应遵循哪些原则？
2. 影响药物作用的因素有哪些？
3. 如何正确把药物应用到患者身上？

第一节　给药基本知识

药物疗法是最常用的一种治疗方法，具有预防疾病、协助诊断、治疗疾病、减轻症状和维持正常生理功能的重要作用。护士是药物疗法的实施者，也是用药过程的监护者。为了确保患者能合理、安全、有效地用药，护士必须了解药物的药理学知识，熟练掌握正确的药疗方法和技术，及时评价药物疗效和反应，正确指导患者用药。

一、概述

（一）药物的种类

1. 内服药　包括溶液、酊剂、合剂、粉剂、片剂、胶囊、丸散和纸型片等。
2. 注射药　包括溶液、油剂、混悬剂、结晶和粉剂等。
3. 外用药　包括软膏、酊剂、粉剂、搽剂、洗剂、滴剂、栓剂、涂膜剂、喷剂等。

4. 新型制剂　包括粘贴敷片、植入慢溶药片、胰岛素泵等。

（二）药物的领取

病区内的常用药物应有一定数量，由专人负责保管，根据消耗量填写领药本，定期到药房领取进行补充。贵重药、剧毒药和麻醉药（如吗啡、哌替啶等）等特殊药应凭医生处方领取。

（三）药物的保管

1. 药柜要求　应放在干燥、通风、光线明亮处，但避免阳光直射，保持整洁。应有专人负责，定期检查药品质量，确保用药安全有效。

2. 药品放置　各种药品应按内服、外用、注射、剧毒分类定位放置，且按照药物有效期的先后顺序有计划地使用，以免失效。贵重药、剧毒药应有明显标记，加锁保管，专本登记，严格交班。

3. 药瓶标签　分别按内服药用蓝色边，外用药用红色边，剧毒药用黑色边来标明瓶签，标签脱落或模糊不清应禁止使用。标签上应标明药名（中外文对照）、浓度和剂量。

4. 药品质量　使用前应认真查对，如超过有效期或有沉淀、混浊、异味、潮解、霉变、变色等现象，应立即停止使用。

5. 药品保管　应根据药物的不同性质，采用合适的保管方法。

（1）易氧化和遇光易变质的药物：应装在有色密盖瓶中，或置于有黑纸遮光的盒内，放于阴凉处，如维生素 C、肾上腺素、氨茶碱等。

（2）易挥发、潮解或风化的药物：须装瓶盖紧，如乙醇、甘草片、糖衣片、硫酸亚铁等。

（3）易燃易爆的药物：应单独存放，置于阴凉且远离明火处，如乙醇、乙醚、环氧乙烷等。

（4）易被热破坏的抗生素和生物制剂：应根据其性质和储藏条件的要求，分别置于干燥阴凉处（约 20℃）或冷藏于 2～10℃处，如青霉素溶液、疫苗、免疫球蛋白等。

6. 专用药品　患者专用的特种药物，应注明床号、姓名，并单独存放。

二、给药原则

给药原则是一切用药的总则，在实施药物治疗时必须严格遵守。

（一）按医嘱要求给药

给药过程中护士应严格按医嘱执行。熟练掌握和运用医院常用外文缩写与中文译意（表 13-1）；医嘱必须准确、清楚，如对其有疑问，应及时向医生提出，不得盲目执行，也不得擅自更改医嘱。

（二）严格执行查对制度

护士在执行药疗时，务必做到“三查”、“七对”、“一注意”。

1. 三查　操作前、操作中、操作后查（七对的内容）。

2. 七对　对床号、姓名、药名、批号、浓度、剂量、方法、时间。

3. 一注意　注意用药后的反应，包括药物的疗效和不良反应，做好记录，保证患者安全用药。

（三）安全、准确、合理用药

1. 五个准确　护士在给药过程中应做好“五个准确”，即准确的药物浓度、准确的药物剂量、准确的给药途径、准确的时间、准确的患者。

2. 及时分发　护士应及时合理分发药物，避免药物污染或药效降低。

3. 药物过敏　对于容易引起过敏的药物，应详细询问用药史、过敏史等，必要时做药物过敏试验。

4. 配伍禁忌　两种或两种以上药物同时使用时应注意配伍禁忌，避免发生药源性疾病。

（四）用药指导

在药疗过程中向患者介绍有关的用药知识，增强科学用药知识和自我保护意识，同时应针对患者不同的心理状态给予解释、鼓励、劝慰，消除其对药物治疗的疑虑、恐惧及抗药心理，以取得患者的配合，保证用药的安全和药效。

表 13-1　医院常用的外文缩写与中文译意

外文缩写	中文译意	外文缩写	中文译意
Aq.	水	p. c.	饭后
Aq. dest.	蒸馏水	H. s.	临睡前
Co.	复方	st!（stat!）	即刻
Liq.	液体	g	克
Mist.	合剂	gtt.	滴、滴剂
Ol.	油	p. r. n.	必要时（长期）
Pulv.	粉剂	s. o. s.	需要时（限用 1 次）
		q. d.	每日 1 次
Syr.	糖浆剂	q. n.	每晚 1 次
Tr.	酊剂	q. h.	每小时 1 次
Caps.	胶囊剂	q. 6h.	每 6 小时 1 次
Tab.	片剂	b. i. d.	每日 2 次
Pil.	丸剂	t. i. d.	每日 3 次
Ung.	软膏	q. i. d.	每日 4 次
aa	各	12n.	中午 12 点
ad	加至	12m. n.	午夜 12 点
C	与或和	b. i. w.	每周 2 次
ml	毫升	D. C.	停止
R；RP	请取	p. o.	口服
O. D.	右眼	I. D.	皮内注射
O. S	左眼	H（i. h.）	皮下注射
O. U.	双眼	I. M.（i. m.）	肌内注射
a. m.	上午	I. V.（i. v.）	静脉注射
p. m.	下午	i. v. drip（i. v. gtt）	静脉滴注
a. c.	饭前		

三、影响药物作用的因素

每个药物都有各自的药理作用特点，作用于不同的个体后也会有不同程度的个体差异，为确保药物应用后产生最佳的治疗效应和最小的不良反应，护士必须掌握可能影响药物作用的各种因素。

（一）药物因素

1. 药物的剂量和剂型　药物的剂量对药物作用的影响主要表现在作用强度和作用性质上。同一药物在不同剂量时其作用性质有较大差别，如75%（按重量计）浓度的乙醇杀菌力最强，可用于体表的消毒，而浓度为95%的乙醇，由于可使细菌表层蛋白质凝固，杀菌力反而降低。

剂型是药物应用的形式，对药效发挥有着重要作用。剂型不同可发挥不同的药物作用，如硫酸镁口服可作泻下药；硫酸镁注射液，静脉注射有抗惊厥、解痉的作用；硫酸镁外用湿敷有消肿散结作用。剂型可以调节药物作用速度，不同剂型的药物作用速度不同，注射剂等属于速效剂，可用于急救，丸剂、缓释剂属于慢效制剂。

2. 给药时间和次数　给药时间应根据具体情况而定，健胃药、收敛止泻药、胃肠解痉药、肠道抗感染药、利胆药多在饭前服用，驱虫药、盐类泻药多空腹或半空腹使用，而刺激性强的药物多在饭后服用。

应根据药物的半衰期和最低有效浓度来确定给药的时间间隔，一般要确保下次给药前血液中的药物浓度大于或等于最低有效浓度，尤其是抗菌药物。给药次数应根据病情的需要以及药物在体内的消除速度而定，半衰期短的药物，给药次数要相应增加，对毒性大或消除慢的药物应规定每日用量和疗程，若肝、肾功能低下时为防止蓄积中毒，应减少剂量和给药次数。

3. 药物的相互作用　临床上常联合应用两种或以上的药物治疗疾病，除了达到多种治疗目的外，还有利用药物间的协同作用以增加疗效或利用拮抗作用以减少不良反应。如异烟肼和乙胺丁醇合用能增强抗结核作用，乙胺丁醇还可以延缓异烟肼耐药性的产生。但是不合理的联合用药也可降低疗效或产生毒性反应。如静脉滴注青霉素的患者不能同时使用大环内酯类药物，因为后者可干扰青霉素的杀菌效能。维生素C若与磺胺类药联合应用，会使药物效价降低。

（二）机体因素

1. 生理因素　包括年龄、体重、性别等方面。药物用量一般与体重呈正比。但儿童和老年人对药物的反应与成人不同，除体重外，还与生长发育和机体的功能状态有关。小儿的内分泌系统、神经系统以及许多脏器发育尚未完善，新陈代谢又特别旺盛，因而某些药物的应用有其特殊性；老年人某些器官例如肝、肾功能的减退会影响药物的代谢，故对药物的耐受性降低。

药物的反应一般无明显性别差异。但应注意女性在月经期、妊娠期和哺乳期的用药，如在月经期和妊娠期，子宫对泻药、子宫收缩药物、刺激性较强的药物较敏感，易致月经量过多、早产或流产。妊娠期禁用某些致畸胎的药物，如甲氨喋呤易致流产、胎儿畸形（无脑儿、腭裂），苯妥英钠、苯巴比妥可引起兔唇等。哺乳期用药也要谨慎，某些药物可通过乳腺排泌进入婴儿体内引起中毒。

2. 病理因素　疾病可影响机体对药物的敏感性，也可改变药物的体内代谢过程，从而影响药物的疗效，应特别注意肝、肾功能受损程度。肝功能不良时药物在体内作用延长或增强，如地西泮、安定、苯巴比妥、洋地黄毒苷等主要在肝代谢的药物要减量、慎用或禁用。肾功能不良时，药物排泄也减慢，经肾代谢的某些药物如氨基糖苷类抗生素、头孢唑啉等应减少剂量或适当延长给药间隔时间，避免蓄积引起中毒。

3. 心理行为因素　患者的情绪、配合程度、对药物的信赖程度、医护人员的语言及暗示作用等心理行为，在一定程度上可影响药物的疗效。愉快、乐观的积极情绪有利于发挥药效，对药物信赖、配合可提高疗效，反之，则不利于药效发挥作用。

四、给药途径

给药途径常常根据药物的性质、剂型、组织对药物的吸收情况及治疗需要来决定。给药途径有口服、舌下含化、吸入、外敷、直肠给药、注射（皮内、皮下、肌内、静脉、动脉注射）等。机体对药物吸收速度由快至慢的顺序为：静脉注射＞吸入＞舌下含服＞肌内注射＞皮下注射＞直肠给药＞口服＞皮肤。

第二节　口服给药法

口服给药法是一种最常用、最方便、安全的给药方法。药物口服后，经胃肠黏膜吸收进入血液循环，起到局部或全身的治疗作用。但口服给药法吸收慢，不适用于急救，对意识不清、呕吐不止、禁食者不宜用此法给药。

一、正确用药指导

1. 一般情况下，健胃药宜饭前服，助消化药及对胃黏膜有刺激性的药物宜饭后服，催眠药宜睡前服，驱虫药宜空腹或半空腹时服用。

2. 抗生素及磺胺类药物应准时服药，以保证有效的血药浓度。磺胺类药物经肾排出，尿少时即析出结晶引起肾小管堵塞，服药后要多饮水。

3. 发汗药服后要多饮水，增加发汗有利于降温；但对呼吸道黏膜起保护性作用的止咳合剂，服后则不宜立即饮水，以免冲淡药物降低药效。

4. 服用强心苷类药物如洋地黄、地高辛等，应先测脉率、心率，并注意其节律变化，脉率低于 60 次/分或节律不齐时应停止服用，并报告医生。

5. 对牙齿有腐蚀作用或使牙齿染色的药物如酸类或铁剂，应采用饮水管吸入，服后再漱口以保护牙齿。服用含铁剂的药物忌饮茶，以免影响铁剂的吸收。

6. 缓释片、肠溶片、胶囊吞服时不可嚼碎。

7. 对危重及不能自行服药者应喂服；鼻饲者须将药物研碎，用水溶解后从胃管注入，再以少量温开水注入，使药物全部注入胃内。

二、口服给药法

（一）目的

按照医嘱正确为患者实施口服给药，达到减轻症状、治疗疾病、维持生理功能、协助诊断和预防疾病的目的。

（二）用物

服药本、小药卡、药盘、药杯、药匙、量杯、滴管、研钵、湿纱布、饮水管、治疗巾、水壶（盛温开水）。

（三）操作方法

口服给药操作流程与要点说明见表13－2。

表13－2　口服给药法

操作流程		要点说明
核对	患者的床号、姓名、服药本和小药卡	
评估	1. 患者的病情、意识状态、正在进行的治疗 2. 用药史、过敏史 3. 是否有吞咽困难等情况：如口咽黏膜是否有溃疡、糜烂 4. 患者：心理状态、沟通、合作能力、需求	
告知	1. 用药的目的和配合方法 2. 用药的注意事项	
准备	1. 操作者：衣帽整洁，洗手，戴口罩 2. 患者：安置舒适卧位 3. 用物：如上 4. 环境：整洁，光线充足	
实施	1. 配药 (1)固体药物用药匙取出所需药量，放入药杯内 (2)水剂先摇匀，取量杯，一手拇指置于所需刻度并和护士视线齐平，另一手持药瓶，瓶签向上，倒出所需药液（图13-1） (3)油剂或不足1ml按滴计算的药液，可先加入少量温开水，再用滴管吸取药液 2. 发药 (1)发药前须另一名护士进行核对 (2)按规定时间送药至患者旁，核对床号、姓名无误后再发药 (3)协助患者服药，为鼻饲患者给药时，应当将药物研碎溶解后由胃管注入	1. 液体药物1ml以15滴计算。 2. 取药完毕，须重新核对。
整理	1. 协助患者取舒适卧位，整理床单位 2. 按医疗废物处置用物，洗手 3. 再次查对，记录	

（四）注意事项

1. 认真执行查对制度，一次不能取出两位患者的药物，确保用药安全。

2. 发药时若患者不在病室或因故暂不能服药，应将药物带回适时再发，且做好交班。

3. 患者如有疑问，须重新核对，确认无误后给予解释，再发药。

4. 注意观察患者服药后的效果以及不良反应，若有异常及时汇报医生，酌情处理。

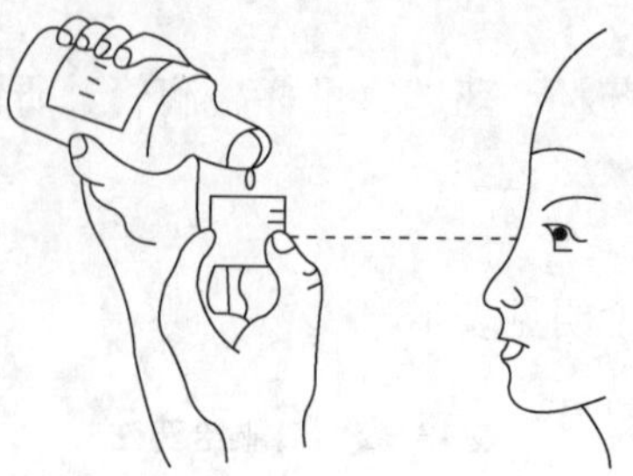

图 13－1　倒药液法

第三节　吸入给药法

吸入给药法是将药液以气雾状喷出，由呼吸道吸入，从而达到局部或全身治疗目的的方法。由于吸入给药法可以直接作用于呼吸道局部，使局部药液浓度高，药效明显，对呼吸道疾病疗效快、用量小、不良反应轻，因而临床应用广泛。常用的吸入给药法有氧气雾化吸入法、手压式雾化吸入法、超声波雾化吸入法。

【目的】

1. 治疗呼吸道疾病　应用抗生素消除炎症，减轻水肿，稀释痰液，帮助祛痰，常用于支气管扩张、肺脓肿、肺结核等。也可用于抗癌药物治疗肺癌。

2. 湿化气道　用于人工呼吸器、气管切开术后，使气道湿化。

3. 改善通气功能　解除支气管痉挛，保持呼吸道通畅。常用于支气管哮喘等。

4. 预防呼吸道感染　常用于胸部手术前后。

【常用药物及其作用】

1. 抗生素类，如卡那霉素、庆大霉素等，控制呼吸道感染，消除炎症。

2. 解痉类药物，如氨茶碱、沙丁胺醇等，使支气管扩张，解除支气管痉挛。

3. 稀释痰液，帮助祛痰，如α-糜蛋白酶、易咳净（痰易净）等。

4. 减轻呼吸道黏膜水肿，如地塞米松等。

一、氧气雾化吸入法

氧气雾化吸入法是通过给患者吸入高速氧气气流，使药液形成雾状，随吸气进入呼吸道的方法。

（一）原理与结构

雾化吸入器（图 13－2）为一特制玻璃器，共有 1、2、3、4、5 五个管口，在球形器内注入药液，1 管口接上氧气，气流自 1 管冲向 3 管口出来，不起喷雾作用，当用中指堵住 3 管口时，气流即被迫从 4 管口冲出，此时 5 管口附近空气密度突然降低，形成负压，球内药液经 5 管吸出，当上升到 5 管口时，又被来自 1 管口的急速气流吹散，形成雾状微粒从 2 管口喷出。

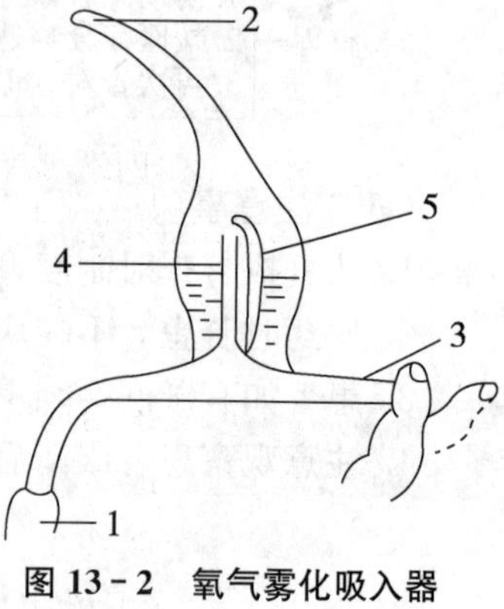

图 13－2　氧气雾化吸入器

（二）用物

氧气吸入装置 1 套（湿化瓶内不加水）、药物、5ml 注射器、生理盐水、弯盘、毛巾。

（三）操作方法

氧气雾化吸入操作流程与要点说明见表 13－3。

表 13－3　氧气雾化吸入法

步骤	操作流程	要点说明
核对	患者的床号、姓名	
评估	1. 患者病情、意识状态、正在进行的治疗 2. 呼吸道通畅情况 3. 患者：心理状态、沟通、合作能力、需求	
告知	1. 氧气雾化吸入的目的和配合方法 2. 氧气雾化吸入的注意事项	
准备	1. 操作者：衣帽整洁，洗手，戴口罩 2. 患者：取坐位或半坐卧位 3. 用物：如上 4. 环境：整洁，光线充足，周围无易燃易爆物品	1. 将氧气表安装在氧气筒上，检查氧气流出是否通畅 2. 按医嘱将药液稀释至5ml，注入雾化器内
实施	1. 连接 (1)连接雾化器，接气口于氧气装置的输氧管上 (2)调节氧流量6～10L/min (3)检查雾化吸入器连接是否完好，有无漏气 2. 吸入：嘱患者手持雾化器，将口含嘴放入口中，吸气时示指堵住出气口，紧闭嘴唇深吸气，呼气时示指松开，如此反复，经10~15min将药液雾化完毕	深长吸气，使得药液充分到达细支气管和肺内，屏气1~2s，再轻松呼气，可提高疗效
整理	1. 协助患者取舒适卧位，整理床单位 2. 按医疗废物处置用物，洗手 3. 再次查对，记录	1. 雾化器浸泡于消毒液中1h，再清洗擦干备用 2. 记录雾化开始及持续时间，患者的反应及效果

（四）注意事项

1. 注意用氧安全，远离烟火和易燃易爆物品，以保证用氧安全。

2. 氧气湿化瓶内勿盛水，以免降低药液浓度，影响药物疗效。

3. 观察患者排痰情况，如排出困难者可予以拍背、吸痰等方法协助排痰。

二、手压式雾化器雾化吸入法

手压式雾化法是用拇指按压雾化器顶部时，药液从喷嘴喷出，形成雾滴会直接喷到口腔及咽部气管、支气管黏膜而被其吸收的治疗方法。手压式雾化器（图 13－3）临床多用于支气管哮喘、喘息性

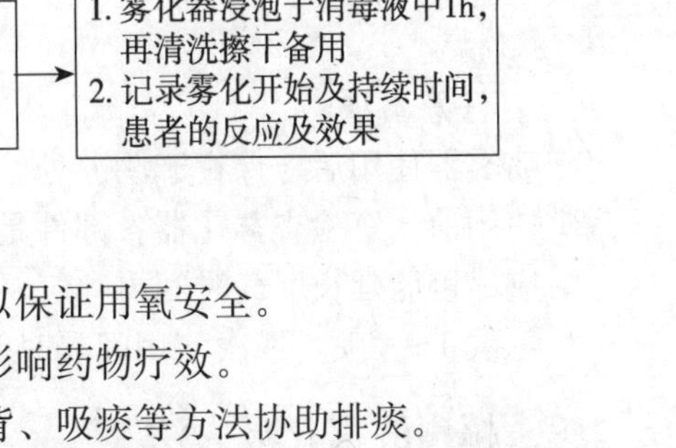

图 13－3　手压式雾化器

支气管炎的对症治疗。

（一）用物

按医嘱准备手压式雾化器（内含药物）。

（二）操作方法

手压式雾化吸入操作流程与要点说明见表 13－4。

表 13－4　手压式雾化吸入法

操作流程		要点说明
核对	患者的床号、姓名	
评估	1. 患者的病情、意识状态、正在进行的治疗 2. 呼吸道通畅情况 3. 患者：心理状态、沟通、合作能力、需求	
告知	1. 气压式雾化吸入的目的和配合方法 2. 气压式雾化吸入的注意事项	
准备	1. 操作者：衣帽整洁，洗手，戴口罩 2. 患者：取坐位或半坐卧位 3. 用物：如上 4. 环境：整洁，光线充足	1. 使用前检查雾化器是否完好 2. 充分摇匀药液
实施	1. 将雾化器倒置，接口端放入双唇间，平静呼气 。 2. 吸气开始时按压气雾瓶顶部，使之喷药，深吸气、屏气、呼气，反复1~2次	1. 紧闭嘴唇。 2. 尽量延长屏气时间，最好坚持10s再呼气
整理	1. 协助患者取舒适卧位，整理床单位 2. 按医疗废物处置用物，洗手 3. 再次查对，记录	1. 喷雾器使用后放在阴凉处（30℃以下）保存 2. 塑料外壳应定期用清水清洁 3. 记录雾化开始及持续时间，患者的反应与效果

（三）注意事项

1. 喷雾器使用后应保存于阴凉处，外壳定期清洁。
2. 使用前注意检查雾化器各部件是否完好，有无松动、脱落等异常情况。
3. 应尽可能延长屏气时间再呼气，有利于保持疗效。
4. 每次 1～2 喷，两次使用间隔时间不少于 3～4h。

三、超声波雾化吸入法

超声波雾化器是应用超声波声能，使药液变成细微的气雾，再由呼吸道吸入，达到治疗目的，其特点是雾量大小可以调节，雾滴小而均匀（直径在 5μm 以下），药液随着深而慢的吸气被吸入终末支气管及肺泡。又因雾化器电子部分能产热，对雾化液有加温作用，使患者吸入温暖、舒适的气雾。

（一）超声波雾化吸入器（图 13－4）。

1. 结构　超声波雾化吸入器由超声波发生器、水槽、晶体换能器、雾化罐、透声膜、螺纹管和口含管组成。

2. 作用原理　当超声波发生器输出高频电能，使水槽底部晶体换能器发生超声波声能，声能震动了雾化罐底部的透声膜，作用于雾化罐内的液体，破坏了药液的表面张力和惯性，使药液成为微细的雾滴，通过导管随患者吸气而进入呼吸道。

（二）用物

超声波雾化吸入器一套，治疗盘内放药液、生理盐水、水温计、50ml 注射器、水壶（盛蒸馏水）、弯盘；药物按医嘱准备。

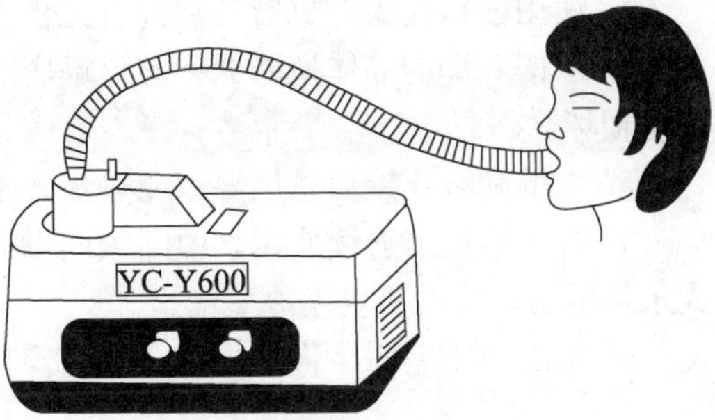

图 13－4　超声波雾化吸入器

（三）操作方法

超声波雾化吸入操作流程与要点说明见表 13－5。

表 13－5　超声波雾化吸入法

操作流程		要点说明
核对	患者的床号、姓名	
评估	1. 患者的病情、意识状态、正在进行的治疗 2. 呼吸道通畅情况 3. 患者：心理状态、沟通、合作能力、需求	
告知	1. 超声雾化吸入的目的和配合方法 2. 超声雾化吸入的注意事项	
准备	1. 操作者：衣帽整洁，洗手，戴口罩 2. 患者：取坐位或半坐卧位 3. 用物：如上 4. 环境：整洁，光线充足	使用前检查雾化器各部件是否完好，有无松动、脱落等异常情况
实施	1. 连接：连接雾化器主机与各附件，水槽内加冷蒸馏水，水量应浸没雾化罐底部的透声膜 2. 加药：核对姓名，将药液用生理盐水稀释30~50ml加入雾化罐内，检查无漏液后，雾化罐放入水槽，盖紧水槽盖 3. 雾化吸入 (1)接通电源，打开电源开关，预热3~5min (2)调整定时开关至所需时间 (3)打开雾化开关，调节雾量 (4)将口含嘴放入患者口中（或用面罩），指导患者深呼吸 (5)治疗毕，取出口含嘴，关机	1. 治疗中密切观察患者有无呛咳、支气管痉挛等不适反应 2. 一般每次治疗时间为15~20min 3. 操作完毕，应先关雾化开关，再关电源开关
整理	1. 协助患者取舒适卧位，整理床单位 2. 按医疗废物处置用物，洗手 3. 再次查对，记录	1. 放掉水槽内的水，擦干水槽 2. 将口含嘴、雾化罐、螺纹管浸泡于消毒液内1h，再洗净晾干备用 3. 记录雾化开始及持续时间，患者的反应与效果

（四）注意事项

1. 使用前，先检查机器各部件有无松动、脱落等异常情况，机器和雾化罐型号要一致。

2. 水槽底部的晶体换能器和雾化罐底部的透声膜薄而质脆，易破碎，取放时动作要轻，以免损坏。

3. 水槽和雾化罐切忌加温水或热水，水槽无水时，不可开机，以免损坏机器。

4. 特殊情况需连续使用，中间须间歇 30min；使用时注意水槽内的水温，超过 60℃时或水量不足，应关机更换冷蒸馏水。

5. 每次使用完毕，将雾化罐、螺纹管和口含嘴浸泡于消毒溶液内 60min。

第四节　注射给药法

注射给药法是将一定量的无菌药液注入体内的方法，以达到诊断、预防和治疗疾病的目的。它的优点是药物吸收快，适用于需要药物迅速发挥作用或不宜口服给药的患者。

一、注射原则

（一）严格遵守无菌操作原则

1. 注射前护士必须衣帽整洁，洗手，戴口罩；注射后护士应洗手。

2. 注射器空筒的内壁、活塞、乳头和针头的针梗、针尖、针栓内壁必须保持无菌。

3. 注射部位皮肤常规消毒，用棉签蘸 2%碘酊，以注射点为中心，由内向外呈螺旋形涂擦，直径在 5cm 以上，待干后用 75%乙醇以同法脱碘 1～2 次，乙醇干后，方可注射，或用 0.5%碘附以同法涂擦皮肤两次，无须脱碘。

（二）严格执行查对制度

认真执行“三查七对”制度；严格检查药物质量，如发现药液有变质、变色、沉淀或混浊、过期、安瓿或密封瓶有裂痕等现象，不能使用；同时注射几种药时，应注意药物的配伍禁忌。

（三）严格执行消毒隔离制度

注射时严格遵守无菌技术操作原则，避免交叉感染。污染物品及时消毒处理。一次性注射器包装密封要无破损，在有效期内。使用后按照医疗垃圾妥善处理，不可随意丢弃。

（四）选择合适的注射器和针头

根据药物的剂量、黏稠度和刺激性的强弱选择注射器和针头。注射器应完好无损，不漏气；针头应锐利、无钩、不弯曲，型号合适；注射器和针头衔接紧密。

（五）选择合适的注射部位

注射部位应避开神经和血管（动脉穿刺、静脉注射除外）。不宜在炎症、硬结、瘢痕和皮肤受损处进针。

（六）准备注射药液

注射药物应临时抽取，现配现用，以防药液效价降低或被污染。

（七）排尽空气

注射前必须排尽注射器内的空气，防止空气进入血管造成栓塞。排气时应注意防止药液浪费。

（八）注射前检查回血

进针后，注射药物前，应抽动注射器活塞，检查有无回血。静脉注射必须见回血才能推注药液，皮下、肌内注射如有回血，应立即拔针，重新注射。

（九）无痛注射技术

1. 注意说明解释，分散患者的注意力，取得合作。

2. 选取合适体位，使患者肌肉放松，便于进针。

3. 注射时做到“二快一慢”（进针及拔针快、推药慢；小孩采用三快注射，即进针、拔针、推药均快），且推注药液速度应均匀。

4. 同时注射多种药物时，应先注射无刺激性的，再注射刺激性强的药物，并且选择针头宜细长，进针要深，以减轻疼痛。

（十）注意合适的进针角度和深度

1. 不同的注射法分别有不同的进针角度和深度，具体见相关注射法。

2. 进针时不可将针梗全部刺入注射部位，以免因不慎断针时增加处理的难度。

二、注射用物

（一）注射盘内放

1. 皮肤消毒液：2%碘酊与75%乙醇或0.5%碘附。

2. 无菌持物钳（或镊）。

3. 棉签，砂轮，无菌纱布，弯盘，开瓶器，静脉注射时加止血带、小垫枕。

（二）注射器和针头

1. 注射器的构造、规格　注射器由乳头、空筒、活塞、活塞轴、活塞柄构成（图13-5)。规格有1ml、2ml、5ml、10ml、20ml、30ml、50ml、100ml等。

2. 针头的构造、规格　针头由针尖、针梗、针栓三个部分组成（图13-5）。其常用型号有4½、5、5½、6、6½、7、8、9号等。

（三）药物

按医嘱准备药液。常用有溶液、油剂、混悬液、结晶和粉剂等。

（四）治疗车下层备物

污物桶两个和利器盒一个。两个污物桶分别放置医疗垃圾和生活垃圾，利器盒用于放置损伤性废弃物（用过的注射器、针头）。

（五）注射本或注射卡

根据医嘱准备，作为注射的依据。

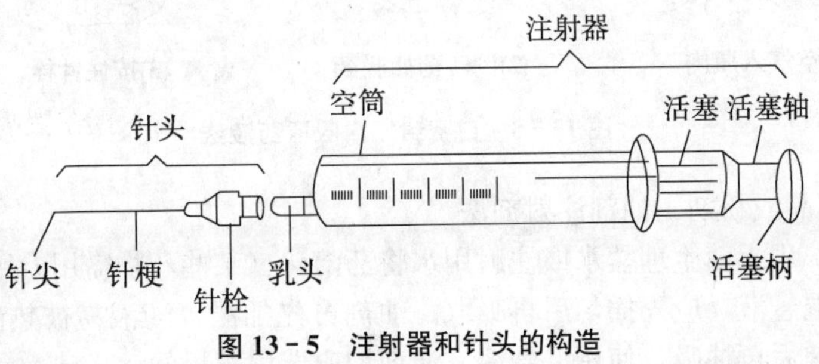

图13-5　注射器和针头的构造

三、药液抽吸法

（一）自安瓿内吸取药液法

三查七对后，将安瓿尖端药液弹至体部，用砂轮在安瓿颈部划一锯痕，然后常规消毒并拭去细屑，折断安瓿（若在安瓿颈部上方有蓝点标记，则不需砂轮划痕，消毒后直接折断安瓿），大安瓿可用无菌纱布包裹后折断。将注射器针头斜面向下，伸入安瓿内的液面下，抽动活塞进行吸药（图 13-6、13-7）。吸药时不得用手握住活塞，只能持活塞柄，吸毕，将针头垂直向上，轻拉活塞使针头中的药液流入注射器内，并使气泡聚集在乳头口，稍推活塞，驱出注射器内的空气。如注射器乳头偏向一侧，驱出气泡时应使注射器乳头朝上倾斜，使气泡集中于乳头根部，将空气排出。然后套好针套或套上空安瓿置于无菌巾内备用。

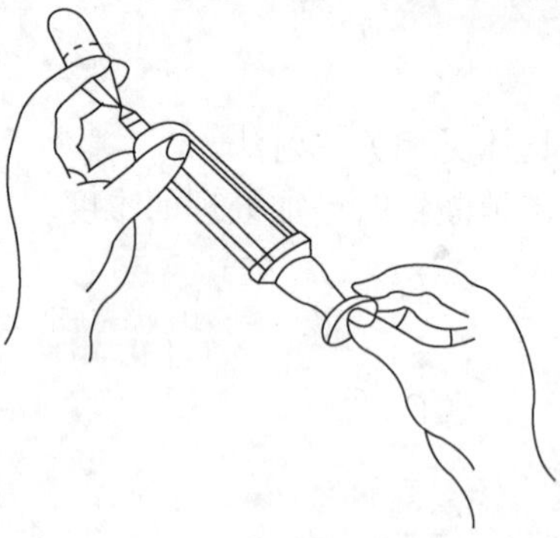

图 13-6　自小安瓿内吸取药液法

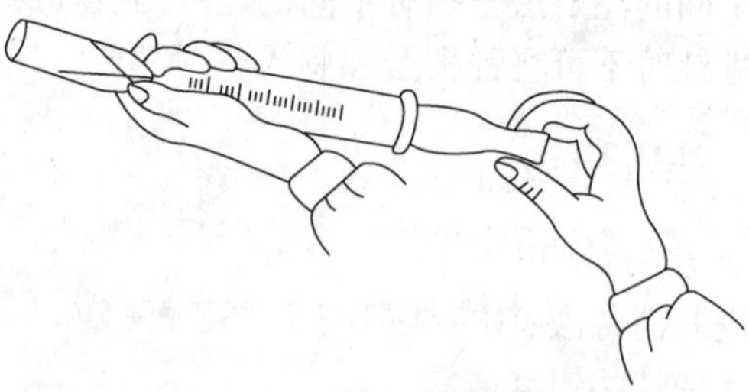

图 13-7　自大安瓿内吸取药液法

（二）自密封瓶内吸取药液法

三查七对后，除去铝盖中心部分，常规消毒瓶塞，待干后往瓶内注入所需药液的等量空气，以增加瓶内压力，避免形成负压，倒转药瓶及注射器，使针头在液面下，吸取所需药量，再以示指固定针栓，拔出针头（图 13-8）。排气后套好针套置于无菌巾内备用。

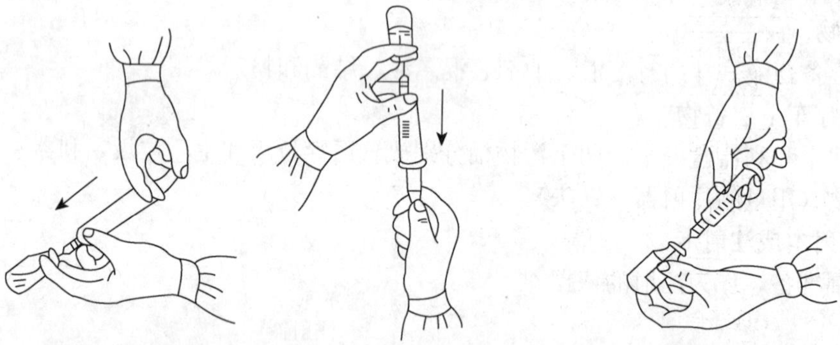

(1)注空气入瓶内　(2)倒转药瓶吸药　(3)按住针栓，拔出针头

图 13-8　自密封瓶内吸取药液法

（三）吸取结晶或粉剂、油剂注射剂法

三查七对后，用无菌生理盐水或注射用水将药溶化（某些药物需用专用溶媒）待充分溶解后吸取，如为混悬液，应先摇匀后再吸取。油剂可先加温（药液易被热破坏者除外），或将药瓶用双手对搓后再抽吸。使用混悬液、油剂均应选用稍粗的针头。

（四）注意事项

1. 严格遵守无菌操作原则和查对制度。

2. 药液应现用现抽吸，以免污染和降低效价。

3. 排气时不可浪费药液，以免影响药物疗效。

4. 药液抽尽后的空安瓿或空药瓶不可立即丢弃，以备查对。

四、常用注射法

（一）皮内注射法（I. D.）

皮内注射法是将小量药液注入表皮与真皮之间的方法。

【目的及部位】

1. 各种药物过敏试验　在前臂掌侧下段，因该处皮肤较薄，皮色较淡，易于注射和辨认局部反应。

2. 预防接种　常选用三角肌下缘部位注射，如卡介苗、百日咳疫苗等。

3. 局部麻醉的先驱步骤　在所需局部麻醉处。

【用物】

注射盘用物，另加无菌 1ml 注射器，4½针头，注射卡，如为过敏试验需备抢救盒（具体见药物过敏试验相关章节），按医嘱准备药液。

【操作方法】皮内注射操作流程与要点说明见表 13－6。

表 13－6　皮内注射法

步骤	操作流程	要点说明
核对	患者的床号、姓名	严格执行查对制度
评估	1. 患者的病情、意识状态、正在进行的治疗 2. 局部皮肤情况、药物过敏史 3. 患者：心理状态、沟通、合作能力、需求	
告知	1. 皮内注射的目的和配合方法 2. 皮内注射的注意事项	
准备	1. 操作者：衣帽整洁，洗手，戴口罩 2. 患者：取坐位或卧位 3. 用物：如上 4. 环境：整洁，光线充足，温度适宜	
实施	1. 注射 (1)选择合适的注射部位，用75%乙醇消毒皮肤，待干 (2)排尽气体，左手绷紧皮肤，右手以平执式持注射器，针头斜面向上与皮肤呈5° 角进针刺入皮内（图13–9） (3)待斜面全部进入皮内后，左手拇指固定针栓，右手推注药液0.1ml，使局部成一皮丘，可见局部圆形隆起，皮肤变白，毛孔变大（成功皮丘的标志） 2. 拔针 (1)注药毕，快速拔针，计时 (2)20min后观察结果	对做皮试的患者，按规定时间由两名护士观察结果
整理	1. 协助患者取舒适卧位，整理床单位 2. 按医疗废物处置用物，洗手 3. 再次查对，记录	1. 严格按消毒隔离原则处理用物 2. 将过敏试验结果记录在病历上，阳性用红笔标“+”，阴性用黑笔或蓝黑色笔标记“–”

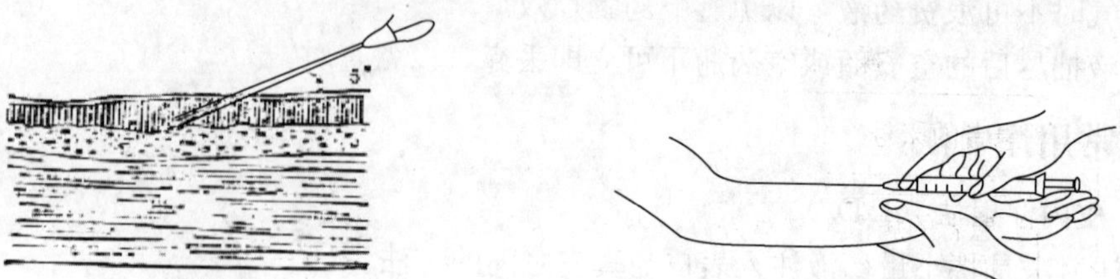

（1）进针角度　　（2）绷紧皮肤注射

图 13－9　皮内注射法

【注意事项】

1. 严格执行查对制度和无菌操作原则。

2. 皮肤消毒忌用碘酊，以免与碘过敏相混淆或因脱碘不彻底影响局部观察。

3. 进针勿过深，拔针时勿按揉，以免影响结果的观察。

4. 如为过敏试验，嘱患者注射后勿离开，如有不适，及时呼救。

（二）皮下注射法（H）

皮下注射法是将小量药液注入皮下组织的方法。常用部位有上臂三角肌下缘、上臂外侧、腹部、后背及大腿外侧（图 13－10）。

【目的】

1. 需迅速达到药效、不能或不宜经口服给药时采用，如肾上腺素、胰岛素等药物治疗。

2. 局部供药，如局部麻醉用药。

3. 预防接种，如各种菌苗、疫苗的预防接种。

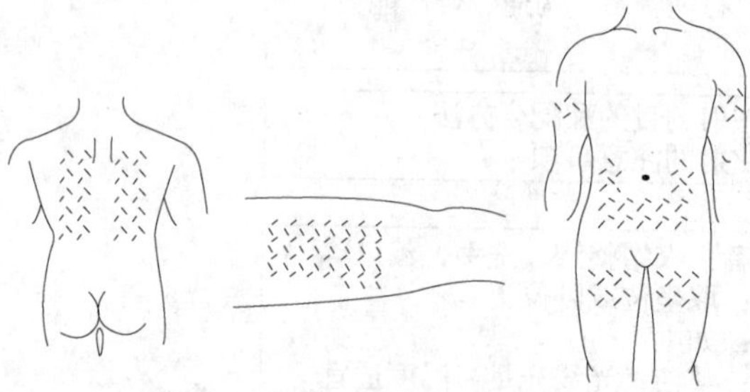

图 13－10　皮下注射部位

【用物】注射盘用物，另加无菌 1～2ml 注射器，5½～6 号针头，注射卡，按医嘱准备药液。

【操作步骤】皮下注射操作流程及要点说明见表 13－7。

表 13-7　皮下注射法

操作流程		要点说明
核对	患者的床号、姓名	
评估	1. 患者的病情、意识状态、正在进行的治疗 2. 局部皮肤情况、药物过敏史 3. 患者：心理状态、沟通、合作能力、需求	
告知	1. 皮下注射的目的和配合方法 2. 皮下注射的注意事项	
准备	1. 操作者：衣帽整洁，洗手，戴口罩 2. 患者：取坐位或卧位 3. 用物：如上 4. 环境：整洁，光线充足，温度适宜应	
实施	1. 注射 (1)选择合适的注射部位，常规或用0.5%碘附消毒皮肤，待干 (2)注射前再次核对，排尽气体，左手绷紧局部皮肤，右手持注射器，示指固定针栓，针头斜面向上，与皮肤呈30°~40°，快速刺入针梗的2/3（图13-11） (3)松开左手抽动活塞，如无回血，缓慢注入药液 2. 拔针 注药毕，用干棉签按压针刺点，快速拔针后按压片刻	1. 确保针头未刺入血管内 2. 推药速度宜缓慢、均匀以减轻疼痛 3. 压迫至不出血为止
整理	1. 协助患者取舒适卧位，整理床单位 2. 按医疗废物处置用物，洗手 3. 再次查对，记录	

【注意事项】

1. 严格执行查对制度和无菌操作原则。
2. 进针角度不宜大于45°，以免刺入肌层。过瘦者，可捏起注射部位并减小进针角度进行注射。
3. 刺激性较强的药物不宜作皮下注射。
4. 需长期注射者，注射部位应交替更换，避免局部产生硬结。
5. 注射药液不足 1ml 时，应选择 1ml 注射器抽吸药液，以确保剂量的准确。

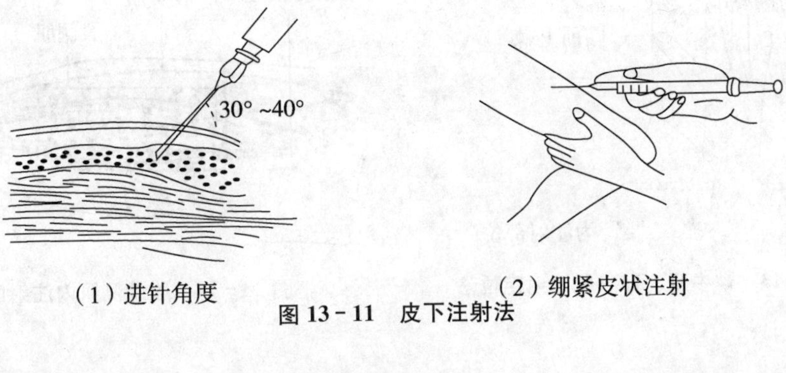

（1）进针角度　　（2）绷紧皮状注射

图 13-11　皮下注射法

（三）肌内注射法（I. M. 或 i. m.）

肌内注射法是将药液注入肌肉组织的方法。

【目的】

1. 注射刺激性较强或药量较多的药物。

2. 不宜或不能做静脉注射，且要求比皮下注射更迅速发生疗效者。

【部位】一般选择肌肉较厚，离大神经、大血管较远的部位。其中以臀大肌为最常用，其次为臀中肌、臀小肌、股外侧及上臂三角肌。

1. 定位方法

（1）臀大肌注射定位法：①十字法：以臀裂顶点向左或右划一水平线，然后从髂嵴最高点作一垂直平分线，将臀部分为 4 个象限，其外上象限并避开内角（从髂后上棘至股骨大转子连线），即为注射部位（图 13－12）。②连线法：髂前上棘和尾骨连线的外上 1/3 处为注射部位（图 13－12）。

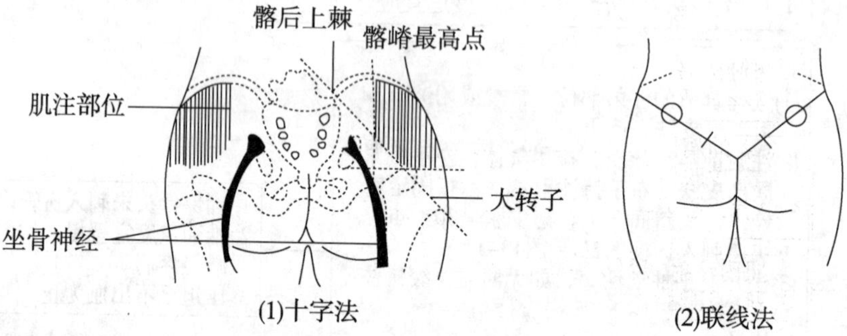

图 13－12　臀大肌肌内注射定位法

（2）臀中肌、臀小肌注射定位法：①三角形定位法：掌根置于股骨大转子上，示指尖和中指尖分别置于髂前上棘和髂嵴下缘处，髂嵴、示指、中指构成一个三角形，示指与中指间构成的内角即为注射部位（图 13－13）。此处血管、神经较少，且脂肪组织较薄，故被广泛应用。②三横指定位法：髂前上棘外侧三横指处（以患者自己的手指宽度为标准）即为注射部位。

（3）股外侧肌注射定位法：大腿中段外侧，膝上 10cm，髋关节下 10cm，宽约 7.5cm，即为注射部位（图 13－14）。此处大血管、神经干较少通过，范围较大，适用于需多次注射者。

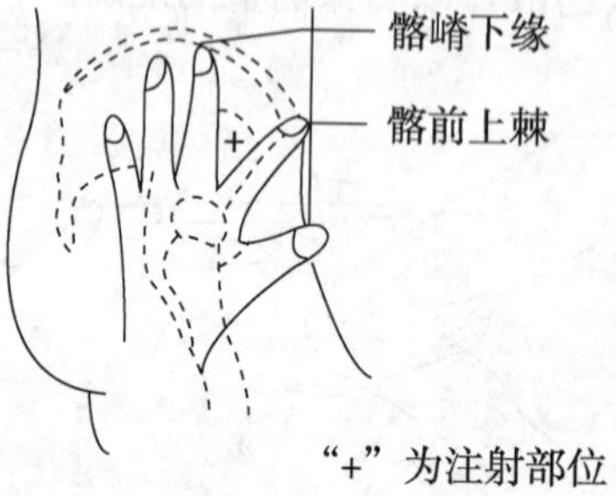

图 13－13　臀中肌、臀小肌注射定位法

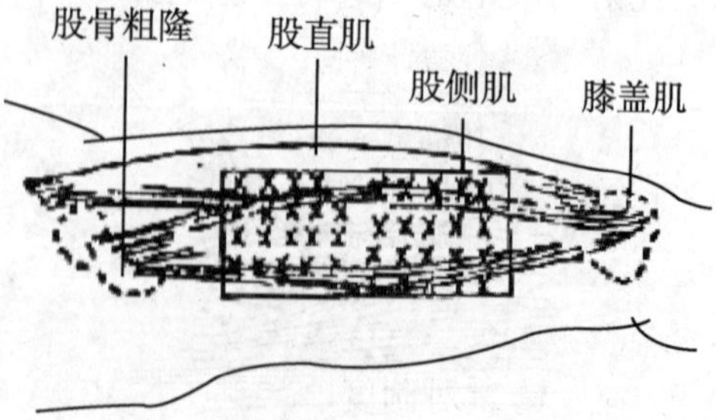

图 13－14　股外侧肌内注射区

（4）上臂三角肌注射定位法：上臂外侧，肩峰下 2～3 横指处即为注射部位（图 13－15）。此处肌肉分布较少，只能做小剂量注射。

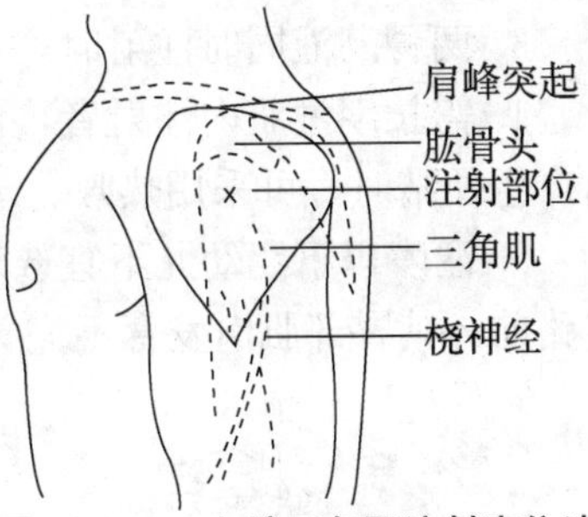

图 13－15　上臂三角肌注射定位法

2. 注射体位

（1）侧卧位：上腿伸直，下腿稍弯曲。

（2）俯卧位：足尖相对，足跟分开，头偏向一侧。

（3）仰卧位：常用于危重及不能翻身的患者，采用臀中、小肌注射较为方便，嘱患者自然平躺，肌肉放松。

（4）坐位：坐位椅应稍高，便于操作。常用于上臂三角肌或臀部肌内注射。

【用物】注射盘用物，另加无菌 2～5ml 注射器、6～7 号针头、注射卡，按医嘱准备药液。

【操作方法】肌内注射操作流程与要点说明见表 13－8。

表 13－8　肌内注射法

操作流程		要点说明
核对	患者的床号、姓名	
评估	1. 患者的病情、意识状态、正在进行的治疗 2. 局部皮肤情况、药物过敏史 3. 患者：心理状态、沟通、合作能力、需求	
告知	1. 肌内注射的目的和配合方法 2. 肌内注射的注意事项	
准备	1. 操作者：衣帽整洁，洗手，戴口罩 2. 患者：安置舒适体位 3. 用物：如上 4. 环境：整洁，光线充足，温度适宜，必要时备屏风遮挡	
实施	1. 注射 (1)选择合适的注射部位，常规或用0.5%碘附消毒皮肤，待干 (2)注射前再次核对，排尽气体，左手拇指和示指绷紧皮肤，右手以执笔式持注射器，中指固定针拴，针头与皮肤呈90°，以前臂带动腕部的力量，将针头快速刺入，深度为针梗的2/3（图13–16） (3)松开左手抽动活塞，如无回血，缓慢注入药液 2. 拔针：注药毕，用干棉签按压针刺点，快速拔针后按压片刻	1. 确保针头未刺入血管内 2. 推药速度宜缓慢、均匀以减轻疼痛 3. 推药过程中注意观察患者反应 4. 压迫至不出血为止
整理	1. 协助患者取舒适卧位，整理床单位 2. 按医疗废物处置用物，洗手 3. 再次查对，记录	

【注意事项】

1. 严格执行查对制度和无菌操作原则。

2. 切勿把针梗全部刺入，以防针梗从根部折断。若针头折断，保持局部与肢体不动，以防针头移位，迅速用血管钳将断端取出。

3. 两种药液同时注射时，应注意配伍禁忌。

4. 需长期做肌内注射者，注射部位应交替更换，避免局部产生硬结。如因长期多次注射产生硬结时，可采用热敷、理疗等方法处理。

5. 两岁以下婴幼儿不宜选用臀大肌注射，因有损伤坐骨神经的危险，幼儿在未能独自走路前，其臀部肌肉发育不完善，应选用臀中肌、臀小肌处注射。

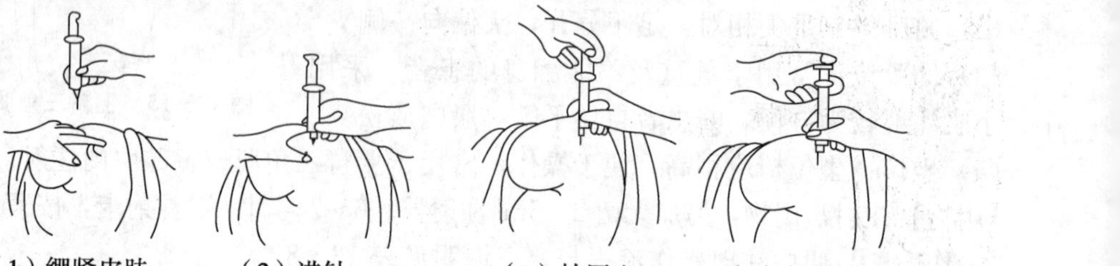

图 13-16　肌内注射法

（四）静脉注射法（I. V. 或 i. v.）

静脉注射法是将一定量的药液注入静脉的方法。它是发挥药效最快的给药方法。

【目的】

1. 药物不宜口服、皮下或肌内注射，且需迅速发挥药效时。

2. 由静脉注入药物做某些诊断性检查或试验，如静脉注入造影剂。

3. 输液、输血及采集血标本。

4. 用于静脉营养治疗。

【部位】

1. 四肢浅静脉　常用肘部的贵要静脉、正中静脉、头静脉，或手背、足背、踝部大、小隐静脉等（图 13-17）。

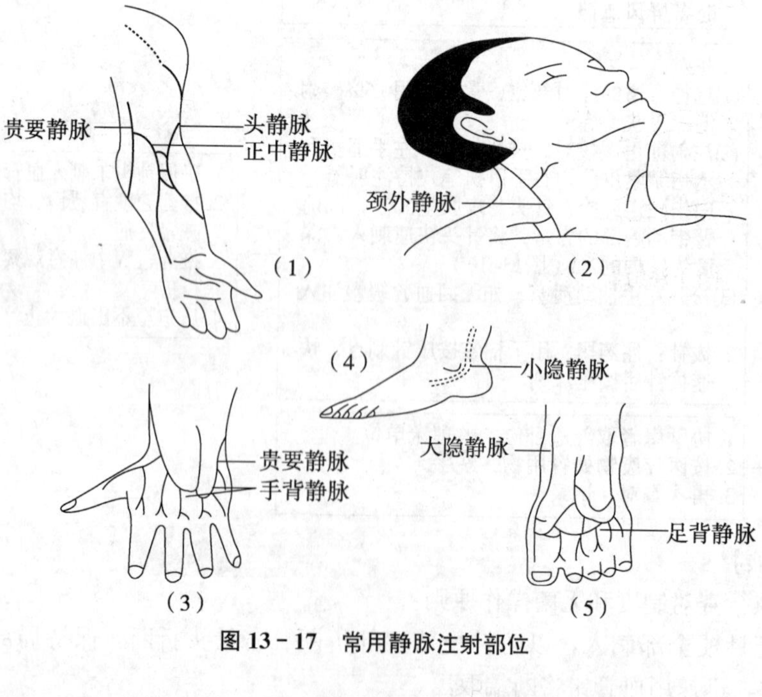

图 13-17　常用静脉注射部位

2. 股静脉　位于股三角区、髂前上棘和耻骨结节连线的中点处为股动脉，股动脉内侧0.5cm处为股静脉（见图13－18）。

3. 头皮静脉　小儿头皮静脉非常丰富，分支甚多，互相沟通交错成网且表浅易见，易于固定，方便患儿肢体活动，故患儿静脉注射多采用头皮静脉（图13－19）。

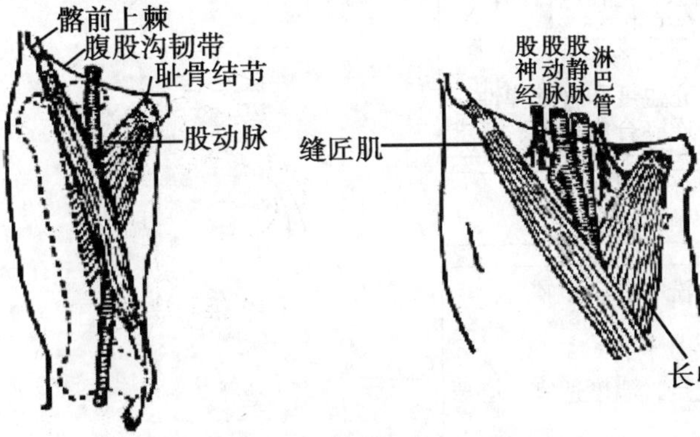

图13－18　常用股静脉解剖位置

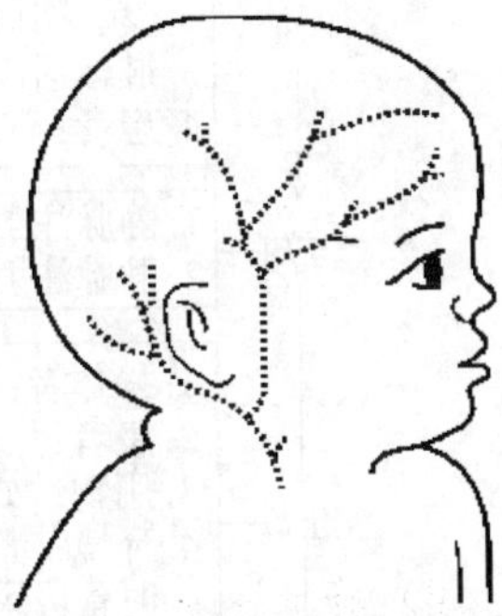

图13－19　小儿头皮静脉

【用物】注射盘用物，另加无菌注射器（规格根据药量而定）、6～9号针头或头皮针、注射卡、止血带、注射用小枕、胶布或敷贴、手套、按医嘱准备药液。

【操作方法】

1. 四肢静脉注射的操作流程与要点说明见表13－9。

2. 小儿头皮静脉注射法的操作流程见表13－10。

3. 股静脉注射法操作流程见表13－11。

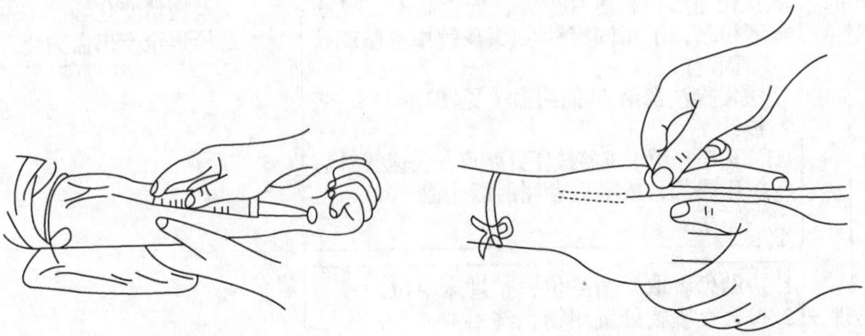

（1）注射器进针法　（2）头皮针进针法

图13－20　静脉注射法

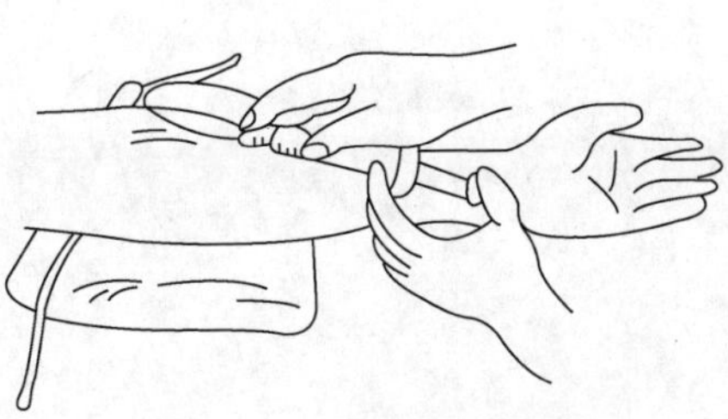

图13－21　静脉注射推药法

表 13-9　四肢静脉注射法

	操作流程	要点说明
核对	患者的床号、姓名	
评估	1. 患者的病情、意识状态、正在进行的治疗 2. 穿刺部位皮肤情况：有无水肿、结节、瘢痕、伤口 3. 肢体活动情况、静脉充盈度和管壁弹性 4. 患者：心理状态、沟通、合作能力、需求	
告知	1. 静脉注射的目的和配合方法 2. 静脉注射的注意事项	
准备	1. 操作者：衣帽整洁，洗手，戴口罩 2. 患者：安置舒适体位 3. 用物：如上 4. 环境：整洁，光线充足，温度适宜，必要时备屏风遮挡	
实施	1. 注射 (1)将注射用小枕垫于穿刺部位下 (2)戴手套 (3)碘酊消毒皮肤，在穿刺点上方6cm以上扎止血带后，乙醇脱碘，待干 (4)再次查对患者和药液，排尽气体，嘱患者握拳 (5)左手拇指绷紧并固定静脉下端皮肤，右手持注射器，针尖斜面向上与皮肤呈15°~30°角，自静脉的上方或侧方刺入皮下，再沿静脉的走向潜行刺入静脉（见图13-20） (6)见回血后，再进针少许，松止血带，嘱患者松拳，示指固定针头(头皮针用敷贴或胶布固定) (7)缓慢推注药液,试抽回血（见图13-21） 2. 拔针 (1)注药毕，用干棉签按压针刺点，快速拔针后按压局部，或嘱患者屈肘以止血 (2)脱下手套	1. 推注药液过程中随时听取患者主诉，观察局部情况及病情变化 2. 压迫至不出血为止
整理	1. 协助患者取舒适卧位，整理床单位 2. 按医疗废物处置用物，洗手 3. 再次查对，记录	

表 13－10　小儿头皮静脉注射法

操作流程		要点说明
核对	患者的床号、姓名	
评估	1. 患儿的病情、意识状态、正在进行的治疗 2. 穿刺部位皮肤情况：有无水肿、瘢痕、伤口 3. 患儿活动情况、静脉充盈度和管壁弹性 4. 患儿：心理状态、沟通、合作能力、需求	
告知	1. 告知患儿及其家属注射的目的和配合方法 2. 注射的注意事项	
准备	1. 操作者：衣帽整洁，洗手、戴口罩 2. 患者：安置舒适体位 3. 用物：如上 4. 环境：整洁，光线充足，温度适宜	患儿取仰卧位或侧卧位，必要时剃去注射部位的毛发
实施	1. 注射 (1)碘酊消毒皮肤，乙醇脱碘，待干 (2)必要时戴手套 (3)再次查对患者和药液，排尽气体 (4)由助手固定患儿头部，穿刺者左手拇指、示指固定静脉两端，右手持头皮针翼，沿静脉向心方向平行刺入 (5)见回血后，再进针少许，固定针头（头皮针用敷贴或胶布固定） (6)缓慢推注药液 2. 拔针：注药毕，用干棉签按压针刺点，快速拔针后按压局部	1. 注射过程中注意约束患儿 2. 注药过程中应抽回血，以检查针头是否仍在血管内。如有局部疼痛或肿胀隆起，回抽无回血，提示针头滑出血管，应拔出针头，更换部位重新穿刺 3. 推药过程中注意观察病情变化 4. 压迫至不出血为止
整理	1. 协助患者取舒适卧位，整理床单位 2. 按医疗废物处置用物，洗手 3. 再次查对，记录	

表 13-11 股静脉注射法

操作流程		要点说明
核对	患者的床号、姓名	
评估	1. 患者的病情、意识状态、正在进行的治疗 2. 穿刺部位皮肤情况：有无水肿、结节、瘢痕、伤口 3. 肢体活动情况、静脉充盈度和管壁弹性 4. 患者：心理状态、沟通、合作能力、需求	
告知	1. 股静脉注射的目的和配合方法 2. 股静脉注射的注意事项	
准备	1. 操作者：衣帽整洁，洗手、戴口罩 2. 患者：取仰卧位，下肢伸直略外展外旋 3. 用物：如上 4. 环境：整洁，光线充足，温度适宜，必要时备屏风遮挡	
实施	1. 注射 (1)暴露注射部位，必要时将注射小枕垫于穿刺部位下 (2)常规消毒皮肤 (3)戴无菌手套 (4)再次查对患者和药液，排尽气体 (5)用手指扪及股动脉搏动，并用手指固定 (6)右手持注射器，针头与皮肤呈90°或45°角，在股动脉内侧0.5cm处刺入，有暗红色血液提示进入静脉 (6)固定针头，推注药液 2. 拔针 注射毕，快速拔针，用无菌纱布按压局部3~5min止血，然后用胶布固定	1. 在股三角内动脉搏动最明显处做股动脉定位 2. 如抽出血液为鲜红色，提示针头进入股动脉，应立即拔出针头，用无菌纱布按压穿刺处5~10min，直至无出血，以免形成血肿
整理	1. 协助患者取舒适卧位，整理床单位 2. 按医疗废物处置用物，洗手 3. 再次查对，记录	

【注意事项】

1. 严格执行查对制度和无菌操作原则。

2. 应选择粗直、弹性好、不易滑动且避开关节、静脉瓣的静脉。

3. 如需长期静脉给药者，应保护血管，由远心端至近心端选择血管进行注射。

4. 对组织有强烈刺激的药物，注射前应先做穿刺，注入少量生理盐水，证实针头确在血管内，再推注药物，以防药液外溢而致局部组织坏死。

5. 根据年龄、病情及药物性质，掌握注入药液的速度，密切观察患者反应及其注射局部情况。

【静脉注射常见失败的原因与表现】见图 13-22。

1. 针头斜面一半在血管内，一半在血管外，注药时药液溢出至皮下，局部皮肤隆起，患者局部疼痛，抽吸可见回血。

2. 针头刺入较深，斜面一半穿破对侧血管壁，注药时药液溢出至深部组织，推注少量药液，局部皮肤无隆起，患者局部有痛感，抽吸可见回血。

3. 针头刺入过深，穿透对侧血管壁，注药时药液溢出至深部组织，推注少量药液，局部皮肤无隆起，患者局部有痛感，抽吸无回血。

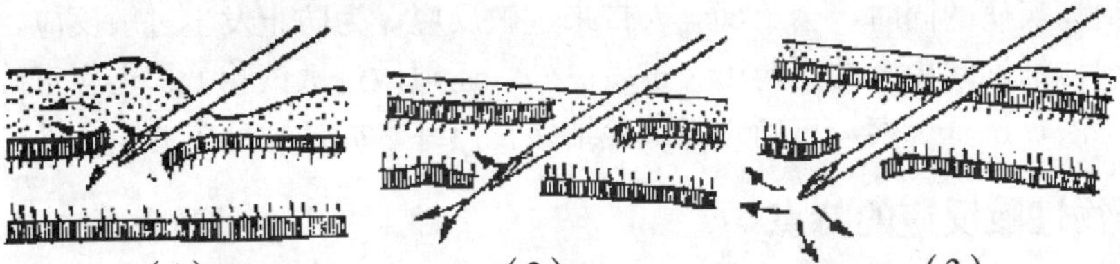

（1）　　（2）　　（3）

图 13－22　静脉注射常见失败的原因与表现

知识链接

微量注射泵

一、概述

微量注射泵（简称微量泵）（图 13－23）是一种新型泵力仪器，将少量药液精确、微量、均匀、持续地泵入体内，操作便捷、定时、定量，根据病情需要可随时调整药物浓度、速度，使药物在体内能保持有效血药浓度。运用微量泵抢救危重患者，能减轻护士工作量，提高工作效率，准确、安全、有效地配合医生抢救。

二、适应证

常用于 ICU、CCU、儿科、心胸、脑外科、普外科等重症患者。

三、使用方法

1. 备好物品和药品　微量泵，20ml、50ml 无菌注射器，塑料延长管，无菌盘，止血带，胶布，输液垫，按医嘱备药。

2. 检查微量泵电路、电源、距离和仪器状态。

3. 按医嘱核对药物。用专用注射器吸取药液。

4. 连接延长管排气后将其设置于泵体夹内，推动滑座至可注射状态。静脉注射成功后连接延长管。根据病情、药物性质选择给药速度。

5. 按启动键，可见注射指示标志转动。检查各项指示等是否处于工作状态。

6. 及时清洗泵表面污物、残液，防止腐蚀机器，用后由专人保管。

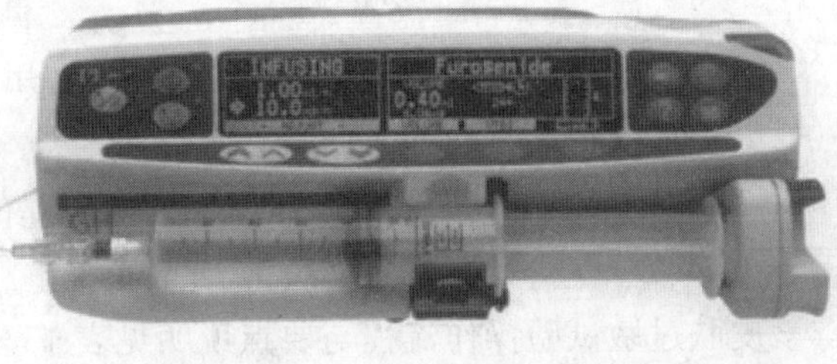

图 13－23　微量注射泵

第五节 药物过敏试验法

药物在治疗疾病的同时，会给部分人带来过敏反应，为防止发生过敏反应，在使用某些药物前，除须详细询问患者的用药史、过敏史外，还须做过敏试验。护士应正确掌握试验液配制及试验方法，认真观察，正确判断试验结果，熟练掌握过敏反应的紧急处理方法。

一、药物过敏反应的特点

药物过敏反应是异常的免疫反应，可发生于少数人，与人的过敏体质有关，与所用药物的药理作用和剂量无关，一般发生于再次应用过程中。临床表现可有发热、皮疹、血管神经性水肿、血清病综合征等，严重者甚至发生过敏性休克，如不及时抢救，可危及生命。

二、常用的药物过敏试验法

（一）青霉素过敏试验法

青霉素主要用于敏感的革兰阳性球菌、阴性球菌和螺旋体感染。青霉素具有疗效高、毒性较小的特点，被临床广泛应用于疾病治疗，但易发生过敏反应，其发生率在各种抗生素中最高，约3%～6%。多数发生于多次接受青霉素治疗者，偶见初次用药的患者。可发生于任何年龄组，青壮年尤为多见。

青霉素过敏试验通常以0.1ml（含青霉素20～50U）的试验液皮内注射，根据皮丘变化及患者全身情况来判断试验结果，过敏试验结果阴性才可使用青霉素治疗。

1. 用物

（1）注射盘用物，另加1ml、5ml注射器、青霉素80万单位/支、生理盐水注射液、标签、注射卡。

（2）青霉素皮试液：标准皮内试验液的浓度为每毫升含青霉素200～500U（配制方法见表13－12）。

（3）抢救用物：抢救盒内备0.1%盐酸肾上腺素、2ml或5ml注射器、75%乙醇、棉签、砂轮；检查氧气和吸痰机等性能是否良好，可供急需时用。

表13－12 青霉素皮肤试验液的配制方法（以青霉素钠80万单位/支为例）

青霉素钠	加生理盐水（ml）	每毫升药液青霉素钠含量（U/ml）	要求
80万单位	4	200 000	用5ml注射器，摇匀
取上液0.1ml	0.9	20 000	用1ml注射器，摇匀
取上液0.1ml	0.9	2000	摇匀
取上液0.1～0.25ml	0.9～0.75	200～500	摇匀，贴标签，稳妥放置

2. 操作方法　青霉素皮肤过敏试验操作流程与要点说明见表13－13。

表 13－13　青霉素皮肤过敏试验法

步骤	操作流程	要点说明
核对	患者的床号、姓名	
评估	1. 患者的病情、意识状态、正在进行的治疗 2. 用药史、过敏史及家族过敏史 3. 穿刺部位皮肤情况：有无水肿、结节、瘢痕、伤口 4. 肢体活动情况	1. 了解患者注射前是否空腹，因空腹时注射药物可能会发生眩晕、恶心等反应，易与过敏反应相混淆 2. 了解患者注射前是否需要大小便 3. 如曾使用青霉素，停药超过3天，或使用过程中药物批号发生改变，应重做过敏试验
告知	1. 皮肤过敏试验的目的和配合方法 2. 皮肤过敏试验的注意事项	
准备	1. 操作者：衣帽整洁，洗手、戴口罩 2. 患者：取坐位或仰卧位，掌心向上 3. 用物：如上 4. 环境：整洁，光线充足，温度适宜	
实施	1. 按皮内注射法，在患者前臂掌侧下段皮内注射青霉素皮试液0.1ml（含青霉素50U） 2. 注药毕，快速拔针，计时 3. 密切观察病情和皮试部位情况，20min后观察结果	1. 嘱患者在20min内不得离开注射室，不要挠抓注射部位，如有不适，及时告知医护人员 2. 按规定时间由两名护士观察结果
整理	1. 协助患者取舒适卧位，整理床单位 2. 按医疗废物处置用物，洗手 3. 再次查对，记录	1. 严格按消毒隔离原则处理用物 2. 如结果为阳性，需将结果报告医生、患者及家属，禁止使用青霉素。若试验结果判断可疑，可在对侧手臂用生理盐水做对照试验 3. 将过敏试验结果记录在病历上，阴性用黑笔或蓝黑色笔标记“–”，阳性用红笔标记“+”

3．试验结果判断

阴性： 局部皮丘大小无改变，周围无红晕，无红肿。无自觉症状，无不适表现。

阳性： 局部皮丘隆起，出现红晕，直径大于1cm，或周围有伪足伴局部痒感，严重时可有头晕、心慌、恶心，甚至发生过敏性休克。

4．注意事项

（1）严格执行查对制度及无菌操作原则。

（2）青霉素过敏试验前详细询问患者的用药史、过敏史及家族过敏史。

（3）凡初次用药、停药3天以上或在使用过程中更换生产批号时，均需按照常规做过敏试验。

（4）皮试液要现配现用，浓度剂量要准确。并备肾上腺素、氧气等抢救药品和物品。

（5）忌用碘酊消毒皮肤，注射部位切勿按压搔抓，以免影响注射局部结果的观察。

（6）首次注射后需观察30min，注意局部和全身反应。

（7）试验结果阳性者禁止使用青霉素，同时报告医生，在体温单、医嘱单、病历、床头卡、注射卡上醒目地标明“青霉素（+）”，并告知患者及其家属。

5. 青霉素过敏反应

【发生机制】

青霉素是一种半抗原，进入机体后，其降解产物——青霉噻唑和青霉稀酸与组织蛋白结合成全抗原——青霉噻唑蛋白，刺激机体产生特异性抗体 IgE，由于 IgE 与组织细胞具有特殊的亲和力，故形成的抗体固定在某些组织的肥大细胞上和血液中的白细胞表面，使机体呈致敏状态，当具有过敏体质的人再次接受类似抗原刺激后，即与特异性抗体（IgE）结合，发生抗原抗体反应，导致细胞破裂，释放组胺、缓激肽、5-羟色胺等血管活性物质。这些物质作用于效应器官，使平滑肌痉挛、微血管扩张、毛细血管通透性增高、腺体分泌增多。由于血管活性物质作用的部位不同及个体差异，故临床表现也多种多样。

【临床表现】

（1）过敏性休克：一般发生在注射药物后 5～20min 内，甚至可在数秒内发生，既可发生于皮内试验过程中，也可发生于初次肌内注射或静脉注射时（皮内试验结果阴性）；还有极少数患者发生于连续用药过程中。其临床表现包括以下几方面：

1）呼吸道阻塞症状：由于喉头水肿、肺水肿、支气管痉挛引起胸闷、气促、哮喘与呼吸困难。客观表现为气急、发绀、口吐白沫。

2）循环衰竭症状：由于周围血管扩张导致机体有效循环血量不足，表现为面色苍白，出冷汗，脉细弱、血压下降。

3）中枢神经系统症状：由于脑组织缺氧，表现为烦躁不安、头晕、面及四肢麻木、意识丧失、抽搐、大小便失禁。

4）其他过敏症状：皮肤瘙痒、荨麻疹、恶心、呕吐、腹痛、腹泻等。

（2）血清病型反应：一般于用药后 7～12 天内发生，临床表现和血清病相似，有发热、关节肿痛、皮肤发痒、荨麻疹、全身淋巴结肿大、腹痛等。

（3）各器官或组织的过敏反应

1）皮肤过敏反应：主要有皮肤瘙痒、皮疹（荨麻疹），严重者可发生剥脱性皮炎。

2）呼吸道过敏反应：可引起哮喘或促使原有的哮喘发作。

3）消化道过敏反应：可引起过敏性紫癜，以腹痛和便血为主要症状。

【处理方法】

（1）青霉素过敏性休克的急救措施

1）立即停药，使患者平卧，注意保暖，报告医生。

2）立即皮下注射 0.1%盐酸肾上腺素 1ml，小儿酌减，如症状不缓解，可每隔半小时皮下或静脉注射 0.5ml，直至脱离危险。此药是抢救过敏性休克的首选药物，它具有收缩血管、增加外周阻力、兴奋心肌、增加心排血量及松弛支气管平滑肌的作用。

3）立即给予氧气吸入，改善呼吸状况。当呼吸受抑制时，应立即进行口对口呼吸，并肌肉注射尼可刹米或洛贝林等呼吸兴奋剂。有条件者可插入气管导管，借助人工呼吸机辅助或控制呼吸。喉头水肿影响呼吸时，应立即准备气管插管或配合施行气管切开术。

4）根据医嘱立即给地塞米松 5～10mg 静脉注射或用氢化可的松 200mg 加 5%或 10%葡萄糖液 500ml 静脉滴注；根据病情给予升压药物；纠正酸中毒和抗组胺类药物。

5）如患者出现心搏骤停，立即行胸外心脏按压。

6）密切观察患者病情变化，记录生命体征、神志、尿量等，并做好动态评价。患者未脱离危险期，不宜搬动。

（2）迟缓性过敏反应（血清病型反应、器官或组织的过敏反应）的处理：立即停药，遵医嘱给予激素和抗组胺药，对症处理，密切观察病情变化，加强皮肤护理，预防感染。

（二）链霉素过敏试验法

链霉素主要对革兰阴性菌和分枝杆菌有较强的抗菌作用，其不良反应主要是损害第Ⅷ对脑神经和肾毒性，还可导致皮疹、发热、荨麻疹、血管性水肿等过敏反应。过敏性休克虽较青霉素低，但死亡率很高，故使用链霉素时，应做皮肤过敏试验。

1. 皮肤试验液的配制　每毫升皮内试验液含链霉素2500U。链霉素每瓶为1g（100万单位），用等渗盐水3.5ml溶解后为4ml（表13-14），每毫升含链霉素0.25g（25万单位）。

表13-14　链霉素皮肤试验液配制法（2500U/ml）

青霉素钠	加生理盐水（ml）	每毫升药液青霉素钠含量（U/ml）	要求
100万单位	3.5	250 000	溶解
0.1ml上液	0.9	25 000	摇匀
0.1ml上液	0.9	2500	摇匀，稳妥放置

2. 试验方法　取链霉素皮肤试验液0.1ml（含250U）皮内注射，观察20min后判断结果。

3. 试验结果判断　同青霉素过敏试验法。

4. 过敏反应的临床表现及处理　过敏反应的临床表现及处理均与青霉素基本相同。此外，因链霉素可与钙离子络合使得其毒性症状减轻或消失，故可同时应用钙剂，用10%葡萄糖酸钙或稀释1倍的5%氯化钙溶液静脉注射。

（三）破伤风抗毒素过敏试验

破伤风抗毒素（TAT）是一种免疫马血清，对人体是异种蛋白，具有抗原性，注射后易出现过敏反应。因此，首次用药前应做过敏试验，曾用过破伤风抗毒素但停用超过1周者，如再次使用，须重做过敏试验。

1. 皮肤试验液的配制　皮肤试验液为每毫升内含有TAT 150IU。取每支1ml含1500 IU的破伤风抗毒素药液0.1ml，加生理盐水稀释至1ml即可。

2. 试验方法　取破伤风抗毒素试验液0.1ml（含15IU）做皮内注射，观察20min后判断试验结果。

3. 试验结果判断

阴性：局部无红肿，全身无异常。

阳性：局部皮丘红肿、硬结直径大于1.5cm，红晕范围直径超过4cm，有时出现伪足、痒感。全身过敏反应、血清病型反应与青霉素过敏反应相同。

若试验结果为阴性，将余液0.9ml做肌内注射。若试验结果为阳性，须采用脱敏注射法。

4. 脱敏注射法　给TAT过敏者多次小剂量注射药液的方法称为脱敏注射法。每次间隔20min，注射后均须密切观察病情。在脱敏注射过程中如发现患者有全身反应，如气促、发绀、荨麻疹及过敏性休克时，应立即停止注射，并迅速处理。如反应轻微，待消退后，酌情将剂量减少，注射次数增加，使其顺利注入所需的全量（表13-15）。

表13-15 破伤风抗霉素脱敏注射法

次数	TAT（ml）	等渗盐水（ml）	注射途径
1	0.1	0.9	肌内注射
2	0.2	0.8	肌内注射
3	0.3	0.7	肌内注射
4	余量	稀释至1ml	肌内注射

（四）普鲁卡因过敏试验法

普鲁卡因是一种局部麻醉药，极少数患者用药后可发生过敏反应，表现皮炎、鼻炎、结膜炎、虚脱、发绀和惊厥，甚至发生肺水肿、哮喘、休克等过敏反应。使用普鲁卡因前须做过敏试验，结果阴性方可用药。

1. 皮肤试验液配制方法　取0.25%普鲁卡因液0.1ml皮内注射，观察20min后判断试验结果。

2. 试验结果判断及过敏反应处理　参照青霉素过敏试验法及过敏反应的处理。

（五）细胞色素C过敏试验法

细胞色素C是一种辅酶，是一种细胞呼吸激活剂，常用作组织缺氧治疗的急救和辅助用药。偶有过敏反应发生，用药前须做过敏试验。

1. 皮肤试验液的配制　取细胞色素C（每支2ml含细胞色素C 15mg）0.1ml加生理盐水至1ml，每毫升含细胞色素C 0.75mg。

2. 试验方法

（1）皮内试验：取细胞色素C试验液0.1ml（含细胞色素C 0.075mg），做皮内注射，观察20min后，判断试验结果。

（2）划痕试验：取细胞色素C原液（每ml含细胞色素C 7.5mg）1滴，滴于前臂内侧皮肤上做划痕法（以无菌针头透过药液，划刺皮肤两道，长约5mm，其深度以不出血为宜，即划破皮不出血），20min后判断试验结果。

3. 试验结果判断

阴性：局部无红肿。

阳性：局部发红，直径大于1cm，有丘疹。

（六）碘过敏试验法

临床上常用碘化物造影剂做肾、胆囊、膀胱、支气管、心血管、脑血管造影。此类药物可发生过敏反应，在造影前1～2天须先做过敏试验，阴性者方可做碘造影检查。

1. 常用试验方法

（1）口服法：于检查前3天开始口服5%～10%碘化钾（或碘化钠），每次5ml，每日3次，共3天，观察结果。

（2）皮内注射法：取碘造影剂0.1ml做皮内注射，观察20min后判断试验结果。

（3）静脉注射法：取碘造影剂1ml（30%泛影葡胺1ml），于静脉内缓慢推注，观察5～10min后判断试验结果。

在静脉注射造影剂前，须先行皮内注射法，再行静脉注射法，如两者均为阴性，方可进行碘剂造影。

2. 试验结果判断

(1) 口服法：出现流泪、口麻、头晕、心慌、恶心、呕吐、荨麻疹等症状为阳性。

(2) 皮内注射法：局部有红、肿、硬结，直径超过 1cm 为阳性。

(3) 静脉注射法：有血压、脉搏、呼吸、及面色等改变为阳性反应。

少数患者过敏试验为阴性，但在注射碘造影剂时仍会发生过敏反应，故须备好急救药品，处理同青霉素。

(七) 头孢菌素类药物过敏试验法

头孢菌素类药物是一类高效、低毒、广谱的抗生素，可致过敏反应，且应注意头孢菌素类药物和青霉素之间可呈现不完全的交叉过敏反应。近年来头孢菌素类药物所致的过敏反应已受到广泛重视，故头孢菌素类药物用药前须做皮肤过敏试验。皮肤试验结果阴性方可用药。

1. 皮肤试验液的配制

以头孢拉定（先锋霉素Ⅵ）为例，每毫升皮内试验液含先锋霉素Ⅵ 500μg/ml（配制方法见表 13-16），皮试注入剂量为 0.1ml（含先锋霉素Ⅵ 50μg）。

表 13-16　先锋霉素Ⅵ皮肤试验液配制法（500μg/ml）

先锋霉素Ⅵ	加生理盐水量（ml）	每毫升药液先锋霉素Ⅵ含量	要求
0.5g	2	250mg	溶解
0.2ml 上液	0.8	50mg	摇匀
0.1ml 上液	0.9	5mg	摇匀
0.1ml 上液	0.9	500μg	摇匀，稳妥放置

2. 其他　皮试的操作方法、结果判断、注意事项、过敏反应的临床表现以及处理，同青霉素过敏试验法的有关内容。

第六节　其他途径给药法

在临床上根据各专科治疗的需要，除了前面介绍的主要给药途径外，还有其他的一些给药法，包括滴药法、插入法、皮肤给药法、舌下给药法等。

一、滴药法

滴药法包括滴眼药法、滴耳药法和滴鼻药法三种局部用药法，其具体方法详见《五官科护理学》相关章节。

二、插入法

常用药物为栓剂，包括直肠栓剂及阴道栓剂。栓剂是药物与适宜基质制成的供腔道给药的固体制剂。其熔点为 37℃左右，插入体腔后缓慢融化而产生药效。

（一）直肠栓剂插入法

【目的】

1. 直肠插入甘油栓，可软化粪便，以利其排出。

2. 栓剂中有效成分被直肠黏膜吸收，而达到全身治疗作用，如解热镇痛栓剂。

【用物】直肠栓剂、指套或手套、卫生纸。

【操作步骤】直肠栓剂插入操作流程与要点说明见表 13－17。

表 13－17　直肠栓剂插入法

操作流程		要点说明
核对	患者的床号、姓名	
评估	患者的病情、意识状态、正在进行的治疗	
告知	1. 直肠栓剂插入的目的和配合方法 2. 直肠栓剂插入的注意事项	
准备	1. 操作者：衣帽整洁，洗手、戴口罩 2. 患者：取侧卧位、膝部弯曲，暴露肛门 3. 用物：如上 4. 环境：整洁，光线充足，温度适宜、用屏风遮挡患者或拉好床帘、窗帘	
实施	1. 戴上指套或手套 2. 让患者张口深呼吸，尽量放松 3. 将栓剂插入肛门，并用示指将栓剂沿直肠壁朝脐部方向送入6~7cm（图13-24） 4. 置入栓剂后，保持侧卧位15min，若栓剂滑脱出肛门外，应重新插入	1. 避免污染手指 2. 使肛门括约肌松弛 3. 必须插至肛门内括约肌以上，并确定栓剂靠在直肠黏膜上；若插入粪块中，则不起作用 4. 防止栓剂滑脱或融化后渗出肛门外
整理	1. 协助患者取舒适卧位，整理床单位 2. 按医疗废物处置用物，洗手 3. 再次查对，记录	1. 卧床者，将便器、卫生纸、呼叫器放于患者易取处 2. 注意观察药物疗效

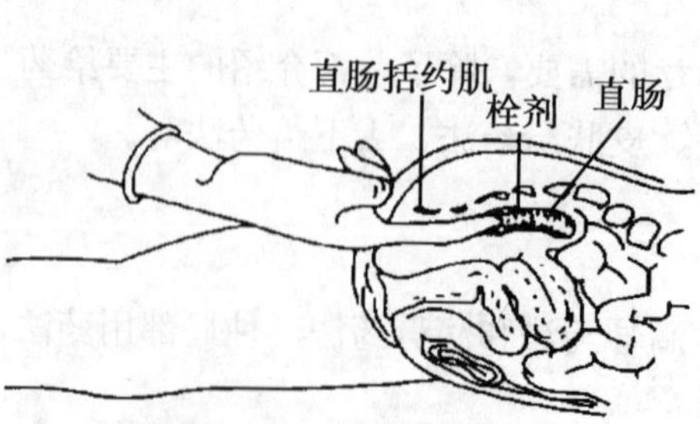

图 13－24　直肠栓剂插入法

【注意事项】

1. 严格执行查对制度。
2. 注意保护患者隐私部位。
3. 指导患者放松以及配合的方法，采取提高用药效果的措施。
4. 教会患者或家属操作的方法，说明在置入药物后至少卧床 15min 的目的。

（二）阴道栓剂插入法

【目的】自阴道插入栓剂，以起到局部治疗的作用，如插入消炎、抗菌药物治疗阴道炎。

【用物】阴道栓剂、栓剂置入器或手套、卫生棉垫、卫生纸。

【操作步骤】阴道栓剂插入操作流程与要点说明见表 13－18。

表 13－18　阴道栓剂插入法

操作流程		要点说明
核对	患者的床号、姓名	
评估	患者的病情、意识状态、正在进行的治疗	
告知	1. 直肠栓剂插入的目的和配合方法 2. 直肠栓剂插入的注意事项	
准备	1. 操作者：衣帽整洁，洗手、戴口罩 2. 患者：取屈膝仰卧位，暴露会阴部 3. 用物：如上 4. 环境：整洁，光线充足，温度适宜、用屏风遮挡患者或拉好床帘、窗帘	
实施	1. 铺橡胶单及治疗巾于臀下 2. 戴上指套或手套 3. 让患者张口深呼吸，尽量放松 4. 利用置入器或戴上手套将栓剂沿阴道下后方轻轻送入5cm，达阴道穹窿（图13-25） 5. 嘱咐患者至少平卧15min，以利药物扩散至整个阴道组织，利于药物吸收 6. 取出治疗巾及橡胶单，为避免药物或阴道渗出物弄污内裤，可使用卫生棉垫	1. 必须确定阴道口后才能置药，避免误入尿道 2. 成年女性阴道长约10cm，故必须置入5cm以上深度，以防滑出 3. 应平卧以确保用药效果
整理	1. 协助患者取舒适卧位，整理床单位 2. 按医疗废物处置用物，洗手 3. 再次查对，记录	

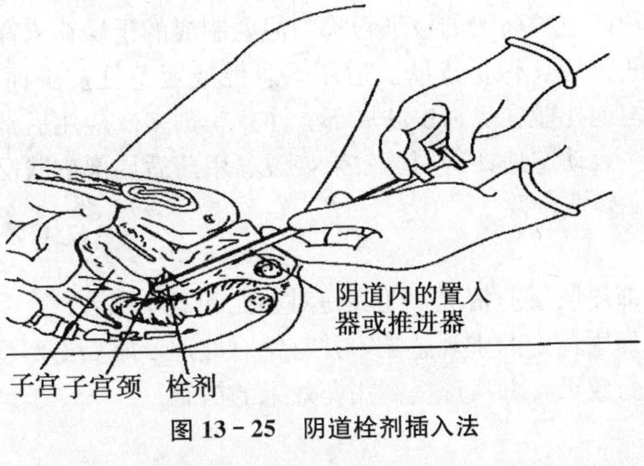

图 13－25　阴道栓剂插入法

【注意事项】

1. 严格执行查对制度。

2. 注意保护患者的隐私部位。

3. 必须找准阴道口且置入足够深度。

4. 在治疗期间避免性生活。

5. 如患者愿意自己操作，可教其方法，以便自行操作。

三、皮肤给药

皮肤给药是将药物直接涂于皮肤上，以起到局部治疗的作用。药物有溶液、油膏、粉剂、糊剂等多种剂型。

【用物】皮肤用药、棉签、弯盘，需要时备清洁皮肤用物。

【操作方法】

1. 先用温水与中性肥皂清洁皮肤，如有皮炎则仅用清水清洁，然后再涂抹药物。

2. 根据药物剂型的不同，采用相应的护理方法。

(1) 溶液：一般为非挥发性药物的水溶液，如3%硼酸溶液、利凡诺溶液，有清洁、收敛、消炎等作用。主要用于急性皮炎伴有大量渗液或脓液者。用法：用塑料布或橡胶单垫于患处，用沾湿药液的棉球洗擦患处，清洁后用干棉球擦干。亦可用湿敷法给药。

(2) 乳膏剂：由药物与乳剂型基质制成。分霜剂如樟脑霜和脂剂如尿素脂两种，具有止痒、保护、消除轻度炎症的作用。用法：用棉签将乳膏剂涂于患处，禁用于渗出较多的急性皮炎。

(3) 软膏：为药物与适宜基质制成有适当稠度的膏状制剂，如硫酸软膏、硼酸软膏等。具有保护、润滑和软化痂皮等作用。一般用于慢性增厚性皮损。用法：用棉签将软膏涂于患处，不必过厚，如为角化过度的皮损，应稍加按摩，除用于溃疡或大片糜烂皮肤外，一般不需包扎。

(4) 糊剂：为含有多量粉末的半固体制剂，如甲紫糊、氧化锌糊等，有保护受损皮肤、吸收渗液和消炎等作用。适用于亚急性皮炎，有少量渗液或轻度糜烂者。用法：用棉签将药糊直接涂于患处，不宜涂太厚，亦可将糊剂涂在纱布上，贴在受损皮肤处包扎。

(5) 酊剂和醑剂：不挥发性药物的乙醇溶液为酊剂，如碘酊；挥发性药物的乙醇溶液为醑剂，如樟脑醑。二者均具有止痒、杀菌、消毒等作用。适用于慢性皮炎苔藓样变。用法：用棉签蘸药直接涂于患处。因药物有刺激性，不宜用于有糜烂面的急性皮炎，黏膜以及眼、口的周围。

(6) 粉剂：为一种或数种药物的极细粉均匀混合制成的干燥粉末样制剂，如滑石粉、痱子粉等。可使局部皮肤干燥，保护皮肤。适用于急性或亚急性皮炎而无糜烂渗液的受损皮肤。用法：将药粉均匀地扑撒在受损皮肤局部。注意粉剂多次应用后常有粉块形成，可用生理盐水湿润后除去。注意动态地评价用药效果，观察用药后局部皮肤反应以及了解患者的主观感觉，如痒感是否减轻或消除等。

【注意事项】

1. 观察用药后局部皮肤反应情况，尤其是对小儿和老年患者。

2. 了解患者对局部用药处的主观感觉，并有针对性地及时做好解释工作。

3. 动态地评价用药效果，并实施提高用药效果的措施。

四、舌下给药法

通过舌下口腔黏膜丰富的毛细血管吸收达到治疗效果的给药方法称为舌下给药法。该法可避免胃肠刺激、吸收不全和首关消除作用，而且生效快。如目前常用的硝酸甘油剂，舌下含服一般 2～5min 即可发挥作用，用药后患者心前区压迫感或疼痛感可减轻或消除。

指导患者将此类药物放于舌下，让其自然溶解吸收，不可嚼碎吞下，否则会影响疗效。

小　结

本章主要内容包括给药的基本知识、口服给药法、吸入给药法、注射给药法、药物过敏法和其他途径给药法。

给药原则是一切用药的总则，在实施药物治疗时必须严格按医嘱要求给药，严格执行查对制度，按三查七对一注意的要求，做到安全、准确、合理用药，同时应针对患者不同的心理状态给予正确的用药指导；应正确掌握各种给药方法，以充分发挥药物作用。

注射给药法包括注射原则、注射用物、药液抽吸法，常用注射法有皮内注射法、皮下注射法、肌内注射法和静脉注射法。应熟练掌握各种注射法的操作方法以及注意事项。

药物过敏法包括青霉素、链霉素、破伤风抗毒素、普鲁卡因、细胞色素C、碘、头孢菌素类过敏试验法及过敏反应的处理，要求熟练进行各种皮试液的配制、准确判断试验结果，并能对过敏反应做出判断和初步的处置。

能熟悉其他途径给药法如滴药法、插入法、皮肤给药法、舌下给药法等。

自 测 题

一、A_1/A_2 型题

下列每道考题有 A、B、C、D、E 五个备选答案，请从中选择一个最佳答案。

1. 应放在深色密盖瓶内的药物是
   A. 易氧化的药物
   B. 易挥发的药物
   C. 易潮解的药物
   D. 易燃烧的药物
   E. 易风化的药物

2. 正确服用止咳糖浆的方法是
   A. 饭前服，服后立即饮少量水
   B. 饭后服，服后立即饮大量水
   C. 睡前服，服后立即饮少量水
   D. 咳嗽时服，服后立即饮大量水
   E. 在其他药物后服，服后不可立即饮水

3. 抽吸药液的方法正确的是
   A. 自安瓿内抽药，应首先轻弹安瓿，将药液流至颈部
   B. 自密封瓶内抽药，注射器内应先抽吸 1ml 空气注入瓶内
   C. 吸取混悬液应先稍加温，并选择细长针头

D. 吸取油剂，应选择较粗针头
E. 安瓿内吸药时，针尖斜面向上伸入液面下

4. 关于碘过敏试验，正确的是
A. 静脉注射造影剂前不必做皮内注射试验
B. 碘过敏试验的方法有口服法、皮内注射法、静脉注射法、眼结膜试验法
C. 皮内注射试验时皮丘直径超过2cm即可判断为阳性
D. 静脉注射后出现眩晕、心慌等表现即可判断为阳性
E. 过敏试验阴性者，造影时不会发生过敏反应

5. 需连续使用超声雾化吸入器时，应间隔
A. 10min
B. 20min
C. 30min
D. 40min
E. 60min

6. 皮内注射法用于药物过敏试验时正确的做法是
A. 常选择上臂三角肌下缘作为药物过敏试验部位
B. 用2%碘酊消毒1遍，75%乙醇脱碘2遍
C. 进针角度为20°左右
D. 拔针时勿按压
E. 注射器的针尖斜面全部进入真皮下层

7. 股静脉的穿刺部位是
A. 股动脉内侧0.5cm处
B. 股动脉外侧0.5cm处
C. 股神经内侧0.5cm处
D. 股神经外侧0.5cm处
E. 股动脉、股神经之间

8. 关于T. A. T. 脱敏注射法，正确的是
A. 分2次、量由小到大、每隔20min注射1次
B. 分3次、量由小到大、每隔20min注射1次
C. 分3次、量平均、每隔20min注射1次
D. 分4次、量由小到大、每隔20min注射1次
E. 分4次、量平均、每隔20min注射1次

9. 患者女性，35岁。诊断为带状疱疹，医嘱抗病毒溶液静脉推注每日3次。正确的操作是
A. 选择细、弹性好的血管穿刺
B. 0.5%碘附消毒注射部位1次
C. 见回血再进针少许固定
D. 注射时推注速度宜快
E. 拔针后勿按压

10. 患者女性，48岁。诊断为“肺结核”，应用链霉素抗结核治疗。皮试时出现链霉素过敏反应，为减轻链霉素毒性，可应用
A. 氯化钾
B. 氯化镁
C. 氯化钙
D. 维生素C
E. 维生素D

二、A_3/A_4 题型

（11～12题共用题干）

患者女性，40岁。手术后2小时。医

嘱：哌替啶 50mg 肌内注射 q. 6h.，p. r. n.

11. 医嘱中“p. r. n.”的中文意思是
A. 需要时（长期）
B. 需要时（临时）
C. 停止
D. 即刻
E. 每晚

12. 选择臀大肌肌内注射时，正确的方法是
A. 髂前上棘外侧三横指处
B. 髂棘与脊柱连线的外 1/3
C. 髂棘与尾骨连线的外 1/3
D. 髂前上棘与脊柱连线的外 1/3
E. 髂前上棘与尾骨连线的外 1/3

（13～16 题共用题干）

患者男性，38 岁，因咳嗽发热前来就诊，医嘱给予青霉素 80 万单位肌内注射，每日 2 次。

13. 护士为患者首先进行青霉素皮试，执行操作时错误的是
A. 皮试前详细询问用药史、过敏史
B. 配制青霉素皮试液用注射用水进行稀释
C. 因常温下易降解，所以皮试液一定要现用现配
D. 在皮试盘内准备盐酸肾上腺素和注射器等急救物品
E. 按皮内注射的要求在前臂掌侧下段注射皮试液 0.1ml

14. 0.1ml 青霉素皮试液含青霉素
A. 10U
B. 50U
C. 100U
D. 200U
E. 300U

15. 皮试后 3min，患者出现胸闷、气急伴濒危感、面色苍白、出冷汗、皮肤瘙痒。考虑患者出现了
A. 青霉素毒性反应
B. 血清病型反应
C. 呼吸道过敏反应
D. 青霉素过敏性休克
E. 皮肤过敏反应

16. 根据患者的病情，首先选用的药物是
A. 肾上腺素
B. 异丙肾上腺素
C. 去甲肾上腺素
D. 地塞米松
E. 多巴胺

三、**B 型题**

（17～19 题共用备选答案）
A. P. O.
B. H.
C. I. D.
D. I. M.
E. I. V.

17. 皮内注射法的外文缩写是
18. 皮下注射法的外文缩写是
19. 肌内注射法的外文缩写是

（20～22 题共用备选答案）
A. 5°
B. 5°～10°
C. 15°～20°
D. 15°～30°
E. 30°～40°

20. 皮内注射时，针头和皮肤的角度为

21. 皮下注射时，针头和皮肤的角度为
22. 静脉注射时，针头和皮肤的角度为

（23～25 题共用备选答案）
A. 抗毒血清
B. 乙醇
C. 干酵母
D. 氨茶碱
E. 地西泮
23. 应放在深色密盖瓶内的药物是
24. 应放在 4℃左右冰箱内的药物是
25. 应远离明火，防止爆炸的药物是

（钱耀荣）

第十四章　静脉输液与输血法

学习目标

1. 掌握静脉输液、输血的方法，静脉输液速度与时间计算、输液常见故障与处理，输液、输血反应与护理。
2. 熟悉静脉输液、输血的目的与适应证，常用溶液与作用，血液制品的种类。
3. 了解静脉留置针的应用、输液泵的使用、静脉输液配置中心和输液微粒污染。

案例分析

病史：陈某，男，39 岁，因支气管扩张急性发作，咳嗽、咯血 200ml 入院，来院后仍咯血不止，次日咯血 100ml。

体格检查：T 36.8℃，P 86 次/分，R 22 次/分，BP 106/64mmHg。患者神情紧张，烦躁，贫血面容，结膜苍白，呼吸困难，口唇轻度发绀，肺部听诊有湿啰音，窦性心律。医嘱为：给予补液 5% 葡萄糖溶液 500ml＋垂体后叶素 12U 静脉滴注；706 代血浆 500ml 静脉滴注；5%葡萄糖氯化钠溶液 500ml＋青霉素 560 万单位静脉滴注；5% 葡萄糖溶液 500ml＋维生素 C 2.0g＋维生素 B_6 0.1g 静脉滴注。

思考：1. 接到这份医嘱，你认为该患者的输液目的是什么？
2. 你如何按护理程序为患者输液？
3. 如何调节输液滴速？
4. 在输液中要注意哪些事项？

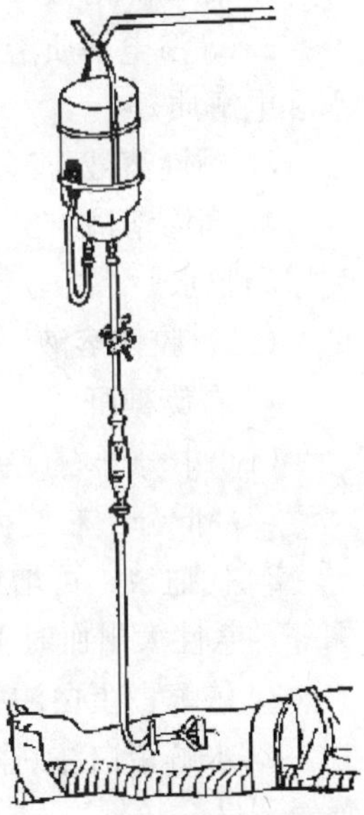

图 14－1　静脉输液的原理

静脉输液与输血是利用大气压和液体静压形成的输液系统内压高于人体静脉压的原理(图 14－1)，将一定量的无菌溶液或血液直接输入静脉内的方法。它是临床上治疗疾病与抢救患者常用的重要措施，是护理学基础的重点内容之一。因此，护理人员应熟练掌握及准确地运用静脉输液与输血的有关知识和技能，正确判断和及时处理输液和输血过程中的反应，以保证患者治疗的安全、有效。

第一节　静脉输液

一、输液目的与适应证

1. 补充水分和电解质，维持酸碱平衡。常用于剧烈恶心、呕吐、腹泻等各种脱水、酸碱平衡失调的患者。

2. 补充营养，供给热能。常用于慢性消耗性疾病、不能经口进食、吞咽困难及胃肠吸收障碍的患者。

3. 输入药物，控制感染，治疗疾病。常用于各种中毒、严重感染等患者。

4. 补充血容量，改善微循环，维持血压。常用于严重烧伤、大出血、休克等患者。

5. 输入脱水剂，降低颅内压，达到利尿消肿的作用。常用于颅脑损伤、水肿的患者。

二、常用溶液与作用

（一）晶体溶液

1. 葡萄糖溶液　5％葡萄糖溶液、10％葡萄糖溶液，用于补充水分和热能。

2. 等渗电解质溶液　0.9％氯化钠、5％葡萄糖氯化钠、复方氯化钠溶液等，用于补充水和电解质。

3. 碱性溶液　5％碳酸氢钠、11.2％乳酸钠溶液，用于纠正酸中毒，调节酸碱平衡。

4. 高渗溶液　20％甘露醇、25％山梨醇、25％葡萄糖溶液、50％葡萄糖溶液等，用于利尿和脱水。

（二）胶体溶液

1. 右旋糖酐

（1）中分子右旋糖酐：可提高血浆胶体渗透压，扩充血容量。

（2）低分子右旋糖酐：可降低血液黏稠度，改善微循环和抗血栓形成。

2. 代血浆　可增加胶体渗透压及循环血量，如羟乙基淀粉（706）、氧化聚明胶、聚维酮等，急性大出血时可与全血共用。

3. 浓缩白蛋白注射液　提高胶体渗透压，补充蛋白质，减轻组织水肿。

4. 水解蛋白注射液　补充蛋白质，纠正低蛋白血症，促进组织修复，用于低蛋白血症、营养不良。

（三）静脉营养溶液

如氨基酸、脂肪乳剂注射液等。

知识链接

静脉输液配置中心式输液

静脉输液配置中心（图14-2）是在符合国际标准、依据药物特性设计的操作环境下，由受过培训的药护技术人员，严格按照操作程序，将医院内应用的静脉输注药物进行集中管理、分发、检查、混合和配置，为临床提供高品质静脉输液最终产品。这是目前最科学、最完善的输液方式，也是医院输液体系的发展方向。目前我国几个大城市的大型医院也已经陆续开展。

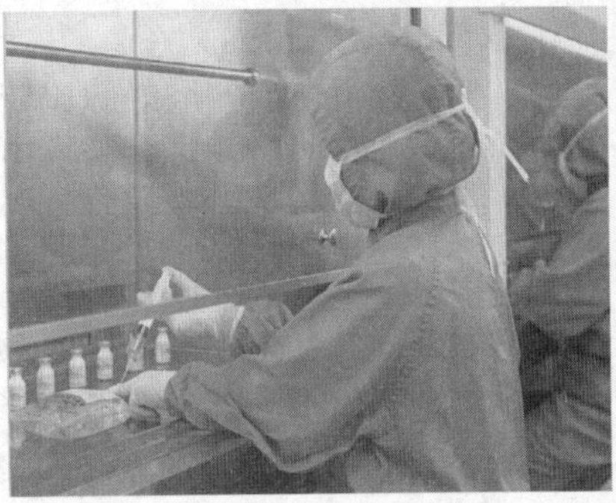

图14-2　静脉输液配置中心

知识链接

临床输液原则

1. **先盐后糖**　除高渗性脱水患者应先输入5%葡萄糖溶液外。一般先输入无机盐溶液，后给葡萄糖溶液。因为糖进入体内迅速被细胞利用，代谢后成为低渗液，对维持体液渗透压的意义不大，先盐有利于稳定细胞外液渗透压和恢复细胞外液容量。

2. **先晶后胶**　一般先输入一定量的晶体溶液（常首选平衡盐液）以迅速扩容、改善血液浓缩、促进微循环，然后输入适量胶体溶液以维持血浆胶体渗透压、稳定血容量。但对于大量失血所致的低血容量性休克，则应尽早补给胶体溶液（全血、血浆、右旋糖酐等）。

3. **先快后慢**　为及时纠正体液失衡，早期阶段输液速度宜快，病情平稳后逐步减慢。中、重度失水，一般在开始4～8h内输入液体总量的1/2～1/3，余量在24h内补足。但需根据病情、年龄、心肺功能给予调整。

4. **宁少勿多**　一般先补充丢失量，然后继续补液直到水、电解质和酸碱失衡完全纠正。测定每小时尿量和尿比重，作为估计补液量是否足够的指标。每小时尿量30～40ml，比重1.018表示补液量合适。

5. **补钾四不宜**　不宜过早，输液后见尿补钾，当尿量增加到每小时30ml时，应予补钾；不宜过浓，溶液含钾一般不超过0.3%；不宜过快，成人滴速每分钟不宜超过30～40滴；不宜过多，成人每日补钾不能超过5g，小儿每日补钾不能超过每公斤体重0.1～0.3g。

三、静脉输液方法

（一）常用输液部位

1. 浅静脉

（1）四肢浅静脉：四肢静脉比较表浅而且安全，上肢常选用贵要静脉、正中静脉、头静脉及腕部、手背部静脉，下肢常选用大隐静脉、小隐静脉、足背部静脉。

（2）头皮静脉：多用于婴幼儿，因为小儿头皮有较多的浅层静脉，易固定且活动不受限。常用的有颞浅静脉、额静脉、耳后静脉及枕静脉。

（3）颈外静脉：颈外静脉属于颈部最大的浅静脉，位于颈外侧皮下，表浅而且较易固定，易于穿刺，但不可多次穿刺。

2. 深静脉　临床常用的有颈内静脉、锁骨下静脉、股静脉。这些静脉粗大、固定、常处于充盈状态、不易塌陷，并且因其管腔大，血流量多，输入刺激性药物时，能很快被稀释。临床上常用医用人体硅胶管插入静脉内。

（二）常用输液方式及技术

输液方式可分为密闭式和开放式两种输液法，临床上一般使用密闭式输液法，可运用头皮针、静脉留置针及中心静脉穿刺置管等输液技术。

静脉输液应根据治疗目的、药物性质、患者情况选择合适的穿刺部位、工具与方法。

1. 头皮针静脉输液　适合于输注药液量较少、药物刺激性较小、输液时间较短的患者。

【目的】同“静脉输液”。

【用物】

（1）按医嘱准备药物、加药用的注射器及针头。

（2）注射盘一套，另备止血带、小垫枕、治疗巾、瓶套、启瓶器、输液器、输液贴，必要时备夹板、绷带。

（3）治疗执行单、输液记录卡（表 14－1）、输液瓶签。

（4）其他：快速手消毒液、锐器盒、医疗垃圾桶、生活垃圾桶、输液架、手表、笔，必要时备屏风。

表 14－1　输液记录卡

病区：内科　　床号：8　　姓名：陈某　　日期：××××年×月×日

瓶次	输液时间	药物名称　剂量	用法	滴数	签名
1	9am	5%GS 500ml 垂体后叶素 12U	ivdrip st	20 滴/分	李丽
2		706 代血浆 500ml	ivdrip st		
3		5%GNS 500ml PG560 万单位	ivdrip qd		
4		5%GS 500ml VitC 2.0g $VitB_6$ 100mg	ivdrip qd		

【操作方法】头皮针静脉输液操作流程与要点说明见表 14－2。

表 14－2　头皮针静脉输液法

步骤	操作流程	要点说明
核对	患者的床号、姓名	
评估	1. 患者的病情、意识状态、正在进行的治疗 2. 肢体活动和外周血管情况 3. 穿刺部位皮肤情况：有无水肿、结节、瘢痕、伤口 4. 患者：心理状态、沟通、合作能力、需求	
告知	1. 静脉输液的目的和配合方法 2. 静脉输液前后注意事项	
准备	1. 操作者：衣帽整洁，洗手、戴口罩 2. 患者：安置舒适平卧位 3. 用物：如上 4. 环境：整洁、光线充足，必要时备屏风遮挡	1. 根据医嘱及输液卡准备药物，并将输液瓶签贴于输液瓶上 2. 注意药物的配伍禁忌 3. 配药过程中的自我防护：化疗药物配制时戴双层手套、防护眼镜及围裙 4. 将瓶套套于输液瓶上，打开瓶盖中心部分，常规消毒或用安尔碘2次消毒瓶盖；检查输液器包装是否完好、有效期→打开输液器包装→检查针头与接头的连接是否紧密→关闭调节器→将输液管和通气管针头插入瓶塞至针头根部
实施	1. 初次排气：将输液瓶倒挂于输液架上→倒置茂非滴管→抬高滴管下输液管→打开调节器→使液体流入滴管内约1/3~1/2时放下滴管，使液体缓慢下降，直至液体流入头皮针管即关闭调节器→检查输液管内空气是否排尽→妥善放置输液管 2. 协助患者取舒适卧位，选择合适的静脉→在穿刺静脉肢体下垫上小垫枕和治疗巾→放好止血带 3. 洗手、戴手套 4. 用消毒液消毒皮肤→在穿刺点上方6cm处扎上止血带→再次消毒皮肤 5. 取下护针帽→打开调节器再次排尽空气至液体滴出→关闭调节器→再次检查输液管内和头皮针空气是否排尽 6. 再次核对床号、姓名、药物 7. 嘱患者握拳，左手拇指绷紧并固定静脉下端皮肤，右手持头皮针柄，针头斜面向上与皮肤呈15°~30°角，自静脉的上方或侧方刺入皮下，再沿静脉的走向潜行刺入静脉，见回血后再进针少许 8. 穿刺成功后“三松”（松止血带、松拳、松调节器），妥善固定头皮针（图14－3），必要时用夹板固定关节 9. 取出止血带、小垫枕、治疗巾 10. 脱下手套、洗手 11. 根据年龄、病情、药物性质等调节输液速度	1. 输注化疗、刺激性药物前后均要用0.9%氯化钠溶液冲管 2. 准确调节输液速度，一般成人40~60滴/分、儿童20~40滴/分。对年老、体弱、婴幼儿、心肺疾病、输入高渗盐水、含钾药物、升压药时速度宜慢；对严重脱水、心肺功能良好者速度可适当加快。特殊药物使用输液泵设定速度 3. 定期巡视输液，及时处理输液故障及输液反应 4. 输液完毕，揭出头皮针管处和针柄处的输液贴，关闭调节器，轻压穿刺点上方，迅速拔出针头后按压至无出血为止，凝血功能差者需延长按压时间
整理	1. 协助患者取舒适卧位，整理床单位 2. 按医疗废物处理原则处置用物，洗手 3. 再次查对，记录	在输液卡上记录输液时间、输液滴速、操作者签名并挂于输液架上

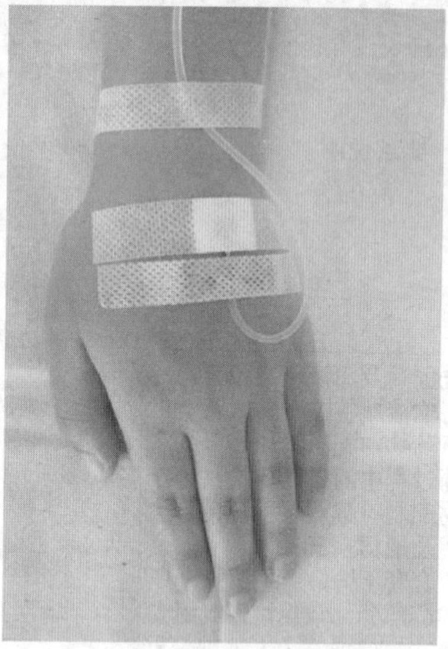

图 14-3　头皮针固定法

【注意事项】

(1) 严格执行无菌技术操作，预防并发症，严格执行查对制度，防止出现差错。

(2) 根据病情及药物性质选择合适静脉，避开关节、从远心端小静脉开始穿刺；合理安排输液顺序。

(3) 注意药物的配伍禁忌，对刺激性药物应确定穿刺成功后再输入。

(4) 输液前应排尽输液管及针头内的空气，药液滴尽前按需要及时更换输液瓶（袋）或拔针，严防造成空气栓塞。

(5) 输液中应加强巡视，观察输液部位的皮肤有无肿胀，针头有无脱出、阻塞、移位，输液管有无扭曲、受压以及输液滴速是否适宜，有无输液反应等，并做好记录。

(6) 需 24h 持续输液者，应每天更换输液管。

2. 静脉留置针输液　适合于输注药物刺激性较小、间歇性输液，输液时间＞3 天的患者。有利于保护血管，减少因反复穿刺造成的痛苦，便于给药和抢救，可提高护理工作的效率（静脉留置针及敷料见图 14-4）。

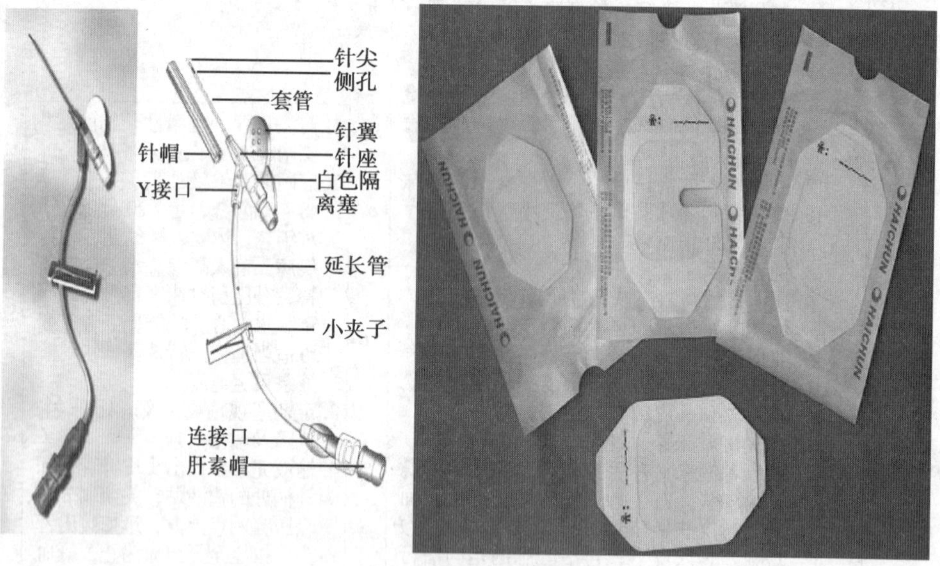

图 14-4　静脉留置针及敷料

【目的】

(1) 同“静脉输液目的”。

(2) 便于给药和抢救，提高工作效率。

【用物】

(1) 同“头皮针静脉输液用物”。

(2) 静脉留置针 1 套和透明敷贴、配套肝素锁。

【操作方法】静脉留置针静脉输液操作流程与要点说明见表 14-3。

表 14-3 静脉留置针静脉输液法

步骤	操作流程	要点说明
核对	患者的床号、姓名	
评估	1. 患者的病情、意识状态、正在进行的治疗 2. 肢体活动和外周血管情况 3. 穿刺部位皮肤情况：有无水肿、结节、瘢痕、伤口 4. 患者：心理状态、沟通、合作能力、需求	1. 根据患者的年龄、血管、用药选择留置针型号 2. 留置针型号的选择原则：选用最短、最小型号并能满足输液要求的留置针
告知	1. 静脉留置针输液的目的和配合方法 2. 静脉留置针输液前后注意事项	1. 穿刺部位不能浸泡于水中，敷料松脱或潮湿及时告知护士更换 2. 留置针所在肢体不宜提重物及用力活动
准备	1. 操作者：衣帽整洁，洗手、戴口罩 2. 患者：安置舒适平卧位 3. 用物：如上 4. 环境：整洁、光线充足，必要时备屏风遮挡	同"头皮针静脉输液法"
实施	1. 同"头皮针静脉输液法1~2" 2. 取出静脉留置针、备输液贴和透明敷贴，并在透明敷贴上书写日期和时间 3. 洗手、戴手套 4. 用消毒液消毒皮肤→在穿刺点上方6cm处扎上止血带→再次消毒皮肤 5. 取下输液器上头皮针的护针帽→插入留置针的肝素帽内→取下留置针针套，旋转松动外套管→打开调节器再次排尽空气至留置针内的气体排尽液体滴出→关闭调节器→再次检查输液管内和头皮针、留置针空气是否排尽 6. 再次核对床号、姓名、药物 7. 嘱患者握拳，左手拇指绷紧并固定静脉下端皮肤，右手持留置针针翼，针头斜面向上与皮肤呈15°~30°角,自静脉的上方或侧方刺入皮下,再沿静脉的走向潜行刺入静脉，见回血后,再进针0.2cm 8. 左手持Y接口，右手将针芯退出0.5cm，持针座连针带外套管送入血管内 9. 穿刺成功后"三松"（松止血带、松拳、松调节器），左手固定针翼，右手迅速将针芯抽出 10. 用无菌透明敷贴固定留置针，并把写上日期和时间的敷贴固定在肝素帽上，再用输液帖固定头皮针及输液管 11. 取出止血带、小垫枕、治疗巾 12. 脱下手套、洗手 13. 根据年龄、病情、药物性质等调节输液速度 14. 输液完毕，拔出头皮针，用封管液采用正压或脉冲封管方法封管，关闭导管夹，妥善固定导管远部 15. 如再次输液，常规消毒肝素帽后将头皮针插入，完成输液	1. 皮肤消毒范围 > 8cm × 10cm 2. 尽量避免选择下肢浅静脉留置导管 3. 进针速度不能太快，确保套管进入血管内 4. 定期更换留置针及其固定敷料 5. 封管液一般用0.9%氯化钠溶液，每次为20ml或浓度为10~100IU/ml的肝素稀释液，每次为2~5ml；有出血倾向者，需用0.9%氯化钠溶液 6. 穿刺局部有异常，导管堵塞应拔出留置针
整理	1. 协助患者取舒适卧位，整理床单位 2. 按医疗废物处理原则处置用物，洗手 3. 再次查对，记录	在输液卡上记录输液时间、输液滴速、操作者签名并挂于输液架上

【注意事项】

(1) 严格执行查对制度和无菌操作原则。

(2) 选择弹性好、走向直、清晰的、无静脉瓣的血管。

(3) 静脉留置针一般可保留3～5天，最好≤7天。留置期间严密观察留置针有无脱出、断裂、阻塞、局部有无红肿热痛等静脉炎表现，及时处理异常情况。

(4) 固定稳妥、美观。

(5) 告知患者留置针可能出现的并发症，嘱患者注意保持留置针口的干燥，敷料潮湿及时更换，留置针一侧肢体避免剧烈运动及长时间下垂等。

知识链接

小儿头皮静脉输液法

小儿头皮静脉输液多用于小儿，因头皮静脉表浅易见、不易滑动、便于固定、不影响患儿肢体活动。常用的有颞浅静脉、额静脉、耳后静脉和枕静脉（图14-5）。

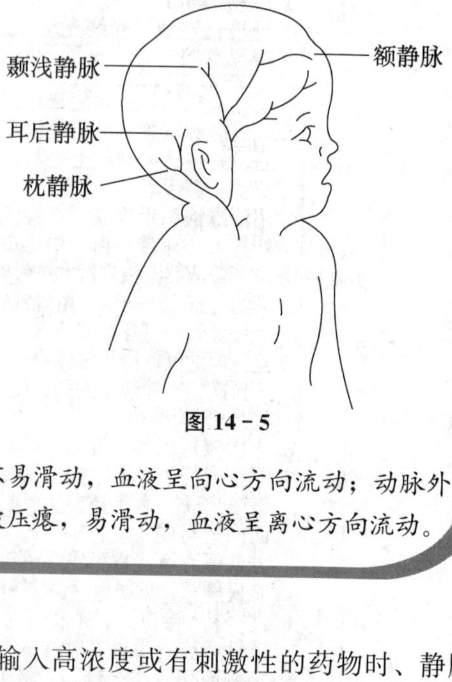

图14-5

小儿头皮静脉输液与头皮针静脉输液法操作方法与步骤上基本相同。用物准备：另备小号的头皮针1～2个、5ml注射器1副（内盛0.9%氯化钠溶液）、纱布、剃刀、75%乙醇（为了避免影响观察选择头皮静脉，只用75%乙醇消毒局部皮肤）。

小儿头皮静脉与动脉的鉴别：静脉外观呈微蓝色，无搏动，管壁薄，易被压瘪，较固定，不易滑动，血液呈向心方向流动；动脉外观呈正常肤色或浅红色，有搏动，管壁厚，不易被压瘪，易滑动，血液呈离心方向流动。

3. 颈外静脉穿刺输液法　对于长期持续输液、输入高浓度或有刺激性的药物时、静脉高营养、抢救危重患者并需测中心静脉压以及周围静脉穿刺困难的患者，采用颈外静脉穿刺置管输液，以使患者得到及时治疗，挽救生命。

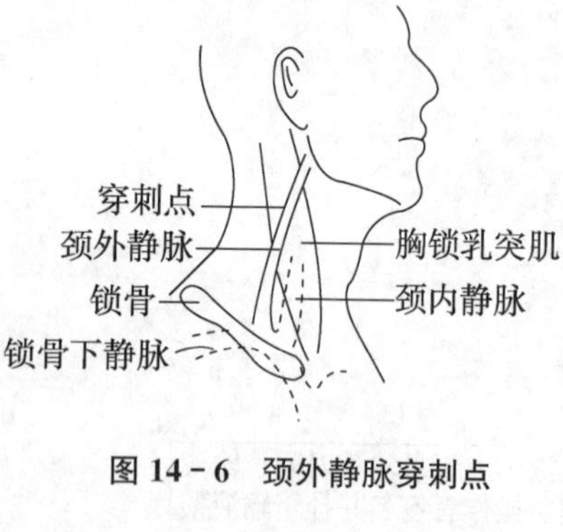

图14-6　颈外静脉穿刺点

【体位】患者去枕平卧，头偏向对侧，头部尽量后仰，必要时肩下垫小枕，使颈部伸展平直。

【穿刺点部位】下颌角和锁骨上缘中点连线的上1/3处，颈外静脉的外侧缘（图14-6）。

【进针角度】针头与皮肤呈45°角进针，进入皮肤后呈25°角沿静脉方向穿刺。

【局部护理】

(1) 输液结束用稀释肝素溶液（每毫升生理盐水含肝素10～100IU）2～5ml注入硅胶管内，将无菌静脉帽与针栓部旋紧。

（2）置管后，如发现硅胶管内有血，应立即用肝素液冲洗，以免堵塞管腔。

（3）每日更换敷料，用碘附溶液消毒穿刺点周围皮肤。

附录1　更换输液袋（瓶）法

【操作方法】更换输液袋（瓶）法操作流程与要点说明见表14－4。

表14－4　更换输液袋（瓶）法

	操作流程	要点说明
核对	1. 患者的床号、姓名 2. 检查药物质量及有效期	
评估	1. 患者的年龄、病情 2. 输液的速度 3. 用药目的及药物性质	根据药物特性、病情需要安排输液的次序
告知	1. 将要输注的药物、药物的作用、可能出现的药物不良反应及表现 2. 使用特殊药物的配合，不能擅自调速等	1. 如心血管药物输入速度控制的重要性 2. 化疗药物渗出血管会引起组织的坏死等，让患者注意配合，避免穿刺侧肢体的过度活动
准备	1. 操作者：洗手、戴口罩 2. 患者：取舒适体位 3. 用物：消毒用物、药物 4. 环境：符合无菌操作、职业防护要求	
实施	1. 在上一瓶输液快滴完时，配好药物带至病床边 2. 床边核对患者、药物及输液巡视卡 3. 消毒下一瓶输液袋（瓶）瓶塞 4. 固定输空的输液袋（瓶），拔出输液管和通气管针头 5. 把输液管和通气管针头插入下一输液袋（瓶）瓶塞至针头根部 6. 检查输入滴数是否符合要求 7. 询问患者感受和需求，必要时做好交班记录	1. 严格执行无菌技术原则和查对制度，注意配药时和连接前后输液药物的配伍禁忌 2. 配液过程中做好自我防护 3. 更换后检查输液管中有无气泡，待输液通畅后方可离去 4. 特殊药物如输两袋血制品之间要输入少量0.9%氯化钠溶液冲管
整理	1. 协助患者取舒适卧位，整理床单位 2. 按医疗废物处理原则处置用物，洗手 3. 再次查对，记录	在输液卡上记录输液时间、输液滴速、操作者签名并挂于输液架上

附录2　静脉留置导管封管法

【操作方法】静脉留置导管封管法操作流程与要点说明见表14－5。

表14－5　静脉留置导管封管法

操作流程		要点说明
核对	医嘱、患者、封管药物	
评估	1. 患者的病情、治疗、对封管的认识度 2. 输注药物特性 3. 留置导管的类型、使用情况	1. 评估患者的治疗是持续或间歇的时间 2. 留置导管类型：留置针、PICC、锁骨下静脉穿刺、股静脉穿刺、颈外静脉穿刺、输液港留置导管等 3. 有出血倾向者，封管用0.9%氯化钠溶液
告知	1. 封管的目的、重要性、间隔时间 2. 封管所使用的药物及其作用 3. 留置静脉导管期间的注意事项	
准备	1. 操作者：洗手、戴口罩，按病情正确选用并配制封管液 2. 患者：取舒适体位 3. 用物：注射器、肝素锁、肝素稀释液或0.9%氯化钠溶液等 4. 环境：符合无菌操作、职业防护要求	抽出配制好的封管液有效期为2h
实施	1. 常规消毒肝素帽 2. 脉冲式冲管：用0.9%氯化钠溶液20ml，采用推—停—推的方法推注 3. 正压封管：用肝素稀释液2～5ml正压冲管，当推剩0.5~1ml时边推注边退针，直至针头完全退出为止，确保留置针内充满封管液 4. 观察导管回血情况，有特殊时做好记录	1. 深静脉置管治疗后要脉冲式冲管后再正压封管，浅静脉留置针直接正压封管 2. 若导管内已发生凝血，应用注射器抽出血凝块，切忌将血凝块推入血管 3. 留置导管做间歇治疗的患者，要定期冲管和封管 4. 回血多时应给予冲管及封管一次，嘱患者减少活动度，避免穿刺侧下垂或负重
整理	1. 协助患者取舒适卧位，整理床单位 2. 按医疗废物处理原则处置用物，洗手 3. 再次查对，记录	取下输液卡，记录输液时间并签名

四、输液速度的调节与计算

（一）调节输液速度的原则

1. 根据患者的年龄、病情、药物性质进行调节，一般成人40～60滴/分，儿童20～40滴/分。

2. 对年老、体弱、婴幼儿、有心肺疾病的患者输入速度宜慢；对严重脱水、心肺功能良好的患者输液速度适当加快。

3. 一般输液速度可稍快；而高渗盐水、含钾药物、升压药物等输入速度宜慢。

（二）静脉输液滴注速度的计算方法

在输液过程中，点滴系数是指每毫升溶液的滴数。常用静脉输液器的点滴系数有15、20号两种型号。静脉点滴的速度和时间可按下列公式计算。

1. 已知输入总量与计划使用时间，计算每分钟滴数。

每分钟滴数＝输液总量×每毫升相当滴数（15滴）/输液时间

例题：患者输液体 2000ml，需在 10h 内输完，所用输液器点滴系数为 15，求每分钟滴数。

每分钟滴数＝2000×15/（10×60）＝30000/600＝50（滴/分钟）

2. 已知输液总量和每分钟滴数，计算输液所需用的时间。

输液时间（小时）＝输液总量（毫升）×点系滴数/每分钟滴数×60（分钟）

例题：患者需输液 750ml，每分钟滴数为 50 滴，所用输液器点滴系数为 20，需要多长时间输完？

输液时间（小时）＝750×20/50×60＝15000/300＝5（小时）

知识链接

输液泵

输液泵是一种能够准确控制输液滴数或输液流速，保证药物能够速度均匀，药量准确并且安全地进入患者体内发挥作用的一种仪器。同时，输液泵还能提高临床给药操作的效率和灵活性，降低护理工作量。输液泵通常是机械或电子的控制装置，它通过作用于输液导管达到控制输液速度的目的。常用于需要严格控制输液量和药量的情况，如在应用升压药物、抗心律失常药、婴幼儿静脉输液或静脉麻醉时（图 14－7）。

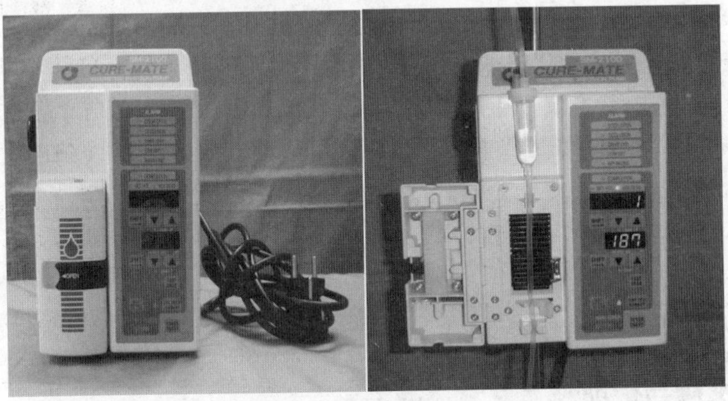

图 14－7　输液泵

案例分析

病史：患者金某，刚开始静脉输液时，滴速为 60 滴/分，输液半小时后，护士巡视发现滴速变慢了，数了一下，滴速只有 32 滴/分。

思考：应从哪些角度去发现问题及解决问题？

五、输液常见故障与处理

（一）溶液不滴

1. 针头滑出静脉外　液体注入皮下组织，局部有肿胀、疼痛，应另选血管重新穿刺。

2. 针头斜面紧贴血管壁　可调整针头位置或适当变换肢体位置，直到滴注通畅为止。

3. 针头阻塞　捏住滴管下端输液管，同时轻轻挤压近针头端的输液管；若感觉有阻力，松手后又无回血，则表示针头已阻塞，应更换针头另选血管重新穿刺。

4. 压力过低　可抬高输液瓶位置。

5. 静脉痉挛　可用热水袋或热毛巾热敷注射部位上端血管，以缓解静脉痉挛。

6. 输液管扭曲受压　检查患者肢体位置，排除扭曲受压因素，保持输液管通畅。

（二）茂菲滴管内液面过高

如滴管无侧孔，可将输液瓶从输液架上取下，倾斜液面，使插入瓶内的针头露于液面上，使溶液缓缓流下，直至滴管露出液面，再将瓶挂于输液架上，继续进行滴注。

（三）茂菲滴管内液面过低

反折茂菲滴管下端输液管，同时挤压滴管，使液体流入滴管，直至液面升高至1/3～1/2时松开茂菲滴管下端输液管，继续输液。

（四）滴管内液面自行下降

输液过程中，如果滴管内液面自行下降，应检查滴管上端输液管和滴管内有无漏气或裂隙，必要时更换输液器。

案例分析

病史：胡某，72 岁。因慢性支气管炎急性发作住院。

体格检查：T 37.8℃，P 88 次/分，R 24 次/分，BP 116/74mmHg。患者神情较紧张，口唇轻度发绀，肺部听诊有湿啰音，窦性心律。医嘱为：0.9%氯化钠溶液 500ml 加青霉素 800 万单位静脉滴注，在输液过程中，患者突然出现气急、咳嗽、咳粉红色泡沫痰。

思考：1. 该患者可能发生了什么情况？

2. 护士发现后应做何处理？

3. 如何预防？

六、输液反应与护理

（一）发热反应

1. 原因　因输入致热物质引起。多由于输液瓶或袋灭菌不彻底，输入的溶液或药品不纯、消毒保存不好，输液器消毒不严格或被污染，输液过程中未能严格执行无菌操作等导致。

2. 临床表现　多发生于输液后数分钟至 1h，表现为发冷、寒战、发热。轻者体温升高至 38℃左右，停止输液数小时体温可恢复正常。重者初起寒战，继之体温可高达 40℃以上，并伴有头疼、恶心、呕吐、脉速等症状。

3. 护理措施

（1）反应轻的患者可减慢输液速度或停止输液，严重的患者应立即停止输液，立即与医生联系。

（2）密切观察病情及体温变化。

（3）对症处理：寒战时可增加盖被、用热水袋保暖或给热饮料；高热时予以物理降温，或根据医嘱给予药物。

(4) 遵医嘱给予抗过敏或激素治疗。

(5) 保留剩余液体及输液用具，必要时送检，查找原因。

4. 预防　严格检查药液质量、输液用具包装及有效期，严格无菌技术操作，以防致热物质进入体内。

（二）循环负荷过重（急性肺水肿）

1. 原因　输液速度过快，短期内输入过多液体，使心脏负担过重引起。

2. 临床表现　输液过程中患者突然出现胸闷、气促、咳嗽、咳粉红色泡沫样痰，严重时可有泡沫样血痰自口鼻涌出，肺部听诊可闻及大量湿啰音。心率快，心律不齐。

3. 护理措施

(1) 立即停止输液，及时通知医生，配合抢救。

(2) 病情允许时给患者取端坐位，两腿下垂以减少静脉回流，减轻心脏负荷。

(3) 给予高流量吸氧，使肺泡内压力增加，减少肺泡内毛细血管渗出液的产生，同时给予20%～30%乙醇湿化吸氧。乙醇有降低肺泡内泡沫表面张力的作用，使泡沫破裂，改善肺部的气体交换及缺氧状态。

(4) 按医嘱给予血管扩张剂、镇静剂、强心剂和利尿剂等。

(5) 必要时进行四肢轮流结扎：止血带以阻断静脉血流，每隔5～10min放松一侧肢体的止血带，可有效地减少静脉回心血量，缓解肺水肿症状。待症状缓解后，逐步解除止血带。

4. 预防　严格控制输液滴速和输液量，对心肺疾病、老年人、儿童尤为重要。

（三）静脉炎

1. 原因　长期输入浓度高、刺激性强的药液，或静脉置管时间过长，引起静脉壁的化学炎性反应。也可因输液过程的无菌操作不严格引起静脉的感染。

2. 临床表现　患者输液部位沿静脉走向出现条索状红线，局部组织发红、肿胀，患者感到灼热、疼痛，有时伴有全身发热症状。

3. 护理措施　以避免感染、减少对血管刺激为原则。

(1) 严格无菌操作，对血管壁有刺激性的药物应充分稀释后应用，防止药液溢出血管外；要有计划地更换注射部位，以保护静脉，延长使用时间。

(2) 立即停止局部输液，抬高患肢并制动，局部可用95%乙醇或50%硫酸镁行热湿敷。

(3) 用中药如意金黄散等外敷。

(4) 超短波理疗，每日1次。

(5) 合并全身感染时，按医嘱给予抗生素治疗。

4. 预防　对刺激性强、浓度高的药物稀释后再输入静脉内，置管时间不宜过长，严格执行无菌技术操作，有计划地更换穿刺部位。

（四）空气栓塞

1. 原因　由于输液时空气未排尽，输液管连接不紧密或加压输液；连续输液添加液体不及时等原因引起；加压输液、输血时，无人守护致空气进入血管内，发生空气栓塞。

2. 临床表现　输液过程中，患者突感胸闷、胸骨后疼痛，随即出现呼吸困难、严重发绀，心前区听诊可闻及响亮、持续的“水泡音”。

当空气进入静脉，随血循环到达右心房、右心室，如空气量少可被右心室压入肺动脉，并分散进入肺小动脉，最后经肺毛细血管吸收，损害较小。如空气量大，在右心室阻塞肺动脉入口，使血液不能进入肺内，导致机体严重缺氧，甚至引起患者死亡（图14-8）。

3. 护理措施

（1）立即停止输液，及时通知医生，配合抢救，安慰患者减轻恐惧感。立即使患者取左侧头低足高位，有利于气体向上漂移至右心室的尖部，避免阻塞肺动脉入口，随着心脏搏动，将空气与血液混为泡沫，分次小量进入肺动脉内，弥散至肺泡逐渐被吸收，以免发生肺栓塞（图 14-9）。

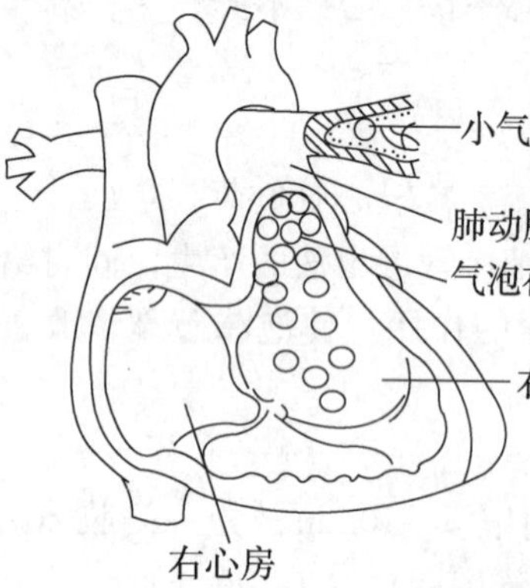

图 14-8　空气阻塞肺动脉入口

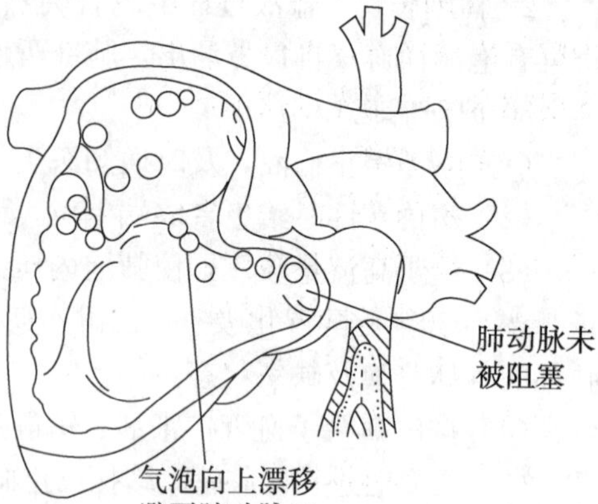

图 14-9　患者左侧头低足高位使气泡避开肺动脉入口

（2）给予高流量氧气吸入。

（3）密切观察病情，发现异常及时处理。

（4）有条件者可通过中心静脉导管抽出空气。

4. 预防　排尽输液管内气体；输液过程中加强巡视，及时更换输液瓶并及时添加药液；输液完毕及时拔针；加压输液或输血时专人守护，以防发生空气栓塞。

七、输液微粒污染

（一）概念

输液微粒污染指在输液过程中输入液体中含有的非代谢性颗粒杂质，其直径一般为 1～15μm，大的直径可达 50～300μm，随液体进入人体对人体造成严重危害过程。

（二）输液微粒的来源

1. 药物制作过程中混入异物与微粒。如水、空气、工艺过程中的污染。

2. 盛装药液的容器不洁净。

3. 输液容器与注射器不洁净。

4. 在准备工作中的污染。如切割安瓿、开瓶塞，反复穿刺溶液瓶胶塞及输液环境不洁等。

（三）输液微粒污染的危害

输液微粒污染对机体的危害主要取决于微粒的大小、形状、化学性质以及微粒堵塞血管的部位、血流阻断的程度及人体对微粒的反应等。肺、脑、肝及肾等是最容易被微粒损害的部位。输液微粒污染对机体的危害包括：

1. 直接阻塞血管，引起局部供血不足，使组织缺血、缺氧，甚至坏死。

2. 红细胞凝集在微粒上，形成血栓，引起血管栓塞和静脉炎。

3. 微粒进入肺毛细血管，可引起巨噬细胞增殖，包围微粒形成肺内肉芽肿，影响肺功能。

4. 引起血小板减少症和过敏反应。

5. 微粒刺激组织而产生炎症或形成肿块。

（四）防止输液微粒污染的措施

1. 制剂生产 生产药厂改善车间环境卫生条件、安装空气净化装置，防止空气中悬浮尘粒与细菌污染；工作人员要穿工作服，工作鞋，戴口罩，必要时戴手套；选用优质溶剂与注射用水；采用先进技术，提高检验技术，确保药液质量。

2. 输液操作

（1）采用密闭式一次性医用塑料输液（血）器。

（2）注意输液操作中的空气净化。应定期进行空气消毒，或安装空气净化装置。

（3）严格无菌技术操作。

（4）认真检查输入液体质量、透明度、溶液瓶有无裂痕、瓶盖有无松动，瓶签字迹是否清晰及有效期等。

（5）输入药液最好现用现配，避免污染。

案例分析

病史：王某，42 岁。因大量呕血急诊入院。初步诊断：胃溃疡，失血性休克。

护理体检：血压 65/50mmHg，心率 130 次/分，脉搏细弱，面色苍白，出冷汗，表情淡漠。医嘱：立即输红细胞 400ml。当患者输红细胞 300ml 时，出现皮肤瘙痒，眼睑、口唇水肿，呼吸困难等症状。

思考：1. 该患者为什么要输血？

2. 在输血过程中发生了什么情况？应如何预防和处理？

第二节 静脉输血法

静脉输血法是将全血或成分血通过静脉输入体内的一种方法。是急救和治疗疾病的重要措施之一。正常人的血液总量占体重的 7%～8%，即每公斤体重有 70～80ml 血液。成人一次失血不超过全身血量的 10%，对机体无明显损害。若失血量超过全身的 20%，即可引起机体活动障碍，需及时进行输血。

一、静脉输血目的与适应证

1. 补充血容量，增加有效循环血量，增加心排出量，提高血压，促进血液循环，用于大出血、失液引起的血容量减少或休克的患者。

2. 补充血红蛋白，促进携氧功能，纠正贫血，用于贫血的患者。

3. 补充抗体，增加机体免疫力。用于严重感染的患者。

4. 补充白蛋白，纠正低蛋白血症，维持胶体渗透压，减轻组织水肿，用于低蛋白血症。

5. 补充各种凝血因子和血小板，输入新鲜血，补充凝血因子，用于凝血功能异常的患者。

二、血液制品的种类

（一）全血

1. 新鲜血　指在4℃冰箱内保存1周的血液。它基本保留了血液原有成分，适用于血液病患者，补充各种凝血因子和血小板。

2. 库存血　指在4℃冰箱内冷藏，保存2～3周的血液。其保存时间越长，血液成分变化越大，即酸性增高，钾离子浓度增高，故大量输注库存血时，要警惕酸中毒与高钾血症的发生。库存血适用于各种原因引起的大出血。

3. 自体血　指一些手术患者术前或术中采集或回收的自身血液，术中再回输给本人。如体外循环、宫外孕、脾切除术等采用自体输血，可节省血源，节省资金，防止输血反应。

（二）成分血

根据血液成分比重不同，将血液成分进行分离，加工成各种血液制品，根据病情的需要选用。

成分血的优点：纯度高、体积小、疗效好、副反应少；成分血比全血含钾、氨、枸橼酸盐低，适用于肝、肾、心功能不全的患者；稳定性好，便于保存和运输；节约用血，针对性使用。

1. 红细胞

（1）浓缩红细胞：新鲜全血经离心或沉淀分离血浆后的剩余部分，适用于血容量正常而需补充红细胞的贫血患者。

（2）洗涤红细胞：红细胞经生理盐水3次洗涤后再加入适量生理盐水，适用于贫血和一氧化碳中毒的患者。

2. 血浆　主要为血浆蛋白，不含血细胞。

（1）新鲜血浆：含正常量的全部凝血因子，适用于多种凝血因子缺乏的患者，如肝功能不全、DIC及大量输库存血后引起出血倾向的患者。

（2）保存血浆：适用于低血容量和低血浆蛋白的患者。

（3）冰冻血浆：−30℃保存，有效期1年，应用时在37℃温水中融化后立即输注，以免纤维蛋白析出。适用于维持血容量、补充血浆蛋白的患者。

（4）干燥血浆：冰冻血浆放在真空装置下加以干燥而成，保存期限为5年，用200ml生理盐水溶解后使用。

3. 白细胞浓缩悬液　4℃冰箱保存，48h内有效，适用于粒细胞减少合并严重感染的患者。

4. 血小板浓缩悬液　在ACD保养液中，22℃保存，24h内有效，适用于血小板减少和血小板功能障碍性出血的患者。使用前需先轻摇，使沉淀血小板悬浮于血清中，滴速为80～100滴/分。

5. 其他血液制品

（1）白蛋白液：自血浆中提取，可提高机体血浆蛋白和胶体渗透压。

（2）抗血友病球蛋白浓缩剂：用于血友病。

（3）纤维蛋白原：用于纤维蛋白缺乏症、DIC。

（4）凝血酶原复合物：适用于先天性及获得性缺乏凝血因子的出血性疾病。

为保证安全，输全血、红细胞、血小板悬液前要做血型鉴定和交叉配血试验，输血浆前须做血型鉴定。

三、输血方法

（一）输血前准备

1. 备血　根据医嘱抽取血标本，与已填写的输血申请单，一起送血库做血型鉴定及交叉配血试验。

2. 取血　凭取血单与血库人员共同做好“三查”，即查血液的有效期、血液的质量和输血装置，“八对”，即核对患者的床号、姓名、住院号、血袋号、血型、交叉配血试验结果、血液种类和剂量。确认无误后双方共同签字方可。

正常库存血分为两层：上层血浆呈淡黄色，半透明；下层血细胞均匀，呈暗红色，两者界线清楚，无凝块；如血浆颜色变红或混浊有泡沫，血细胞呈紫玫瑰色，血细胞与血浆界线不清，提示血液变质，不能使用（正常库存血与异常库存血的区别见图 14－10）。

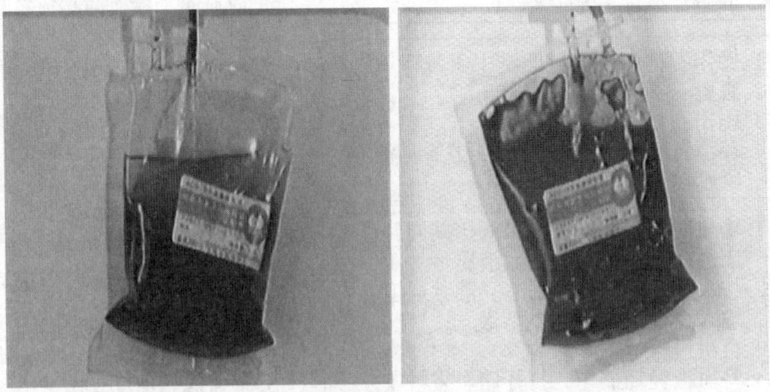

图 14－10　正常库存血（左），异常库存血（右）

3. 取血后　血液取出后勿振荡，勿加入任何药液，勿加温，在室温中放置 15～20min 再输注。

4. 输血前　再次两人核对，确定无误方可输入。

（二）方法

目前临床上有间接静脉输血法、直接静脉输血法、自体输血法 3 种方法，其中间接静脉输血法最常用。间接静脉输血法是将已经备好的血液，按静脉输液法输给患者。

【用物】一次性输血器一套（输血器茂菲滴管内有过滤网，可以通过血细胞、血浆、血小板和凝血因子，大的细胞碎屑和纤维蛋白等微粒可被清除，输血器穿刺针头为 9 号针头）、血袋、0.9％氯化钠溶液 250ml、血型单、交叉配血单、输血申请单、输血瓶签，其他同头皮针静脉输液用物。

【操作方法】间接静脉输血法操作流程与要点说明见表 14－6。

表 14－6　间接静脉输血法

步骤	操作流程	要点说明
核对	医嘱、患者、交叉配血单、血液质量等	
评估	1. 患者的病情（尤其是体温情况）、意识状态、输血史、过敏史和正在进行的治疗 2. 肢体活动和外周血管情况 3. 穿刺部位皮肤情况：有无水肿、结节、瘢痕、伤口 4. 患者：心理状态、沟通、合作能力、需求	1. 对发热患者，要在处理发热后再取血 2. 尽量选择直、粗、弹性好、易固定的血管，必要时深静脉置管或静脉切开
告知	1. 静脉输血的目的和配合方法（征求患者及家属同意，签输血同意书） 2. 静脉输血前后注意事项	
准备	1. 操作者：衣帽整洁，洗手、戴口罩 2. 患者：安置舒适平卧位 3. 用物：如上 4. 环境：整洁、光线充足，必要时备屏风遮挡	1. 取血时、输血前必须经两人核对 2. 血液制品须冷藏运输，避免震荡 3. 血液不可随意加温 4. 取回的血液应尽快输入，不得自行保存 5. 必要时备急救药品
实施	1. 输血时两名医护人员带病历共同到患者床边核对，再次检查血液质量 2. 按头皮针静脉输液法建立静脉通道，先输入少量0.9%氯化钠溶液 3. 再次进行“三查八对” 4. 将血液轻轻摇匀，打开储血袋封口，常规消毒开口处塑料管，将输血器针头从输液瓶上拔下垂直插入血袋连接血袋塑料管内，将血袋倒挂于输液架上 5. 调节滴速 6. 再次核对医嘱、配血单、血袋标签上的内容 7. 输血完毕用0.9%氯化钠溶液适量冲管 8. 储血袋置入专用密闭容器，由专人收集送回输血科，至少保存1天	1. 做好输血核对，清醒的患者可以询问血型，再次确认 2. 插入输血器时防止血液外漏 3. 输血起始速度宜慢（20滴/分），观察15分钟后患者无不适可按病情调快滴速 4. 血液中不可加入其他药物，尽量避免同时输注含氯化钾的液体 5. 输入两袋血之间要用0.9%氯化钠溶液适量冲管 6. 用0.9%氯化钠溶液冲管至输血器内血液全部滴入血管为止
整理	1. 协助患者取舒适卧位，整理床单位 2. 按医疗废物处理原则处置用物，洗手 3. 再次查对，记录	1. 在输液卡上记录输血时间、输血滴速、操作者签名并挂于输液架上 2. 将配血单贴在病历上

【注意事项】

1. 严格执行查对制度和无菌技术操作规程。

2. 根据输血申请单正确采集血标本，禁止同时采集两个患者的血标本，避免发生差错。

3. 输入库存血之前必须（两人）认真检查血液保存时间和血液质量，库存血取出后，30min 内给患者输入，避免放置过久，使血液变质或污染。

4. 血液制品及输血器内不可随意加入其他药物，如钙剂、酸或碱性药物、高渗或低渗溶液，防止血液变质。

5. 输血过程中加强巡视，听取患者的主诉，密切观察有无输血反应。发生严重反应立即停止输血，给予相应护理措施，并保留余血以供检查、分析、查找原因。

6. 输多种血液制品时须注意，应首先输成分血，其次为新鲜血，最后为库存血。

7. 冷藏血制品不能加温，以免血浆蛋白凝固变性引起不良反应。

8. 加压输血时，必须有专人在旁监护，以免走空发生空气栓塞。

知识链接

直接静脉输血法

直接静脉输血法是将供血者血液抽出后，立即输给患者。适用于急需输血而又无血库设备或婴幼儿少量输血时。操作要点：用备好的 50ml 注射器抽取 5ml 抗凝剂（每 50ml 血液需用 3.8％枸橼酸钠溶液 5ml），操作时由三人完成，分别担任取血、传递和输血，操作过程中需密切配合，在连续取血、输血过程中，只需换注射器，不必拔针头，用手指压住穿刺部位前端静脉，以减少出血。

四、输血反应与护理

（一）发热反应

1. 原因

（1）由输入致热原引起。如保养液或输血用具被污染。

（2）违反无菌操作原则造成污染。

（3）与多次输血后受血者血液中产生抗体有关。

2. 临床表现　在输血过程中或输血后 1～2h 内发生。出现发冷、寒战、体温可升高至 39℃以上，持续半小时至数小时，有的患者可伴有恶心、呕吐、皮肤潮红等症状。

3. 护理措施

（1）出现发热反应时，暂停输血，给予生理盐水输入，密切观察生命体征。

（2）对症处理，患者发冷、寒战时给予保暖，高热时给予物理降温。

（3）观察病情，监测生命体征。

（4）按医嘱给予抗过敏药物、退热剂或肾上腺皮质激素。

（5）保留余血及输血器，以便查明原因。

4. 预防　严格管理血液保养液和输血用具，输血过程中严格执行无菌操作原则，防止污染。

（二）过敏反应

1. 原因

（1）患者为过敏体质。

（2）输入的血液中含有致敏物质。

（3）患者多次接受输血产生过敏性抗体，再次输血时，抗原、抗体作用产生过敏反应。

2. 临床表现　多数患者发生在输血后期或即将结束时。轻者出现皮肤瘙痒、荨麻疹、轻度血管性水肿（即眼睑、口唇水肿）；重者喉头水肿，出现呼吸困难，两肺闻及哮鸣音，甚至发生过敏性休克。

3. 护理措施

（1）根据过敏反应表现，轻者减慢输血速度，继续观察；重者立即停止输血。

（2）根据医嘱给予皮下注射 0.1％肾上腺素 0.5～1ml，或给予抗过敏药物治疗。

（3）出现呼吸困难者，给予氧气吸入，喉头水肿严重时可配合气管插管或切开手术，若发生过敏性休克，立即进行抗休克治疗。

（4）保留余血送检。

4. 预防

（1）不选用有过敏史的献血人员，献血人员在采血前4h内不宜食用高蛋白和高脂肪食物，宜食清淡的饮食或饮用糖水。

（2）对有过敏史的患者，输血前按医嘱给予抗过敏药物。

（三）溶血反应

溶血反应是受血者或供血者的红细胞发生异常破坏或溶解，而引起的一系列临床症状。是输血反应中最严重的反应。

1. 原因

（1）输入异型血，即供血者和受血者血型不符，一般在输血10～15ml后即可产生症状。

（2）输血前红细胞已被破坏溶血，如血液贮存过久、保存温度不当、血液震荡过剧、血液内加入高渗或低渗或影响pH的药物、血液受到细菌污染等。

（3）Rh因子系统不同引起溶血。人类红细胞除含有A、B凝集原外，还有另一种凝集原即Rh因子。我国人口99%为阳性，1%为阴性。Rh阴性者接受Rh阳性血液后，其血清中产生抗Rh阳性抗体，当再次接受Rh阳性血液时可发生溶血反应。一般在输血后1～2h发生，也可延迟至6～7d后出现症状。

2. 临床表现与发生机制

（1）开始阶段：开始患者主诉头痛、四肢麻木、腰背剧疼和胸闷等。

（2）中间阶段：继而出现黄疸和血红蛋白尿，同时伴有寒战、高热、呼吸急促和血压下降等。

（3）最后阶段：后期出现少尿、无尿等急性肾衰竭症状，可迅速死亡。溶血反应还可引起弥散性血管内凝血（DIC），患者表现出血倾向。

3. 护理措施

（1）立即停止输血，与医生联系，并保留余血。采集患者血标本，重做血型鉴定和交叉配血试验。

（2）维持静脉输液以备抢救时静脉给药。

（3）保护肾：防止血红蛋白结晶阻塞肾小管。双侧腰部封闭，用热水袋热敷双侧肾区，防止肾小管痉挛。

（4）碱化尿液：口服或静脉滴注碳酸氢钠，以碱化尿液。

（5）密切观察生命体征和尿量，对少尿、无尿者按急性肾衰处理，出现休克症状时，立即配合抢救休克。

（6）做好心理护理，以缓解恐惧和焦虑情绪。

4. 预防　加强责任心，认真做好血型鉴定和交叉配血试验，输血前仔细核对，杜绝差错。严格执行血液保存规则，不可采用变质血液。

（四）大量输血后反应

大量输血后反应一般是指在24h内紧急输血量大于或相当于患者总血容量。

1. 肺水肿（循环负荷过重）　同静脉输液反应。

2. 出血倾向

（1）原因：输入大量库存血，库存血的血小板基本被破坏，凝血因子减少。

（2）临床表现：皮肤、黏膜淤点或淤斑，穿刺部位可见大块淤斑或手术伤口渗血等。

（3）护理措施：应密切观察患者意识、血压、脉搏等变化，注意皮肤、黏膜或手术伤口有无出血。

（4）预防：根据医嘱输入血小板悬液或新鲜血，以补充足够的血小板和凝血因子。

3. 枸橼酸钠中毒反应

（1）原因：大量输血时也输入了枸橼酸钠，当枸橼酸钠尚未氧化时即与血中钙离子结合使血钙降低。

（2）临床表现：患者表现为手足抽搐、出血倾向、血压下降、心率缓慢，甚至心搏骤停。

（3）护理措施

1）输入库存血 1000ml 以上时，须按医嘱静脉注射 10% 葡萄糖酸钙或氯化钙 10ml，以补充钙离子。

2）严密观察患者反应。

（五）其他反应

当输血不当还可引起空气栓塞、细菌污染反应和因输血传染的疾病如病毒性肝炎、疟疾、艾滋病及梅毒等。严格筛选供血员，严格管理血液及血液制品，严格把握采血、贮血和输血操作的各个环节，以确保患者的输血安全。

小　结

通过本章学习，护理知识方面应重点掌握静脉输液与输血的目的和适应证、常用溶液及作用、注意事项。熟悉静脉输液和输血反应的临床判断，能够根据临床表现正确评估输液、输血中的护理问题并列出相关原因及护理措施；护理技能方面要求在实训中指定时间内熟练完成头皮针静脉输液操作技术，并熟悉静脉留置针输液法的操作要点。输液过程中能独立排除常见输液故障，在实训中逐步培养关爱患者的职业素养。

自 测 题

一、A_1/A_2 型题

1. 静脉输液、输血时液体输入是利用
   A. 负压原理
   B. 正压原理
   C. 虹吸原理
   D. 空吸原理
   E. 液体静压原理

2. 输液时，与认真检查液体质量无关的项目是
   A. 检查地点光线充足
   B. 输液器包装完好
   C. 容器瓶口无松动
   D. 药液无沉淀、无混浊、无变色

E. 容器无裂纹或破损

3. 属于胶体溶液的一项是
A. 5%葡萄糖溶液
B. 山梨醇
C. 706 代血浆
D. 5%碳酸氢钠
E. 20%甘露醇

4. 中分子右旋糖酐的主要作用是
A. 维持酸碱平衡
B. 补充营养和水分
C. 提高血浆胶体渗透压，扩充血容量
D. 补充蛋白质
E. 降低血液黏稠度，改善微循环

5. 静脉输液时输入 5%碳酸氢钠的目的是
A. 扩充血容量
B. 供给电解质
C. 调节酸碱平衡
D. 维持胶体渗透压
E. 改善微循环

6. 静脉输液时，茂菲滴管内液面自行下降的原因是
A. 室温低
B. 患者肢体位置不当
C. 输液速度过快
D. 压力过大
E. 滴管漏气或有裂缝

7. 静脉输液时，液体滴入不畅，局部肿胀，检查无回血，此时护士应
A. 改变针头位置
B. 更换针头重新穿刺
C. 提高输液瓶
D. 局部热敷
E. 加压输液

8. 输液速度可适当加快的情况是
A. 严重脱水、血容量不足、心肺功能良好者
B. 输入升压药物
C. 静脉补钾
D. 风湿性心脏病
E. 1 岁幼儿

9. 输液发生发热反应的原因不包括
A. 输液瓶清洁、灭菌不彻底
B. 药物刺激性强
C. 无菌操作不严格
D. 输液器被污染
E. 输入药物制品不纯

10. 输液时发生静脉炎，错误的护理措施是
A. 患肢制动
B. 患肢可用 50%硫酸镁湿敷
C. 超短波理疗
D. 如意金黄散加醋外敷
E. 患肢下垂并用硫酸镁热敷

11. 患儿，男，10 岁，患急性白血病，为纠正病儿贫血，最适合输入的是
A. 水解蛋白
B. 库存血
C. 新鲜血
D. 新鲜冰冻血浆
E. 血细胞

12. 董女士，24 岁。急性阑尾炎术后，需输液 2000ml，其输液速度为 50 滴/分，其滴注所需要的时间为
A. 6h
B. 7h
C. 8h
D. 9h
E. 10h

13. 张先生，44岁，因患急性肠炎入院，根据医嘱进行输液治疗。在输液过程中患者突然主诉胸部不适，伴有呼吸困难，心前区可闻及一个响亮、持续的“水泡声”。护士应考虑发生的情况是
A. 右心衰竭
B. 发热反应
C. 过敏反应
D. 肺水肿
E. 空气栓塞

14. 李先生，26岁，因车祸导致肝破裂急诊入院。患者面色苍白、四肢厥冷、血压65/40mmHg、脉搏150次/分，急需大量输血。输血过程中错误的护理措施是
A. 严格查对制度
B. 输血开始15min内，速度宜慢
C. 输入两袋以上血液时，两袋血之间需输入少量生理盐水
D. 输入血液内不得随意加入药液
E. 输血完毕不需再输入生理盐水

15. 郭女士，34岁，因车祸致右股骨干骨折急诊入院，因患者失血较多，遵医嘱输血。在输血过程中，患者出现手足抽搐、血压下降、出血倾向。此患者可能出现的情况是
A. 过敏反应
B. 溶血反应
C. 发热反应
D. 休克
E. 枸橼酸钠中毒反应

二、A_3/A_4 型题

（16～17题共用题干）

阎先生，37岁，因上呼吸道感染入院，遵医嘱给予补液抗感染治疗。护士在巡视病房时发现输液不滴，注射部位无肿胀，挤压无回血，有阻力。

16. 该患者可能发生了何种情况
A. 针头斜面紧贴血管壁
B. 针头堵塞
C. 压力过低
D. 针头滑出血管外
E. 静脉痉挛

17. 正确的处理方法是
A. 抬高输液瓶
B. 另选静脉更换针头重新穿刺
C. 变换肢体位置
D. 输液局部湿热敷
E. 用力挤压输液管直至输液通畅

（18～19题共用题干）

张先生，36岁，因发热、咳嗽入院治疗。遵医嘱用0.9%氯化钠溶液1000ml加青霉素800万单位静脉滴注。

18. 该患者输液的目的是
A. 补充血容量
B. 控制感染
C. 供给热量
D. 利尿消肿
E. 补充水分和电解质

19. 该患者输液过程中错误的护理措施是
A. 加强巡视及时更换输液瓶
B. 注意输液管有无扭曲
C. 观察滴速是否合适
D. 溶液不滴立即拔针，更换针头重新穿刺
E. 耐心听取患者主诉

（20～21题共用题干）

左女士，40岁，因急性再生障碍性贫血入院治疗。实验室检查：RBC 2.0×10^{12}/L，

Hb 6.0g/L，WBC 2.9×10^9/L，血小板 50×10^9/L。

20. 该患者最适宜静脉输注
A. 新鲜血
B. 新鲜冰冻血浆
C. 5%血清蛋白液
D. 浓缩白细胞悬液
E. 库存血

21. 输血前准备工作中，错误的一项是
A. 需做血型鉴定和交叉配血试验
B. 血液从血库取出后勿剧烈震荡
C. 需由两人进行三查八对
D. 血液取出后不能加温
E. 输血前先静脉滴入生理盐水

三、B 型题

(22～24 共用备选答案)
A. 5%～10%葡萄糖溶液
B. 50%葡萄糖注射液
C. 水解蛋白
D. 0.9%氯化钠溶液
E. 各种代血浆

22. 可供给患者水分和热量的溶液是
23. 可用于利尿脱水的是
24. 等渗溶液可补充水和电解质，并常用作溶解药物的溶媒的是

(25～28 共用备选答案)
A. 酸中毒、高血钾
B. 酸中毒、低血钾
C. 空气栓塞
D. 肺水肿
E. 静脉炎

25. 大量输入库存血可能会引起
26. 输血速度过快可引起
27. 输入刺激性强的药液可能会引起
28. 输液时空气未排尽可能会引起

(29～32 共用备选答案)
A. DIC 患者
B. 宫外孕失血患者
C. 粒细胞缺乏合并严重感染患者
D. 血小板减少患者
E. 溶血性贫血患者

29. 自体输血适用于
30. 白细胞浓缩悬液适用于
31. 洗涤红细胞适用于
32. 纤维蛋白原适用于

（肖继红）

第十五章　标本采集

学习目标

1. 掌握标本采集的原则、血液标本、尿标本、粪便标本采集法。
2. 熟悉痰标本、咽拭子标本、呕吐物标本采集法。
3. 了解标本采集的意义。

案例分析

病史：叶某，男，38岁，大专文化，司机。3年前无明显诱因出现上腹隐痛、腹胀，多为进食后出现，每次持续约30分钟，时好时坏。2天前因排黑便，每天3～4次，每次量约400g。于下午拟“消化性溃疡伴出血”收住院。

体格检查：T 37.2℃，P 78次/分，R 20次/分，BP 106/64mmHg。患者神志清楚，疲乏无力。专科检查：腹部平坦，腹肌柔软，剑突下有压痛，无反跳痛，其他未见异常。医嘱为：检查血、尿、大便常规，大便潜血；抽血急查电解质及肝、肾功能。

思考：1. 护士执行医嘱采集各种标本时，应遵循哪些原则？

2. 如何正确采集所需的标本，为疾病的诊断、治疗提供依据？

第一节　标本采集的意义与原则

一、标本采集的意义

标本的检验结果可反映机体的正常生理功能和病理改变，与临床其他检查、患者的临床表现相结合，对确定诊断、了解病情、指导用药、预防疾病等将起着重要的作用。检验结果的正确与否直接影响到疾病的诊断、治疗、抢救及预后的判断，而检验结果的准确性与标本的采集有着密切的关系。因此必须掌握正确采集标本的方法，做好标本的及时送检和保管工作，以确保检验结果的准确性。

二、标本采集的原则

（一）采集各种标本均应按医嘱执行

医生根据患者病情的需要，选择检验项目，填写检验申请单，并签全名。护士应根据申请单的检验目的与要求，确定采集的时间和方法，并通知患者做好准备。

（二）做好采集前的准备

采集标本前应认真评估患者的准备情况、心理反应和合作程度。耐心向患者解释留取标本的目的和要求，消除患者的顾虑，取得信任和合作。根据检验目的选择大小合适、类型准确、结构完好的容器，容器外贴上标签，标明患者科别、床号、姓名、性别、住院号、检验目的和送检日期。

（三）严格执行查对制度

采集前应认真查对医嘱、检验申请单或电子申请单（电子条形码）、科室、患者的床号、姓名、住院号、检验项目、采集容器等。

（四）保证标本采集的质量

为了保证送检标本的质量，必须掌握正确的标本采集技术和采集量，要及时采集、按时送检，特殊标本应注明采集时间，如红斑狼疮细胞检查应注明采集时间并放于恒温箱中，12h 或 24h 标本应注明起止时间，做尿妊娠试验需留取晨尿，因晨尿内绒毛膜促性腺激素的含量高，容易获得阳性结果。

（五）采集细菌培养标本应放入无菌容器中

留取细菌培养标本，应严格执行无菌操作，不可混入防腐剂、消毒剂及其他药物，以免影响检验结果，并在患者使用抗生素前、高热寒战期采集，如已使用抗生素，应在检验单上注明抗生素的种类、使用时间和剂量。

第二节　常用标本采集法

一、血标本采集法

血液是判断机体各种生理功能和病理变化的重要指标之一，是临床最常用的检验项目。血液标本的采集有毛细血管血液、静脉血液和动脉血液三种。毛细血管血液标本均由检验人员采集。

（一）静脉血标本采集法

【分类】临床上采集的静脉血标本分三大类：全血标本、血清标本和血培养标本（表 15-1）。

真空采血管（器）的种类见图 15-1 及图 15-2。

知识链接

真空采血管（器）的区别及应用

真空采血管	管盖颜色	检验项目	标本	采血量（ml）
分离胶促凝管	黄色	临床生化、免疫检验	血清	3.0～5.0
快速血清管	橘红色	急诊血清实验（临床生化、免疫检验、放射检验等）	血清	3.0～5.0
普通血清管	红色	常规血清检验（临床生化、免疫检验、放射检验等）	血清	3.0～5.0
枸橼酸钠凝固试验管	蓝色	血液凝固试验	血浆	1.8～3.6
肝素抗凝管	绿色	生化：血黏度、血氨等	血浆	3.0～5.0
血糖试验管	灰色	生化：血糖、血酮、乳酸等	血浆	2.0～3.0
乙二胺四乙酸（EDTA）抗凝管	紫色	生化：电解质、肾功能、肝功能、血糖、全血试验、血型鉴定、交叉配血等	全血	2.0～5.0
枸橼酸钠红细胞沉降率试验管	黑色	红细胞沉降率试验	全血	1.6～2.4

表 15-1　三种血液标本采集比较表

类别 项目	全血标本	血清标本	血培养标本
目的	1. 血常规检查 2. 测定血液中某些物质的含量，如血糖、尿素氮、尿酸、肌酐、肌酸、血氨等	1. 测定血清酶、脂类、电解质 2. 肝功能等	用于血液的细菌学检查
用 物	1. 注射盘内备消毒剂、棉签、止血带、注射小枕、真空采血针、抗凝真空采血管（图 15-2）；或备 5ml 或 10ml 一次性注射器（按采血量选用），抗凝试管 2. 检验单、一次性治疗巾、手套等	1. 注射盘内备消毒剂、棉签、止血带、注射小枕、真空采血针、真空采血管；或备 5ml 或 10ml 一次性注射器（按采血量选用），干燥试管 2. 检验单、一次性治疗巾、手套等	1. 注射盘内备消毒剂、棉签、止血带、注射小枕、密封培养瓶或血培养三角烧瓶 2. 按需要备酒精灯、火柴 3. 检验单、一次性治疗巾、手套等
操作步骤	见表 15-2		
注意点	1. 摇匀，使血液与抗凝剂充分混匀，防止溶血 2. 及时送检	禁止摇匀，防止溶血	严格执行无菌操作

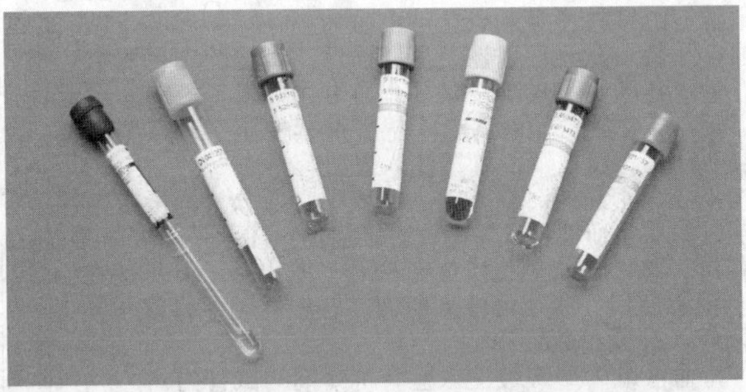

图 15-1　真空采血（管）器的种类

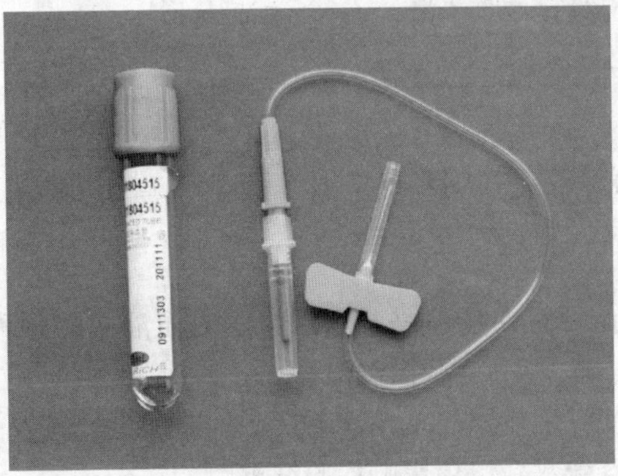

图 15-2-Ⅰ　真空采血管（器）、蝶翼真空采血针

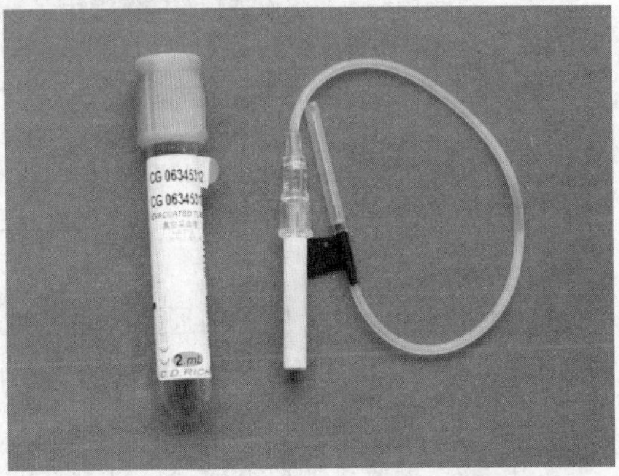

图 15-2-Ⅱ　真空采血管（器）、单翼真空采血针

【操作方法】静脉血采集操作流程与要点说明见表 15-2。

表 15－2 静脉血采集法

	操作流程	要点说明
核对	按“标本采集原则”进行核对，并贴标签或电子条形码于采集容器上	电子条形码应竖贴在管上，不能遮挡管中刻度
评估	1. 患者的病情、意识状态、正在进行的治疗 2. 肢体活动和静脉充盈情况 3. 穿刺部位皮肤情况：有无水肿、结节、瘢痕、伤口 4. 患者：心理状态、沟通、合作能力、需求	
告知	1. 静脉采血的目的和配合方法 2. 采血前后注意事项	1. 需空腹采血应提前告诉患者 2. 根据检验目的正确选择采血管，检查灭菌有效期、有无裂痕、胶塞有无松动，以免影响采血管内负压，影响采血量
准备	1. 操作者：衣帽整洁，洗手、戴口罩 2. 患者：安置舒适卧位 3. 用物：见表15–1 4. 环境：整洁，光线充足	
实施	1. 选择合适的静脉，按静脉注射法扎紧止血带，消毒皮肤，嘱患者握拳，使静脉充盈 2. 戴手套，按静脉穿刺法穿刺血管 3. 真空采血器采血：手持真空采血针，按静脉注射法行静脉穿刺，见回血后，将真空采血针另一端针头刺入真空采血管，血液即迅速流入真空采血管内，自动留取至所需血量，取下真空采血管，置换另一真空采血管，如此反复操作，当最后一支采血管即将完毕时（血流变慢），松开止血带，嘱患者松拳，使采血针内血液被采血管剩余负压吸入管内，以干棉签按压穿刺点，反折针头迅速拔出，干棉签继续按压穿刺点至不出血为止 4. 注射器采血：手持一次性注射器，见回血后，按检验项目要求抽取所需血量（各项目总量），松开止血带，嘱患者松拳，用干棉签按压穿刺点，迅速拔出针头，干棉签继续按压穿刺点至不出血为止；取下针头，将血液沿管壁注入采血容器 (1)血培养标本：注入密封瓶时，先除去铝盖中心部分，消毒瓶盖并待干，更换针头后将血液注入瓶内，轻轻摇匀；注入三角烧瓶时，先点燃酒精灯，将三角烧瓶口的纱布松开，取出塞子，迅速在酒精灯火焰上消毒瓶口，将血液注入瓶内，轻轻摇匀，将塞子经火焰消毒后塞好，扎紧封瓶纱布 (2)全血标本：将血液顺管壁缓缓注入盛有抗凝剂的试管内，立即轻轻旋转摇动试管，使血液和抗凝剂混匀，以防血液凝固 (3)血清标本：将血液顺管壁缓缓注入干燥试管内，勿注入泡沫，不可摇动，以防红细胞破裂造成溶血	1. 如同时采集多个项目的标本，用配套的真空采血管和采血针时，采血顺序：血培养→不含添加剂的采血管→凝血标本瓶→其他标本瓶；用注射器时采血顺序：血培养→抗凝管→干燥管 2. 使用真空采血管，以旋转向外方式转动拔或换管 3. 凝血功能障碍者拔针后按压时间要延长
整理	1. 协助患者取舒适卧位，整理床单位 2. 按医疗废物处置用物，脱下手套，洗手 3. 再次查对，记录 4. 及时送检	

【注意事项】

1. 做生化检验时，应提前通知患者空腹采血，宜在清晨采集，因空腹时血液中的各种生化成分，处于相对恒定状态，检验结果比较正确。

2. 根据不同的检验目的准备标本容器，并计算采血量。

3. 严禁在输液、输血的肢体或针头处抽取血标本，以免影响检验结果。

4. 真空试管采血时，不可先将真空试管与采血针头相连，以免试管内负压消失而影响采血。

5. 采集培养标本时，采集前检查培养基是否变质，一般采血量 5ml，亚急性细菌性心内膜炎患者，为提高阳性率，采血量可增加至10～15ml，应严格无菌技术操作，防止血标本污染，影响检验结果。

（二）动脉血标本采集法

【目的】常用于做血液气体分析。

【用物】

1. 注射盘内备消毒剂、棉签、小沙袋、动脉血气针（图15－3）、无菌纱布、无菌软塞、无菌手套；或备5ml一次性注射器、肝素。

2. 检验单、一次性治疗巾、手套等。

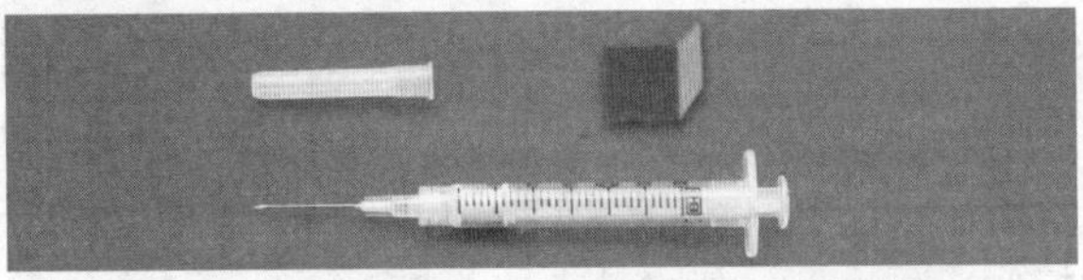

图15－3　血气分析专用注射器及橡胶塞

【操作方法】动脉血采集操作流程与要点说明见表15－3。

表15－3　动脉血采集法

	操作流程	要点说明
核对	按"标本采集原则"进行核对，并贴标签或电子条形码于采集容器上	
评估	1. 患者的病情、意识状态、正在进行的治疗（氧疗） 2. 肢体活动和动脉搏动情况 3. 穿刺部位皮肤情况：有无水肿、结节、瘢痕、伤口 4. 患者：心理状态、沟通、合作能力、需求	
告知	1. 动脉采血的目的和配合方法 2. 采血前后注意事项	
准备	1. 操作者：衣帽整洁，洗手、戴口罩 2. 患者：安置舒适平卧位 3. 用物：如上 4. 环境：整洁，光线充足	1. 检查无菌用物的灭菌有效期、外包装是否完好、有无裂痕 2. 配制肝素稀释液：0.9%氯化钠100ml+肝素原液0.2ml，摇均，现配现用 3. 用5ml注射器抽吸2ml肝素稀释液，并使肝素稀释液充分湿润注射器内壁→弃去余液→放于无菌治疗盘内
实施	1. 选择合适的动脉：一般选用肱动脉、桡动脉、股动脉、足背动脉，以动脉搏动最明显处作为穿刺点（桡动脉穿刺点位于前臂掌侧腕关节上2cm，股动脉穿刺点位于髂前上棘与耻骨结节连线中点）如选用股动脉时，下肢伸直，略外展，膝关节微屈 2. 常规消毒局部皮肤，戴无菌手套或常规消毒左手示指、中指 3. 血气分析专用注射器采血：取出并检查专用注射器，将血气分析专用注射器活塞拉至所需的血量刻度，便自动形成吸引等量血液的负压；在已消毒范围内摸到动脉搏动最明显处，用左手示指和中指固定被穿刺的动脉两端，右手持专用注射器，在两指间垂直刺入或与动脉走向呈45°角刺入动脉，见有鲜红色回血，固定血气注射器，血气分析注射器会自动抽取所需血量 4. 普通注射器采血：取出放于无菌治疗盘的肝素注射器，用左手示指和中指在已消毒范围内摸到动脉搏动最明显处，用左手示指和中指固定被穿刺的动脉两端，右手持注射器，在两指间垂直刺入或与动脉走向呈45°角刺入动脉，见有鲜红色回血时，一手固定注射器，另一手抽取所需血量 5. 采集到1.5~2ml，迅速拔出针头，立即刺入软塞以隔绝空气，并用无菌纱块按压穿刺点5～10min，必要时用沙袋压迫止血 6. 用手轻轻搓动注射器使血液与抗凝剂混匀，避免凝血	1. 标本应无凝固，严格隔绝空气 2. 在化验申请单上注明采血时间、氧疗方法和浓度、持续时间
整理	1. 协助患者取舒适卧位，整理床单位 2. 按医疗废物处置用物，脱下手套，洗手 3. 再次查对，记录 4. 及时送检	

【注意事项】

1. 严格执行无菌操作，以防感染。
2. 注射器与针头连接应紧密，注射器内不可留有空气，防止气体混入标本，影响检验结果。
3. 有出血倾向的患者，谨慎使用。

二、尿标本采集法

尿液质与量的改变可以反映泌尿系统疾患、机体各系统的功能状态，通过尿液标本的物理、化学、细菌学、显微镜等检查，以了解患者病情，协助诊断和治疗。

（一）分类

临床上采集的尿液标本分三大类：常规标本、12h 或 24h 标本、培养标本（见表 15－4）。

表 15－4　三种尿液标本采集比较表

项目＼类别	常规标本	12h 或 24h 标本	培养标本
目的	1. 用于检查尿液的颜色、透明度、有无细胞及管型，测定比重 2. 做尿蛋白及尿糖定性检测	1. 用于做尿的定量检查，如钾、钠、氯、17－羟类固醇、17－酮类固醇、肌酐、肌酸、尿糖和尿蛋白定量 2. 尿浓缩查结核杆菌等	用于尿液的细菌学检查
用物	1. 备容量为 100ml 的清洁瓶或塑料杯 2. 检验单、必要时备屏风、便盆	1. 备容量 3000～5000ml 的清洁大口容器及防腐剂（按检验项目选用，见表 15－5） 2. 检验单、必要时备屏风、便盆	1. 消毒外阴用物、无菌试管、试管夹或备导尿术用物及无菌手套 2. 按需要备酒精灯、火柴 3. 检验单、必要时备屏风、便盆
操作步骤	见表 15－6		
注意点	1. 不可将粪便混于尿液中 2. 女患者月经期间不宜留取尿标本 3. 昏迷或尿潴留患者可通过导尿术留取	1. 盛尿容器应放于阴凉处 2. 应加入防腐剂，以防变质 3. 应列入交班内容	严格执行无菌操作

表 15－5　常用的防腐剂

名称	作用机制	用法	适用范围
40％甲醛（福尔马林）	固定尿中的有机成分、防腐	24h 尿液中加入 1～2ml	用于管型、细胞学检查（爱迪计数检查）
浓盐酸	使尿液保持酸性，防止尿中的激素被氧化、防腐	24h 尿液中加入 5～10ml	用于 24h 尿儿茶酚胺、尿钙、磷酸盐、草酸盐 17－酮类固醇 17－羟类固醇
甲苯	在尿液表面形成薄膜，防止细菌繁殖，保持尿液的化学成分不变	100ml 加入 0.5％～1％甲苯 2ml	尿蛋白、尿糖、钠、钾、氯、肌酐、肌酸、丙酮的定量检查

（二）操作方法

尿标本采集操作流程与要点说明见表 15－6。

表 15－6 尿标本采集法

	操作流程	要点说明
核对	按“标本采集原则”进行核对，并贴标签或电子条形码于采集容器上	电子条形码应竖贴在管上，不能遮挡管中刻度
评估	1. 患者的病情、意识状态、正在进行的治疗 2. 患者的排尿情况 3. 患者：心理状态、沟通、合作能力、需求	
告知	1. 尿标本采集的目的和配合方法 2. 尿标本采集注意事项	1. 不可将粪便混于尿液标本中 2. 女患者月经期间不宜留取尿标本 3. 12h或24h标本收集时，不要将漱口水、涮碗水等倒入其中
准备	1. 操作者：衣帽整洁，洗手、戴口罩 2. 患者：安置舒适平卧位 3. 用物：如上 4. 环境：整洁，必要时围上屏风	1. 检查标本容器有无缺损、有无裂痕 2. 注意保护病隐私 3. 若使用一次无菌导尿包则不需备试管夹、酒精灯、火柴
实施	1. 常规标本：嘱患者将晨起第一次尿留于标本容器内，除测定尿比重需留尿100ml外，其余检验留尿10~50ml即可 2. 12h或24h标本：将容器置于阴凉处，指导患者于晨起（7am）排空膀胱后开始留取尿液，第一次尿后，即加入防腐剂，使之与尿液混合，至次日晨起（7am）排最后一次尿于容器内作为结束，将24h全部尿液留于容器中。如留12 h标本，则自傍晚（7pm）排空膀胱后开始留取尿液，至次晨（7am）排最后一次尿于容器内作为结束，将12h全部尿液留于容器中 3. 培养标本：可通过导尿术（见第十二章“排泄护理”）或留取中段尿法采集未被污染的尿液标本。用留取中段尿法采集尿培养标本时，应先确认患者膀胱充盈（有尿意），按导尿术的方法清洁、消毒外阴和尿道口，嘱患者持续不停顿自行排尿至便盆，弃去前段尿，以试管夹夹住无菌试管，接取中段尿5ml，盖紧塞子	1. 留取尿标本前不宜多饮水，以免稀释尿液 2. 清晨留取尿标本前不宜剧烈运动，以免尿液中红细胞、白细胞、蛋白质增加 3. 昏迷或尿潴留患者可通过导尿术留取尿标本 4. 如做钾、钠、氯、17-羟类固醇、17-酮类固醇、肌酐、肌酸、尿糖和尿蛋白等定量检查，可测定24h尿总量记录于化验单上，尿液充分摇匀后取出100ml送检，其余弃去 5. 如做尿沉渣检查结核杆菌或尿蛋白定量，则将24h尿液全部送检
整理	1. 协助患者穿裤，取舒适卧位，整理床单位 2. 按医疗废物处置用物，脱下手套，洗手 3. 再次查对，记录 4. 及时送检	

三、粪便标本采集法

（一）分类

临床上采集的粪便标本可分为四大类：常规标本、潜血标本、寄生虫及虫卵标本、培养标本（表 15－7）。

表 15－7　四种粪便标本采集比较表

项目＼类别	常规标本	潜血标本	寄生虫及虫卵标本	培养标本
目的	用于检查粪便的性状、颜色、混合物及寄生虫等	用于检查粪便内肉眼不能观察到的微量血液	用于检查寄生虫成虫、幼虫及虫卵	用于检查粪便中的致病菌
用物	1. 蜡纸盒或容器（如小瓶、塑料盒等）、竹签 2. 检验单、必要时备屏风、便盆	1. 蜡纸盒或容器（如小瓶、塑料盒等）、竹签 2. 检验单、必要时备屏风、便盆	1. 带盖容器或清洁便盆、竹签、（查蛲虫时备透明胶带和载玻片） 2. 检验单、必要时备屏风	1. 消毒便盆、无菌培养管或无菌蜡纸盒、无菌长棉签或竹签 2. 检验单、必要时备屏风
操作步骤	见表 15－8			
注意点	1. 如为腹泻者应取脓血、黏液等异常部分 2. 如为水样便应取 15～30ml放入容器内 3. 如查寄生虫卵应在不同部位取	1. 容器应清洁 2. 检查前 3 天禁食肉类、肝类、血类、大量绿叶类食物、铁剂 3. 第 4 天按常规标本留取	尽量挑带血及黏液部分	严格执行无菌操作

（二）操作方法

粪便标本采集操作流程与要点说明见表 15－8。

表 15－8　粪便标本采集法

操作流程		要点说明
核对	按“标本采集原则”进行核对，并贴标签或电子条形码于采集容器上	
评估	1. 患者的病情、意识状态，抗生素使用情况 2. 患者的排便情况 3. 患者：心理状态、沟通、合作能力、需求	
告知	1. 粪便标本采集的目的和配合方法 2. 粪便标本采集的注意事项	1. 避免大小便混合而影响检验结果 2. 检查阿米巴原虫时，收集标本3天前应停服钡剂、油质或含金属的泻剂，以免影响阿米巴原虫卵或胞囊的显露
准备	1. 操作者：衣帽整洁，洗手、戴口罩 2. 患者：嘱患者排空膀胱 3. 用物：如上 4. 环境：整洁、通风，酌情关闭门窗必要时围上屏风	1. 检查粪便收集器是否干燥清洁 2. 注意保护患者的隐私

续表

实施
- 1. 常规标本、隐血标本　患者排便于清洁便盆内，用竹签取异常粪便5g（约蚕豆大小）放入蜡纸盒内。如为腹泻者应取黏液部分；如为水样便应取15～30ml放入容器内
- 2. 寄生虫及虫卵标本　患者排便于清洁便盆内，用于寄生虫卵检查时，应在不同部位尤其带血及黏液部的粪便5～10g放入蜡纸盒内
- 3. 培养标本　患者排便于消毒便盆内，用无菌长棉签或竹签取带脓血或黏液的粪便2～5g，放入无菌培养管或无菌蜡纸盒中。如患者无便意时，可用长棉签蘸无菌生理盐水，插入肛门6～7cm，沿一个方向边旋转边退出棉签，放入无菌培养管中，塞紧瓶塞

→
- 1. 服驱虫剂后或作血吸虫孵化检查时，应留取全部粪便
- 2. 查阿米巴原虫时，应在采集前将容器用热水加温，便后连同容器立即送检，因阿米巴原虫在低温下可失去活力而难以找到
- 3. 查蛲虫时，①于晚上23:00左右，等患者感觉肛周发痒时，用生理盐水棉签，自肛周皱襞处拭取②嘱患者在晚间睡觉或清晨未起床前，将透明胶带粘贴在肛门周围（因蛲虫常在午夜或清晨时爬到肛门处产卵），取下粘有虫卵的透明胶带，粘贴在玻璃片上或将透明胶带对合（粘有虫卵的一面在内）

整理
- 1. 协助患者穿裤、取舒适卧位，整理床单位
- 2. 按医疗废物处置用物，洗手
- 3. 再次查对，记录
- 4. 及时送检

四、痰标本采集法

痰液是气管、支气管、肺泡的分泌物，正常情况下分泌物很少，当气管、支气管、肺发生病变时，分泌量增多。采集痰标本的目的是观察痰液的颜色、气味、性质及检查痰液内细胞、细菌、寄生虫等，以协助诊断呼吸系统疾病，如支气管哮喘、肺部感染、支气管扩张、肺结核、肺癌、肺吸虫病等。

（一）分类

临床上采集痰标本分三大类：常规标本、24h标本和培养标本（表15－9）。

表15－9　三种痰标本采集比较表

类别/项目	常规标本	24小时标本	培养标本
目的	观察痰液的一般性状，涂片检查痰内细胞、细菌、虫卵等	观察一天痰液的量及性状（如浓集结核杆菌检查）	1. 检查痰液中的致病菌 2. 作药物敏感试验
用物	1. 集痰蜡纸盒或清洁痰杯 2. 检验单	1. 广口集痰器 2. 检验单	1. 无菌集痰器、漱口液（朵贝液） 2. 检验单 3. 必要时备电动吸引器、吸痰管、特殊集痰器（图15－4）、手套
操作步骤	见表15－10		
注意点	1. 不可将鼻、口腔分泌物混于其中 2. 如用于查癌细胞，应立即送检，否则用95％乙醇或10％甲醛固定后送检	1. 盛尿容器应放于阴凉处 2. 应列入交班内容	严格执行无菌操作

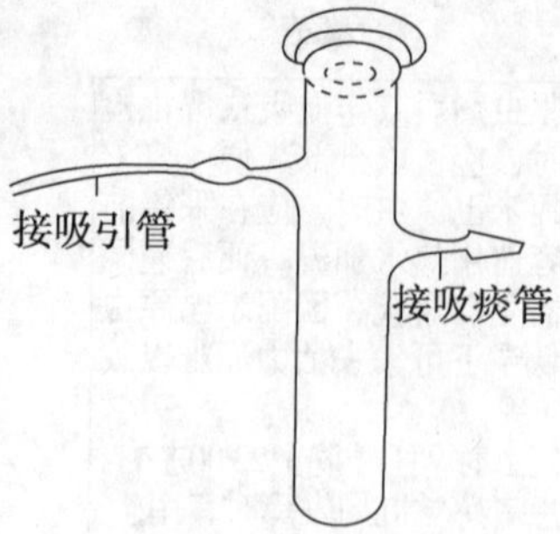

图 15-4　特殊集痰器

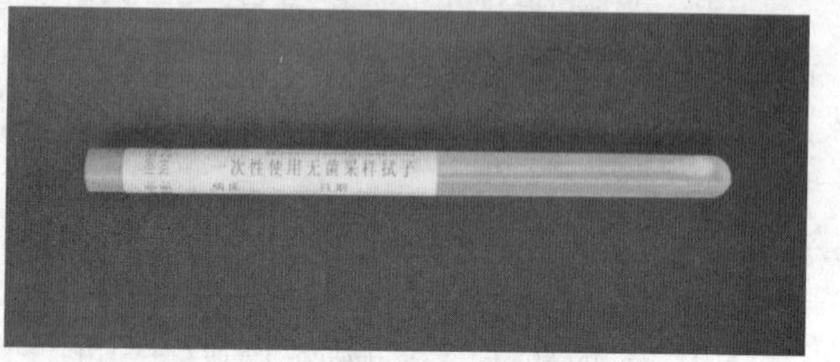

图 15-5　咽拭子培养试管

（二）操作方法

痰标本采集操作流程与要点说明见表 15-10。

表 15-10　痰标本采集法

	操作流程	要点说明
核对	按“标本采集原则”进行核对，并贴标签或电子条形码于采集容器上	
评估	1. 患者的病情、意识状态 2. 患者的咳嗽、咳痰情况 3. 患者：心理状态、沟通、合作能力、需求	
告知	1. 痰标本采集的目的和配合方法 2. 痰标本采集注意事项	24h标本收集时，不要将漱口水、涮碗水等倒入其中，计算总量时，应将采集前放入容器内水的量扣除
准备	1. 操作者：衣帽整洁，洗手、戴口罩 2. 患者：安置舒适平卧位 3. 用物：如上 4. 环境：整洁、通风	
实施	1. 常规标本：嘱其晨起后漱口，以去除口腔中杂质，深呼吸数次后用力咳出气管深处的痰液（晨起后第一口痰液），盛于集痰蜡纸盒内；无法咳痰或不合作的患者，协助患者取适当的体位，自下而上叩击患者背部数次，将特殊集痰器分别连接吸痰管和电动吸引器，按吸痰法将痰液吸入集痰器内（图15-4），加盖 2. 24h标本：嘱患者从晨起（7am）漱口后第一口痰开始留取，至次日晨起（7am）漱口后第一口痰作为结束，将24h的全部痰液吐入广口集痰器内 3. 培养标本：嘱患者晨起后先用漱口液漱口，再用清水漱口，深呼吸数次后用力咳出气管深处的痰液，将痰液吐入无菌集痰器内，加盖。昏迷患者可用无菌吸痰法吸取痰液于特殊集痰器内	幼儿痰液收集困难时，可用消毒棉签拭喉部，引起咳嗽反射，再用棉签刮取标本
整理	1. 按需要协助患者漱口或口腔护理，整理床单位 2. 按医疗废物处置用物，洗手 3. 再次查对，记录 4. 及时送检	

五、咽拭子标本采集法

（一）目的

从咽部和扁桃体部采集分泌物作细菌培养或病毒分离，以协助诊断。

（二）用物

咽拭子培养试管（图 15－5）、酒精灯、火柴、压舌板、无菌生理盐水、检验单等。

（三）操作方法

咽拭子培养标本采集操作流程与要点说明见表 15－11。

表 15－11　咽拭子培养标本采集法

	操作流程	要点说明
核对	按“标本采集原则”进行核对，并贴标签或电子条形码于采集容器上	
评估	1. 患者的病情、意识状态、正在进行的治疗 2. 患者进食的时间 3. 患者：心理状态、沟通、合作能力、需求	
告知	1. 咽拭子培养标本采集的目的和配合方法 2. 咽拭子培养标本采集注意事项	
准备	1. 操作者：衣帽整洁，洗手、戴口罩 2. 患者：安置舒适平卧位 3. 用物：如上 4. 环境：整洁、通风	
实施	点燃酒精灯→按无菌操作要求从培养试管中取出无菌长棉签→嘱患者张口发“啊”音，暴露咽喉（必要时可用压舌板将舌下压）→用培养管内的长棉签蘸无菌生理盐水后，以轻快的动作擦拭两侧腭弓、咽、扁桃体上的分泌物→在酒精灯火焰上消毒培养管口及棉塞→将棉签插入试管内，塞紧棉塞	1. 严格执行无菌操作 2. 应以咽部、口腔异常部位拭取标本
整理	1. 按需要协助患者漱口或口腔护理，整理床单位 2. 按医疗废物处置用物，洗手 3. 再次查对，记录 4. 及时送检	

（四）注意事项

1. 采集标本宜在患者进餐 2h 后进行，且动作应轻柔、敏捷，以免刺激患者咽部引起呕吐或不适。

2. 标本如作真菌培养时，应在口腔溃疡面上采取分泌物。

3. 若做病毒分离，应将标本保存于冰箱内。

六、呕吐物标本采集法

(一) 目的

1. 观察呕吐物的性质、颜色、气味及数量，以协助诊断。
2. 留取呕吐物或胃内容物标本，以明确中毒患者毒物的性质和种类。

(二) 用物

弯盘或痰杯、检验单。

(三) 操作方法

1. 当患者呕吐时，用弯盘或痰杯接取呕吐物后，贴好标签、记录。
2. 洗胃时留取胃内容物后，贴好标签、记录。

(四) 注意事项

留取呕吐物或胃内容物后，应立即送检，以协助诊断和治疗。

小 结

准确的标本检验结果可为临床疾病的诊断、治疗提供可靠的依据，而检验结果的准确性与标本的采集有着密切的关系。因此，通过本章学习，应懂得采集各种标本时必须遵循标本采集的原则：①采集各种标本均应按医嘱执行；②做好采集前的准备；③严格执行查对制度；④保证标本采集的质量；⑤采集细菌培养标本应放入无菌容器中。掌握血标本、尿标本、粪便标本的采集和注意事项，掌握24h尿标本采集防腐剂的选用；加强对血标本真空管和动脉血气分析标本采集法等难点的理解。

自 测 题

一、A_1/A_2 型题

下列每道考题有 A、B、C、D、E 五个备选答案，请从中选择一个最佳答案。

1. 采集标本前需要核对的项目不包括

A. 疾病诊断

B. 患者姓名

C. 住院时间

D. 申请项目

E. 送检日期

2. 采集血培养标本错误的是

A. 严格无菌操作

B. 选择无菌容器

C. 应在患者使用抗生素前采集

D. 采集前检查培养基有无变质

E. 一般采血 10ml

3. 防止血标本溶血的措施中不包括

A. 注射器、针头要干燥

B. 将血液注入标本瓶时取下针头

C. 缓慢把血液注入标本瓶内

D. 血液注入标本瓶后勿震荡

E. 血液及泡沫缓慢注入标本瓶

4. 有关血标本采集法，错误的一项是

A. 血气分析应备干燥注射器和肝素
B. 血清标本应防试管内凝血
C. 生化标本应在空腹时采血
D. 培养标本应在使用抗生素前采血
E. 输液时应在对侧肢体抽血

5. 亚急性细菌性心内膜炎患者的血培养标本应采集的血量是
A. 1～2ml
B. 2～3ml
C. 5～6ml
D. 7～8ml
E. 10～15ml

6. 患者李某，高热 1 周，怀疑败血症，医嘱做血培养，其目的是
A. 测定尿素氮
B. 查找血液中致病菌
C. 测定血钾含量
D. 测转氨酶
E. 查血糖

7. 做尿妊娠试验时留晨尿的目的是
A. 尿中酸碱度尚未改变
B. 尿素浓度较高
C. 不受饮食影响
D. 尿量较多
E. 晨尿中绒毛膜促性腺激素的含量高

8. 尿标本采集方法不正确的是
A. 昏迷患者可通过导尿术留取标本
B. 常规标本收集晨尿 100ml
C. 尿培养标本取中段尿
D. 女患者在月经期可以留取尿标本
E. 做尿糖定量留取 12h 或 24h 尿

9. 测定 17-酮类固醇、17-羟类固醇时，尿液需加入的防腐剂是
A. 浓盐酸
B. 稀盐酸
C. 甲苯
D. 麝香草酚
E. 甲醛

10. 留取中段尿的方法下列哪项不妥
A. 按导尿法清洁消毒外阴
B. 尿内勿混有消毒液
C. 尿量不宜太多，5ml 即可
D. 随时留取
E. 嘱患者持续不停顿自行排尿，弃去前段尿，以试管夹夹住无菌试管接取

11. 患者张某，女，55 岁，患泌尿系感染，医嘱：做尿培养。患者神志清楚，一般情况尚好，护士在留取尿标本时可采用的方法是
A. 留晨尿 100ml
B. 随机留尿 100ml
C. 留取中段尿
D. 留 24h 尿
E. 留 12h 尿

12. 做潜血试验前 3 天患者应禁食
A. 牛奶
B. 菠菜
C. 豆制品
D. 西红柿
E. 米饭

13. 取便隐血标本应注意的是
A. 尽量取带血及有黏液的粪便
B. 取不同部位的粪便 5～10g
C. 容器应清洁
D. 检查前 3～5 天禁食肉类、肝、血、含大量叶绿素的食物
E. 盛标本的容器要加温

14. 留取血吸虫孵化检查的粪便标本应

A. 留取全部粪便及时送检
B. 于进行试验饮食3～5天后留取
C. 取不同部位的粪便5～10g
D. 用竹签取带血及有黏液的粪便于培养试管内
E. 便器应用温水加热

15. 采集痰培养标本时，下列哪项是错误的
A. 严格执行无菌操作
B. 应于痰液稀释后收集
C. 昏迷患者可用吸痰管采集
D. 患者晨起后先用漱口液再用清水漱口
E. 深呼吸数次后用力咳出痰液于无菌集痰器内

16. 患者李某，女，20岁，高热3天，咽部肿痛，全身乏力。按医嘱给予做咽拭子培养。下列哪项不妥
A. 患者先漱口
B. 采集部位为咽部及扁桃体
C. 用无菌拭子培养管留取标本
D. 培养管口应在酒精灯火焰上消毒
E. 用长棉签蘸无菌生理盐水擦拭采集部位

17. 患者林某，男，72岁，最近出现刺激性咳嗽，痰中带有血丝，几个月来体重明显下降，有吸烟史40多年，怀疑支气管肺癌。现需留取痰标本查找癌细胞以明确诊断，宜选用哪种溶液固定痰内细胞
A. 50％乙醇
B. 10％甲醛
C. 1％过氧乙酸
D. 浓盐酸
E. 20％甲苯

18. 患者林某，女，32岁，白血病，化疗期间因口腔溃烂需做咽拭子培养，采集标本的部位应选为
A. 咽部
B. 口腔溃疡面
C. 舌根部
D. 扁桃体
E. 两侧腭弓

二、A_3/A_4型题

（19～21题共用题干）

患者男性，65岁。2年前确诊心绞痛，今日午后无明显诱因出现心前区疼痛，疼痛剧烈，服硝酸甘油不能缓解，急诊入院，医嘱要求查肌酸磷酸激酶（CPK）。

19. 适宜的取血时间为
A. 服药后2h
B. 即刻
C. 晚饭前
D. 睡前
E. 明日晨起空腹

20. 取血标本时，正确的措施是
A. 为减少患者痛苦，可自静脉留置针处取血
B. 取血量一般为1ml
C. 采集后更换针头注入干燥试管内
D. 采集后避免震荡，防止溶血
E. 采集得到的所有血液全部注入试管，包括泡沫

21. 装送检血标本的试管外应贴标签，标签上应注明的内容不包括
A. 床号
B. 姓名
C. 科室
D. 取血量

E. 送检目的

（22～24 题共用题干）

患者女性，28 岁。1 周来晨起眼睑水肿，排尿不适，尿色发红，血压偏高，疑为急性肾小球肾炎，需留 12h 尿做爱迪计数。

22. 为了防止尿液久放变质，应在尿液中加入
A. 甲醛
B. 稀盐酸
C. 浓盐酸
D. 乙酚
E. 乙醛

23. 留取尿液的正确方法是
A. 晨 7 时起开始留尿，至晚 7 时弃去最后一次尿
B. 晨 7 时排空膀胱，弃去尿液，开始留尿，至晚 7 时留取最后一次尿
C. 晚 7 时开始留尿，至晨 7 时弃去最后一次尿
D. 晚 7 时排空膀胱，弃去尿液，开始留尿，至晨 7 时留取最后一次尿
E. 任意连续的 12h 尿均可

24. 为进一步明确肾功能情况，需采血检查，正确方法是
A. 采集量一般为 10ml
B. 用抗凝试管
C. 从输液针头处取血
D. 采集后将针头靠近管壁缓慢注入
E. 血液注入试管后不能摇动

三、**B** 型题

（25～27 题共用备选答案）
A. 留取少量异常粪便
B. 留取不同部位的粪便
C. 留取全部粪便
D. 留取脓血及黏液部分粪便
E. 将留取的粪便置于温容器内立即送检

25. 潜血标本应
26. 采集寄生虫及虫卵标本时需
27. 腹泻者应

（28～30 题共用备选答案）
A. 乙醛
B. 甲苯
C. 甲醛
D. 浓盐酸
E. 稀盐酸

28. 留 24h 尿标本做尿蛋白定量时，应加入
29. 留 24h 尿标本做肌酐定量时，应加入
30. 留尿标本作 17-羟类固醇检查时，应加入

（王静芬）

第十六章 冷热疗法

学习目标

1. 掌握冷疗和热疗的禁忌证，冷疗和热疗的方法。
2. 熟悉冷热疗法的作用及冷热疗的影响因素。
3. 了解一次性化学制冷袋、医用降温毯、化学加热袋的使用。

冷热疗法是临床常用的物理治疗方法，冷热等温度刺激可反射性地引起皮肤和内脏器官的血管收缩和扩张，从而改变机体各系统的体液循环和新陈代谢，达到治疗目的。护理人员应通过及时、有效地评估患者局部或全身的冷、热状况，正确应用冷、热疗法，满足患者的身心需要。

第一节 冷疗法

案例分析

病史：黄某，男，20岁，高中学生。打篮球时不慎扭伤踝关节，立即来院就诊。

体格检查：T 36.5℃，P 78次/分，R 20次/分，BP 106/62mmHg。患者神志清；专科检查：局部疼痛、肿胀、活动受限，X线片检查确定没有骨折。

思考：如果你是护士，应怎么做？

冷疗法是用低于人体温度的物质，作用于机体的局部或全身，以达到止血、止痛、消炎和退热的治疗方法。

一、冷疗的作用

1. 控制炎症扩散　冷可使皮肤血管收缩，局部血流减少、减慢，降低细胞新陈代谢和微生物的活力，限制了炎症的扩散，常用于炎症早期的患者。

2. 减轻疼痛　冷可抑制细胞活动，降低神经末梢的敏感性而减轻疼痛。冷也可使血管收缩，血管壁的通透性降低，减轻由于组织充血、肿胀而压迫神经末梢所导致的疼痛。常用于牙痛和烫伤。

3. 减轻局部充血和出血　冷可使皮肤血管收缩，局部血流量减少，血流速减慢，从而减轻局部组织的充血、出血。常用于扁桃体切除术后、鼻出血、软组织损伤的早期的患者。

4. 降低体温　冷直接与皮肤接触，通过传导、蒸发等物理作用，降低体温。常用于高热、中暑患者。对脑外伤、脑缺氧的患者，可利用局部或全身用冷，降低脑组织的代谢，减少脑细胞需氧量，以利于脑细胞功能的恢复。

二、冷疗的影响因素

1. 冷疗方式　干冷法的温度应比湿冷法低，湿冷法较干冷法效果好。

2. 冷疗部位　一般皮肤较薄的部位对冷更为敏感，在颈部、腋下、腹股沟等体表较大血管流经处，血液循环良好，冷疗效果更好。

3. 冷疗面积　冷疗效果与用冷面积大小成正比，用冷面积大则反应强，但是需要注意的是冷疗面积越大，机体的耐受性越差，越容易引起全身反应。

4. 冷疗时间　冷疗效应随着时间的延长而增强，一般用冷时间为15～30min，时间过长所产生的继发效应将抵清冷疗作用。同时还会导致不良反应，如寒战、面色苍白、冻疮等。

5. 温度差　冷疗的温度与体表皮肤的温度相差越大，机体对冷刺激的反应越强，反之则越弱。另外，环境温度也会影响冷疗效果，如在冷环境中，冷疗效果会增强。

6. 个体差异　患者机体状况、年龄、性别、神经系统调节功能不同，对冷疗的耐受力不同，反应也不相同。如老年人因感觉功能减退，对冷疗刺激反应比较迟钝；婴幼儿因体温调节中枢未发育完善，对冷疗反应较为强烈；女性患者对冷疗较男性敏感。

三、冷疗的禁忌证

1. 局部血液循环障碍　冷疗可使局部血管收缩，继续加重血液循环障碍，导致组织缺血、缺氧而变性坏死，因此，对休克、大面积受伤、微循环明显障碍的患者不宜用冷疗。

2. 慢性炎症或深部有化脓病灶　冷疗可以使局部血流量减少，影响炎症吸收。

3. 对冷过敏者　对冷过敏的患者冷疗后可出现皮疹、关节疼痛、肌肉痉挛等现象。

4. 禁忌用冷疗的部位

(1) 枕后、耳廓、阴囊：用冷疗易引起冻伤。

(2) 心前区：用冷疗可引起反射性心率减慢、心律不齐等。

(3) 腹部：用冷疗易引起腹痛、腹泻。

(4) 足底：用冷疗可反射性引起末梢血管收缩，影响散热；还可引起一过性冠状动脉收缩。

四、冷疗的方法

根据用冷的面积、部位及方式，冷疗法可分为局部冷疗法和全身冷疗法。局部冷疗法包括使用冰袋、冰囊、冰帽、冰槽、冷湿敷法和化学制冷袋；全身冷疗法包括乙醇拭浴、温水拭浴等。

（一）局部用冷法

1. 冰袋和冰囊（图16－1）的应用

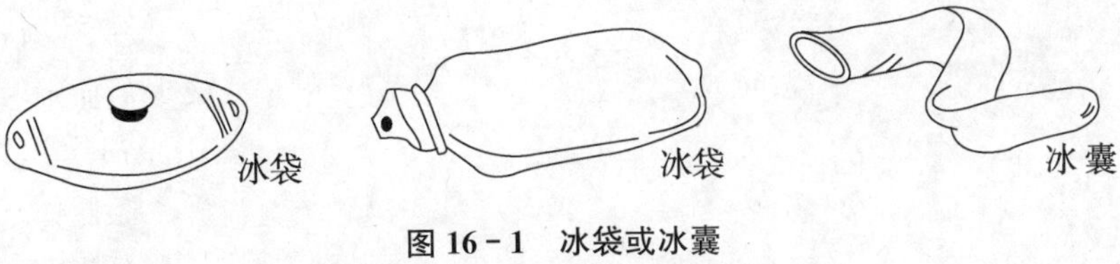

图16－1　冰袋或冰囊

【目的】

（1）降低体温、减少出血、减轻局部疼痛和肿胀；

（2）控制炎症扩散。

【用物】冰袋或冰囊及布套、冰块、帆布袋、木槌、盆、冷水、毛巾、勺子，必要时备屏风。

【操作方法】冰袋或冰囊操作流程与要点说明见表 16－1。

表 16－1　冰袋或冰囊使用法

	操作流程	要点说明
核对	患者的床号、姓名	
评估	1. 患者的病情、意识状态 2. 患者的活动能力、对冷的敏感性和耐受性、有无感觉迟钝或障碍、局部皮肤情况等 3. 患者：心理状态、沟通、合作能力、需求	
告知	1. 冰敷的目的和配合方法 2. 冰敷的注意事项	禁止将冰袋放置在患者的颈后、耳廓、心前区、腹部、阴囊和足底部等
准备	1. 操作者：衣帽整洁，洗手、戴口罩 2. 患者：安置舒适体位 3. 用物：如上 4. 环境：整洁、无对流风直吹患者，酌情关闭门窗必要时用屏风遮挡	1. 冰块应打碎，用水冲去棱角后置冰袋中 2. 冰袋装入容量为1/2～2/3，夹紧袋口前先排尽空气 3. 检查冰袋的方法为：夹紧袋口后，将冰袋倒置，观察有无漏水 4. 冰袋外必须加套，严禁直接接触患者皮肤
实施	1. 患者取舒适卧位 2. 将冰袋放置于所需部位 (1)高热降温时，冰袋置于前额、头顶、体表大血管处（图16–2A） (2)控制炎症扩散、减轻局部出血和止血、减轻组织肿胀和疼痛时，置于相应部位 (3)预防扁桃体摘除手术后出血，可以将冰袋置于患者颈前颌下（图16–2B） (4)鼻部冷敷时，应将冰囊吊起，仅使其底部接触鼻根，以减轻压力（图16–2C） 3. 约30min后，取下冰袋	1. 冰块融化，应及时更换 2. 密切观察患者的反应，如出现寒战、皮肤苍白、青紫，麻木、疼痛等，应立即取下冰袋，防止冻伤
整理	1. 协助患者取舒适卧位，整理床单位 2. 按医疗废物处置用物，洗手 3. 再次查对，记录	将冰袋倒空，倒挂、晾于通风阴凉处；冰袋布套清洁后晾干备用

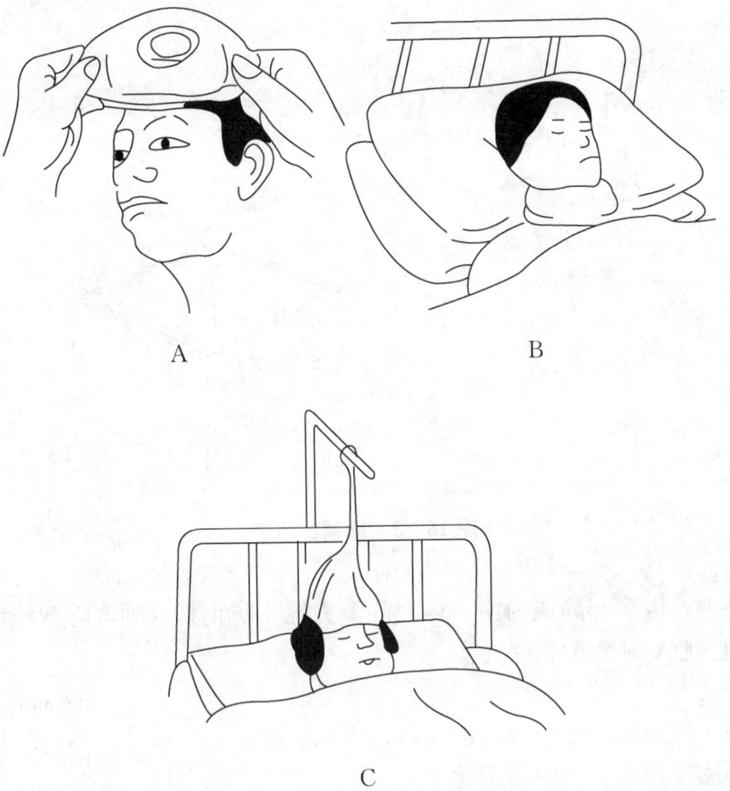

图 16-2 冰袋或冰囊的放置

【注意事项】

（1）注意观察用冷部位的血液循环状况，如出现皮肤苍白、青紫或麻木立即停止用冷。

（2）随时观察冰袋有无漏水、冰块是否融化，以便及时更换。

（3）应根据不同目的掌握用冷时间，最长不超过 30min，如需再用应间隔 60min；用于降温，使用 30min 后需测体温，当体温降至 39℃以下，取下冰袋，做好记录。

知识链接

化学制冷袋

化学制冷袋是将两种化学制剂分成两部分装在塑料袋内，使用时将两种化学制剂充分混合便可使用。每个化学制冷袋可维持 2h。化学制冷袋可代替冰袋降温，方便、实用。使用目的、方法与冰袋相同。使用过程中须注意观察塑料袋有无破损漏液现象，如嗅到氨味应立即更换，以防药液损伤皮肤。另有聚乙烯醇冰袋，存放于冰箱内，使用时取出，可维持 2h。使用后，用消毒液擦拭外壁，置冰箱内 4h 后，可再次使用。

2. 冰帽和冰槽的应用（图 16－3）

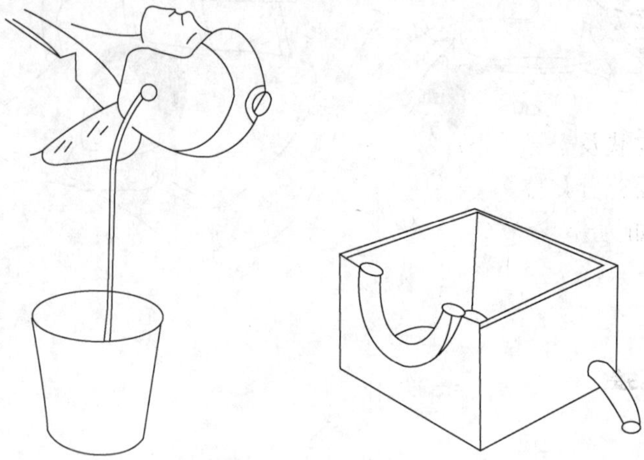

图 16－3　冰帽、冰槽

【目的】

用于头部降温，以头部降温为主，体表降温为辅，防止脑水肿，降低脑细胞代谢，减少耗氧量，提高脑细胞对缺氧的耐受性。

【用物】

冰帽或冰槽、橡胶中单及中单、治疗巾、水桶、肛表、小垫枕、不脱脂棉球 2 个、海绵垫 3 块，其余同冰袋和冰囊的应用用物。

【操作方法】

（1）将冰敲成小块冲去棱角，装入冰帽或冰槽内。

（2）携冰帽至床旁，将患者头部置于冰帽或冰槽内，后颈部和两耳处垫海绵垫；两耳塞不脱脂棉，防止水流入耳内；用凡士林纱布覆盖两眼；将排水管置于水桶中。

（3）观察患者体温、局部皮肤情况。

（4）整理床单位。

（5）冰帽处理同冰袋。将冰槽内的冰水倒空，消毒后备用。

（6）洗手，记录。

【注意事项】

（1）观察头部皮肤的变化。

（2）观察体温，为患者测肛温，每 30min 一次，使之维持在 33℃左右，不宜低于 30℃。

（3）观察患者的心率，防止心房、心室纤颤或房室传导阻滞等。

3. 冷湿敷法

【目的】多用于降温、止痛、止血及早期扭伤、挫伤的肿胀。

【用物】小盆内盛冰水、敷布 2 块、敷钳 2 把，小橡胶单及治疗巾、毛巾、凡士林、纱布。

【操作方法】

（1）备齐用物。

（2）在冷敷部位下面垫橡胶单及治疗巾，局部涂以凡士林，上面盖一层纱布。

（3）将敷布浸于冰水或冷水中，用长钳拧至不滴水为度，抖开折好，敷于患处。

（4）及时更换敷布，每3～5min一次，冷敷时间为15～20min。

（5）冷敷完毕，用纱布擦净患处，整理用物。

（6）整理床单位。

（7）洗手，记录。

【注意事项】

（1）观察局部皮肤及全身的反应。

（2）敷布浸泡需充分，拧至不滴水为度，并及时更换敷布。

（3）冷敷部位如为开放性伤口，应按无菌技术操作进行，冷敷后按外科换药法处理伤口。

知识链接

医用降温毯

医用降温毯是新一代产品，通过体毯表面与患者身体的接触进行热量交换，对患者的体温完成精确的控制。用于各种类型的顽固性高热的物理降温（毯温15～20℃）及亚低温治疗（体温33.5～35.5℃），适用于神经内科、神经外科、急诊室、ICU、急诊室、儿科的患者（图16-4）。

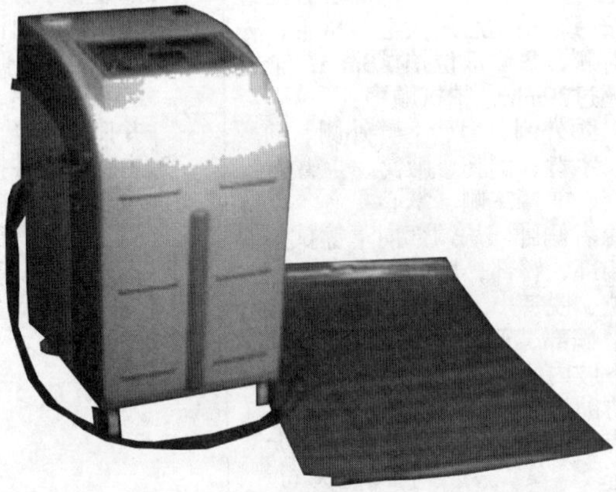

图16-4　医用降温毯（亚低温治疗仪）

（二）全身用冷法

全身用冷法包括乙醇拭浴和温水拭浴法，通过蒸发和传导作用，增加机体的散热，多用于高热患者的降温。

1. 乙醇拭浴法

【目的】为高热患者降温。

【用物】

25%～35%乙醇100～200ml及盛放容器（乙醇温度30～34℃）、水温计、小毛巾2块、大毛巾、热水袋及布套、冰袋及布套，清洁衣裤1套。必要时备大单、被套、便器及屏风。

【操作方法】乙醇拭浴操作流程与要点说明见表16-2。

表 16-2　乙醇拭浴法

	操作流程	要点说明
核对	患者的床号、姓名	
评估	1. 患者的病情、意识状态、正在进行的治疗 2. 患者的过敏史等 3. 患者：心理状态、沟通、合作能力、需求	禁用于乙醇过敏的患者
告知	1. 乙醇拭浴的目的和配合方法 2. 乙醇拭浴的注意事项	
准备	1. 操作者：衣帽整洁，洗手、戴口罩 2. 患者：安置舒适平卧位 3. 用物：如上 4. 环境：整洁，无对流风直吹患者，必要时关闭门窗或围上屏风遮挡患者	
实施	1. 在患者头部、足底部分别置冰袋、热水袋 2. 协助患者脱出上衣，松开裤带，垫大毛巾于拍拭部位下 3. 将浸有乙醇的小毛巾拧至半干，缠于操作者手上（呈手套状），以离心方向边拍拭边按摩，拍拭后用大毛巾拭干，先近侧后对侧，每侧部位拍拭3min，全过程不宜超过20min，拍拭顺序： (1)双上肢：颈外侧、肩、上臂外侧、前臂外侧、手背；侧胸、腋窝、上臂内侧、肘窝、前臂掌侧、掌心 (2)背部：患者侧卧，从颈部向下擦拭整个背、腰部，臀部，协助患者穿衣、取仰卧位、脱裤 (3)双下肢：髋部、下肢外侧、足背；腹股沟、下肢内侧、内踝；股下、腘窝、足跟，协助患者穿裤 4. 拍拭结束取下热水袋。必要时更换大单与被套 5. 记录乙醇拭浴的时间、患者的反应	1. 冰袋置于头部有利于降温并防止头部充血而致头痛；置热水袋于足底，促进下肢血管扩张，有利于散热、减轻头部充血，并使患者舒适 2. 主要拍拭并按摩大血管经过的浅表处，如腋窝、肘窝、腹股沟、腘窝等部位
整理	1. 协助患者取舒适卧位，整理床单位 2. 按医疗废物处置用物，洗手， 3. 再次查对，记录	30min后，测量并记录体温，如体温降至39℃以下，应取下冰袋

【注意事项】

（1）观察患者的反应，如出现寒战、面色苍白、脉搏呼吸异常，应立即停止操作，并报告医生，给予相应处理。

（2）在拭至腋窝、肘部、腹股沟、腘窝等大血管处应稍用力，多停留，以利于散热。

（3）拭浴时间一般为 15～20min，以免患者着凉。

（4）禁忌拍拭后颈部、胸前区、腹部和足底等部位。

（5）新生儿、血液病患者等禁忌使用。

(6) 拭浴后30min测量并记录体温，如体温降至39℃以下，应取下冰袋。

2. 温水拭浴法 适用于高热患者降温。用32～34℃的温水拍拭，其余同乙醇擦浴法。

第二节 热疗法

热疗法是用高于人体温度的物质，作用于机体的局部或全身，以达到促进血液循环、消炎、解痉和舒适的治疗方法。

一、热疗的作用

(一) 促进炎症的消散和局限

热疗可使局部血管扩张，血流速度加快，利于组织中毒素的排出；同时促进血液循环，增加血流量，加快新陈代谢，增强白细胞的吞噬功能。因而在炎症早期用热可促进炎性渗出物的吸收和消散；在炎症后期用热，可因白细胞释放蛋白溶解酶，溶解坏死组织，从而有助于坏死组织的清除及组织修复，使炎症局限。

(二) 缓解疼痛

热疗能降低痛觉神经的兴奋性，改善血液循环，减轻炎性水肿，加速致痛物质的排出及渗出物的吸收，从而解除局部神经末梢的压力。热疗还可使肌肉、肌腱和韧带等组织松弛，可缓解因肌肉痉挛、关节强直而引起的疼痛。常用于腰肌劳损、肾绞痛、胃肠痉挛等患者。

(三) 减轻深部组织充血

热疗可使局部血管扩张，体表血流增加，使深部组织血流量减少，从而减轻深部组织的充血。

(四) 保暖

热疗可使局部血管扩张，促进血液循环，使患者感到温暖舒适。多用于年老体弱、早产儿、危重、末梢循环不良的患者。

二、热疗的影响因素

(一) 热疗方式

热疗的方式分为干热法和湿热法，湿热法由于水传导热的能力比空气强，且渗透性大，因而热疗的效果比干热法更好。所以使用湿热法时，水温应低于干热法。

(二) 热疗部位

因皮肤的厚薄不同，不同部位的热疗，效果也不同，一般皮肤较薄及经常不暴露的部位对热更为敏感。此外，热疗效果还受血液循环情况的影响，血液循环良好的部位，热疗效果更好。

(三) 热疗面积

热疗的效果与用热面积大小成正比，如热疗面积大则反应强；如热疗面积小，反应则弱。但需要注意的是，热疗面积越大，机体的耐受性越差，越容易引起全身反应。

(四) 热疗时间

热效应与热疗的时间长短不成比例关系，一般热疗的效应需要一定的时间才能产生，并随着时间的延长而增强，用热时间多为10～30min。时间过长会引起继发性效应，不但抵消热疗效果，还可导致不良反应，引起烫伤等。

（五）温度差

热疗的温度与体表皮肤的温度相差越大，机体对热刺激的反应越强，反之则越弱；此外，环境温度也会影响热疗效果，如用热时室温过低，散热就快，热效应也会降低。

（六）个体差异

患者机体状况、精神状态、年龄及性别不同，对热疗的耐受力不同，反应也不相同。如年老患者，因感觉功能减退，对热疗刺激反应比较迟钝；婴幼儿对热疗反应较为强烈；女性患者对热较男性敏感，身体虚弱、意识不清、昏迷、感觉迟钝、麻痹及血循环障碍等患者对热的敏感性降低。故对此类患者用热时要加倍小心，以防烫伤。

三、热疗的禁忌证

1. 急腹症尚未明确诊断前热疗能够减轻疼痛，因而掩盖病情真相而贻误诊断和治疗。

2. 面部危险三角区感染化脓时　因面部危险三角区血管丰富又无静脉瓣，且与颅内海绵窦相通，热疗能使该处血管扩张，血流量增多，导致细菌和毒素进入血循环，使炎症扩散，造成颅内感染和败血症。

3. 各种脏器内出血时因热疗可使局部血管扩张，增加脏器的血流量和血管的通透性，而加重出血倾向。

4. 软组织损伤早期（48h）软组织损伤，如挫伤、扭伤或砸伤等早期，忌用热疗。因热疗可促进局部血循环，从而加重皮下出血、肿胀及疼痛。

四、热疗的方法

热疗的方法有干热法和湿热法两种，干热法包括热水袋、红外线、鹅颈灯等；湿热法包括湿热敷、热水坐浴、温水浸泡法等。

（一）干热法

1. 热水袋的使用

【目的】用于保暖、解痉、镇痛。

【用物】热水袋及布套、水温计、水壶或量杯、热水（水温 60～70℃）、毛巾。

【操作方法】热水袋使用操作流程与要点说明见表 16－3。

【注意事项】

（1）对婴幼儿、老年人、昏迷、末梢循环不良、麻醉未清醒、感觉障碍等患者，热水袋的水温应调至 50℃以内，并用大毛巾包裹，以避免直接接触患者的皮肤而引起烫伤。

（2）热水袋使用过程中，应经常观察局部皮肤的颜色。如发现皮肤潮红或感觉疼痛，应立即停止使用，并在局部涂凡士林，以保护皮肤。

（3）热水袋如需持续使用，应及时更换热水。

（4）严格执行交接班制度。

表 16－3　热水袋使用法

操作流程		要点说明
核对	患者的床号、姓名	
评估	1. 患者的病情、意识状态、正在进行的治疗 2. 患者对热的敏感性等 3. 患者：心理状态、沟通、合作能力、需求	
告知	1. 使用热水袋的目的和配合方法 2. 使用热水袋的注意事项	
准备	1. 操作者：衣帽整洁，洗手、戴口罩 2. 患者：安置舒适平卧位 3. 用物：如上 4. 环境：整洁，无对流风直吹患者，必要时关闭门窗或围上屏风遮挡患者	
实施	1. 测量并选择水温：清醒合作者，60～70℃；意识/精神障碍、感觉迟钝、老年、婴幼儿、麻醉未清醒等患者，水温＜50℃ 2. 将热水袋放平，去塞，一手提热水袋口边缘，另一手提水壶或量杯灌入热水，边灌边提高热水袋口，以免热水溢出，灌至热水袋容积的1/2～2/3满即可，将热水袋慢慢放平，排尽袋内空气，旋紧塞子，擦干热水袋后倒提，并轻轻抖动一下，检查无漏水，装入布套中 3. 放热水袋至所需部位，袋口朝向身体外侧	1. 经常巡视并询问患者的感受 2. 热水袋用于解痉、镇痛时，不超过30min；用于保暖时，应保持水温 3. 热水袋切不可直接接触患者皮肤
整理	1. 协助患者取舒适卧位，整理床单位 2. 按医疗废物处置用物，洗手 3. 再次查对，记录	1. 热水袋用毕，应倒空、倒挂晾干后，放置阴凉处。布套清洁后晾干备用 2. 记录热水袋启用时间、部位、反应和效果等

知识链接

化学加热袋

化学加热袋是大小不等的密封的塑料袋，内盛两种化学物质，使用时，将化学物质充分混合，使袋内的两种化学物质发生反应而产热。化学加热袋最高温度可达76℃，平均温度为56℃，可持续使用 2h 左右。化学加热袋使用方法与热水袋相同，一定要加布套或包裹后使用。因为化学加热袋在袋内两种化学物质反应初期热温不足，以后逐渐加热并有一高峰期，温度可达 70 ℃ 以上，此时要注意防止烫伤。必要时可加双层包裹使用。对老年人、小儿、昏迷、感觉麻痹的患者不宜使用化学加热袋。

2. 烤灯的使用

烤灯的种类很多，临床上常用有：鹅颈灯、红外线灯（图 16－5）、电磁波治疗器（图 16－6）等。主要是利用红外线、可见光线、电磁波等的辐射热产生热效应而起治疗作用。

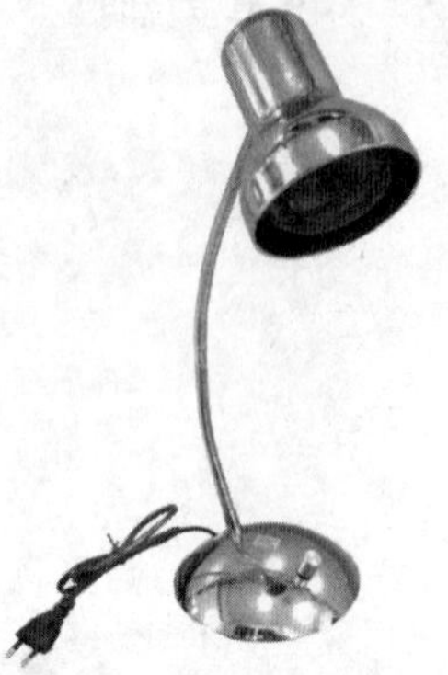

图 16－5　红外线灯

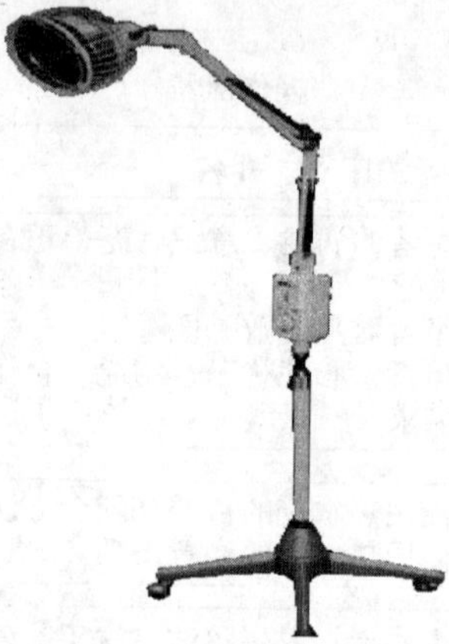

图 16－6　电磁波治疗器

（1）目的：消炎、解痉、镇痛，促进创面干燥结痂，保护肉芽组织生长，以利伤口愈合。

（2）用物：烤灯、必要时备有色眼镜或湿纱布。

（3）操作方法

1）根据需要选择不同功率的灯泡，备齐用物，携至床旁，核对、解释，以取得合作，必要时加屏风遮挡。

2）协助患者取舒适体位，暴露治疗部位。

3）移动烤灯至治疗部位斜上方或侧方，一般灯距为 30～50cm，以患者感觉温热为宜。如灯头有保护罩的，可以垂直照射。

4）每次照射时间一般为 20～30min。

5）照射完毕，关闭开关。应嘱患者休息 15min 后再离开治疗室，以防感冒。

6）清理用物，整理床单位。

7）洗手，记录治疗的部位、时间及治疗的效果和反应。

（3）注意事项

1）根据治疗部位选择不同功率的灯泡，如手、足等小部位用 250W 为宜，胸腹、腰背部等可用 500～1000W 的大灯泡。

2）照射面颈部、前胸部的患者，应注意保护眼睛，可戴有色的眼镜或用湿纱布遮盖。

3）照射过程中，应使患者保持舒适体位，嘱患者如有过热、心慌、头晕等，应及时告知医护人员。

4）照射过程中，应随时观察患者局部皮肤反应，如皮肤出现桃红色的均匀红斑，为合适剂量；如皮肤出现紫红色，应立即停止照射，并涂凡士林以保护皮肤。

（二）湿热法

1. 湿热敷法

（1）目的：常用于消炎、消肿、解痉、镇痛。

（2）用物：治疗盘内：小盆盛热水（50～60℃）、敷布 2 块、敷钳 2 把、弯盘、纱布、凡士林、棉签、小橡胶单及治疗巾、塑料纸、棉垫、大毛巾、水温计。酌情备热源、热水袋。

（3）操作方法

1）备齐用物携至床旁，向患者解释，以取得合作。

2）患者取舒适体位，在热敷部位下面垫橡胶单及治疗巾，局部涂以凡士林，上面盖一层纱布。

3）将敷布浸于热水中，用长钳拧敷布至不滴水为度，抖开敷布用手腕掌侧试温，如不烫手即可折好敷于患处。并依次盖上塑料纸、棉垫。如病情需要且患处不忌受压时可在棉垫上面放置热水袋，再加盖大毛巾，以保持温度。如患者感到烫热，可揭开敷布一角以散热。

4）及时更换敷布，每3～5分钟一次，湿热敷时间为15～20分钟。注意保持水温在50～60℃

5）湿热敷完毕，用纱布擦净患处，整理用物。

6）安置患者，整理床单位。

7）洗手，记录湿热敷的部位、时间及湿热敷的效果和反应。

（4）注意事项

1）面部湿热敷的患者，敷后15min方能外出，以防受凉感冒。

2）湿热敷过程中，应注意观察局部皮肤状况，及时更换敷布，每3～5min一次，以保持适当温度。

3）有伤口的部位作湿热敷时，应按无菌操作进行，敷后伤口按换药法处理。

2. 热水坐浴

（1）目的：可减轻盆腔器官、直肠的充血，达到消炎、消肿、镇痛和局部清洁、舒适的作用，常用于会阴、肛门疾病及手术前后等患者。

（2）用物：坐浴椅上置坐浴盆（图16－7）、温开水（水温40～45℃）、药液遵医嘱（常用1：5000高锰酸钾溶液），水温计、无菌纱布、毛巾，必要时备屏风、换药用物。

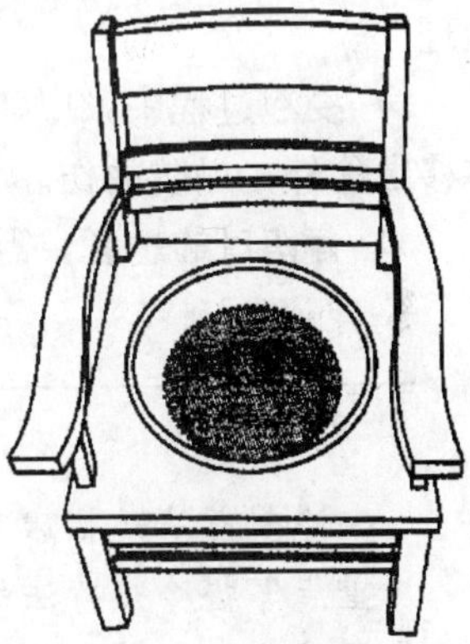

图16－7　坐浴椅

（3）操作方法

1）备齐用物携至床旁，核对患者，作好解释，关闭门窗，必要时用屏风遮挡，协助排便，洗净双手。

2）将坐浴盆置于坐浴椅上，倒入坐浴液至浴盆的1/2满为宜，将水温调至40～45℃。

3）协助患者脱裤至膝部，先用纱布蘸拭水温，待臀部皮肤适应后再坐入盆中。

4）随时调节水温，添加热水时要注意安全，嘱患者偏离浴盆，以防烫伤。

5）坐浴时间为15～20min。

6）坐浴完毕，擦干臀部，协助患者穿裤，卧床休息。

7）根据伤口情况，按无菌操作进行换药，整理床单位，清理用物。

8）洗手，记录坐浴的时间、所用药液、坐浴的效果和反应。

（4）注意事项

1）坐浴过程中，应注意患者的安全，随时观察其面色、脉搏等，如患者主诉头晕、乏力等，应立即停止坐浴。

2）对会阴、肛门部有伤口的患者，应准备无菌浴盆及坐浴液，并于坐浴后按换药法处理伤口。

3）女患者在月经期、妊娠末期、产后两周内及阴道出血、盆腔器官有急性炎症时，不宜坐浴，以免引起感染。

3. 局部浸泡

（1）目的：消炎、镇痛、清洁及消毒伤口。常用于手、足、前臂、小腿等部位的感染。

（2）用物：浸泡盆（若有伤口应备无菌浸泡盆）、热水（40～45℃）、药液（遵医嘱）、毛巾、长镊子、水温计、必要时换药用物。

（3）操作步骤

1）备齐用物携至床旁，核对患者，作好解释，以取得合作。

2）配溶液至浸泡盆的1/2满，调节水温至40～45℃。

3）将需浸泡的肢体慢慢放入盆中浸泡，需要时用镊子夹取纱布反复清洗创面。

4）随时添加热水或药液，以维持所需温度。

5）浸泡时间为30min。

6）浸泡完毕，擦干肢体，协助患者取舒适卧位。

7）有伤口的患者，按换药法处理伤口。

8）整理床单位，清理用物。

9）洗手，记录浸泡的部位、时间、所用药液、浸泡的效果和反应。

（4）注意事项

1）浸泡过程中，应注意观察患者局部皮肤情况，如出现发红、疼痛等反应，应及时处理。

2）浸泡过程中，应随时添加热水或药液，以维持所需温度；添加热水时，应将患者肢体移出盆外，以防烫伤。

3）有伤口的患者，需用无菌浸泡盆及浸泡液，且浸泡后按换药法处理伤口。

小　结

冷热疗法是临床常用的物理治疗方法。通过本章的学习，在护理知识方面应重点掌握冷热疗法的作用以及禁忌；熟悉影响冷热疗效的因素，能准确理解冷热疗法的操作理论，并能够根据临床表现正确判断患者是否需要冷疗或热疗。护理技能方面要求在规定时间，通过实训能熟练应用冷、热疗法（冰袋、热水袋、乙醇拭浴法），并熟悉其他冷热疗法（冰槽或冰帽、烤灯、热水坐浴、湿热敷法等）的操作要点。在操作中逐步培养关爱患者、有安全意识的职业素养。

自 测 题

一、A_1/A_2型题

下列每道考题有 A、B、C、D、E 五个备选答案，请从中选择一个最佳答案。

1. 冷疗减轻疼痛的机制是
   A. 减少局部血流，降低细菌的活力
   B. 降低组织的新陈代谢
   C. 扩张血管，降低肌肉组织的紧张性
   D. 改善血循环，加速对致痛物质的运出
   E. 降低神经末梢的敏感性

2. 使用冰袋时操作不妥的是
   A. 将冰块砸成小块，用水冲去棱角
   B. 将小冰块装满水袋即拧紧袋口
   C. 擦干袋外水渍，检查有无漏水
   D. 将冰袋装入布套
   E. 置于患者需要的部位

3. 踝关节扭伤 24h 内应如何处理
   A. 热敷
   B. 冷敷
   C. 局部浸泡
   D. 冷热敷交替
   E. 夹板固定

4. 防治脑水肿常用冰槽，其主要目的是
   A. 增强脑细胞代谢
   B. 降低体温
   C. 降低脑血管通透性
   D. 降低脑组织代谢
   E. 收缩血管，使血流减慢

5. 温水擦浴的水温是
   A. 22～26℃
   B. 24～28℃
   C. 28～32℃
   D. 32～34℃
   E. 36～40℃

6. 应用冰槽防治脑水肿，患者肛温应维持在
   A. 正常体温范围内
   B. 30℃以下
   C. 33℃
   D. 34℃
   E. 35℃

7. 湿热敷操作时哪项不妥
   A. 局部涂上凡士林
   B. 盖上一层纱布
   C. 拧干热敷布用手背测试温度
   D. 敷于患处，加盖棉垫
   E. 3～5min 更换一次，治疗15～20min

8. 应用烤灯照射压疮创面，一般灯距和照射时间为
   A. 15～25cm，20～25min
   B. 25～30cm，20～30min
   C. 30～50cm，20～30min
   D. 30～50cm，30～45min
   E. 50～60cm，45～60min

9. 使用热水袋时，如局部皮肤发生潮红应
   A. 热水袋外再包一条毛巾
   B. 热水袋稍离局部
   C. 立即停用，涂凡士林
   D. 立即停用，涂 70%或 75%乙醇

E. 立即停用，50%硫酸镁湿热敷

10. 湿热敷比干热敷的穿透力
 A. 相同
 B. 强
 C. 弱
 D. 小
 E. 慢

11. 乙醇拭浴时，在头部放置冰袋的目的是
 A. 控制炎症的扩散
 B. 减少脑细胞需氧量
 C. 防止头部充血
 D. 减轻局部疼痛
 E. 控制毒素吸收

12. 徐某，女，24 岁，急性胃肠炎，腹痛，怕冷，应给患者
 A. 乙醇按摩
 B. 红外线照射
 C. 冷湿敷
 D. 热湿敷
 E. 放置热水袋

13. 史某，手术后麻醉未清醒，手脚厥冷，浑身打战，欲用热水袋取暖，不合适的做法是
 A. 热水袋水温应控制在 60℃以内
 B. 热水袋套外再包大毛巾
 C. 密切观察局部皮肤颜色
 D. 及时更换热水
 E. 进行交班

二、A_3/A_4型题

（14～16 题共用题干）

患者胡某，男，60 岁。患慢性支气管炎急性发作收入院，主诉怕冷，欲为该患者灌一热水袋取暖。

14. 适宜的水温是
 A. 40℃
 B. 50℃
 C. 60℃
 D. 70℃
 E. 75℃

15. 使用时下列哪项不妥
 A. 灌水约 2/3 满
 B. 排尽空气，旋紧塞子
 C. 擦干后倒提热水袋检查有无漏水
 D. 水温以 50℃以内为宜
 E. 套上布套放头部

16. 使用热水袋水温不能过高的原因是
 A. 皮肤对热反应敏感
 B. 血管对热反应敏感
 C. 皮肤抵抗力差
 D. 可加重病情
 E. 老年人感觉较迟钝

（17～20 题共用题干）

患者女性，28 岁。因分娩需要，会阴部进行侧切，现切口局部出现红、肿、热、痛。给予红外灯局部照射。

17. 采用红外灯进行局部照射时，照射时间宜控制在
 A. 10min 以内
 B. 10～20min
 C. 20～30min
 D. 30～40min
 E. 40～50min

18. 在照射过程中，发现局部皮肤出现紫红色，应采取的措施是

A. 换用低功率灯头
B. 抬高照射距离
C. 改用湿热敷
D. 立即停用，局部涂凡士林
E. 局部纱布覆盖

19. 照射完，需嘱患者休息 15min 后再离开治疗室，目的是
A. 观察疗效
B. 预防感冒
C. 防止晕倒
D. 减轻疼痛
E. 促进炎症局限

20. 进一步查体：体温 39.1℃，脉搏 108 次/分，呼吸 23 次/分。可采用的最佳物理降温方式是
A. 冰袋冷敷
B. 冰帽头部冷敷
C. 乙醇拭浴
D. 温水拭浴
E. 局部冷湿敷

三、**B 型题**

（21～23 题共用备选答案）
A. 冻伤
B. 反射性心率减慢
C. 腹泻
D. 一过性冠状动脉收缩
E. 体温骤降
21. 胸前区禁用冷疗的目的是为了防止
22. 枕后禁用冷疗的目的是为了防止
23. 足底禁用冷疗的目的是为了防止

（24～26 题共用备选答案）
A. 鼻出血
B. 急性阑尾炎
C. 鼻翼旁疖肿
D. 高热
E. 静脉炎
24. 乙醇拭浴适用于
25. 患部冷敷用于
26. 局部热敷用于

（27～28 题共用备选答案）
A. 热水袋
B. 红外线
C. 湿热敷
D. 热水坐浴
E. 局部浸泡
27. 用于创面干燥的是
28. 阴道炎可选用

（肖继红）

第十七章 危重患者的护理与配合抢救技术

学习目标

1. 掌握危重患者的护理；吸氧法、吸痰法。
2. 熟悉危重患者的病情评估；抢救工作的组织管理与抢求室的设备；洗胃法和人工呼吸器的使用。

案例分析

病史：陈某，男，17岁，因脑外伤1天急诊入院。

体格检查：T37℃、P76次/分、R20次/分、BP110/70mmHg，双侧瞳孔等大等圆，对光反应存在，神志不清，压眶上神经有痛苦表情。

思考：1. 请判断患者处于何种意识状态？

2. 次晨，患者出现P60次/分、R14次/分、BP84/40mnHg，双侧瞳孔不等大，对光反射消失。分析患者的病情发生了什么变化？

3. 护理上应重点观察哪些内容？应为其采取哪些抢救技术？

凡属病情严重，随时可能发生生命危险的患者，均称为危重患者。危重患者需要医护人员给予特别的观察、及时的抢救和精心的护理。

第一节 危重患者的评估与护理

一、危重患者的病情评估

在护理工作中，护士既可以通过视诊、触诊、听诊、叩诊、嗅觉等从各个层面和不同角度评估患者的病情；也可以通过与其他医护人员和患者家属的交流，阅读病历、交班报告、检验报告、会诊报告及其他相关资料等评估患者的病情；还可以借助仪器，如心电监护仪、微血管血糖监测仪等评估患者的病情，并将收集到的患者有关资料进行分析、判断，制订出相应的护理措施。

（一）一般情况的观察

1. 发育和营养　观察发育是以身高、胸围、体型、身体各部分的对称性及年龄比较来估计。营养状态与食物的摄入、消化吸收、内分泌及代谢、遗传、生活方式等因素有关，是评估机体健康状态和疾病程度的指标之一，可根据皮肤、毛发、皮下脂肪、肌肉发育、体重变化等来判断。

2. 面容与表情　不同的面容和表情的观察可以反映患者的精神状态与病情的轻重缓急。常见的有：

急性病容：表现为面色潮红，兴奋不安，鼻翼扇动，呼吸急促，口唇疮疹，表情痛苦，见于急性热病，如大叶性肺炎、疟疾等患者。

慢性病容：表现为面色苍白或灰暗，面容憔悴，目光暗淡，见于慢性消耗性疾病，如恶性肿瘤晚期、慢性肝病、结核病等患者。

病危面容：表现为面肌消瘦，面容枯槁，面色苍白或铅灰，表情淡漠，双目无神，眼眶凹陷，见于严重休克、大出血、脱水、急性腹膜炎等严重疾病的患者。

二尖瓣面容：表现为双颊紫红，口唇发绀，见于风湿性心脏病患者。

贫血面容：表现为面色苍白，唇舌及结膜色淡，表情疲惫乏力，见于各种类型的血液病患者。

3. 姿势与体位　患者的动静姿势和体位常与疾病有关，不同的病症可使患者采取不同的体位。如患有胸膜炎或胸腔积液的患者，喜欢保持患侧卧位的睡姿使患侧的呼吸运动减少，疼痛减轻，又不使积液压迫肺，让健侧肺的呼吸活动增强，达到代偿的目的。如急性肺水肿、心力衰竭的患者常取端坐位以减轻呼吸困难；急性阑尾炎、腹膜炎患者常取弯腰捧腹、双腿卷曲的姿势，以减轻腹部肌肉紧张。某些姿势与体位是病症本身固有的症状，如脑膜炎、破伤风患者因背部肌肉痉挛而呈角弓反张。

4. 皮肤与黏膜　某些疾病的病情变化可通过皮肤、黏膜反映出来。因此，观察患者时应注意皮肤的弹性、颜色、温度、湿度及有无皮疹、出血、水肿等情况。如休克患者皮肤潮湿、四肢发冷、面色苍白；肝胆疾病患者的巩膜和皮肤常表现出的症状是黄染；心肺功能不全的患者缺氧而使皮肤黏膜，特别是口唇及四肢末梢出现发绀；失水患者的皮肤干燥、弹性降低。对长期卧床患者还应观察压疮好发部位的皮肤色泽等变化情况。

5. 饮食与睡眠　饮食在疾病治疗中占有重要位置，应观察患者的食欲、食量、饮水量、有无厌食和嗜食异物等情况以及治疗专用饮食进食后的情况。如糖尿病患者的饮食控制状况与治疗效果有密切关系。

睡眠的深浅、时间的长短、有无失眠或嗜睡等现象均应仔细观察。对肝性脑病或脑出血患者意识丧失后发出的鼾音要仔细辨别，如有怀疑，可观察患者能否唤醒，了解有无意识障碍。

6. 排泄物与呕吐物

（1）尿、粪便：二便的评估对疾病的诊断和治疗有密切关系（见第十二章）。

（2）呕吐物：为协助诊断，护士应注意观察患者呕吐的次数、方式及呕吐物的性状、量、颜色、气味等，记录并留取标本送验。

（二）生命体征的观察

生命体征的观察又是病情观察中的一项主要内容。体温、脉搏、呼吸、血压都在大脑皮层的控制下，通过神经体液的调节而保持正常或恒定。在病理情况下，生命体征也随之改变，它是机体内在活动的客观反映。通过对体温、脉搏、呼吸、血压的观察，可了解人体重要脏器的功能活动情况。

1. 体温　体温低于 35℃，多见于休克及衰竭的患者；体温突然升高多见于急性感染；持续高热或超高热表示病情严重；体温过低多见于休克或重度衰竭的患者；体温高热后又持续不升提示病情危重。

2. 脉搏　观察脉搏时，应注意脉率、节律、强弱等是否正常，如脉率<60 次/分或>140 次/分、或出现脉缓、脉速、期前收缩、脉搏短绌、细脉、奇脉等表示病情发生变化。如严重的心脏疾病、电解质紊乱、药物中毒等。

3. 呼吸　观察呼吸时，应注意呼吸的频率、节律、性质、深浅度及呼吸音等是否正常，如呼吸频率>40 次/分或<8 次/分，或出现叹息样呼吸、点头呼吸、潮式呼吸、毕奥呼吸等表示病情危重。

4. 血压　通过测量血压可以了解心脏的功能、外周阻力、动脉管壁的弹性及循环血量、血液黏度等情况。过高过低的血压都是严重的病理情况。测血压时，应注意收缩压、舒张压和脉压是否正常，收缩压、舒张压持续升高，应警惕高血压危象。

（三）意识的观察

意识是大脑高级神经中枢功能活动的综合表现，即对环境的知觉状态。意识清醒的人，语言清楚、思维合理、表达明确、对时间、地点、人物记忆清楚，判断力正常。意识障碍是指大脑高级神经中枢功能异常时，个体对外界环境刺激缺乏正常反应所表现出的一种精神意识状态，如肝性脑病、脑出血、脑炎等均可引起不同程度的意识障碍。也可出现以兴奋性增高为主的高级神经中枢急性失调状态，即谵妄。临床上将意识障碍依轻重程度分为：

1. 嗜睡　病理性的持续睡眠，能被轻度刺激和语言所唤醒，醒后能正确回答简单问话及配合体格检查，但刺激停止后又很快入睡。

2. 意识模糊　是轻度的意识障碍，表现为对自己和周围环境漠不关心，答话简短迟钝，表情淡漠，对时间、地点、人物的定向力完全或部分发生障碍。可有错觉、幻觉、谵妄或精神错乱。

3. 昏睡　是中度意识障碍，患者处于深睡状态，需强烈刺激或反复高声呼唤才能唤醒，醒后缺乏表情，答话含糊不清，答非所问，停止刺激后又进入熟睡状态。

4. 昏迷　是最严重的意识障碍，按其程度可分为：

(1) 浅昏迷：意识大部分丧失，无自主运动，对周围事物及声光刺激均无反应，但对强烈的刺激如压迫眶上切迹可出现痛苦表情。角膜、瞳孔、吞咽、咳嗽等反射均存在。呼吸、血压、脉搏等一般无明显改变。可有大小便失禁或潴留。

(2) 深昏迷：意识完全丧失，对各种刺激均无反应，腱反射、吞咽、咳嗽、瞳孔等反射均丧失，四肢肌肉松软，大小便失禁或潴留，生命体征亦出现不同程度的障碍，呼吸不规则，有暂停或叹息样呼吸，血压下降。

（四）瞳孔的观察

瞳孔变化是颅内疾病、食物和药物中毒、昏迷等许多疾病病情变化的重要指征。观察瞳孔的形状、大小、双侧的对称性及对光反应等。

1. 瞳孔的大小和形状

(1) 正常瞳孔：在自然光线下直径为 2～5mm，两侧等大、等圆、边缘整齐，对光反应灵敏。

(2) 异常瞳孔

1) 瞳孔缩小：直径小于 2mm 称为瞳孔缩小。小于 1mm 称为针尖样瞳孔。双侧瞳孔缩小，常见于有机磷农药、吗啡、氯丙嗪等药物中毒。

2) 瞳孔散大：直径大于 5mm 称为瞳孔扩大。双侧瞳孔扩大，常见于颅内压增高、颅内损伤、颠茄类药物中毒。

3）瞳孔不等大：双侧瞳孔忽大忽小，可为脑疝的早期症状，因颅内占位性病变对脑干的压迫，而引起瞳孔大小异常；一侧瞳孔扩大、固定表示同侧硬脑膜外血肿、硬脑膜下血肿或钩回疝的发生；危重患者瞳孔突然扩大，常是病情急剧变化的标志。

2. 瞳孔对光反应　以拇指和示指分开上下眼睑，露出眼球，用电筒光直接照射瞳孔，以观察瞳孔对光线的反应。正常情况下瞳孔对光反应灵敏，当光线照射瞳孔时双侧瞳孔立即缩小，移去光源后又迅速恢复原态；当一侧瞳孔受到光线刺激后，对侧瞳孔也立即缩小。当瞳孔大小不随光线刺激而变化时称为瞳孔对光反应消失，危重或昏迷患者，根据病情严重程度不同，对光反应可以存在、迟钝或消失。

（五）药物应用的观察

药物应用是疾病治疗的重要手段之一。护士不仅要遵医嘱准确地用药，而且要注意观察各种药物疗效和毒副作用。对一些特殊药物如利尿剂、强心剂、抗心律失常药、血管扩张剂、胰岛素、抗凝剂等，在使用前应对患者情况有全面了解，并熟悉各有关药物的药理学知识。用药时严格查对制度，准确掌握剂量，注意给药的浓度、速度和方法，用药过程中随时观察效果及反应，同时对患者的血压、心律、尿量等变化及主诉和神志均应做细致观察。

（六）心理状态

患者的心理状态和精神面貌与疾病的治疗及愈后的结果有密切的关系，不良的心理状态会导致其他身心疾病的产生。护士可从患者的语言、表情、情绪、睡眠、饮食等方面的变化来了解患者的心理活动，掌握患者的心理状态及影响患者康复的社会、心理因素。危重患者常会产生恐惧、焦虑、绝望、抑郁、猜疑等心理反应。

二、危重患者的护理

患者病情重而复杂变化快，随时可能发生生命危险，护士应全面、细致、缜密地观察病情、判断疾病的归转。危重患者体质衰弱，治疗措施繁多，易引起并发症，护士应加强各方面的护理，预防并发症的发生，减轻患者的痛苦，促进早日康复。

（一）病情观察与记录

及时观察、准确判断危重患者的病情变化，是抢救危重患者的重要环节。严密观察患者生命体征及其他病情的动态变化，及时准确做好各项监测指标和护理的记录。如患者出现呼吸、心脏停搏等危急情况，要立即报告医生，并做好应急处理。

（二）保持呼吸道通畅

昏迷患者头偏向一侧，及时清理呼吸道分泌物，防止误吸；舌后坠者，用舌钳拉出，保持功能位；人工气道者应及时雾化、吸痰，保持呼吸道通畅；如病情允许，及时为患者翻身、叩背，促进患者咳嗽、排痰，改善通气功能，预防继发感染。

（三）确保患者安全

对意识丧失、谵妄或昏迷的患者要保证其安全，必要时可使用保护具，如床栏等。患者出现牙关紧闭、抽搐时，可用压舌板裹上数层纱布，放于上下臼齿之间，以免咬伤舌。病室光线宜柔和，工作人员动作要轻稳，避免引起患者抽搐。及时、准确执行医嘱，确保医疗安全。

（四）加强临床护理

1. 注意眼、口、鼻的护理　危重患者眼、口、鼻常出现分泌物，应及时用湿棉球或纱布擦拭。眼睑不能自行闭合者易发生角膜干燥，导致结膜炎或并发角膜溃疡，可涂抗生素眼膏、覆盖凡士林纱布保护。做好口腔护理，每日2～3次。

2. 做好皮肤护理　注意保持床褥、内衣的整洁、舒适，做到勤观察、勤翻身、勤擦洗、勤按摩、勤整理、勤更换，防止压疮的发生。

3. 补充营养和水分　应设法增进患者的食欲，帮助自理缺陷的患者进食。对不能进食者，给予鼻饲或胃肠外营养。对液体不足的患者，应补充足够的水分。

4. 维持排泄功能　保持大小便通畅，尿潴留或尿失禁者，可采取相应措施，必要时实施留置导尿。便秘者可酌情给予缓泄药物或灌肠；大便失禁者要保持床褥整洁，做好皮肤护理。

5. 保持各种导管通畅　危重患者身上常安置多种导管，如输液管、输血管、吸氧管、导尿管、术后引流管等，要妥善固定，安全放置，防止导管扭曲、受压、堵塞、脱落，确保通畅。

6. 维持肢体功能　要保持关节功能位，对于病情允许者，可协助患者做肢体被动活动、按摩，每日2～3次，以促进血液循环，增加肌肉张力，预防肌肉萎缩或静脉血栓形成。

（五）提供心理护理

注意观察清醒患者的心理变化，及时满足患者的需求，尊重患者的权利，保护患者的自尊。及时鼓励、安慰、疏导患者，解释说明各种抢救措施的目的，关心理解患者，缓解患者的心理压力。

第二节　危重患者的配合抢救技术

一、抢救工作的组织管理与抢救室的设备

（一）抢救工作的组织管理

1. 指定抢救负责人，组成抢救小组　要求各级护理人员在抢救过程必须听从指挥，态度严肃、认真，动作迅速准确，既要分工明确，又要密切配合。护士在医生还未到达之前，根据病情需要，予以适当、及时的紧急处理，如外伤失血的患者给予止血，迅速建立静脉通路，给予吸氧、心电监护等。

2. 立刻制订抢救护理方案。

3. 配合医生抢救并做好查对和记录　执行口头医嘱是，须向医生复述一遍，双方确认无误后方可执行，抢救完毕需及时提醒医生补写医嘱和处方。抢救中各种药物的空安瓿、输液空瓶、输血袋应集中放置，以便统计和查对。一切抢救工作都应做好记录，字迹清晰、及时准确、全面详细，注明时间和执行者。

4. 安排专人参与会诊和病例讨论。

5. 抢救时，人员及器械位置要合理（图17-1）。

6. 抢救结束要及时整理核对抢救记录及医嘱，补足物品、药品。

7. 做好交接班工作。

（二）抢救室管理

急诊室、病区应设抢救室。抢救室应设在靠近医护办公室的单独房间内，环境要宽敞、安静、光线适宜，设专人管理，有严格的管理制度。一切抢救物品应做到“五定”，即定数

量品种、定点安置、定人保管、定期消毒灭菌、定期检查维修。未经批准，一律不能外借。护士要熟悉抢救器械的性能和使用方法，能处理一般故障，保证完好率100%，做好交接班。

1. 抢救床（图17－2）　以能升降的活动床为宜，另备胸外心脏按压板一块。

2. 抢救车（图17－3）　抢救车内需准备急救药品、无菌物品和其他物品。

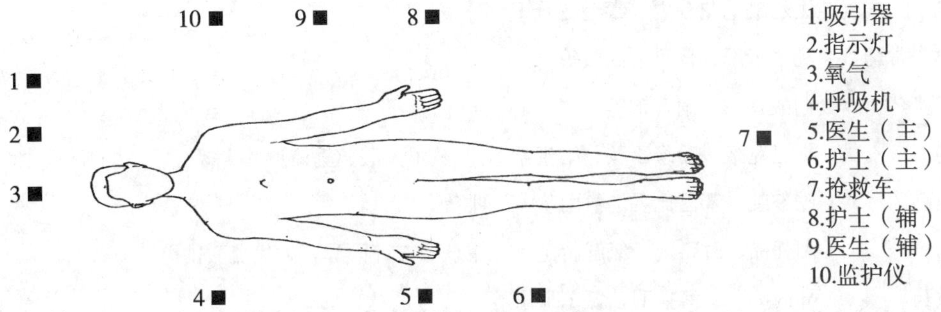

图17－1　抢救方位图

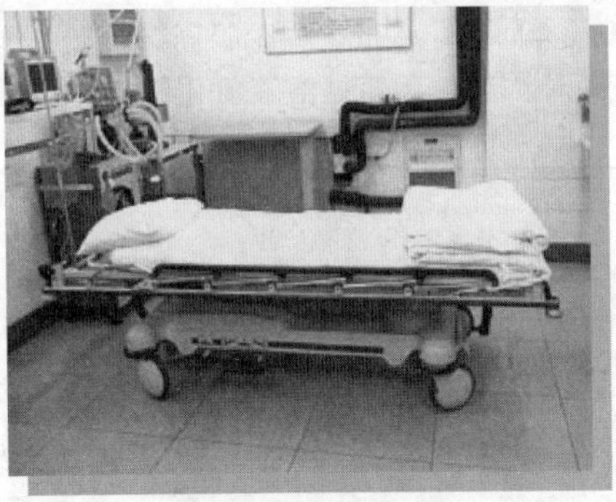

图17－2　抢救床

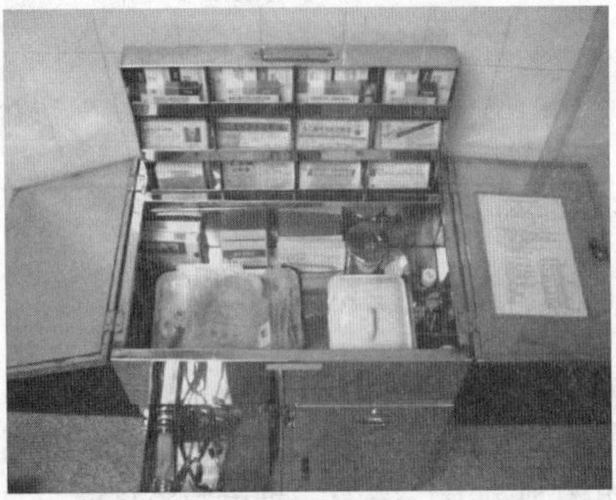

图17－3　抢救车

（1）急救药品见表17－1。

（2）一般用物：血压计、听诊器、开口器、压舌板、舌钳、手电筒、喉镜、止血带、多项电源插座等。

（3）各种无菌物品及无菌包：各种注射器、输液器、输血器、静脉切开包、气管切开包、胸腔及腹腔穿刺包、腰椎穿刺包、导尿包、气管插管包、无菌导管、无菌手套、无菌敷料等。

3. 急救器械（图17－4）　包括吸氧设备、吸引器、心电图机和心脏监护仪、电除颤器和心脏起搏器、呼吸机和简易呼吸器、洗胃机等急救设备。

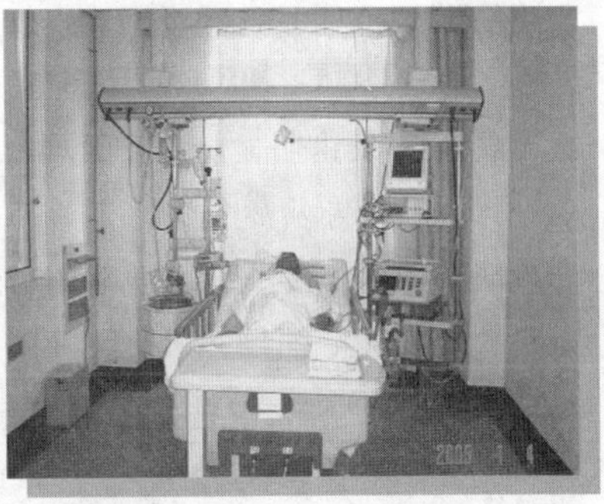

图17－4　急救设备

表 17－1　常见急救药品

类别	药物
中枢兴奋药	尼可刹米、洛贝林等
升压药	间羟胺、多巴胺等
降压药	利血平等
强心剂	去乙酰毛花苷丙、毒毛花苷 K 等
抗心律失常药	利多卡因、普鲁卡因胺等
血管扩张药	硝酸甘油、硝普钠等
止血药	卡巴克络、酚磺乙胺、维生素 K_1、氨甲苯酸、垂体后叶素等
止痛镇静药	哌替啶、苯巴比妥、氯丙嗪、吗啡等
解毒药	阿托品、解磷定、氯解磷定、亚甲蓝、二巯丙醇，硫代硫酸钠等
抗过敏药	异丙嗪、苯海拉明、氯苯那敏等
抗惊厥药	地西泮、苯妥英钠、硫酸镁等
脱水利尿药	20％甘露醇、呋塞米等
碱性药	5％碳酸氢钠、11.2％乳酸钠等
其他	地塞米松、氢化可的松、等渗盐水、各种浓度的葡萄糖溶液氯化钾、10％葡萄糖酸钙、氯化钙、代血浆等

二、常用抢救技术

（一）氧气吸入法

氧气吸入法是通过给患者吸入高于空气中氧浓度的氧气，来提高患者肺泡内氧分压，达到改善组织缺氧为目的的一种治疗方法。

1. 缺氧的临床表现见表 17－2。

表 17－2　缺氧的临床表现

程度	临床表现	动脉血氧分压（PaO_2）	二氧化碳分压（$PaCO_2$）
轻度缺氧	无明显的呼吸困难，仅有轻度发绀，神志清楚	50～70 mmHg（6.6～9.3kPa）	大于 50 mmHg（6.6kPa）
中度缺氧	发绀明显，呼吸困难，神志正常或烦躁不安	35～50mmHg（4.6～6.6kPa）	大于 70 mmHg（9.3kPa）
重度缺氧	显著发绀，三凹征明显（胸骨上、锁骨上和肋间隙凹陷）呈昏迷或半昏迷状态	小于 35mmHg（4.6kPa）	大于 90 mmHg（11.9kPa）

2. 氧气吸入的适用范围

血气分析检查是用氧的指标，当患者 PaO_2 低于 50mmHg（6.6kPa）时〔正常值 80～100mmHg（10.6～13.3kPa）〕，则应给予吸氧。

（1）呼吸系统疾病而影响肺活量者，如哮喘、支气管、肺气肿、肺不张等。

（2）心功能不全，使肺部充血而致呼吸困难者，如心力衰竭时出现的呼吸困难。

（3）各种中毒引起的呼吸困难，使氧不能由毛细血管渗入组织而产生缺氧，如巴比妥类药物中毒、一氧化碳中毒等。

（4）昏迷患者如脑血管意外或颅脑损伤患者。

（5）某些外科手术后患者，大出血休克患者，分娩产程过长时胎心音异常者等。

3. 氧气成分、浓度及氧浓度和氧流量的换算法

（1）氧气成分：根据条件和患者的需要，一般常用99%氧气或5%二氧化碳和纯氧混合的气体。

（2）氧气吸入浓度：氧气在空气中占20.93%，二氧化碳0.03%，其余79.04%为氮气、氢气和微量的惰性气体。掌握吸氧浓度对纠正缺氧起着重要的作用，低于25%的氧浓度和空气中氧含量相似，无治疗价值；高于60%的浓度，持续时间超过1～2天，则发生氧中毒。对缺氧和二氧化碳滞留并存者，应以低流量、低浓度持续给氧为宜，因为此症状患者属慢性缺氧患者，而慢性缺氧患者的二氧化碳分压持续高，其呼吸主要靠缺氧刺激颈动脉窦和主动脉弓化学感受器，沿神经上传至呼吸中枢，反射性地引起呼吸，若高浓度给氧，则缺氧反射性刺激呼吸的作用消失，导致呼吸抑制，二氧化碳滞留更严重，可发生二氧化碳麻痹，甚至呼吸停止。护理人员应掌握正确的吸氧浓度，预防并发症的发生。

（3）氧浓度和氧流量的换算公式

吸氧浓度%＝21＋4×氧流量（L/min）

氧流量和氧浓度关系可参阅表17－3（根据上述公式推算）。

表17－3　氧流量和氧浓度对照表

氧流量（L/min）	1	2	3	4	5	6	7	8	9
氧浓度（%）	25	29	33	37	41	45	49	53	57

4. 氧气筒内的氧气可供应时数计算公式

氧气可供应的时数＝氧气筒容积（L）×〔压力表指示数（kg/cm^2）－5（kg/cm^2）〕/〔氧流量（L/min）×60（min）×1大气压（1kg/cm^2）〕

例如，已知氧气筒容积为40L，压力表所指压力为95kg/cm^2，应保留压力为5kg/cm^2，设患者用氧量为3L/min，试问筒内氧气可供应多少时间？

〔40×(95－5)〕/〔3×60×1〕＝20(h)

答：氧气筒内氧气可供20h使用。

5. 供氧装置　常用的有中心管道供氧装置、氧气筒和氧气表装置、氧气枕供氧装置等。

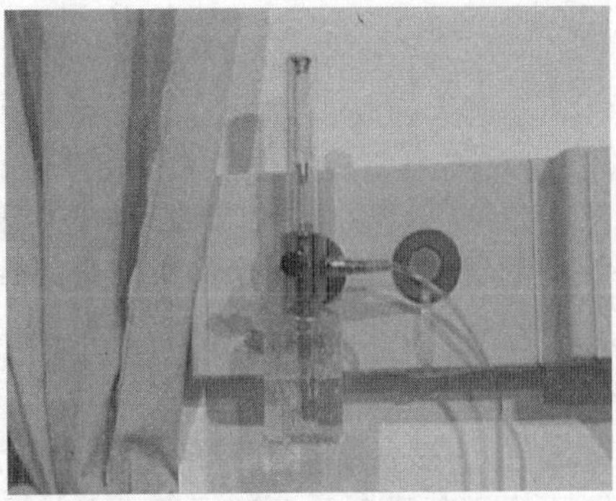

图17－5　氧气管道化装置

（1）中心管道供氧装置：医院的氧气供应可集中由供应站供给，设管道通至各病区、门诊和急诊室。供应站有总开关进行管理，各用氧单位配有流量表和湿化瓶（图17－5）。

（2）氧气筒与氧气表装置（图17－6）。

1）氧气筒：为柱形无缝钢筒，筒内可耐高压达

150kg/cm²，容纳氧约 6000L。

总开关：在筒的顶部，可控制氧气的放出。使用时，将总开关向逆时针方向旋转 1/4 周，即可放出足够的氧气，不用时可顺时针方向将总开关旋紧。

气门：在氧气筒颈部的侧面，有一气门与氧气表相连，是氧气自筒中输出的途径。

2）氧气表：由压力表、减压器、流量表、湿化瓶、安全阀组成。

压力表：从表上的指针能测知筒内氧气的压力，以 Mpa 表示，压力越大，则说明氧气贮存量越多。

减压器：是一种弹簧自动减压装置，将来自氧气筒内的压力减低至 2～3kg/cm²（0.2～0.3Mpa），使流量平稳，保证安全，便于使用。

流量表：用于测量每分钟氧气流出量，流量表内装有浮标，当氧气通过流量表时，即将浮标吹动，浮标上端平面所指刻度，即为每分钟氧气的流出量，用“L/min”表示。

湿化瓶：用于湿润氧气，以免呼吸道黏膜干燥。瓶内装入 1/3～1/2 的冷开水或蒸馏水，通气管浸入水中，出气管和鼻导管相连。

安全阀：由于氧气表的种类不同，安全阀有的在湿化瓶上端，有的在流量表的下端。当氧气流量过大、压力过高时，内部活塞即自行上推，使过多的氧气由四周小孔流出，以保证安全。

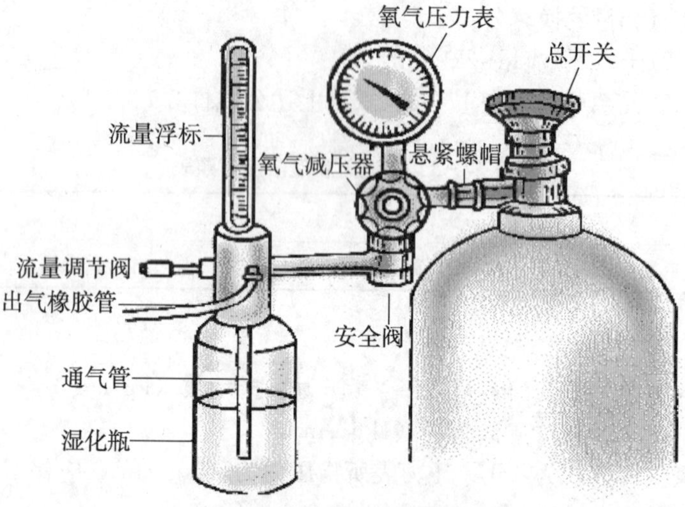

氧气筒和氧气表的装置

图 17－6　氧气筒与氧气表装置

3）装表法：将氧气表装在氧气筒上，以备急用。

将氧气筒置于架上。打开总开关，使小量氧气从气门冲出，随即关好总开关，以达清洁该处的目的，避免灰尘进入氧气表内。

将氧气表的旋紧螺帽与氧气筒的螺丝接头衔接，用手初步旋紧，然后将表稍向后倾，再用扳手旋紧，使氧气表直立筒旁，垂直于地面。旋开总开关，检查有无漏气（各连接部位有无漏气）。接湿化瓶和橡胶管，再开流量调节阀，检查氧气流出量是否通畅，以及全套装置是否适用。最后关上流量调节阀，推至病室待用。

4）卸表法：卸表时，先关闭总开关，再取下湿化瓶，待表内余气全部放完后，再关闭流量表。然后一手托氧气表，一手持扳手旋松螺帽，再用手旋开，将氧气表卸下。

（3）氧气枕供氧装置：氧气枕为一长方形橡胶枕，枕的一角有橡胶管，上有调节器以调节流量（图 17－7）。使用前先将枕内灌满氧气，接上湿化瓶、检查并清洁鼻腔、连接鼻导管、调节流量即可给氧。患者头枕在氧气枕上，借助重力使氧气流出。适用于抢救危重患者时，氧气筒准备不及或转移患者途中。新的氧气枕内有滑石粉，用前须反复冲洗，直至洗净为止，否则会引起吸入性肺炎，甚至窒息。

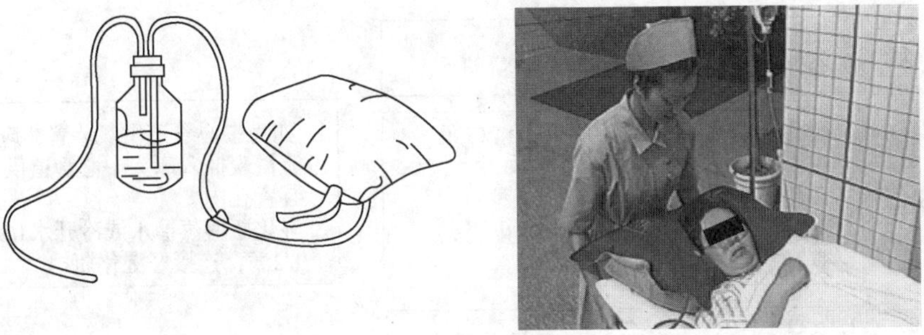

图 17－7　氧气枕

6. 吸氧法

【目的】

（1）提高血氧含量及动脉血氧饱和度。

（2）纠正各种原因引起的缺氧。

【用物】

（1）供氧装置：氧气筒及氧气表。

（2）治疗盘内备治疗碗、鼻导管、玻璃接管、纱布、吸氧导管、胶布、棉签、饮水杯内盛放冷开水、弯盘、别针、扳手、用氧记录单、笔。

【操作方法】

（1）单侧鼻导管吸氧法：是将导管插入一侧鼻孔，达鼻咽部（图 17－8）。此法节省氧气，但可刺激鼻腔黏膜，长时间应用，患者感觉不适。

单侧鼻导管吸氧操作流程与要点说明见表 17－4。

（2）双侧鼻导管吸氧法（图 17－9）：此法刺激性小，长期使用患者无不适，且使用方便，目前广泛用于临床。双侧鼻导管吸氧操作流程与要点说明见表 17－5。

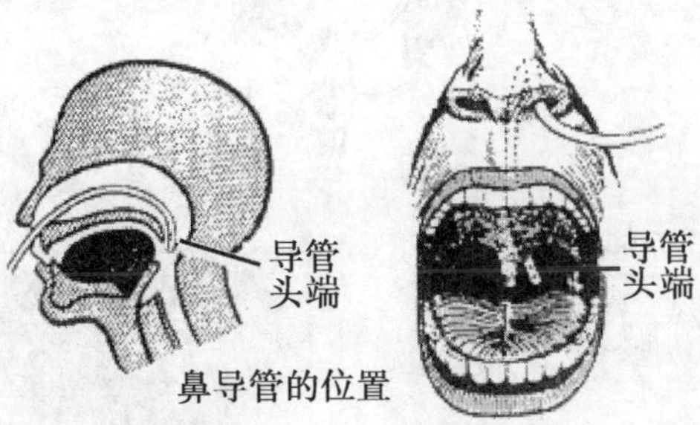

图 17－8　单侧鼻导管吸氧

表 17-4　单侧鼻导管吸氧法

步骤	操作流程	要点说明
核对	患者的床号、姓名	
评估	1. 患者的病情、意识状态、正在进行的治疗 2. 患者缺氧程度，血气分析结果。 3. 患者的心理状态、沟通、合作能力、需求	
告知	1. 氧气吸入的目的和配合方法 2. 氧气吸入前后注意事项	
准备	1. 操作者：衣帽整洁，洗手、戴口罩 2. 患者：安置舒适卧位 3. 用物：如上 4. 环境：整洁、光线充足，禁止明火，避开热源	1. 如为中心管道供氧装置，应将流量表插入床头中心管道供氧装置孔内 2. 湿化瓶盛蒸馏水或冷开水1/3~1/2满，连接好湿化瓶
实施	1. 吸氧 (1)安置患者取半坐位卧位或仰卧位，头偏操作者，放置弯盘 (2)检查鼻腔黏膜及通气情况，有无分泌物堵塞、有无鼻中隔偏曲等，选择一侧鼻孔，用棉签蘸水清洁；撕胶布备用 (3)连接吸氧导管和鼻导管，打开流量表，根据需要调节流量鼻导管蘸水湿润并检查是否通畅 (4)测量插入长度为鼻尖至耳垂的2/3，轻轻插入，无呛咳，用胶布分别固定于鼻翼和面颊部，别针固定胶管于枕旁 2. 停氧：揭去胶布，拔出鼻导管，关总开关，放出余氧，再关流量表，帮助患者清洁鼻部	向患者及家属说明用氧期间不可自行调节流量及安全用氧
整理	1. 协助患者取舒适卧位，整理床单位 2. 按医疗废物处置用物，洗手 3. 再次查对，记录用氧或停氧时间 4. 氧气筒推离床旁，卸表	

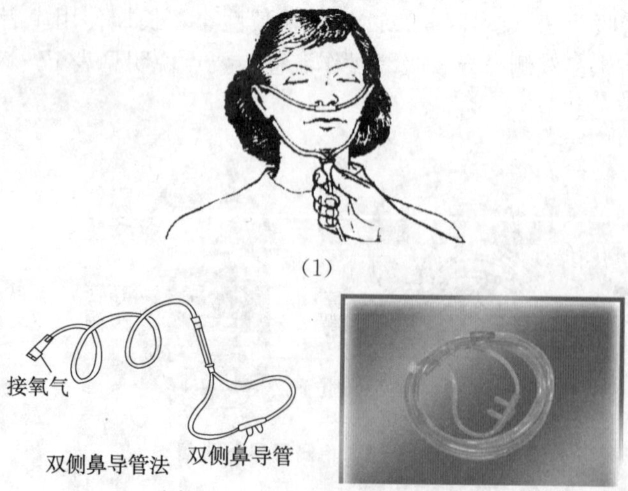

图 17-9　双侧鼻导管吸氧法

表 17－5 双侧鼻导管吸氧法

操作流程		要点说明
核对	患者的床号、姓名	
评估	1. 患者的病情、意识状态、正在进行的治疗 2. 患者缺氧程度，血气分析结果。 3. 患者：心理状态、沟通、合作能力、需求	
告知	1. 氧气吸入的目的和配合方法 2. 氧气吸入前后注意事项	
准备	1. 操作者：衣帽整洁，洗手、戴口罩 2. 患者：安置舒适卧位 3. 用物：如上 4. 环境：整洁，光线充足，禁止明火，避开热源	1. 如为中心管道供氧装置，应将流量表插入床头中心管道供氧装置孔内 2. 湿化瓶盛蒸馏水或冷开水1/3~1/2满，连接好湿化瓶
实施	1. 吸氧 (1)安置患者取半坐位卧位或仰卧位，头偏操作者，放置弯盘 (2)检查鼻腔黏膜及通气情况，用棉签蘸水清洁鼻孔 (3)连接鼻导管，打开流量表，根据需要调节流量 (4)鼻导管蘸水湿润并检查是否通畅 (5)将鼻导管，轻轻插入双侧鼻孔约1cm，再将导管绕耳后，固定于下颌处，松紧适宜，用安全别针固定于枕旁 2. 停氧：拔出鼻导管，关总开关，放出余氧，再关流量表帮助患者清洁鼻部	向患者及家属说明用氧期间不可自行调节流量及安全用氧
整理	1. 协助患者取舒适卧位，整理床单位 2. 按医疗废物处置用物，洗手 3. 再次查对，记录用氧或停氧时间 4. 氧气筒推离床旁，卸表	

(3) 鼻塞法：用塑料或有机玻璃制成带有管腔的球状物，塞于鼻孔，代替鼻导管用氧的方法。鼻塞大小以塞住鼻孔为宜。此法可避免鼻导管对鼻黏膜的刺激，患者较为舒适。

(4) 面罩法：将氧气接于面罩氧气进孔上，调节流量至 6～8L/min（图 17～10），将面罩置患者口鼻部，用松紧带固定。

(5) 头罩法：将氧气接于头罩氧气进孔处（图 17－11），将患者头置于头罩内，头罩与患者颈部之间要保持适当距离，防止呼出的二氧化碳再次吸入，长期给氧不会产生氧中毒。适用于新生儿、婴幼儿供氧。

(6) 氧气帐法：将氧气接于氧气进孔处（图 17－12），将患者头胸部置于氧气帐内给氧。因设备复杂，造价高，仅用于烧伤和新生儿抢救。

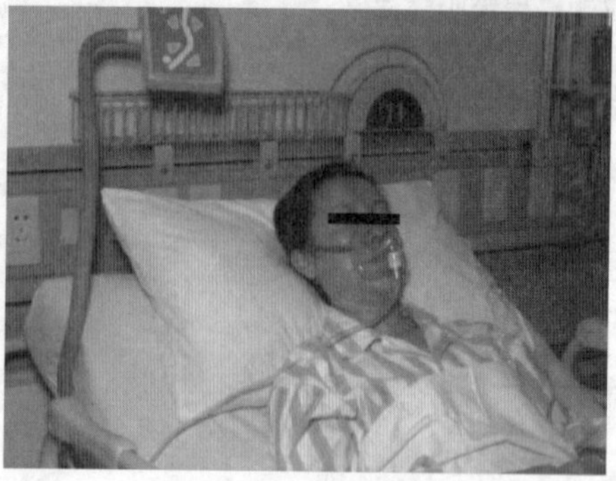

图 17-10　面罩法

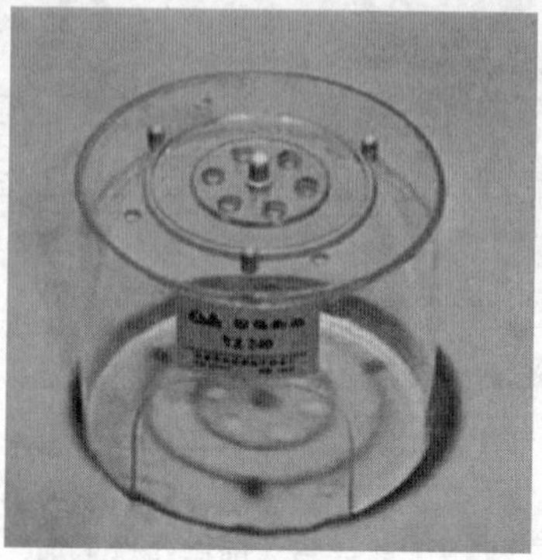

图 17-11　头罩法

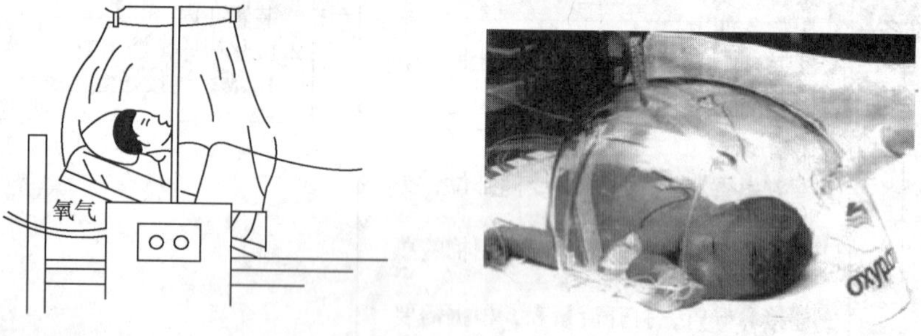

图 17-12　氧气帐法

【注意事项】

（1）严格遵守操作规程，注意用氧安全，切实做好“四防”，即防震、防火、防热、防油。①防震：在搬运时避免倾倒撞击，防止爆炸。②防火：氧气助燃，在筒的周围严禁烟火和放置易燃品。③防热：氧气筒应放阴凉处，至少距明火 5m，暖气 1m。④防油：氧气表及螺旋口上勿涂油，也不可用带油的手拧螺旋，避免引起燃烧。

（2）为保证用氧安全，供氧时应先调节流量，后连接鼻导管；停氧时，应先拔出鼻导管，再关氧气开关。中途改变流量时，先分离鼻导管和吸氧导管，调好流量后再连接，以免一旦关开倒置，大量气体突然冲入呼吸道，损伤肺组织。

（3）用氧过程中可通过观察患者的脉搏、血压、精神状态、皮肤颜色、温度与呼吸方式等有无改善来衡量氧疗效果，还可测定动脉血气分析判断疗效，以选择适当的用氧浓度。

（4）氧气筒内氧气不可用尽，压力降至 $5kg/cm^2$ 时，即不可再用，以防灰尘杂质进入筒内，再次充气时发生爆炸。未用或已用空的氧气筒，应分别悬挂“满”或“空”的标志，分开存放，以便及时调换，避免急用时搬错而影响抢救速度。

（二）吸痰法

吸痰法是利用负压吸引的原理，经口、鼻或人工气道吸出分泌物，保持呼吸道通畅的一种方法。适用于无力咳嗽、排痰的患者。如新生儿、危重、昏迷及麻醉后未清醒、气管切开的患者。临床上常用中心负压吸引装置和电动吸引器作为动力源。在紧急情况下，可用注射器吸痰。

电动吸引器：主要由马达、偏心轮、气体过滤器、压力表及安全瓶和储液瓶组成。安全瓶和储液瓶是两个容量为 1000ml 的容器，有 2 根玻璃管，并有橡胶管相互连接（图 17-13）。接通电源后，马达带动偏心轮，从吸气孔吸出瓶内的空气，并由排气孔排出，这样不断地循环转动，使瓶内产生负压，将痰吸出。

中心负压吸引装置：是利用管道通路到达各病室床单位，使用时只需接上吸痰装置和吸痰导管，开启开关，即可吸引，十分方便（图 17－14）。

【目的】

1. 清除呼吸道分泌物，保持呼吸道通畅。

2. 预防窒息、吸入性肺炎等并发症。

3. 改善肺通气，促进呼吸功能。

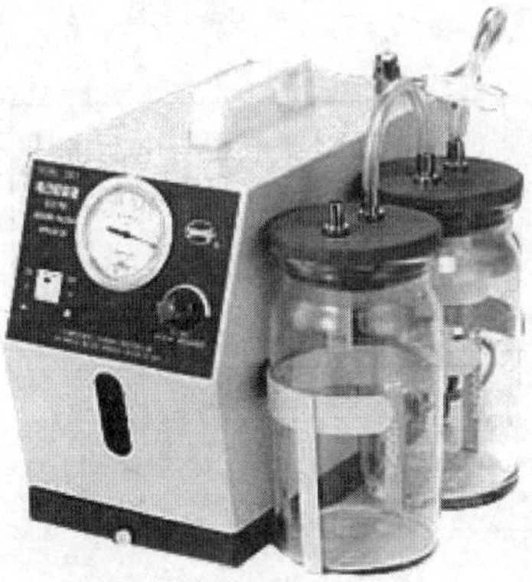

图 17－13　电动吸引器

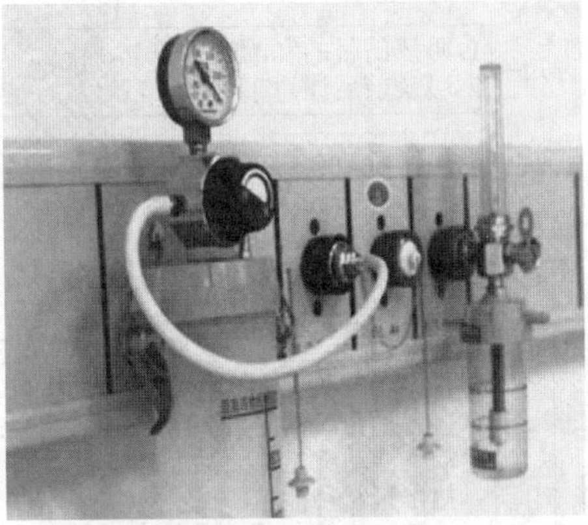

图 17－14　中心负压吸引装置

【用物】

1. 吸痰装置　电动吸引器或中心负压吸引装置。

2. 治疗盘内备有盖罐 2 只（一只盛无菌生理盐水，一只盛 12～14 号消毒吸痰管数根）、弯盘、无菌纱布、无菌镊子和无菌持物钳各 1 把、手套、手电筒、多头电插板，必要时备压舌板、开口器、舌钳、标本容器。盛有消毒液的浸泡筒、注射器等。

【操作方法】

1. 电动吸引器吸痰　电动吸引器吸痰操作流程与要点说明见表 17－6。

2. 中心负压吸引装置（图 17－14）吸痰　将贮液瓶装置插入墙壁中心负压吸引装置插孔内，连接导管，打开开关，调节负压，检查吸引性能，管道有无漏气，是否通畅。具体吸痰的方法和要求同电动吸引器吸痰法。

3. 注射器吸痰法　注射器吸痰是用 50ml 或 100ml 注射器连接吸痰管，将前端放入口腔、鼻腔或气管套管内，边抽动注射器活塞边使导管后退，吸出痰液或呕吐物。

表 17-6　电动吸引器吸痰法

	操作流程	要点说明
核对	患者的床号、姓名	
评估	1. 患者的病情、意识状态、正在进行的治疗 2. 患者口鼻黏膜、呼吸、痰液黏稠度及人工气道情况 3. 患者：心理状态、沟通、合作能力、需求	
告知	1. 吸痰的目的和配合方法 2. 吸痰前后注意事项	
准备	1. 操作者：衣帽整洁，洗手、戴口罩、手套 2. 患者：安置舒适卧位 3. 用物：如上 4. 环境：整洁，光线充足	1. 检查吸引器电压与电源电压是否相符，接通电源，打开开关 2. 调节负压，成人为300~400 mmHg，小儿<300mmHg
实施	1. 将患者的头偏向操作者，嘱其张口，昏迷者用张口器打开口腔，有活动义齿者取下活动义齿。舌后坠者，用舌钳将舌拉出正常功能位 2. 连接吸痰管，吸等渗盐水试通畅 3. 一手将吸痰管末端折叠，以免负压损伤黏膜。另一手用无菌镊子夹持吸痰管插入口咽部，放松折叠处，先吸净口咽部分泌物，然后更换吸痰管，在患者吸气时顺势将吸痰管插至气道，吸出气管内分泌物 4. 每次吸痰管拉出后，应立即抽吸等渗盐水冲洗吸痰管及导管，避免堵塞 5. 吸痰完毕，关闭吸引器开关及电源开关，取下吸痰管，玻璃接头放入盛消毒液的筒中 6. 用手电筒照射检查口咽部有无黏膜损伤 7. 昏迷患者取下张口器 8. 用纱布擦净患者的口鼻及面部，必要时做口腔护理	1. 插入气管时，可引起咳嗽，有助于肺部分泌物咳出，如咳嗽剧烈，宜休息片刻 2. 抽吸动作要轻柔、敏捷，从深部向上提拉，左右旋转，由浅入深，依次吸净分泌物 3. 口腔吸痰有困难时，可由鼻腔吸引，如痰液黏稠，可叩拍胸背，以振动痰液或交替使用超声雾化吸入，还可缓慢滴入生理盐水或化痰药物，使痰液稀释，便于吸出
整理	1. 协助患者取舒适卧位，整理床单位 2. 按医疗废物处置用物，洗手 3. 再次查对 4. 记录吸痰时间、痰液的性状、量和患者的呼吸情况	

【注意事项】

（1）严格执行无菌操作，治疗盘内吸痰用物每天更换 1～2 次，吸痰管每次更换，勤做口腔护理。

（2）注意观察病情，保持呼吸道通畅，听到患者喉头有痰鸣音或排痰不畅应及时抽吸。痰液黏稠时，可配合叩击、雾化吸入等方法稀释痰液。

（3）吸痰动作要轻、稳。一次插入吸痰时间不应超过 15s，人工气道者连续吸痰不可超过 3 次，吸痰前可根据病情增加氧气吸入，以免造成缺氧。

（4）为婴幼儿吸痰时，吸痰管要细，负压要小，以免损伤黏膜。

（5）储液瓶内的吸出液应及时倾倒，不应超过瓶的2/3，以免痰液吸入马达，损坏机器。储液瓶洗净后，应盛少量水，以防痰液黏附于瓶底，妨碍清洗。

案例分析

病史：章女士，40岁，农民。1小时前自服药水一小瓶，把药瓶打碎扔掉，约10min后患者腹痛、恶心，并呕吐1次，吐出物有大蒜味，逐渐神志不清，经家人发现后急送来院就诊。

体格检查：T36.5℃，P60次/分，R30次/分，BP110/80mmHg，，呼之不应，大小便失禁，双侧瞳孔针尖样，对光反射弱，口腔流涎，诊断为"急性有机磷农药中毒"。医嘱：立即洗胃。

思考：1. 应如何选择洗胃溶液为该患者实施洗胃法？

2. 洗胃过程中应注意什么问题？

（三）洗胃法

洗胃法是让患者口服引吐或将洗胃导管由口腔或鼻腔插入胃内，灌入洗胃溶液反复冲洗并排出胃内容物的方法。

【目的】

1. 解毒　清除胃内毒物或刺激物，避免毒物吸收。在服毒后6h内洗胃效果最佳。

2. 减轻胃黏膜水肿　幽门梗阻患者饭后常有滞留现象，引起上腹胀闷、恶心、呕吐等不适，通过胃灌洗，将胃内潴留食物洗出，以减轻胃黏膜充血水肿。

3. 为手术或某些检查做准备　如胃、十二指肠等手术前，洗胃可减少术中并发症，便于手术操作。

【用物】

（1）口服催吐法

1）治疗盘内放：量杯、饮水杯、压舌板、弯盘、水温计、毛巾、橡胶围裙。

2）洗胃溶液：根据毒物性质准备拮抗性溶液（表17－7），毒物性质不明时，可备温开水或等渗盐水，量10 000～20 000ml，温度为25～38℃。

3）水桶2只（一只盛洗胃液，一只盛污水）。

4）必要时准备洗漱溶液、屏风。

（2）胃管洗胃法

1）治疗盘内放无菌洗胃包（洗胃管、镊子、纱布2块）、棉签、量杯；橡胶单、治疗巾、胶布、润滑油、弯盘、水温计；必要时备无菌压舌板、开口器、牙垫、舌钳、标本容器或试管、毛巾等。

2）洗胃溶液同口服催吐法，水桶2只（一只盛洗胃液，一只盛污水）；必要备屏风。

3）如为漏斗胃管洗胃法需另备漏斗胃管（图17－15）。

4）如为电动吸引器洗胃法（图17－16）另备：电动吸引器（包括安全瓶及5000ml贮液瓶）、Y形三通管、调节器或止血钳、输液瓶1套、输液架、输液导管。

5）如为全自动洗胃机洗胃法需准备全自动洗胃机（图17－17）。

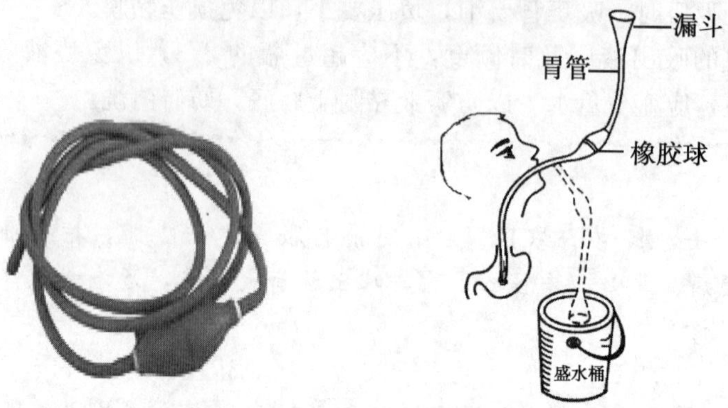

图 17－15 漏斗胃管及使用方法

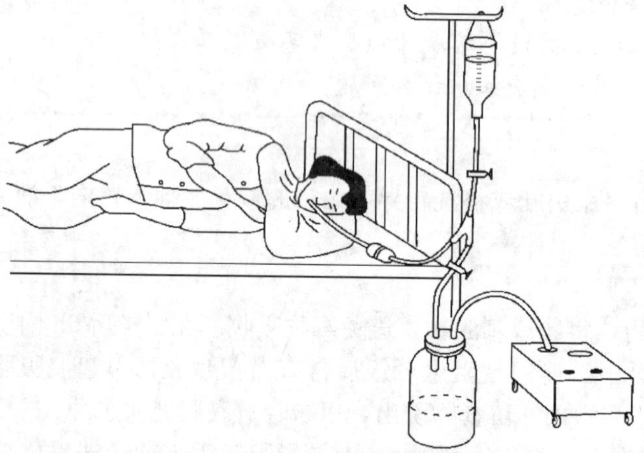

图 17－16 电动吸引器洗胃法

表 17－7 常见药物中毒的灌洗液和禁忌药物

毒物种类	洗胃溶液	禁忌药物
酸性物	镁乳、蛋清水、牛奶	强酸药物
碱性物	5%醋酸、白醋、蛋清水、牛奶	强碱药物
氰化物	口服 3%过氧化氢后引吐 1∶15000～1∶20000 高锰酸钾洗胃	
敌敌畏	2%～4%碳酸氢钠、1%盐水、1∶15000～1∶20000 高锰酸钾洗胃	
1605、1059、4049（乐果）	2%～4%碳酸氢钠洗胃	高锰酸钾洗胃
敌百虫	1%盐水或清水洗胃；1∶15000～1∶20000 高锰酸钾	碱性药物洗胃
DDT、666	温开水或等渗盐水洗胃，50%硫酸镁导泻	油性泻药
巴比妥类（安眠药）	1∶15000～1∶20000 高锰酸钾洗胃，硫酸钠导泻	硫酸镁

续表

毒物种类	洗胃溶液	禁忌药物
灭鼠药（磷化锌）	1∶15000～1∶20000 高锰酸钾洗胃，0.1%硫酸铜洗胃，0.5%～1%硫酸铜溶液每次 10ml，每 5～10min 服一次，配合用压舌板等刺激舌根引吐食物	脂肪、油类

注：1. 蛋清水可黏附于黏膜或创面上，从而起保护性作用，并可使患者减轻疼痛，感觉舒适。

2. 氧化剂能将化学性毒品氧化，改变其性能，从而减轻或去除其毒性。

3. 1605、1059、4049（乐果）等禁用高锰酸钾洗胃，否则可氧化成毒性更强的物质。

4. 敌百虫遇碱性药物可分解出毒性更强的敌敌畏，其分解过程可随碱性的增强和温度的升高而加速。

5. 巴比妥类药物采用硫酸钠导泻是利用其在肠道内形成的高渗透压，而阻止肠道水分和残存的巴比妥类药物的吸收，促其尽早排出体外，硫酸钠对心血管和神经系统没有抑制作用，不会加重巴比妥类药物中毒的病情。

6. 磷化锌中毒内服硫酸铜，可使其成为无毒的磷化铜沉淀，阻止吸收，并促进其排出体外。磷化锌易溶于油类物质，如果中毒，忌用鸡蛋、牛奶、油类等脂肪性食物，以免促使磷的溶解吸收。

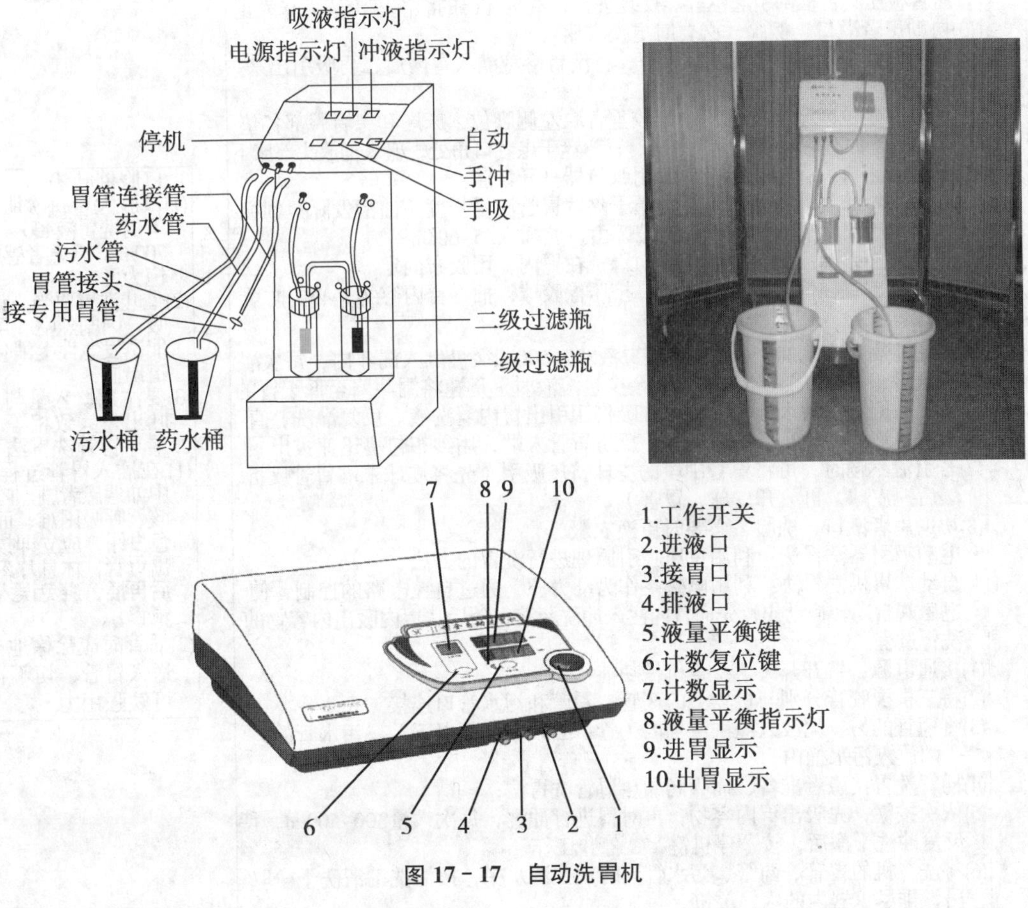

图 17－17　自动洗胃机

【操作方法】洗胃操作流程与要点说明见表 17－8。

表 17－8　洗胃法

	操作流程	要点说明
核对	患者的床号、姓名	
评估	1. 患者的病情、意识状态、正在进行的治疗 2. 患者口鼻黏膜、呼吸等情况 3. 患者：心理状态、沟通、合作能力、需求	
告知	1. 洗胃的目的和配合方法 2. 洗胃前后的注意事项	
准备	1. 操作者：衣帽整洁，洗手、戴口罩 2. 患者：安置舒适卧位 3. 用物：如上 4. 环境：整洁、光线充足，必要时屏风遮挡	根据病情选择适宜的洗胃方法，检查用物的灭菌有效期、有无裂痕、是否安全、适用
实施	1. 口服催吐法：适用于清醒合作的患者 (1)患者取坐位或半坐卧位，戴好橡胶围裙，污水桶置患者座位前 (2)嘱患者在短时间内自饮大量灌洗液，即可引起呕吐，不易吐出时，可用压舌板压其舌根部引起呕吐。反复进行，直至吐出的灌洗液澄清无味为止 (3)协助患者漱口、擦脸，必要时更换衣服 2. 漏斗胃管洗胃法　利用虹吸原理，将洗胃溶液灌入胃内后，再吸引出来的方法 (1)患者取坐位或半坐卧位，中毒较重者取左侧卧位，床尾和患者臀部各垫高10cm，如有活动义齿应先取出，置弯盘于患者口角处，盛水桶放头部床下 (2)嘱患者张口，昏迷或不合作者用张口器打开口腔 (3)左手用纱布裹着胃管，右手用镊子夹着胃管测量长度（前额发际至剑突距离）后用润滑油润滑胃管前端，由口腔插入55~60cm (4)挤压漏斗，抽出胃内容物后说明胃管在胃内，用胶布固定 (5)将漏斗放置在低于胃部的位置，挤压橡胶球，抽尽胃内容物，必要时留取标本送检 (6)举漏斗高过头部30~50cm，将洗胃液300~500ml缓慢倒入漏斗内，每次灌洗量不超过500ml，当漏斗内尚余少量溶液时，迅速将漏斗降至低于胃的位置，倒置于污水桶内，利用虹吸作用引出胃内灌洗液。反复灌洗，直至洗出液澄清为止。洗胃完毕，反折胃管末端，用纱布包裹迅速拔出 (7)若引流不畅时，可将胃管中段的皮球挤压吸引（先将皮球末端胃管反折，然后捏皮球，再放开皮球、胃管） (8)协助患者漱口、洗脸，必要时更换衣服 3. 电动吸引器洗胃法：利用负压吸引原理进行洗胃的方法 4. 自动洗胃机洗胃法：利用电磁泵作为动力源，通过自控电路的控制，使电磁阀自动转换动作，先向胃内注入冲洗药液，随后从胃内吸出内容物的洗胃过程 (1)接通电源，打开开关，检查机械功能 (2)将三根橡胶管分别与机器上的药管、胃管和污水管口连接 (3)将药管的另一端放入灌洗液桶内（管口必须在液面以下），污水管的另一端放入污水桶内 (4)插管洗胃：患者准备、插管同漏斗胃管洗胃法 (5)依次按键，先吸出胃内容物，再对胃进行冲洗，每次入量300~500ml，待反复冲洗干净后，按“停机键”，停止工作 (6)将洗胃机的胃管、药管、污水管同时放在清水中，按清洗键清洗干净取出，排尽机器内的水，关机	1. 口服催吐法 (1)口服大量每次服下的洗胃液400～700ml，至患者感胀饱为度 (2)催吐洗胃要当心误吸，因剧烈呕吐可能诱发急性上消化道出血 (3)要注意饮入量与吐出量大致相等 2. 漏斗胃管洗胃法 (1) 在插入胃管过程中如遇患者剧烈呛咳、呼吸困难、面色发绀，应立即拔出胃管，休息片刻后再插，避免误入气管 (2)插管时应徐徐地送入胃管，切不可勉强用力
整理	1. 协助患者取舒适卧位，整理床单位 2. 按医疗废物处置用物，脱下手套，洗手 3. 再次查对，记录灌洗液的名称、量及吸出液（呕吐物）的量、性状、颜色、气味、患者情况等 4. 必要时送检标本	

【注意事项】

（1）急性中毒者，应迅速采用口服催吐法，必要时进行洗胃，以减少毒物被吸收。洗胃插管时动作要轻快，切勿损伤食管黏膜或误入气管。

（2）当不明所服毒物时，应抽出胃内容物送检，可选用温开水或等渗盐水洗胃，待毒物性质明确后，再采用对抗剂洗胃。

（3）在洗胃过程中，注意观察患者病情变化，每次灌入量以 300～500ml 为宜，灌入量与引出量需平衡，灌入量过多可引起急性胃扩张，使胃内压上升，增加毒物吸收。如患者出现腹痛，流出血性灌洗液或出现休克症状时，应停止灌洗，并通知医生进行处理。

（4）为幽门梗阻患者洗胃，应记录胃内潴留量，以了解梗阻情况，为静脉补液提供参考。如灌洗量为 2000ml，洗出量为 2500ml 表示胃潴留约 500ml，宜在饭后 4～6h 或空腹进行。

（5）若服强酸或强碱等腐蚀性药物，则禁忌洗胃，以免造成穿孔，可按医嘱给予药物或迅速给予物理对抗剂，如牛奶、豆浆、蛋清水（用鸡蛋清加水调至 200ml）、米汤等，以保护胃黏膜。

（6）食管、贲门狭窄或梗阻、主动脉瘤，近期曾有上消化道出血及胃穿孔、上消化道溃疡、肝硬化伴食管胃底静脉曲张、胃癌等患者禁忌洗胃；昏迷患者洗胃宜谨慎。

（7）凡呼吸停止、心脏停搏者，应先做 CPR，再行洗胃术。洗胃前应检查生命体征，如有缺氧或呼吸道分泌物过多，应先吸取痰液、保持呼吸道通畅，再行胃管洗胃术。

（四）人工呼吸器使用法

使用人工呼吸器进行人工呼吸是抢救各种原因引起的呼吸停止和呼吸衰竭患者的最有效方法之一。常用的有简易呼吸器和人工呼吸机。

【目的】

1. 维持和增加机体通气、换气功能。
2. 纠正低氧血症。
3. 手术患者麻醉期间的呼吸管理。

【用物】

1. 简易呼吸器（图 17－18）

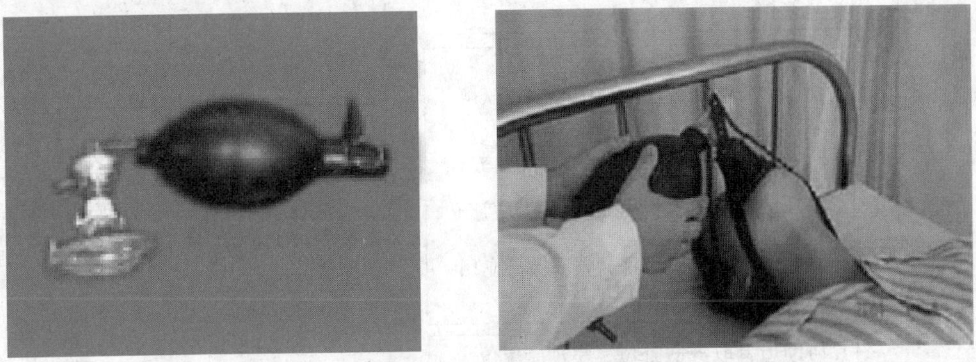

图 17－18　简易呼吸器及使用方法

2. 人工呼吸机（图 17－19）。必要时准备气管切开或气管插管用物。氧气装置、蒸馏水、吸痰用物、电源。

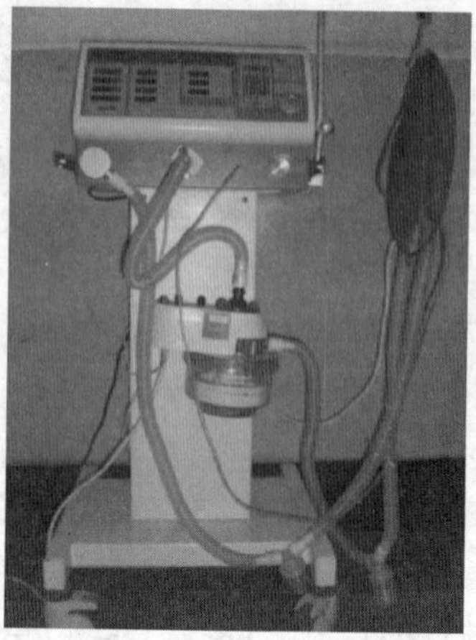

图 17-19 微机控制型人工呼吸机

【操作方法】

1. 简易呼吸器使用方法 简易呼吸器使用操作流程与要点说明见表 17-9。

表 17-9 简易呼吸器使用法

步骤	操作流程	要点说明
核对	患者的床号、姓名	
评估	1. 患者的病情、意识状态、正在进行的治疗 2. 患者有无自主呼吸、气道通畅情况 3. 患者：心理状态、沟通、合作能力、需求	评估有无使用简易呼吸器的禁忌证，如中等以上活动性咯血、心肌梗死、大量胸腔积液等
告知	1. 使用呼吸器的目的和配合方法 2. 使用呼吸器前后注意事项	
准备	1. 操作者：衣帽整洁，洗手、戴口罩 2. 患者：安置舒适卧位 3. 用物：如上 4. 环境：整洁、光线充足，必要时屏风遮挡	
实施	1. 患者头后仰，颈下垫枕 2. 清除上呼吸道分泌物或呕吐物，松解衣领、腰带 3. 托起患者下颌，扣紧面罩，不漏气（图17-18） 4. 挤压气囊：一次挤压500~1000 ml空气进入肺内 婴儿以胸廓隆起为宜。频率保持在16~20次/分，反复有规律地进行	1. 将面罩罩住患者口鼻，按紧不漏气。若气管插管或气管切开患者使用简易呼吸器，应先将痰液吸净，气囊充气后再应用 2. 使用时注意潮气量、呼吸频率、吸呼比
整理	1. 协助患者取舒适卧位，整理床单位 2. 按医疗废物处置用物，洗手 3. 再次查对，记录	

2. 人工呼吸机使用方法 人工呼吸机使用操作流程与要点说明见表 17－10。

表 17－10 人工呼吸机操作法

操作流程		要点说明
核对	患者的床号、姓名	
评估	1. 患者的病情、意识状态、正在进行的治疗 2. 患者有无自主呼吸、气道通畅情况 3. 患者：心理状态、沟通、合作能力、需求	
告知	1. 使用呼吸器的目的和配合方法 2. 使用呼吸器前后注意事项	
准备	1. 操作者：衣帽整洁，洗手、戴口罩 2. 患者：安置舒适卧位 3. 用物：如上 4. 环境：整洁、光线充足，必要时用屏风遮挡	准备氧气装置与呼吸机相连接
实施	1. 接通电源，连接导管，打开开关，检查机器运转情况及有无漏气 2. 连接氧气 3. 调节参数：根据患者情况调节呼吸参数（表17–11） 4. 呼吸机与患者气道连接 5. 上机护理 (1)观察病情及呼吸机运转情况 (2)预防控制感染 (3)及时清理呼吸道，定时翻身、叩背、吸痰、湿化吸入气体，促进痰液排除，保持呼吸道通畅，防止呼吸道干燥、堵塞，引起呼吸道感染 6. 撤机护理 (1) 停机前要做好心理护理，适当减少呼吸机通气量，使自主呼吸发挥作用，减少患者对呼吸机的依赖，循序渐进地撤机 (2)遵医嘱执行，分离面罩或导管，拔管，吸氧 (3)关闭呼吸机、电源、氧气开关	
整理	1. 协助患者取舒适卧位，整理床单位 2. 按医疗废物处置用物，洗手 3. 再次查对，记录呼吸机使用参数、时间、患者情况	

表 17－11　人工呼吸机通气参数

项目	数值
呼吸频率（R）	10～16 次/分
每分通气量（VE）	8～10L/min
潮气量（Vr）	10～15ml/kg（范围在 600～800ml）
吸/呼比值（I/E）	1∶1.5～2.0
呼气压力（EPAP）	0.147～1.96kPa（一般应＜2.94kPa）
呼气末正压（PEEP）	0.49～0.98kPa（渐增）
供氧浓度（FiO_2）	30％～40％（一般＜60％）

【注意事项】

1. 呼吸机使用时应保持呼吸道通畅，密切观察患者自主呼吸、生命体征、神志变化，注意血气分析结果，及时发现呼吸机治疗并发症。

2. 注意呼吸机参数、吸氧浓度，通气量是否合适，呼吸机工作是否正常，有无漏气，管道连接处有无脱落。及时、准确做好记录和交接班。

3. 简易呼吸器使用应注意呼吸活瓣有无漏气，患者出现自主呼吸应同步挤压呼吸囊。

4. 预防医源性感染，呼吸机及简易呼吸器、病室空气、设备定期消毒，定期检查、保养、维修。

小　结

及时、准确、有效地评估和抢救危重患者是挽救患者生命的保证，应从患者的一般情况（发育和营养、面容与表情、姿势与体位、皮肤与黏膜、饮食与睡眠、排泄物与呕吐物）、生命体征（体温、脉搏、呼吸、血压）、意识状态（嗜睡、意识模糊、昏睡、昏迷）、瞳孔、药物应用、心理状态等方面对病情进行认真的判断和观察，及时采取相应的护理措施和抢救技术，如吸氧法、洗胃法、吸痰法和人工呼吸器使用法，以提高危重患者抢救成功率。

自 测 题

一、A_1/A_2 型题

下列每道考题有 A、B、C、D、E 五个备选答案，请从中选择一个最佳答案。

1. 昏迷患者眼睑不能闭合应
   A. 热敷眼部
   B. 按摩眼睑
   C. 滴眼药水
   D. 用消毒巾遮盖
   E. 盖凡士林纱布

2. 敌百虫中毒忌用的洗胃溶液是

A. 温开水
B. 高锰酸钾
C. 清水
D. 碳酸氢钠
E. 盐水

3. 有机磷农药中毒时禁用的洗胃液是
A. 生理盐水
B. 高锰酸钾
C. 碳酸氢钠
D. 温开水
E. 清水

4. 正常瞳孔在自然光线下的直径是
A. 1.5～2mm
B. 2.5～4mm
C. 3.5～5mm
D. 4.5～6mm
E. 5.5～6mm

5. 下列哪种药物用于急性心力衰竭
A. 利多卡因
B. 去氧肾上腺素
C. 洋地黄
D. 吗啡
E. 苯巴比妥钠

6. 危重患者首先观察
A. 有无脱水酸中毒
B. T、P、R、BP
C. 意识状态的改变
D. 肢体活动情况
E. 大、小便情况

7. 下列均属于患者的一般情况，除了
A. 表情、面容
B. 姿势、体位
C. 营养、发育
D. 药物反应
E. 饮食、睡眠

8. 意识正常者不应出现
A. 失眠
B. 焦虑
C. 恐惧
D. 性格行为改变
E. 记忆力欠佳

9. 电动吸引器吸痰每次插入导管吸引时间不超过
A. 5s
B. 10s
C. 15s
D. 20s
E. 25s

10. 双侧瞳孔扩大常见于
A. 氯丙嗪中毒
B. 硬膜外血肿
C. 有机磷农药中毒
D. 吗啡中毒
E. 阿托品中毒

11. 患者，男，70 岁。患慢性肺源性心脏病，缺氧与二氧化碳潴留并存，发绀，宜选用的吸氧浓度是
A. 20%
B. 29%
C. 32%
D. 35%
E. 40%

12. 中度缺氧的氧分压是
A. 2.6～3.6kPa
B. 2.6～4.6kPa
C. 3.6～4.6kPa
D. 4.6～5.6kPa
E. 4.6～6.6kPa

13. 氧浓度高于 60%，持续超过多长时间会发生氧中毒

A. 1天
B. 3天
C. 5天
D. 7天
E. 半个月

14. 为幽门梗阻患者洗胃时应采用
A. 口服催吐法
B. 漏斗胃管洗胃法
C. 注洗器洗胃法
D. 电动吸引器洗胃法
E. 自动洗胃机洗胃法

15. 护理危重患者时，错误的措施是
A. 定时帮助患者更换体位
B. 眼睑不能自行闭合者，覆盖凡士林纱布
C. 定时为患者做肢体被动运动
D. 牙关紧闭、抽搐患者的病室光线应较暗
E. 发现患者心搏骤停，首先通知医师

16. 关于鼻导管给氧操作的叙述，正确的是
A. 氧气筒放置应距暖气 5m
B. 给氧前用干棉签清洁患者鼻孔
C. 导管插入长度为鼻尖到耳垂的1/2
D. 给氧时，调节氧流量后插入鼻导管
E. 停止给氧时，应先关氧气开关

17. 脑水肿患者脱水治疗时可选用
A. 尼可刹米
B. 阿托品
C. 间羟胺
D. 哌替啶
E. 20%甘露醇

18. 使用电动吸引器吸痰，操作错误的是
A. 将患者头转向操作者一侧
B. 先用吸痰管试吸等渗盐水
C. 将吸痰管固定于咽部抽吸
D. 吸痰用物每日更换
E. 如痰液黏稠可叩拍胸背

19. 下列药物中毒，忌用碳酸氢钠溶液洗胃的是
A. 敌百虫
B. 乐果
C. 敌敌畏
D. 1605农药
E. 1059农药

20. 给毒物不明的患者进行洗胃错误的是
A. 抽取胃内容物送检
B. 毒物未明前不予洗
C. 毒物明确后使用对抗剂洗胃
D. 洗胃中应观察患者的病情变化
E. 洗出血性液体时应停止洗胃并通知医生

21. 吞服酸性毒物后不能选用下列哪种对抗剂
A. 牛奶
B. 硫酸
C. 豆浆
D. 镁乳
E. 蛋清水

22. 吞服碱性毒物后不能选用下列哪种对抗剂
A. 牛奶
B. 5%醋酸
C. 白醋
D. 2%～4%碳酸氢钠
E. 蛋清水

二、B题型

（23～27 题共用备选答案）
A. 2%～4%碳酸氢钠
B. 过氧化氢
C. 温开水或等渗盐水
D. 高锰酸钾
E. 植物油
23. 敌敌畏中毒洗胃时应选用
24. 巴比妥类药物中毒洗胃时应选用
25. 乐果中毒洗胃时应选用
26. 中毒物质不明洗胃时应选用
27. 氰化物中毒洗胃时应选用

（28～31 题共用备选答案）
A. 鲜红色
B. 咖啡色
C. 黄绿色
D. 暗灰色
E. 暗红色
28. 急性胃出血时呕吐物的颜色呈
29. 胆汁反流入胃时呕吐物的颜色呈
30. 慢性胃出血时呕吐物的颜色呈
31. 胃内潴留时呕吐物的颜色呈

（唐凤仙）

第十八章　临终患者的护理

学习目标

1. 掌握临终关怀的概念；临终患者的心理、生理、护理。
2. 熟悉临终关怀的内容、基本原则；临终患者的特点；死亡的概念与标准；死亡的分期和尸体护理。
3. 了解临终关怀的兴起和发展；安乐死概况。

案例分析

病史：马某，75岁，农民。结肠癌晚期全身转移，治疗效果不佳，排便费力，便血，腹部剧烈疼痛，呼吸困难，脉搏细速，患者感到痛苦、悲哀，产生很强的失落感。

体格检查：T 36.2℃，P 110次/分，R 28次/分，BP 80/65mmHg。患者神志不清，恶液质，疲乏无力，点头样呼吸，口唇、甲床发绀。

思考：1. 该患者目前处于什么状况？

2. 什么是临终和临终关怀？

3. 临终患者有哪些身心变化？应如何为其实施护理？

面对临终患者及死亡后的尸体护理是一项体现爱心、知识、伦理道德和法律责任的重要工作。处于临终阶段的患者，由以治疗为主的临床护理，转为以缓解躯体疼痛、心理安宁为主的全面照料。同时，患者家属的精神痛苦也需要给予理解和帮助。死亡后的尸体护理不仅是使死者整洁、姿势良好，也给予家属心灵上的抚慰。因此，护士应用护理学的知识与技能，为临终患者及家属提供全面的身心照料与支持，具有重要的意义。

第一节　临终关怀

一、临终关怀的概念

临终是指因患各种急、慢性疾病或遭受意外事故，使人体主要脏器的功能衰竭，生命活动趋向中止、濒临死亡的阶段。临终关怀是向临终患者及其家属提供一种包括生理、心理、社会等方面的全面性支持和照顾，又称安息护理、善终服务。通过临终关怀使临终患者的生命质量得到提高，人格得到尊重，患者能够舒适、安详、无痛苦有尊严地度过人生最后的旅程，家属的身心健康得到维护和增强。

知识链接

临终关怀的兴起和发展

现代临终关怀的创始人是英国的桑德斯博士。她是一名护士，在工作中发现许多老年患者在得知疾病无法治愈、生命即将结束而不能被收住医院时，心情极度悲伤。她决心为临终患者创造一种舒适、安宁的修养环境和进行良好的善前善后服务，让这些患者安详地度过人生的最后阶段。于1967年在英国伦敦创办了世界第一家临终关怀机构——圣克里斯多福关怀院。1974年，美国首家临终关怀医院建立。1988年我国第一个研究死亡机构——天津临终关怀研究中心成立。之后，同年10月在上海诞生了中国第一家临终关怀医院（南汇护理院），目前，全国的临终关怀机构正在不断增加。

二、临终关怀的内容

临终关怀不仅是一种服务，也是一门以研究临终患者的生理、心理发展、为临终患者提供全面照料和减轻患者家属精神压力为研究对象的一门新兴学科。其研究内容包括：

1. 临终患者及家属的需求　临终患者的需求包括生理、心理及社会方面的需求；临终患者家属的需求包括对临终患者的治疗和护理技术的要求及心理护理需求。

2. 临终患者的全面照护　控制疼痛和不适，提供医疗护理、生活护理及心理护理。

3. 临终患者家属的照护　提供适当的护理技术指导，进行心理疏导和提供情感支持。

4. 死亡教育　目的是帮助临终患者及家属树立正确的生死观，正确对待和接受死亡，消除对死亡的恐惧心理。

5. 临终关怀的模式　目前我国临终关怀模式主要有三种：一是专门的临终关怀医院；二是在医疗机构内设临终关怀病房或病区，这是目前最主要的形式；三是家庭病房，提供家居镇痛治疗、心理辅导和护理指导。

6. 其他　包括临终关怀机构的管理、实施的研究与实践；临终关怀工作人员的构成和培训；临终关怀其他学科的关系；临终关怀与社会发展的关系等。

三、临终关怀的基本原则

（一）以治愈为主的治疗转变为以对症为主的照料

临终关怀是针对各种疾病的末期、肿瘤晚期，治疗不再生效，生命即将结束者，对这些处于临终阶段的患者不是通过治疗使其免于死亡，而是通过全面的身心照料，提供姑息性治疗，控制症状，缓解躯体疼痛、消除焦虑、恐惧，获得心理、社会支持，使其得到最后安宁。因此，临终关怀是以治愈为主的治疗转变为以对症为主的照料。

（二）以延长患者的生存时间转变为提高患者的生命质量

临终关怀不以延长生命时间为重，而以丰富患者有限生命，提高其临终阶段生命质量为宗旨，为临终患者提供一种舒适、有意义、有尊严的生活。让患者在有限的时间里，在可控制的病痛中，感受关怀，享受人生的余晖。临终关怀充分显示了人类对生命的热爱。

（三）尊重临终患者的尊严和权利

临终患者是临近死亡而尚未死亡者，只要他没有进入昏迷状态，就仍有思维、意识、情感，仍有个人的尊严和权利。医护人员应注意维护和保持人的价值和尊严，在临终照料中应允许患者保留原有的生活方式、尽量满足其合理要求、保留个人隐私权利、参与医护方案的制订等。

（四）注重临终患者及其家属的心理支持

在对临终患者全面照料的同时，也向临终患者家属提供心理、社会支持。及时发现他们的需求，建立温暖的人际关系，保持平衡的心态。

第二节　临终患者的身心护理

临终护理是对生命活动趋向中止、濒临死亡患者的整体护理。其目的是尽可能减轻临终患者的痛苦、恐惧与不安，维护其尊严，使其安详地告别人世。

一、临终患者的特点

（一）心理特点

临终患者的心理反应是十分复杂的。美国医学博士伊丽莎白·库勒·罗斯曾经和数百位临终前患者进行交谈和观察，罗斯提出临终患者往往会经历5种心理反应，即否认期、愤怒期、协议期、忧郁期和接受期。

1. 否认期　几乎所有患不治之症的患者都有短暂的否认期，极力否认病情恶化的事实，希望是误诊，治疗出现奇迹。否认期是患者应对突然降临的不幸的一种正常心理防御机制。

2. 愤怒期　当病情趋于危重，否认难以维持时，患者常表现为生气或愤怒，产生“为什么是我，这不公平”的心理，往往将愤怒的情绪向接近他的亲属及医护人员发泄。处于此期的患者常表现为生气与激怒，情绪非常不稳定，变得难以接近或不合作。

3. 协议期　愤怒的心理消失后，患者开始接受自己患不治之症的事实。为了延长生命，有些患者许愿或做善事，希望能扭转死亡的命运；有些患者则对过去做的错事表示悔恨，变得很和善，很配合医护人员的治疗。

4. 忧郁期　当患者发现身体状况日益恶化，任何努力都无济于事时，会产生很强烈的失落感，出现悲伤、退缩、忧郁等反应，甚至有轻生的念头。此时有的患者开始交代后事或请求会见亲朋好友。

5. 接受期　在一切的努力、挣扎之后，患者变得平静，接受即将面临死亡的事实，喜欢独处，睡眠时间增加，情感减退，平静等待死亡的到来，有的进入嗜睡状态。

（二）生理特点

1. 循环功能衰竭　表现为脉搏变快而细弱，不规则、难以触及而逐渐消失。血压下降甚至测不出。皮肤苍白、湿冷、四肢发绀等。

2. 呼吸功能减退　表现为呼吸频率由快变慢，呼吸深度由深变浅、呼吸变慢而费力、出现张口呼吸及潮式呼吸等呼吸困难症状，因无力咳嗽，分泌物潴留，出现痰鸣音及鼾声呼吸等。

3. 胃肠道蠕动逐渐减退　表现为食欲不振、呃逆、恶心、呕吐、腹胀、口干、严重时出现脱水等。

4. 肌张力丧失　表现为肢体软弱无力，不能进行自主躯体活动，无法维持良好、舒适的体位。大小便失禁或便秘、尿潴留、吞咽困难、脸部外观改变呈希氏面容（面肌消瘦、面部呈铅灰色、眼眶凹陷、双眼半睁呆滞、下颌下垂、嘴微张）。

5. 感知觉、意识改变　表现为视觉逐渐减退，由视觉模糊发展到只有光感，最后视力消失，眼睑干燥，分泌物增多；听觉常是在最后消失。根据病变部位的不同，意识可有不同程度的改变，病变部位如不伤及中枢神经，患者意识可一直清醒。病变部位如在脑部，意识改变可表现为嗜睡、意识模糊、昏睡、昏迷等。

二、临终患者的心理护理

1. 否认期护理　护士与患者之间应坦诚沟通，耐心倾听患者的诉说，顺势诱导，给予关心和支持，不要轻易打破患者的防卫机制。医护人员及家属保持口径一致，经常陪伴在患者身旁，让患者感受到护理人员的关怀。

2. 愤怒期护理　护士应充分理解患者的痛苦，正确对待患者发怒、抱怨、不合作的行为，给予患者关爱和宽容，允许患者宣泄情感。同时注意预防意外事件的发生，并取得家属的配合。

3. 协议期护理　患者正在用合作和友好的态度来试图推迟死亡的命运，护士应理解这个时期的心理反应对患者是有利的。护士应主动关心患者，尽可能满足他们提出的各种需求，创造条件，实现患者的愿望。

4. 忧郁期护理　护士应多给予同情和照顾，允许家属陪伴，允许患者表达其失落感和要求，指导家属共同鼓励和支持患者增加生活的信心，防范发生意外。

5. 接受期护理　护士应提供安静、舒适的环境，不要勉强患者与他人交谈，尊重其选择，并给予适当的支持，让患者安宁地度过人生最后的旅程。

三、临终患者的生理护理

1. 改善循环功能　密切观察体温、脉搏、呼吸及血压变化。当桡动脉搏测不到时，可测颈动脉、股动脉或听心音，观察四肢皮肤颜色及温度，注意保暖。

2. 改善呼吸功能　保持室内空气清新，定时通风换气。呼吸困难者可给氧气吸入，病情允许时可给半卧位或抬高头与肩；神志不清者，采取仰卧位头侧向一侧或侧卧位，防止口腔分泌物进入气管引起窒息或肺部并发症，必要时吸痰，保持呼吸道通畅；张口呼吸者可用液状石蜡润滑口唇，并用湿纱布盖于口部，以湿润呼吸道。

3. 控制疼痛　应观察疼痛的性质、部位、持续时间，帮助患者选择最有效的止痛方法。对晚期肿瘤疼痛患者，目前 WHO 建议用三阶梯疗法控制疼痛：第一阶段：选用非麻醉性镇痛药，如阿司匹林、对乙酰氨基酚等；第二阶段：选用弱麻醉性镇痛药，如可卡因、美沙酮等；第三阶段：选用强麻醉性镇痛药，如吗啡、哌替啶等。此外，某些非药物控制方法也有一定镇痛效果，如松弛疗法、音乐疗法、外周神经阻断法、针灸疗法等。

4. 增进食欲，加强营养　为提高患者的生活质量，护士应了解患者的饮食习惯，适量喂食喂水，必要时鼻饲或胃肠道外营养，保证患者营养的供给。

5. 做好口腔及皮肤护理　每天口腔护理 2～3 次，如有活动义齿感到不适时应取出，口唇干裂者涂液状石蜡，有溃疡或真菌感染者酌情涂药，口唇不能闭合者，用湿纱布或凡士林纱布覆盖口唇，以免口腔黏膜干燥而形成溃疡。大小便失禁者，应及时擦洗干净，保持会阴部皮肤清洁、干燥，必要时留置导尿管，维持舒适的卧位，勤翻身、勤按摩，保持床单位清洁、干燥和平整，预防压疮的发生。

6. 减轻感知觉改变的影响　提供合适的环境。可提供单独病室，环境安静、空气新鲜、通风良好、温度适宜，室内光线柔和，尽量减少对患者的刺激。如患者双眼半睁，应用手轻轻将其眼睑闭合，定时涂眼药膏，并用生理盐水纱布覆盖，以保护角膜，预防角膜干燥与感染。听力常是最后消失的感觉，护士说话应清晰，语言柔和，不要在床旁讨论病情，以避免增加患者的焦虑。可采用语言和触觉与患者保持联系，使临终者感到亲切，减少孤独感。

知识链接

临终患者家属的身心护理

临终患者的家属面临着多方面的心理压力，医护人员在做好临终患者护理的同时，也要做好临终患者家属的关怀照顾工作。

1. 满足家属照顾患者的需要　让家属陪伴在患者身旁，护理人员为其提供必要的信息和指导。

2. 鼓励家属表达情感　护理人员及时与家属积极沟通，建立良好的关系，取得家属的信任，鼓励家属表达内心的感受和遇到的困难，容忍和谅解家属的过激言行。

3. 指导家属对患者的生活照料　鼓励家属参与护理计划的制订和对患者生活照料，耐心指导家属照料患者的相关护理技术，使家属在此过程中获得心理慰藉，让患者感到亲情温暖。

4. 协助维持家庭的完整性　协助家属在医院环境中，营造家庭生活氛围，如共同进餐等，维持家庭完整性。

5. 满足家属生理、心理和社会方面的需求　护理人员要关心理解家属，帮助其解决实际困难，合理安排陪伴期间的生活。

第三节　死亡后的护理

一、死亡的概念与标准

死亡是指个体生命活动和新陈代谢的永久性停止。临床上，当患者呼吸、心跳停止，瞳孔散大而固定，所有反射均消失，心电波平直，即可宣布死亡。

心肺功能的永久性停止作为判断死亡的标准已沿袭了几千年，但随着现代医学的发展和进步，复苏术和器官移植的广泛应用，心跳停止而大脑功能尚保持完整的患者仍可靠机器来维持生命，甚至痊愈。而一旦脑死亡，则提示人的生命已经结束。因为脑死亡后其生命活动终将停止，无法逆转。脑死亡诊断基本沿用 1968 年美国哈佛大学医学院特设委员会提出的四个标准：①不可逆的深度昏迷；②自发呼吸停止；③脑干反射消失；④脑电波消失（平坦）。

实施脑死亡标准远远超出医学范围，它涉及社会各个领域，是死亡问题上的观念转变。

二、死亡的分期

死亡不是生命的骤然结束，而是一个逐渐进展的过程，一般分为三个阶段，即濒死期、临床死亡期和生物学死亡期。

1. 濒死期　濒死又称临终状态，各种迹象显示生命即将结束，是生命活动的最后阶段。这时机体各系统的功能严重紊乱，中枢神经系统脑干以上功能处于抑制状态。濒死期的持续时间可随患者的机体状况及死亡原因而异，猝死、严重的颅脑损伤等患者可直接进入临床死亡期。

2. 临床死亡期　此期的主要指标为心跳、呼吸停止，各种反射消失，延髓处于深度抑制状态，但各种组织细胞仍有微弱的代谢活动，持续时间极短。

3. 生物学死亡期　此期是死亡过程的最后阶段。这时从大脑皮质开始，整个神经系统以及各器官的新陈代谢相继停止，并出现不可逆的变化，整个机体已不能复活。随着生物学死亡期的进展，相继出现尸冷、尸斑、尸僵、尸体腐败等现象。

知识链接

安乐死

安乐死一词来源于希腊语，意为舒适、无痛苦地死亡。安乐死有两层基本含义，其一，是一种无痛苦死亡的状态；其二，是一种死亡方法，指为结束不治之症患者的痛苦所采取的无痛致死术。其形式可分为主动与被动两种。主动安乐死指由医务人员或其他人采取措施，以结束患者的痛苦或加速死亡过程；被动安乐死是指停止对患者采用一切医疗措施，任其自然死亡。

安乐死涉及社会意识、文化背景、政治、经济、法律、科学发展及风俗习惯等诸多方面的问题，各国的发展不一样。1936 年英国首先成立了“自愿安乐死协会”，1938 年美国成立了“无痛苦致死协会”，1994 年意大利和南非也成立了类似组织，荷兰于 1973 年，日本、德国于 1976 年相继成立了自愿安乐死团体。2001 年荷兰正式通过了安乐死法案，成为世界上第一个安乐死合法国家。我国 1988 年 7 月、1994 年 10 月在上海召开两次全国安乐死学术讨论会，就安乐死的医学、社会、伦理、法律等问题进行了讨论。目前，国内外支持安乐死的人越来越多，同时人们也特别强调安乐死的对象、适应证、时机、程序及方法。

三、尸体护理

尸体护理是临终关怀的重要内容，做好尸体护理，不仅是对死者人格的尊重，而且有利于家属心灵上的安慰，体现了人道主义的精神。

（一）目的

1. 维持良好的尸体外观，易于辨认。

2. 尊重死者，给家属以安慰。

（二）用物

治疗盘内备：衣裤、尸单、尸体识别卡（表 18－1）三张、血管钳、不脱脂的棉花、绷带、剪刀、梳子、别针 3 枚，有伤口者需备换药敷料，按需准备擦洗用物，必要时备隔离衣和手套、屏风。

表 18－1　尸体识别卡

姓名________　住院号________　年龄________　性别________
病室________　床号________　籍贯________
诊断________
住址________
死亡时间____年____月____日____时____分

护士签名________
__________医院

（三）操作方法

尸体护理操作流程与要点说明见表 18－2。

表 18－2　尸体护理法

操作流程		要点说明
核对	死者的床号、姓名	
评估	1. 尸体清洁程度、有无伤口、引流管等 2. 家属对死亡的态度	
告知	1. 及时通知家属到场 2. 劝慰家属暂离病房	
准备	1. 操作者：衣帽整洁，洗手、戴口罩，必要时戴手套 2. 死者：安置仰卧位 3. 用物：如上 4. 环境：整洁、安静、光线充足，屏风遮挡	1. 填写三份尸体识别单 2. 根据患者的实际状况准备物品
实施	1. 撤去用物：拔除尸体上各种导管，移开呼吸机、除颤器等急救仪器 2. 安置体位：将床放平，尸体仰卧，头下垫枕，双臂放于身体两侧，撤去被褥，留一大单遮盖尸体 3. 整理遗容 (1)洗脸、闭合眼睑及嘴，可用手按摩或热敷眼周及下颌关节，如有假牙则应装上，必要时用多头绷带托住下颌 (2)脱去衣裤，依次擦洗颈部、上肢、胸、腹、后项、背、臀及下肢 (3)必要时用松节油拭去胶布痕迹 (4)有伤口者更换敷料，有引流管拔除后缝合或用蝶形胶布封闭并包扎	尸体取仰卧位可防止头部淤血青紫或内容物流出

实施——

(5)填塞孔道，用弯血管钳将不脱脂棉花塞入口、鼻、耳、阴道、肛门等孔道，以防止体液外流

(6)穿上衣裤，梳理头发，将第一张尸体识别卡系于腕部，撤去大单

4. 包裹尸体：将尸单斜放在平车上，移尸体于尸单上，先将尸单两端遮盖尸体的头和脚，再将尸单左右两边整齐包好，再用绷带将胸、腰、踝部固定，将第二张尸体识别卡别在尸体腰部的尸单上

5. 运送尸体：将尸体盖上大单送至太平间，安置于停尸屉内，将第三张尸体识别卡挂在停尸屉外

6. 终末消毒：按终末消毒原则处理床单位、用物及病室

整理——

1. 按终末消毒原则处理床单位、病室
2. 按医疗废物处置用物，脱下手套，洗手
3. 再次查对，记录
4. 处理遗物 清点遗物交给家属，家属不在时需两人核对登记，交护士长保存
5. 整理病历

→ 将死亡时间填写在当日体温单40～42℃之间相应时间栏内，注销各种卡片，按出院手续办理结账

（四）注意事项

1. 尸体护理应在医生开出死亡证明、家属同意后立即进行，既可防止尸体僵硬，也可避免对其他患者产生的不良影响。

2. 做尸体护理时，态度要严肃、认真，尊重死者，维护尸体的隐私权，不可暴露尸体，填塞孔道时，注意棉花勿外露，并安置于自然体位。

3. 传染患者尸体按隔离原则进行护理。

4. 整理病历，在体温单上记录死亡时间，注销各种执行单。

小 结

临终关怀是向临终患者及其家属提供全面照护的卫生保健服务，可使临终患者的症状得到控制，生存质量得到提高，患者家属身心健康得到维护。临终患者的心理变化过程主要有5个阶段，即否认期、愤怒期、协议期、忧郁期和接受期。临终护理是临终关怀不可缺少的一项服务内容，以姑息治疗护理为主要内容。死亡是个体生命活动和新陈代谢的终止。脑死亡的标准包括：①不可逆的深度昏迷；②自发呼吸停止；③脑干反射消失；④脑电波消失或平坦。死亡过程一般分为：濒死期、临床死亡期和生物学死亡期三期。尸体护理是临终关怀的继续，尸体护理的目的是使尸体整洁，姿势良好，易于辨认。做好尸体护理，不仅是对死者人格的尊重，也是对家属心灵上的安慰。

自测题

A 型题

下列每道考题有 A、B、C、D、E 五个备选答案，请从中选择一个最佳答案。

1. 目前医学界主张的死亡诊断依据是
   A. 心搏停止
   B. 呼吸停止
   C. 脑死亡
   D. 反射消失
   E. 瞳孔散大

2. 尸体护理操作中，错误的方法是
   A. 填写尸体卡，备齐用物携至床旁
   B. 撤去输液器和氧气管
   C. 擦净尸体，处理伤口，更换衣裤
   D. 放平尸体，仰卧，肩下垫一枕
   E. 尸单包裹，别上尸体卡

3. 一癌症患者病情加重，怨恨家属照顾欠周，要求停止治疗，此患者的心理反应属
   A. 否认期
   B. 协议期
   C. 愤怒期
   D. 忧郁期
   E. 接受期

4. 尸体护理的目的不包括
   A. 使尸体易于辨认
   B. 使尸体易于保存
   C. 给家属以安慰，使其减轻哀痛
   D. 使尸体姿势良好
   E. 保持尸体整洁

5. 临床上进行尸体护理的依据是
   A. 心搏停止
   B. 意识丧失
   C. 瞳孔散大
   D. 医生开出死亡诊断
   E. 各种反射消失

6. 临终患者虽已开始接受患不治之症的事实，但仍抱有治愈的希望，此期属于
   A. 协议期
   B. 接受期
   C. 否认期
   D. 愤怒期
   E. 忧郁期

7. 患者男性，70 岁，肝癌晚期全身转移，极度衰弱。对其护理应考虑
   A. 让患者有尊严地度过余生
   B. 提供根治疗法
   C. 放弃特殊治疗
   D. 延长生命过程
   E. 实施安乐死

8. 临床死亡期的特征下列哪项是错误的
   A. 呼吸停止
   B. 心搏停止
   C. 反射性反应消失
   D. 尸斑出现
   E. 瞳孔散大

9. 脑死亡的标准，错误的是
   A. 不可逆深度昏迷
   B. 自发呼吸停止
   C. 脑干反射消失
   D. 心电波平直
   E. 脑电波消失

10. 死亡的诊断依据不包括
A. 心电图呈直线
B. 呼吸、心搏停止
C. 四肢冰冷
D. 瞳孔散大而固定
E. 反射消失

（唐凤仙）

第十九章　护理相关文件的书写与保管

学习目标

1. 掌握护理相关文件的书写要求、病历排列顺序及体温单、特别护理记录单、一般患者护理记录单的书写。
2. 熟悉护理相关文件记录的意义、保管原则、医嘱的处理及病室报告的书写。

护理相关文件包括医疗文件和护理文件两部分。医疗文件记录患者疾病发生、诊断、治疗、发展和转归的全过程，其中一部分是由护士书写；护理记录是护理人员在临床护理活动过程中，对患者病情、护理过程和护士行为的记录。由于护理相关文件能客观反映患者住院期间的病情发展、动态变化和医疗护理过程，因而一直是医护人员确立医疗护理诊断、判断病情变化、制定医疗护理方案的重要依据。2002 年，随着《医疗事故处理条例》的出台，护理相关文件因具有提供医疗护理行为法律证据的效用而备受关注。为了保证护理相关文件的原始性、正确性和完整性，书写必须规范，并妥善保管。

知识链接

护理电子病历

电子病历，也叫计算机化的病案系统，它是用电子设备保存、管理、传输和重现的数字化的患者的医疗护理记录。护理电子病历是电子病历的重要组成部分，是护理人员对患者的病情观察和实施护理措施的原始记载，主要包括体温单、医嘱单、首次护理记录、一般护理记录、特殊护理记录等项目。电子护理病历系统实现了对临床护理信息采集、传输、加工、保存、维护的网络化管理，具有记录清晰、格式规范、书写快捷、共享性好、存储方便、成本较低等显著优点，使护理工作标准化、规范化。护理电子病历必将成为未来临床护理医学发展的主流。

第一节　护理相关文件的书写与保管的意义和要求

一、记录的意义

1. 提供患者的信息资料　护理相关文件记录了患者病情变化、诊疗护理以及疾病发展转归的全过程。为医护人员了解患者的病情进展、进行正确诊断、制订和调整治疗护理方案提供科学依据。

2. 提供教学与科研资料　医疗护理文件反映了患者患病、治疗及护理的全过程，是临床工作的原始文件记录。因此，完整的医疗护理记录是医疗护理教学的最好教材；也是进行疾病调查、开展科研的原始材料。

3. 提供法律依据　医疗护理文件具有重要的法律作用，在法庭上可作为医疗纠纷、保险索赔、犯罪刑事案件及遗嘱查验的证明。

4. 提供评价依据　医疗护理记录是评价临床医疗护理质量、病房护理管理质量的依据，也是评价护士专业能力的依据。

二、书写要求

1. 及时　记录必须要及时，不得拖延或提早，更不能漏记。应当体现“实时性”，即在完成护理观察、评估或措施后立即书写。

2. 准确　记录内容必须客观真实，避免主观臆测。尤其对患者的主诉和行为应进行详细、真实、客观的描述，不应是护理人员的主观解释。使用医学术语和公认的外文缩写，表述准确，避免笼统、含糊不清或滥用简化字。有书写错误时，在错误处画双线，并签名，不得用涂改、剪贴等方法掩盖或去除原来错误的内容。

3. 完整　眉栏、页码填写完整。各项记录必须有完整的日期、时间，记录者签全名，以明确责任。实习、进修人员书写的记录，由持有护士执业资格证并注册的护士审阅签名后方可生效。

4. 简要　记录内容简明扼要，重点突出，避免过多的修辞。

5. 清晰　记录字体要清楚、端正、书写不可出格跨行。按广东省《临床护理文书规范》要求使用蓝黑墨水或碳素墨水笔书写，体温单中的体温、脉搏曲线绘画用蓝色和红色。

三、保管原则

1. 护理相关文件应按规定放置，记录和使用后必须放回原处。住院医疗护理文件放医疗护理文件柜里，患者和家属不得随意翻阅，也不能擅自带出病区。

2. 护理相关文件必须保持清洁、整齐、完整，防止污染、破损、拆散、丢失，严禁任何人涂改、伪造、销毁、窃取。

3. 患者出院或死亡后，将医疗护理文件整理后送病案室，按卫生行政部门规定的保存期限保管。

四、病历排列顺序

（一）住院病历的排列顺序

1. 体温单（按时间先后倒排）
2. 医嘱单（按时间先后倒排）
3. 入院记录
4. 病史及体格检查
5. 病程记录（包括手术、分娩记录单）
6. 会诊记录

7. 各种检验和检查报告
8. 护理病案
9. 住院病历首页
10. 门诊病历

（二）出院（转院、死亡）病历的排列顺序

1. 住院病历首页
2. 出院或死亡记录
3. 入院记录
4. 病史及体格检查
5. 病程记录
6. 各种检验和检查报告单
7. 护理病案
8. 医嘱单（按时间先后顺排）
9. 体温单（按时间先后顺排）

门诊病历交还患者保管。

第二节　护理相关文件的书写

一、体温单

见本书第十一章“生命体征的评估与护理”。

二、医嘱单

医嘱是医生根据患者病情的需要，为达到诊治目的拟定的书面嘱咐。由医生直接写入医嘱单或录入医嘱单的电子文本，医护人员共同执行。

（一）医嘱的内容

医嘱的内容包括：日期、时间、床号、科别、住院号、患者姓名、护理常规、护理级别、饮食、体位、药物（名称、剂量、用药途径、用药时间）、各种治疗和检查以及医生签名。

（二）医嘱的种类

1. 长期医嘱（表 19－1）　有效时间在 24h 以上，医生写医嘱时起，至医嘱停止，如无停止医嘱，一直有效。如：内科护理常规；流质饮食；氨茶碱 0.1g po tid；测 T、P、R、BP q2h。

2. 临时医嘱（表 19－2）　临时医嘱是医师根据病情随时决定的一次性治疗或抢救医嘱，包括会诊、手术、检验、检查、出院、转科、死亡、出院带药等。有效时间在 24h 以内，应在短时间内执行，有的需要立即执行（st），一般仅执行一次，有的限定执行时间。如硝苯地平 10mg 舌下含服 st；清洁灌肠；结肠镜检查。

3. 备用医嘱

（1）长期备用医嘱（prn）（表 19－1）：有效时间在 24h 以上，必要时用，两次执行之间有时间限制。医生写医嘱时起，至医嘱停止，如无停止医嘱，一直有效。如：哌替啶

50mg im q6h prn；吸痰 prn。

（2）临时备用医嘱（sos）（表 19－2）：12h 内有效，必要时用，过期未执行则失效。如：地西泮 5mg po sos。

（三）医嘱的处理

1. 医嘱的处理原则

（1）先急后缓：应先判断医嘱的轻重缓急，合理安排执行顺序。

（2）先临时后长期：临时医嘱应立即安排执行。

2. 医嘱的处理方法

（1）长期医嘱：医生开写在长期医嘱单（表 19－1）或录入到电子文本的长期医嘱单上，注明开写日期、时间和签名。护士将长期医嘱分别转抄或从电子医嘱系统中打印至医嘱执行单（表 19－3）或治疗卡片（图 19－1），如服药卡、注射卡、输液卡等。长期医嘱转抄或打印至医嘱执行单或卡片上时应注明具体的执行时间，如青霉素 80 万单位 im q8h，注射单（卡）上应为青霉素 80 万单位 im 8－4－12。

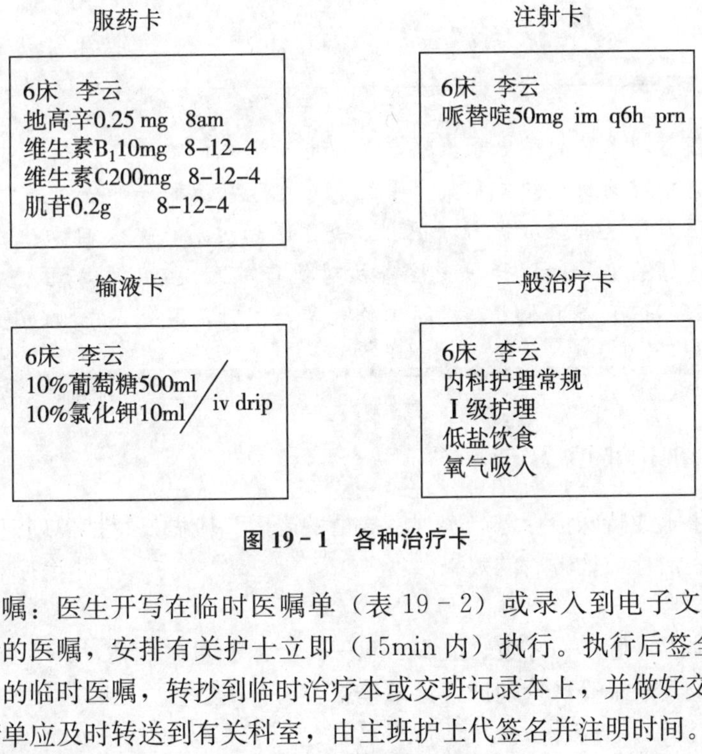

图 19－1　各种治疗卡

（2）临时医嘱：医生开写在临时医嘱单（表 19－2）或录入到电子文本的临时医嘱单上。需立即执行的医嘱，安排有关护士立即（15min 内）执行。执行后签全名和执行时间。有限定执行时间的临时医嘱，转抄到临时治疗本或交班记录本上，并做好交班。会诊、各种检查、检验申请单应及时转送到有关科室，由主班护士代签名并注明时间。

（3）长期备用医嘱（prn）：医生开写在长期医嘱单（表 19－1）或录入到电子文本的长期医嘱单上，患者需要时使用。护士每次执行后在临时医嘱单上记录执行日期、时间并签名，供下一次使用时参考。

（4）临时备用医嘱（sos）：医生开写在临时医嘱单（表 19－2）或录入到电子文本的临时医嘱单上，待患者需要时执行，执行后按临时医嘱处理，过期（12h）未执行，护士应用红笔在该项医嘱后注明“未用”并签名。

（5）停止医嘱：医生在长期医嘱单原项医嘱内容的停止栏内写日期、时间和签名。护士将该项医嘱在相应的执行单或卡片上注销，在医嘱单上注明停止时间并签全名。

（6）重整医嘱：凡长期医嘱调整项目较多时、超过3页以上时应进行整理。即在医嘱单最末一项医嘱下面画一红线，在红线下面用红笔写上“重整医嘱”，再将需要继续执行的长期医嘱按原来的日期排列顺序，抄录在红线以下的医嘱单上。抄录完毕需两人核对无误后，抄录者签全名。凡患者手术、分娩或转科后，也需要重整医嘱，即在医嘱单最末一项医嘱下面画一红线，在红线下面用红笔写上“术后医嘱”、“分娩医嘱”、“转入医嘱”等，然后再开写新医嘱。

（四）注意事项

1. 医嘱必须经医生签名后方有效。一般情况下不执行口头医嘱，因抢救或手术需要执行口头医嘱时，护士必须复诵一遍，双方确认无误后方可执行。抢救或手术结束后，医生应当立即据实补写医嘱，护士即刻补签名，注明执行时间。

2. 对有疑问的医嘱，应及时向医生提出，核对清楚后方可执行。

3. 医嘱应每班、每日、每周查对，查对后签日期、时间和全名。执行医嘱时须严格执行床边双人查对制度。

4. 凡需下一班执行的临时医嘱要交班，并在护士记录上注明。

知识链接

电子医嘱管理系统简称电子医嘱，是以电子形式由临床医务人员对患者下达医疗指令、处置、跟踪及反馈的信息集合系统，是电子病历的一部分。医生将医嘱录入系统，系统将医嘱传送给值班护士，护士审查医嘱通过后，系统自动生成收费记账单、医嘱执行单、领药单等。执行护士检查核对执行单无误后，执行医嘱并记录执行情况。整个流程不但节省了人力，提高工作效率，同时，避免了手抄的笔误。

三、特别护理记录单

凡危重、大手术或特殊治疗需严密观察病情的患者，应做好特别护理记录，以便及时了解病情变化，观察治疗或抢救后的效果。

（一）记录内容

包括患者的体温、脉搏、呼吸、血压、意识、出入液量、病情动态、给予的各种检查、治疗和护理措施及其效果等（特别护理记录单见表19－4）。

（二）记录方法

1. 及时准确地记录患者的体温、脉搏、呼吸、血压、出入液量等，并详细记录患者的病情变化、治疗、护理措施及效果，每次记录后签全名。

2. 各班交班前，应将患者的出入液量和病情动态及治疗护理措施等做简明扼要的小结，并签全名。

3. 24h出入液量应于次晨总结，填写在体温单相应栏内。

四、一般患者护理记录单

一般患者护理记录单（表19－5）是指护士根据医嘱和病情对一般患者住院期间护理过

程的客观记录。一般患者护理记录适用于除抢救、危重、大手术或特殊治疗需严密观察病情外的所有住院患者。

（一）记录的内容和方法

1. 眉栏　填写眉栏所列项目。

2. 病情栏　按时间顺序将患者的病情变化、护理措施和效果记录下来，并签全名。

（二）记录的次数

根据患者的病情决定记录的次数。一般情况下每周至少记录一次；手术当天要有手术后护理情况记录，术后的前三天每班至少记录一次；病情变化随时记录。

五、病室报告

病室报告是由值班护士将病区的情况以及患者的病情、治疗和护理书写成书面交班的记录（表19-6）。通过阅读病室报告，可以掌握和了解患者的情况、病室工作动态和工作重点。

（一）书写要求

1. 在经常巡视病室和全面了解病情的基础上书写。

2. 内容全面、客观、真实、简明扼要、重点突出。

3. 字迹清楚、端正、不得涂改。

4. 书写后，签全名。

（二）书写顺序

1. 填写栏目所列项目　包括病室、日期、病室动态（患者总数、请假/外出、特别/一级护理人数、入院、出院、转入、转出、死亡、病危、手术、分娩患者数等）、护理内容（未完成输液、翻身防压疮护理、动静脉置管护理、鼻饲护理、吸氧护理、留置引流管护理等）。

2. 根据下列顺序，再按床号顺序书写报告。

（1）离开病室的患者：如出院、转出、死亡的患者。

（2）进入病室的患者：如新入院、转入的患者。

（3）重点护理的患者：如手术、分娩、危重、有异常情况的患者。每位患者的书写顺序是先写床号、姓名、诊断和类别标志（新入院、转入、手术、分娩，危重患者在诊断下面用红钢笔分别注明“新”、“转入”、“手术”、“分娩”、“※”），再书写具体交班内容。

（三）交班内容

根据不同患者的侧重点书写具体内容。

1. 出院、转出、死亡患者　写明离开病室时间，转出者注明转往何处，死亡者注明死亡原因及死亡时间。

2. 新入院及转入的患者　报告入院原因、时间、主要症状、体征、存在的护理问题、给予的治疗护理措施及治疗效果等。

3. 危重患者　报告生命体征、神志、瞳孔、病情动态、特殊的抢救治疗、护理措施及下一班需要重点观察和注意的问题。病情有突然变化的患者，报告病情变化情况、采取的治疗护理措施、需要连续观察和处理的事项等。

4. 准备手术、检查和特殊治疗的患者　报告将要进行的手术、检查、治疗项目，术前准备、术前用药情况、患者的心理状态和注意事项等。

5. 已手术的患者　报告实施何种麻醉、手术名称、手术经过、麻醉清醒时间，回病室后血压、伤口渗血、排尿、引流、输液、输血、镇痛剂使用情况等。

6. 产妇　产前应报告胎次、胎心、宫缩及破水情况；产后报告产式、产程、分娩时间、会阴切口、恶露、有无排尿、婴儿情况等。

7. 老年、小儿和生活不能自理的患者　报告饮食、生活护理情况及有无并发症的出现等。

除报告病情外，还应报告上述患者的心理状态、需要重点观察及继续完成的事项。

小　结

护理相关文件包括体温单、医嘱单、特别护理记录单、一般护理记录单、病室报告等。护理相关文件在临床医疗与护理、护理科研与教学、护理管理及法律上均有重要价值。因此，书写必须规范，要求做到及时、准确、完整、简要、清晰。并且要加强护理相关文件的保管，保持清洁完整，不丢失、不外借，患者出院后交病案室保管。

医嘱分长期医嘱、临时医嘱和备用医嘱三种。长期医嘱：转抄至执行单，写时间、签名；临时医嘱：立即执行，写时间、签名；长期备用医嘱：执行后在临时医嘱单上记录执行日期、时间并签名；临时备用医嘱：执行后按临时医嘱处理。

凡危重、大手术或特殊治疗需严密观察病情的患者，应做好特别护理记录。记录内容包括患者的体温、脉搏、呼吸、血压、意识、出入液量、病情动态、给予的各种检查、治疗和护理措施及其效果等。每班做小结，24h 出入液量填写在体温单上。

一般护理记录单是按时间顺序将患者的病情变化、护理措施和效果记录下来。

病室报告书写顺序是：离开的患者→进入的患者→本班重点护理的患者。报告内容根据不同患者的侧重点书写，一般包括生命体征、病情动态、治疗及护理措施、效果、下班重点观察内容及注意事项等。

自 测 题

一、A_1/A_2 型题

下列每道考题有 A、B、C、D、E 五个备选答案，请从中选择一个最佳答案。

1. 护理相关文件的作用与下列哪项无关

   A. 提供患者的信息资料

   B. 提供教学与科研资料

   C. 提供法律依据

   D. 提供评价依据

   E. 提供患者流动情况的依据

2. 护理相关文件书写的基本要求不包括
A. 描写生动形象
B. 记录及时准确
C. 内容简明扼要
D. 医学术语确切
E. 记录者签全名

3. 执行口头医嘱错误的一项是
A. 一般情况下不执行
B. 在抢救或手术中可执行
C. 执行时，护士应向医生复诵一遍
D. 双方确认无误后执行
E. 执行后无异常，不必记录在医嘱单上

4. 当医嘱的内容不详时，护士应
A. 拒绝执行
B. 询问护士长后执行
C. 与本班护士商量后执行
D. 凭自己的经验执行
E. 询问主治医生后执行

5. 以下哪种患者不需要记录特殊护理记录单
A. 危重、大手术患者
B. 需要严密监护的患者
C. 一般瘫痪患者
D. 特殊治疗的患者
E. 需要记录液体出入量的患者

6. 危重患者护理记录的内容不包括
A. 生命体征
B. 饮食、排泄
C. 手术过程中的情况
D. 病情动态
E. 心理动态

7. 书写病室报告时应先写
A. 危重患者
B. 死亡、转出的患者
C. 施行手术的患者
D. 新入院的患者
E. 行特殊检查的患者

8. 下列哪项不属于手术后患者交班的内容
A. 患者术前治疗的情况
B. 患者的麻醉方式和手术名称
C. 患者术后清醒的时间
D. 患者伤口及生命体征的情况
E. 患者镇痛药应用的情况

9. 患者女性，58 岁，患子宫肌瘤，次日上午手术。患者睡眠不佳，晚上 8 时医生开出医嘱：地西泮 5mg im sos，此医嘱的失效时间是
A. 晚上 12 时
B. 次日凌晨 2 时
C. 次日上午 8 时
D. 次日晚上 8 时
E. 医生注明的停止时间

10. 护理人员在下午 4 时巡视病室后，书写病室报告，首先写的是
A. 15 床，某某，于上午 9 时出院
B. 10 床，某某，于下午 2 时入院
C. 13 床，某某，于上午 8 时手术
D. 25 床，某某，病情危重
E. 32 床，某某，于下午 3 时转科

11. 患者男性，62 岁。疑为“十二指肠溃疡并发出血”入院。医生开出下列医嘱，需抄至治疗卡上的是
A. 奥美拉唑 20mg 口服 bid
B. 血常规
C. 粪便潜血试验
D. 5%葡萄糖溶液 500ml＋西咪替丁 0.4mg 静脉滴注 st
E. 胃镜检查

二、A_3/A_4 型题

（12～14 题共用题干）

患者女性，38 岁。卵巢囊肿摘除术后疼痛难忍，医嘱：哌替啶 50mg im q6h prn。

12. 此医嘱属于
    A. 长期医嘱
    B. 临时备用医嘱
    C. 长期备用医嘱
    D. 指定时间医嘱
    E. 临时医嘱

13. 在执行这项医嘱时，护士的做法不正确的是
    A. 将医嘱转抄在长期医嘱栏内
    B. 执行前需了解上次执行的时间
    C. 在临时医嘱栏内记录执行时间
    D. 护士签全名
    E. 过时未执行则用红笔写“未用”

14. 停止该医嘱时，下列做法正确的是
    A. 医生口头停止，由护士转登在长期医嘱单上
    B. 医生直接在临时医嘱单相应位置注明停止时间
    C. 护士将停止医嘱转抄在长期医嘱单上
    D. 护士在有关治疗单上注销该医嘱
    E. 护士分别在医嘱单和治疗单上签全名

三、B 型题

（15～18 题共用备选答案）

A. 6h
B. 12h
C. 24h
D. 48h
E. 医生注明的停止时间

15. 长期医嘱的有效时间是
16. 临时医嘱的有效时间是
17. 长期备用医嘱的有效时间是
18. 临时备用医嘱的有效时间是

（刘兰芳）

表 19-1　长期医嘱单

姓名：李三　性别：女　年龄：46　科室：内科　床号：6　住院号/ID号：123456

起始		长期医嘱	医生签名	护士签名	停止		医生签名	护士签名	执行时间
日期	时间				日期	时间			
2009-3-6	8：00	内科护理常规	肖剑	张娜					
		Ⅰ级护理							
		低盐饮食							
		地高辛 0.25mg po qd							
		维生素 B_1 10mg po qd							
		维生素 C200mg po qd							
		10%葡萄糖溶液 500ml /							
		10%氯化钾溶液 10ml / iv gtt							
		氧气吸入			3-9	8：00	肖剑	陈华	8：00
		哌替啶 50mg im q6h prn	肖剑	张娜					
3-9	8：00	肌苷 0.2g po tid	肖剑	张娜					

第1页

表 19－2　临时医嘱单

姓名：李三　性别：女　年龄：46　科室：内科　床号：6　住院号/ID 号：123456

签开日期		临时医嘱	医生签名	执行者签名	执行时间
日期	时间				
2009－3－6	8：00	血常规	肖剑	陈华	8：05
		大便常规			
		心电图			
		X 线胸片			
		血查血脂分析			
		50％葡萄糖溶液 20ml			
		去乙酰毛花苷 0.2mg　iv st	肖剑	陈华	8：05
	21：00	地西泮 5mg po st	何涛	李青	21：05
3－7	8：00	0.9％氯化钠溶液 500ml	肖剑	周小丹	8：15
		复方丹参 10ml　iv gtt			

第 1 页

表 19－3　医嘱执行单

姓名：李三　性别：女　年龄：46　科室：内科　床号：6　住院号/ID 号：123456　日期：2009－3－6

序号	医嘱	核对人签名	执行时间	执行护士签名	滴速(滴/分)
1	10% 葡萄糖溶液 500ml	陈雪娟	8：10	周小丹	60
	10% 氯化钾溶液 10ml　iv gtt 8：00				

第 1 页

表 19－4　特别护理记录单

姓名：唐三　性别：男　年龄：67　科室：内科　床号：32　住院号/ID 号：356822　入院日期：2009－6－5

日期	时间	T（℃）	P/HR（次/分）	R（次/分）	BP mmHg	意识	入液量		出液量						病情及处理	护士签名
							内容	量（ml）	内容	量（ml）						
2009－6－5	7：30	36	120	24	80/54	清醒	稀饭	150	尿	200						周萍
	10：00						输血	200								周萍
	12：00	36.2	102	22	88/58	清醒	补液	500	尿	200						周萍
							稀饭	150								周萍
	16：00	36.5	110	24	90/60	清醒	补液	500	尿	300						周萍
	17：00						水	50	尿	200						周萍
白班小结								1550		900					经补液、输血，血压稍上升，患者表现焦虑、恐惧，经解释，情绪稳定。请严密观察患者的生命体征。	周萍

表 19-5　一般护理记录单

姓名：陈三　　性别：女　　年龄：20　　科室：皮肤科　　床号：16　　住院号/ID 号：646656

日期	时间	护理记录	签名
2009-8-5	8：30	T37℃、P82 次/分、R20 次/分、BP110/80mmHg，患者昨夜睡眠差，诉右侧头面部阵发性疼痛，给予芬必得 0.3g 口服，皮疹处给予 0.08%庆大霉素生理盐水持续冷敷，并指导患者冷敷方法。	周军
8-6	9：00	患者右眼部有少许新出现的水疱，疼痛明显，给予阿昔洛韦眼药水滴眼，嘱患者安心治疗，进易消化、高蛋白饮食。	周军
8-7	9：00	右眼睑水肿明显消退，未出现新皮疹，疼痛减轻。	周军

第 1 页

表 19-6　病室交班报告

病区：心内　　　　日期：2009-8-11　　　　页数：1

病室动态（人）/ 护理内容 / 床号 姓名 诊断 类别标志			
病室动态（人）	患者总数：40　请假/外出：1　特、一级护理数：9	患者总数：40　请假/外出：1　特、一级护理数：9	患者总数：40 请假/外出：1 特、一级护理数：9
	入院：1 出院：1 转入：0 转出：1 死亡：0	入院：1 出院：1 转入：0 转出：1 死亡：0	入院：1 出院：1 转入：0 转出：1 死亡：0
	病危：0 病重：1 分娩：0 初生：0 手术：0	病危：10 病重：1 分娩：0 初生：0 手术：0	病危：0 病重：1 分娩：0 初生：0 手术：0
护理内容	未完成输液患者：3	未完成输液患者：3	未完成输液患者：3
床号	翻身防压疮护理：1　动静脉置管护理：4	翻身防褥疮护理：1　动静脉置管护理：4	翻身防褥疮护理：1　动静脉置管护理：4
姓名 诊断	鼻饲护理：1　吸氧护理：2	鼻饲护理：1　吸氧护理：2	鼻饲护理：1　吸氧护理：2
类别标志	留置引流管护理：0　其他：	留置引流管护理：0　其他：	留置引流管护理：0　其他：
20 床 冯一 急性心肌梗死	于 10：00 出院。		
32 床 孟二 腹痛待查	于 10：00 转外科（201-5 床）行阑尾切除术。		
10 床 徐三 病毒性心肌炎 “新”	于 10：00 急诊入院，由平车推入，T37℃、P92、R24、BP120/80mmHg。主诉：心慌、胸闷 1 周。急诊心电图频发室早，ST 段压低，T 波倒置。给予：Ⅰ级护理，半流质，5%葡萄糖溶液 500ml 加丹参静滴。心慌、胸闷稍好转。明晨空腹抽血。	20：00　T37℃、P90 次/分、R24 次/分、BP120/84mmHg。主诉：心慌、对环境不熟悉，难以入睡。 22：00 遵医嘱：地西泮 5mg po st 明晨空腹抽血已告知患者。	6：00 T36.5℃、P88 次/分、R22 次/分患者主诉胸闷稍缓解，睡眠好。已抽空腹血。
4 床 谭四 急性前壁心肌梗死 “※”	今日心梗后第 5 天，15：30 诉胸闷及疼痛，遵医嘱含服硝酸甘油 1 片后缓解。患者精神紧张，已作解释。16：00 T37℃、P90 次/分、R24 次/分、BP120/84mmHg。请加强病情观察。	20：00 T37℃、P84 次/分、R20 次/分。呼吸平稳，无胸闷、胸痛现象。请继续观察。	6：00 T36℃、P80 次/分、R20 次/分。患者夜间睡眠好，呼吸平稳，晨起无主诉不适。
	日班交接班签名：韩冰 / 谭云彩	晚班交接班签名：谭云彩 / 许娜	夜班交接班签名：许娜 / 邓小雪

自测题参考答案

第一章

一、A_1/A_2 型题

1. D　2. A　3. A　4. B　5. D　6. E　7. A　8. E　9. B　10. C
11. C　12. B　13. A　14. E　15. C　16. E　17. A　18. C　19. A　20. C
21. E　22. D　23. B　24. C　25. A　26. C　27. E　28. B　29. B　30. A

二、B 型题

31. E　32. D　33. A　34. D

第二章

一、A_1/A_2 型题

1. A　2. B　3. A　4. A　5. C　6. B　7. B　8. D　9. B　10. E
11. E　12. D　13. B

二、A_3/A_4 型题

14. A　15. E　16. B

三、B 型题

17. A　18. B

第三章

一、A_1/A_2 型题

1. C　2. D　3. B　4. A　5. C　6. B　7. D　8. C　9. E　10. E
11. D

二、A_3/A_4 型题

12. A　13. C

三、B 型题

14. C　15. A　16. E

第四章

A_1/A_2 型题

1. C　2. D　3. C　4. A　5. C　6. A　7. D　8. B　9. E　10. C

第五章

一、A_1/A_2 型题

1. B　2. D　3. B　4. E　5. C　6. B　7. D　8. E　9. A　10. C
11. D　12. B　13. A　14. A　15. A　16. C

二、A_3/A_4 型题

15. A　16. E　17. D　18. B　19. D

三、B_1 型题

20. B　21. A　22. C　23. D　24. B　25. C　26. B　27. D

第六章

一、A_1/A_2 型题

1. C　2. D　3. D　4. C　5. C　6. E　7. C　8. E　9. A　10. B
11. E　12. A　13. E　14. D　15. D　16. B　17. E　18. B　19. E　20. E

二、A_3/A_4 型题

21. A　22. D　23. D　24. D　25. B　26. D

三、B 型题

27. A　28. E　29. C

第七章

一、A_1/A_2 型题

1. C　2. B　3. C　4. E　5. B　6. C　7. B　8. B　9. A　10. A
11. B　12. B　13. C　14. C

二、A_3/A_4 型题

15. C　16. C　17. C　18. D　19. B　20. E　21. B

三、B 型题

22. D　23. A　24. E　25. C　26. A　27. E　28. D　29. C　30. B

第八章

一、A 型题

1. E　2. B　3. C　4. C　5. C　6. D　7. E　8. C　9. D　10. B
11. D　12. C　13. E　14. A　15. B　16. E　17. A　18. B　19. A　20. E

二、B 型题

21. D　22. E　23. A　24. C　25. E　26. D　27. D　28. C　29. A　30. B

第九章

一、A_1/A_2 型题

1. C　2. D　3. B　4. E　5. E　6. E　7. E　8. A　9. D　10. B
11. E　12. D　13. B　14. A　15. D　16. C　17. D　18. D　19. E　20. E

二、A_3/A_4 型题

21. B　22. A　23. C

三、B 型题

24. A　25. C　26. D　27. B　28. C

第十章

一、A_1/A_2 型题

1. B 2. A 3. E 4. D 5. A 6. E 7. A 8. A 9. B 10. B
11. C 12. D 13. B

二、B 型题

14. B 15. D 16. E 17. A

第十一章

一、A_1/A_2 型题

1. B 2. D 3. C 4. A 5. D 6. A 7. D 8. D 9. B 10. B
11. A 12. D 13. A

二、A_3/A_4 型题

14. B 15. E 16. C 17. C

三、B 型题

18. B 19. E 20. D

第十二章

一、A_1/A_2 型题

1. C 2. E 3. B 4. E 5. E 6. A 7. A 8. E 9. B 10. E
11. C

二、A_3/A_4 型题

12. C 13. D 14. D 15. D 16. B

三、B 型题

17. D 18. E 19. C 20. B 21. A 22. E 23. E 24. A 25. C 26. D
27. B

第十三章

一、A_1/A_2 型题

1. A 2. E 3. D 4. D 5. C 6. D 7. A 8. D 9. C 10. C

二、A_3/A_4 型题

11. A 12. E 13. B 14. B 15. D 16. A

三、B 型题

17. C 18. B 19. D 20. A 21. E 22. D 23. D 24. A 25. B

第十四章

一、A_1/A_2 型题

1. E 2. B 3. C 4. C 5. C 6. E 7. B 8. A 9. B 10. E
11. C 12. E 13. E 14. E 15. E

二、A_3/A_4型题

16. B　17. B　18. B　19. D　20. A　21. C

三、B型题

22. A　23. B　24. D　25. A　26. D　27. E　28. C　29. B　30. C　31. E
32. A

第十五章

一、A_1/A_2型题

1. C　2. E　3. E　4. B　5. E　6. B　7. E　8. D　9. A　10. D
11. C　12. B　13. D　14. A　15. B　16. A　17. B　18. B

二、A_3/A_4型题

19. B　20. D　21. D　22. A　23. D　24. B

三、B型题

25. A　26. B　27. D　28. B　29. B　30. D

第十六章

一、A_1/A_2型题

1. E　2. B　3. B　4. D　5. D　6. C　7. C　8. C　9. C　10. B
11. C　12. E　13. A

二、A_3/A_4型题

14. B　15. E　16. E　17. C　18. D　19. B　20. A

三、B型题

21. B　22. A　23. D　24. D　25. A　26. E　27. B　28. D

第十七章

一、A_1/A_2型题

1. E　2. D　3. B　4. B　5. C　6. B　7. D　8. D　9. C　10. E
11. B　12. E　13. A　14. C　15. E　16. D　17. E　18. C　19. A　20. B
21. B　22. D

二、B题型

23. D　24. D　25. A　26. C　27. B　28. A　29. C　30. B　31. D

第十八章

1. C　2. D　3. C　4. B　5. D　6. A　7. A　8. D　9. D　10. C

第十九章

一、A_1/A_2型题

1. E　2. A　3. E　4. E　5. C　6. C　7. B　8. A　9. C　10. A
11. A

二、A_3/A_4 型题

12. C　13. E　14. D

三、B 型题

15. E　16. C　17. E　18. B

护理学基础教学大纲

（供护理、助产专业使用）

一、课程性质与任务

护理学基础是护理、助产专业的专业基础课，也是核心课程之一。本课程应坚持以服务为宗旨，以就业为导向，以岗位需求为标准，结合国家执业护士资格考试的要求和内容开展教学工作。其主要内容包括护理学的基本概念、护理学相关理论、护理程序、护理安全与职业防护、医院感染的预防与控制、生命体征的评估与护理、危重患者的护理与配合抢救，以及基本的护理技术操作等。本课程的任务是使学生了解护理学的基本理论与知识，树立整体护理理念，以人为本、以护理对象为中心，养成运用护理程序的工作习惯，掌握护理实践操作技能，培养和形成良好的职业素质和职业操守，使其具备初步护理工作的能力，为临床护理课程的学习奠定良好的基础。

二、课程目标

（一）知识目标

1. 了解护理学的形成和发展趋势。
2. 熟悉护理的基本概念、护理学相关理论。
3. 熟悉护理安全与职业防护知识。
4. 掌握护理基本理论、基本知识和基本技能。
5. 掌握以护理对象为中心的整体护理方法，并能应用护理程序理论指导实践。

（二）技能目标

1. 学会为护理对象实施护理工作的方法。
2. 掌握规范的基础护理操作技能。
3. 掌握对疾病的预防、感染控制应实施的相应护理技术。
4. 掌握保护个人安全和患者医疗安全的方法。

（三）态度目标

1. 具有严格无菌技术操作观念、严谨求实、一丝不苟的工作态度。
2. 具有良好的护患沟通、交流技巧和服务意识，在护理工作中学会与人和谐相处、友好合作。
3. 具有良好的护士职业素质、行为习惯和职业道德修养。
4. 培养高度的责任心、同情心和爱伤观念。
5. 培养创新意识和精神，具有学习主动性和积极性，养成自觉学习与终身学习的习惯。

三、学时分配

章序	内容	理论学时	实践学时	总学时
1	绪论	4	0	4
2	护理学相关理论	4	0	4
3	护理程序	4	2	6
4	护理安全与职业防护	3	1	4
5	医院与患者的住院环境	5	7	12
6	患者入院与出院护理	2	2	4
7	患者卧位与安全的护理	2	2	4
8	医院感染的预防与控制	6	10	16
9	患者清洁的护理	6	10	16
10	患者饮食的护理	4	4	8
11	生命体征的评估与护理	6	6	12
12	排泄护理	6	8	14
13	药物疗法	8	14	22
14	静脉输液与输血法	6	8	14
15	标本采集法	2	2	4
16	冷热疗法	3	3	6
17	危重患者的护理与配合抢救技术	4	6	10
18	临终患者的护理	3	1	4
19	护理相关文件的书写与保管	2	2	4
理论考核		4	0	4
技能考核		0	4	4
机动		0	4	4
合计		84	96	180

四、教学内容与要求

<table>
<tr><th rowspan="2">教学内容</th><th rowspan="2">教学
要求</th><th rowspan="2">教学重点
及难点</th><th rowspan="2">教学方法</th><th colspan="2">教学时数</th></tr>
<tr><th>理论</th><th>实践</th></tr>
<tr><td>第一章　绪论
第一节　护理学发展简史
一、护理学的产生与发展
二、中国护理学的发展
第二节　护理学概论
一、护理学的概念
二、护理学的任务
三、护理学的内容与范畴
四、护理学基础学习的目的与方法
第三节　护理学的基本概念
一、关于人的概念
二、关于健康的概念
三、关于环境的概念
四、关于护理的概念
五、护理学四个基本概念的相互关系</td><td>

了解
熟悉

熟悉
掌握
掌握
掌握

熟悉
掌握
熟悉
掌握
掌握</td><td>重点：
1. 现代护理学的发展
2. 护理学的基本概念以及它们之间的关系
难点：
健康与疾病的关系、健康与环境的关系、护理与健康的关系。</td><td>一体化教学
讨论</td><td>4</td><td>0</td></tr>
</table>

续表

教学内容	教学要求	教学重点及难点	教学方法	教学时数	
				理论	实践
第二章　护理学相关理论 第一节　一般系统理论 一、系统的概述 二、系统的基本属性与分类 三、系统理论在护理实践中的应用 第二节　人类基本需要理论 一、需要的概述 二、人类基本需要层次论 三、人类基本需要层论在护理实践中的应用 第三节　压力与适应理论 一、压力的概述 二、适应的概述 三、应对与适应 四、压力与适应理论在护理实践中的应用	 熟悉 了解 掌握 熟悉 掌握 掌握 熟悉 熟悉 熟悉 掌握	**重点：** 1. 系统、需要、压力、适应的概念 2. 需要层次理论的基本内容 3. 人类对压力的适应层次 4. 系统理论、需要层次理论、压力适应理论在护理中的应用 **难点：** 系统理论在护理中的应用	一体化教学 讨论	4	0
第三章　护理程序 第一节　概述 一、护理程序的概念 二、护理程序的发展历史 三、护理程序的意义 第二节　护理程序的步骤 一、护理评估 二、护理诊断 三、护理计划 四、实施 五、评价 第三节　护理病案 一、患者入院护理评估单 二、护理计划单 三、健康教育计划单 四、护理记录单 五、患者出院护理评估单 实践 1. 护理病案书写 实践 2. 病例分析	 掌握 了解 熟悉 掌握 掌握 掌握 掌握 掌握 熟悉 熟悉 熟悉 熟悉 熟悉 认识 认识	**重点：** 护理程序的概念和五个步骤 **难点：** 1. 收集资料的方法 2. 护理诊断	一体化教学 任务驱动法 练习 讨论	4	2

续表

<table>
<tr><th rowspan="2">教学内容</th><th rowspan="2">教学
要求</th><th rowspan="2">教学重点
及难点</th><th rowspan="2">教学方法</th><th colspan="2">教学时数</th></tr>
<tr><th>理论</th><th>实践</th></tr>
<tr><td>第四章　护理安全与职业防护
第一节　护理安全
一、护理安全概述
二、护理安全的影响因素
三、护理安全的防范原则
第二节　护理职业防护
一、护理职业防护概述
二、职业损伤危险因素
三、职业防护的一般原则
四、常见护理职业损伤的防护
实践 3. 案例分析</td><td>

熟悉
熟悉
掌握

熟悉
掌握
掌握
掌握
认识</td><td>重点：
1. 护理安全、护理职业防护的有关概念
2. 护理安全的影响因素、防护原则
3. 职业损伤危险因素
4. 职业防护的一般原则
5. 常见护理职业损伤的防护措施
难点：
锐器伤和化学药物损害的职业防护</td><td>一体化教学
讨论</td><td>3</td><td>1</td></tr>
<tr><td>第五章　医院与患者的住院环境
第一节　医院
一、医院的概念与任务
二、医院的种类
三、医院的组织结构
第二节　门诊部
一、门诊
二、急诊
第三节　病区与病区护理管理
一、病区设置与布局
二、病区的组织行政管理
三、病区的业务技术管理
四、病床单位设备
五、铺床法
实践 4. 铺备用床
实践 5. 铺暂空床
实践 6. 铺麻醉床</td><td>

掌握
了解
熟悉

掌握
掌握

熟悉
熟悉
掌握
掌握
掌握
掌握
掌握
掌握</td><td>重点：
1. 门诊、急诊的护理工作
2. 病区的业务技术管理
3. 备用床、暂空床、麻醉床的铺法
难点：
各种床的床基折角手法，体现床角的平、紧</td><td>一体化教学
讨论
回示
实际操作</td><td>5</td><td>7</td></tr>
</table>

续表

教学内容	教学要求	教学重点及难点	教学方法	教学时数	
				理论	实践
第六章　患者入院与出院护理 第一节　患者入院护理 一、住院处的护理工作 二、入病区后的初步护理 第二节　患者出院护理 一、出院前的护理 二、有关医疗文件的处理 三、出院后的护理 第三节　运送患者方法 一、轮椅运送法 二、平车运送法 三、担架运送法 第四节　家庭病床 实践 7. 轮椅运送法 实践 8. 平车运送法 实践 9. 担架运送法	 熟悉 掌握 掌握 掌握 掌握 掌握 掌握 了解 熟悉 学会 学会 学会	**重点：** 1. 患者入病区后的初步护理 2. 出院前护理工作 3. 出院后护理工作 4. 病历的排列 5. 运送患者方法 **难点：** 平车运送法，尤其是四人搬运法	一体化教学 案例教学 角色扮演 实际操作	2	2
第七章　患者卧位与安全的护理 第一节　临床常见各种卧位 一、卧位的概念 二、卧位的种类 第二节　协助患者更换卧位方法 一、协助患者翻身侧卧法 二、协助患者移向床头法 第三节　保护具的应用 一、保护具的种类 二、保护具的使用与要求 实践 10. 安置各种卧位 实践 11. 协助患者更换卧位 实践 12. 保护具的正确使用	 掌握 掌握 掌握 掌握 熟悉 熟悉 学会 学会 学会	**重点：** 1. 卧位的概念 2. 各种卧位的适用范围 3. 协助患者更换卧位的注意事项 **难点：** 准确安置半坐卧位和膝胸卧位	一体化教学 讨论 角色扮演 实际操作	2	2
第八章　医院感染的预防与控制 第一节　医院感染 一、医院感染的概念与条件 二、医院感染的分类 三、医院感染的主要因素 四、医院感染的预防与控制措施 第二节　清洁、消毒、灭菌 一、清洁、消毒、灭菌的概念 二、医院器材分类与消毒灭菌要求 三、消毒、灭菌的方法 四、洗手与手的消毒 第三节　无菌技术 一、概念 二、无菌技术的操作原则 三、无菌技术的操作方法 第四节　隔离技术	 熟悉 熟悉 掌握 掌握 掌握 熟悉 掌握 掌握 掌握 掌握 掌握	**重点：** 1. 医院内感染的概念、预防和控制措施 2. 清洁、消毒、灭菌的概念和方法 3. 化学消毒剂的使用原则和常用化学消毒剂 4. 洗手与手的消毒 5. 无菌技术的概念、操作原则和方法 6. 隔离的概念、隔离区域的管理、隔离原则和常用隔离技术操作	一体化教学 回示 实际操作	6	10

续表

教学内容	教学要求	教学重点及难点	教学方法	教学时数	
				理论	实践
一、隔离区域的管理	熟悉	难点： 1. 正确戴无菌手套 2. 准确对好隔离衣边	（同上）		
二、隔离原则	掌握				
三、隔离种类	熟悉				
四、常用隔离技术操作	掌握				
五、医疗废物的分类与处理	熟悉				
第五节　供应室					
一、供应室的设置与布局	了解				
二、供应室的工作内容	了解				
三、敷料的加工	了解				
四、常用物品的保养方法	了解				
实践 13. 物理消毒灭菌法	学会				
实践 14. 化学消毒灭菌法	学会				
实践 15. 无菌技术基本操作	掌握				
实践 16. 隔离技术基本操作	掌握				
第九章　患者清洁的护理		重点： 1. 口腔护理 2. 压疮的概念、预防与护理 3. 卧有患者床更换床单法 难点： 1. 昏迷患者口腔护理法 2. 压疮预防的按摩手法 3. 床上擦浴患者更衣法 4. 卧有患者床更换床单法	一体化教学 回示 角色扮演 实际操作	6	10
第一节　口腔护理					
一、口腔卫生指导	熟悉				
二、特殊口腔护理	掌握				
第二节　头发护理					
一、头发护理与保养	了解				
二、床上梳发	掌握				
三、床上洗头	掌握				
第三节　皮肤护理					
一、皮肤护理指导	了解				
二、沐浴与盆浴	熟悉				
三、床上擦浴	掌握				
四、背部按摩	掌握				
五、压疮的预防与护理	掌握				
第四节　卧有患者床整理与更换床单法					
一、卧有患者床整理法（有人床整理法）	掌握				
二、卧有患者床更换床单法	掌握				
第五节　晨晚间护理					
一、晨间护理	掌握				
二、晚间护理	掌握				
实践 17. 口腔护理	掌握				
实践 18. 床上洗头	学会				
实践 19. 床上擦浴及预防压疮法	学会				
实践 20. 卧有患者床整理与更换床单法	掌握				

续表

教学内容	教学要求	教学重点及难点	教学方法	教学时数	
				理论	实践
第十章　患者饮食的护理		**重点：** 1. 治疗饮食和试验饮食 2. 鼻饲法 3. 患者出入液量的记录 **难点：** 胃管插入法	一体化教学 角色扮演 实际操作 讨论	4	4
第一节　医院饮食的种类					
一、基本饮食	熟悉				
二、治疗饮食	熟悉				
三、试验饮食	熟悉				
第二节　一般饮食护理					
一、影响饮食与营养的因素	熟悉				
二、饮食护理措施	掌握				
第三节　鼻饲法					
一、目的	掌握				
二、适用范围	掌握				
三、禁忌证	掌握				
四、用物	掌握				
五、操作方法	掌握				
六、注意事项	掌握				
第四节　患者出入液量的记录					
一、记录内容与要求	熟悉				
二、记录方法	熟悉				
实践 21. 鼻饲法	掌握				
实践 22. 患者出入液量的记录法	学会				
第十一章　生命体征的评估与护理		**重点：** 1. 生命体征的有关概念 2. 体温、脉搏、呼吸、血压的正常范围、测量方法和注意事项 3. 高热患者、呼吸困难患者的护理 4. 体温单绘制法 **难点：** 1. 能准确读出体温的数值、测量呼吸次数、听取舒张压数值 2. 能准确绘制体温、脉搏曲线 3. 脉搏短绌的测量	一体化教学 讨论 回示 角色扮演	6	6
第一节　体温的评估与护理					
一、正常体温及生理变化	熟悉				
二、异常体温的评估及护理	掌握				
三、体温的测量方法	掌握				
第二节　脉搏的评估与护理					
一、正常脉搏及生理变化	熟悉				
二、异常脉搏的评估及护理	掌握				
三、脉搏的测量方法	掌握				
第三节　呼吸的评估与护理					
一、正常呼吸及生理变化	熟悉				
二、异常呼吸的评估及护理	掌握				
三、呼吸的测量方法	掌握				
第四节　血压的评估与护理					
一、正常血压及生理变化	熟悉				
二、异常血压的评估及护理	掌握				
三、血压的测量方法	掌握				
第五节　体温单的记录	熟悉				
一、填写眉栏项目	熟悉				
二、40～42℃之间的填写	熟悉				
三、体温、脉搏呼吸的记录	熟悉				
四、填写底栏项目	熟悉				
实践 23. 体温、脉搏、呼吸、血压测量法	掌握				
实践 24. 体温单的绘制与填写	学会				

续表

教学内容	教学要求	教学重点及难点	教学方法	教学时数	
				理论	实践
第十二章　排泄护理		**重点：** 1. 异常尿液、粪便的观察 2. 尿失禁、尿潴留的护理 3. 女患者导尿术和导尿管留置法 4. 大量不保留灌肠法 **难点：** 1. 能正确引出尿液 2. 导尿管留置法	一体化教学 案例教学 讨论 回示 实际操作	6	8
第一节　排尿护理					
一、尿液的观察	熟悉				
二、排尿异常的护理	掌握				
三、导尿术	掌握				
四、导尿管留置法	掌握				
第二节　排便护理					
一、粪便的观察	熟悉				
二、排便异常的护理	掌握				
三、灌肠法	掌握				
第三节　排气护理					
一、肠胀气患者的护理	熟悉				
二、肛管排气法	熟悉				
实践 25. 女患者导尿术	掌握				
实践 26. 男患者导尿术	学会				
实践 27. 导尿管留置法	学会				
实践 28. 大量不保留灌肠	掌握				
第十三章　药物疗法		**重点：** 1. 给药原则 2. 正确用药指导 3. 超声雾化吸入法 4. 注射原则、药液抽吸法和常用注射法 5. 青霉素、头孢菌素、破伤风皮试液的配制、试验方法、过敏反应的预防、过敏性休克的抢救和脱敏注射法 **难点：** 准确抽吸药液的量，尤其是自密封瓶抽吸药液	一体化教学 案例教学 角色扮演 讨论 回示 实际操作	8	14
第一节　给药基本知识					
一、概述	熟悉				
二、给药原则	掌握				
三、影响药物作用的因素	掌握				
四、给药途径	掌握				
第二节　口服给药法					
一、正确用药指导	掌握				
二、口服给药法	掌握				
第三节　吸入给药法					
一、氧气雾化吸入法	熟悉				
二、手压式雾化器雾化吸入法	熟悉				
三、超声波雾化吸入法	掌握				
第四节　注射给药法					
一、注射原则	掌握				
二、注射用物	掌握				
三、药液抽吸法	掌握				
四、常用注射法	掌握				
第五节　药物过敏试验法					
一、药物过敏反应的特点	熟悉				
二、常用药物过敏试验法	掌握				
第六节　其他途径给药法					
一、滴药法	熟悉				

续表

教学内容	教学要求	教学重点及难点	教学方法	教学时数	
				理论	实践
二、插入法 三、皮肤给药法 四、舌下给药法 实践 29. 口服给药法 实践 30. 吸入给药法 实践 31. 药液抽吸法 实践 32. 皮内注射法 实践 33. 皮下注射法实践 实践 34. 肌内注射法 实践 35. 静脉注射法 实践 36. 各种皮试液的配制	熟悉 熟悉 熟悉 学会 学会 掌握 掌握 掌握 掌握 掌握 学会	2. 常用注射法正确持注射器手法 3. 准确配制皮试液			
第十四章　静脉输液与输血法 第一节　静脉输液法 一、输液目的与适应证 二、常用溶液与作用 三、静脉输液方法 四、静脉输液速度的调节与计算 五、输液常见故障与处理 六、输液反应与护理 七、输液微粒污染 第二节　静脉输血法 一、静脉输血目的与适应证 二、血液制品的种类 三、输血方法 四、输血反应与护理 实践 37. 静脉输液及故障排除法 实践 38. 静脉输血法	 熟悉 熟悉 掌握 掌握 掌握 掌握 了解 熟悉 熟悉 掌握 掌握 掌握 学会	**重点：** 1. 静脉输液方法和静脉输血方法 2. 静脉输液速度与时间计算 3. 输液故障及排除法 4. 输液、输血反应和护理 **难点：** 1. 一次排气成功 2. 准确处理输液故障	一体化教学 案例教学 讨论 回示 角色扮演 实际操作	6	8
第十五章　标本采集法 第一节　标本采集的意义与原则 一、标本采集的意义 二、标本采集的原则 第二节　常用标本采集法 一、血标本采集法 二、尿标本采集法 三、粪便标本采集法 四、痰标本采集法 五、咽拭子标本采集法 六、呕吐物标本采集法 实践 39. 常用标本采集法	 了解 掌握 掌握 掌握 掌握 熟悉 熟悉 熟悉 学会	**重点：** 1. 标本采集的原则 2. 血标本采集法 3. 12h 或 24h 尿标本的采集法和防腐剂的选用 **难点：** 血标本真空管采集法	一体化教学 讨论 实际操作	2	2

续表

<table>
<tr><th rowspan="2">教学内容</th><th rowspan="2">教学
要求</th><th rowspan="2">教学重点
及难点</th><th rowspan="2">教学方法</th><th colspan="2">教学时数</th></tr>
<tr><th>理论</th><th>实践</th></tr>
<tr><td>第十六章　冷热疗法
第一节　冷疗法
一、冷疗的作用
二、冷疗的影响因素
三、冷疗的禁忌证
四、冷疗的方法
第二节　热疗法
一、热疗的作用
二、热疗的影响因素
三、热疗的禁忌证
四、热疗的方法
实践 40. 冷热疗法</td><td>

熟悉
熟悉
掌握
掌握

熟悉
熟悉
掌握
掌握
掌握</td><td>重点：
1. 冷疗的作用与禁忌证
2. 热疗的作用与禁忌证
3. 乙醇拭液法
4. 冰袋和热水袋使用法
难点：
为卧床患者更衣法</td><td>一体化教学
案例教学
讨论
角色扮演
实际操作</td><td>3</td><td>3</td></tr>
<tr><td>第十七章　危重患者的护理与配合抢救技术
第一节　危重患者的评估与护理
一、危重患者的病情评估
二、危重患者的护理
第二节　危重患者的配合抢救技术
一、抢救工作的组织管理与抢救室的设备
二、常用抢救技术
1. 吸氧法
2. 吸痰法
3. 洗胃法
4. 人工呼吸器的使用
实践 41. 吸氧法
实践 42. 吸痰法
实践 43. 洗胃法
实践 44. 人工呼吸器的使用</td><td>

熟悉
掌握

熟悉

掌握
掌握
熟悉
熟悉
掌握
掌握
学会
学会</td><td>重点：
1. 危重患者的病情评估
2. 危重患者的护理
3. 常用抢救技术
难点：
1. 意识、瞳孔的评估
2. 人工呼吸机的原理和使用方法</td><td>一体化教学
案例教学
回示
角色扮演
实际操作</td><td>4</td><td>6</td></tr>
<tr><td>第十八章　临终患者的护理
第一节　临终关怀
一、临终关怀的概念
二、临终关怀的内容
三、临终关怀的基本原则
第二节　临终患者的身心护理
一、临终患者的特点
二、临终患者的心理护理
三、临终患者的生理护理
第三节　死亡后的护理
一、死亡的概念与标准
二、死亡的分期
三、尸体护理
实践 45. 案例讨论：安乐死</td><td>

掌握
熟悉
熟悉

熟悉
掌握
掌握

熟悉
熟悉
熟悉
认识</td><td>重点：
1. 临终关怀的概念
2. 临终关怀的内容与基本原则
3. 临终患者的心理和生理护理
4. 死亡的标准和死亡过程的分期</td><td>一体化教学
观看影像
讨论</td><td>3</td><td>1</td></tr>
</table>

续表

教学内容	教学要求	教学重点及难点	教学方法	教学时数	
				理论	实践
第十九章　护理相关文件的书写与保管 第一节　护理相关文件的书写与保管的意义和要求 一、记录的意义 二、书写要求 三、保管原则 四、病历排列顺序 第二节　护理相关文件的书写 一、体温单 二、医嘱单 三、特别护理记录单 四、一般患者护理记录单 五、病室报告 实践 46. 护理相关文件的书写方法	 熟悉 掌握 熟悉 掌握 掌握 熟悉 掌握 掌握 熟悉 学会	**重点：** 1. 护理相关文件的书写要求与保管原则 2. 医嘱的内容、种类、处理原则、方法和注意事项 3. 护理记录单和病区报告的书写 **难点：** 1. 医嘱的处理 2. 护理记录单和病区报告的书写	一体化教学 任务驱动法 实际操作	2	2

五、大纲说明

（一）适用对象与参考学时

本教学大纲供三年制中等职业教育护理、助产专业教学使用，在第一学期下段、第二学期全学段开课，总学时数为 180 学时，其中理论 80 学时，实验（实训）88 学时，理论考核 4 学时，技能考核 4 学时，机动 4 学时。

（二）教学要求

1. 本课程理论部分的内容教学要求分为掌握、熟悉、了解 3 个层次。掌握的内容要求：教师应讲深、讲透，学生应理解透彻，深入领会并掌握和灵活应用；熟悉的内容要求：教师应重点讲解，学生应在全面理解的基础上抓住重点，并能适当应用；了解的内容要求：教师要作概括性的讲解，或让学生自学，使其有一般的认识。

2. 本课程实践技能部分的内容教学要求分为掌握、学会、认识 3 个层次。掌握的内容要求：教师示教操作全过程，经过学生回示、反复实际操作训练，能独立、正确、规范地完成操作全过程；学会的内容要求：教师示教操作全过程，学生在教师的指导下能独立进行操作；认识内容的要求：教师示教操作过程或让学生观看影像，学生在教师的指导下进行较为简单的操作，以加深对该课程所学理论的认识和理解，提高对就业岗位的感性认识。

（三）教学建议

1. 坚持以学生为本，注重“教”与“学”的双边活动。通过一体化教学、任务驱动法、示教、回示、角色扮演、讨论、完成作业和课内、课外练习等多种教学方法，加强对学生实际职业能力的培养。

2. 考核方法可采用实际操作考核与理论考核相结合，必考与抽查相结合，回示评议与运用评价相结合等，实际操作考核应包括操作前准备、操作过程、态度和总体质量等。

主要参考文献

1. 李晓松. 护理学基础. 2 版. 北京：人民卫生出版社，2008.
2. 尚少梅，代亚丽. 护理学基础. 3 版. 北京：北京大学医学出版社，2008.
3. 陈维英. 基础护理学. 3 版. 南京：江苏科学技术出版社，1997.
4. 罗萍. 护理学基础. 北京：北京大学医学出版社，2008.
5. 张新平，杜国香，曹伟宁. 护理技术. 2 版. 北京：科学出版社，2008.
6. 广东省卫生厅. 临床护理技术规范. 广州：广东科技出版社，2007.
7. 北京大学护理学院. 2011 护理学专业（执业护士含护士）资格考试一本通. 北京：北京大学医学出版社，2010.
8. 周更苏，刘莉华. 护理学基础. 西安：第四军医大学出版社，2009.
9. 余剑珍. 护理概论. 2 版. 北京：科学出版社，2008.
10. 杨新月. 护理学导论. 北京：人民卫生出版社，2007.
11. 汪雪. 全国高等教育自学考试同步训练. 同步过关：护理学导论. 北大燕园书店编. 北京：学苑出版社，2002.
12. 李小妹. 护理学导论. 2 版. 长沙：湖南科学技术出版社，2003.
13. 李小妹. 护理学导论. 2 版. 北京：人民卫生出版社，2006.
14. 全国卫生专业技术资格考试专家委员会. 全国卫生专业技术资格考试指导　护理学（执业护士含护士）. 北京：人民卫生出版社，2009.
15. 北京大学护理学院. 护理学专业（执业护士含护士）资格考试一本通. 北京：北京大学医学出版社，2008.
16. 魏丽丽. 护理职业防护管理. 北京：军事医学科学出版社，2006.
17. 李映兰. 现代护士职业安全. 长沙：湖南科学技术出版社，2004.
18. 钱培芬，倪语星. 医院感染监控与管理. 北京：军事医学科学出版社，2008.
19. 马如娅，鲍曼玲. 护理技术. 北京：人民卫生出版社，2002.
20. 崔焱. 护理学基础. 北京：人民卫生出版社，2001.
21. 李小寒. 尚少梅. 基础护理学. 4 版. 北京：人民卫生出版社. 2006.
22. 李小萍. 基础护理学. 2 版. 北京：人民卫生出版社. 2006.
23. 王华珍. 赖敏贞. 50 项护理技术操作流程评价与试题集. 广州：广东经济出版社，2007.
24. 余剑珍. 基础护理技术. 北京：科学出版社，2007.
25. 黄惠根. 护理操作流程及评分标准. 西安：第四军医大学出版社，2007.
26. 张美琴. 护理专业技术实训. 北京：人民卫生出版社，2008.
27. 张新平. 护理技术. 北京：科学技术出版社，2008.
28. 马如娅. 护理技术. 北京：人民卫生出版社，2002.
29. 翟丽玲. 护理技能综合实训教程. 广州：广东科技出版社，2009.
30. 徐小兰. 护理学基础. 北京：高等教育出版社，2004.
31. 殷磊. 护理学基础. 3 版. 北京：人民卫生出版社，2005.